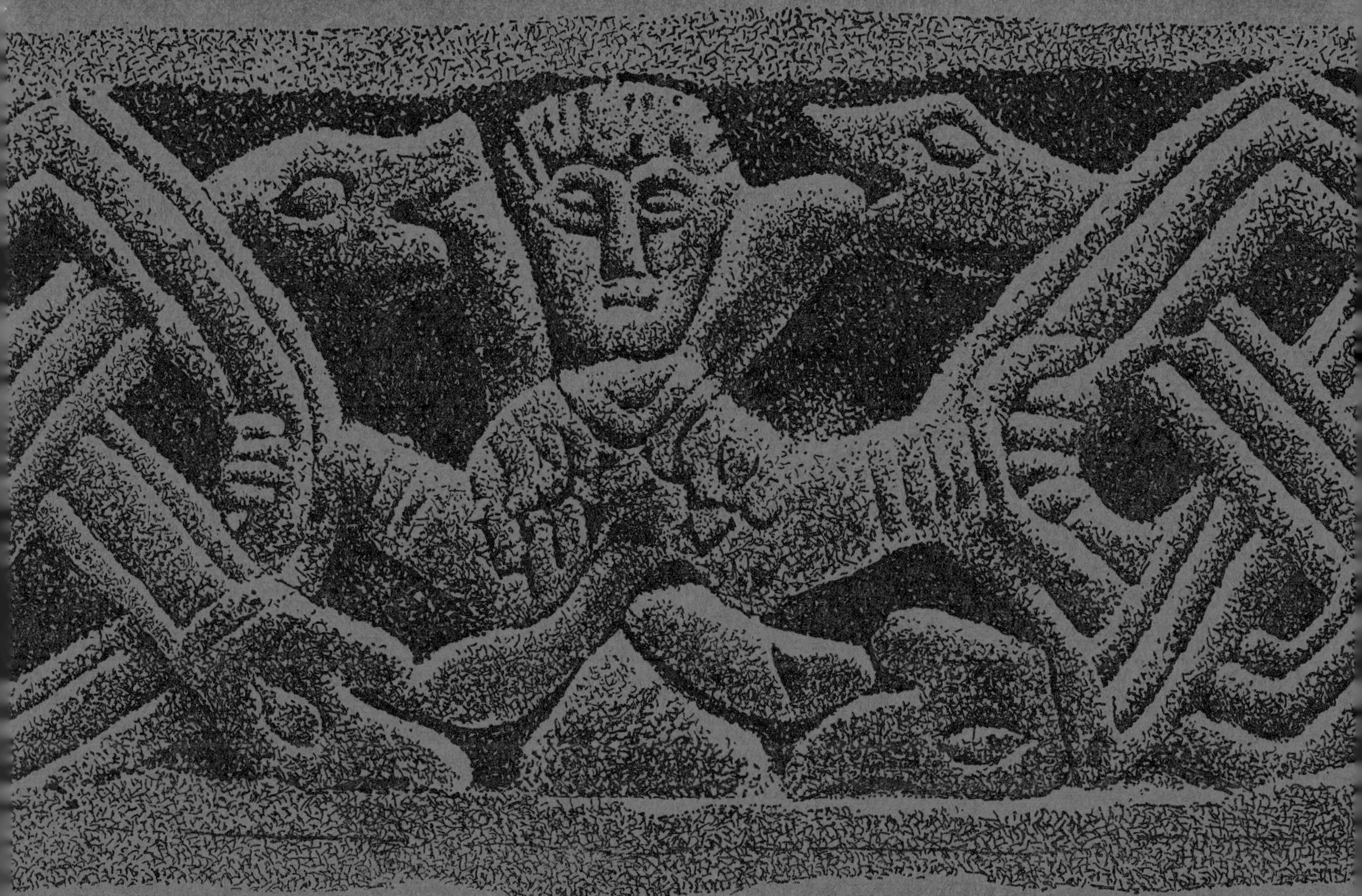

RUDOLF KUTZLI · LANGOBARDISCHE KUNST

Rudolf Kutzli

LANGOBARDISCHE KUNST

Die Sprache der Flechtbänder

Verlag Urachhaus Stuttgart

 ISBN 3 87838 177 8

Inhaltsverzeichnis

1. Ausgangspunkt

Italienreise! . . . Nicht nur der auf Bildung bedachte Tourist, sondern auch der gewiegte Kunstkenner wird – wenn dieses Wort ertönt – in erster Linie etwa an Venedig, Florenz, Rom und Ravenna denken, mit reichen Erinnerungen, mit Aussichten und Plänen, von Reiseführer und Reisebüro programmiert. In der Tat muß man Rom und Ravenna gesehen haben, um etwas von der frühchristlichen Kunst kennenzulernen, muß man Florenz besichtigen, um den großen Schöpfungen der Renaissance zu begegnen. Und dann der Zauber von Venedig!
Mächtige Eindrücke längst vergangener Zeiten, die durch die Werke der Kunst noch zur Gegenwart sprechen, sind da zu verarbeiten. In welche Fülle von Schönheit kann man tauchen, kann man fliehen aus der unwirtlichen Gegenwart. Aber auch allfälliger Wissenshunger kann mit einer Überfülle gestillt werden: dem Kenner historischer, mythengeschichtlicher oder gar esoterischer Zusammenhänge wird unendlich vieles an Aufschlüssen und Deutungen einfallen.
Die Gefahren einer ästhetischen Gastronomie, eines intellektuellen Vor-Urteilens und Hineindeutens in die Inhalte der Kunst sind nicht zu übersehen.
»Das *Was* bedenke, mehr bedenke *Wie*«. Wer mit diesem Goethewort als innerer Fragehaltung reist, der kann gerade in Italien auch einer ganz anderen, von der offiziellen Kunstwissenschaft größtenteils vernachlässigten Kunst-Schicht begegnen. Außerordentlich selten in den großen Museen und Kirchen, und auch dort meistens nur in Fragmenten, aus dem ursprünglichen Zusammenhang, der zerstört worden ist, herausgerissen, finden sich Steine, Altartafeln, Chorschranken, die in ihren Formen in einer ganz anderen Weise zum Menschen sprechen. Und wenn man für diese Werke sichtig geworden ist, findet man sie an erstaunlich vielen Orten.
Sie sind nicht im üblichen Sinne »schön«, sie sind auch in der Regel nur Bruchstücke. Da die Bilder zur Hauptsache nicht figürlich sind, gibt es für den Kopf nichts zu deuten. Aber gerade dadurch wirken sie in eigenartiger Weise »modern«. Sie appellieren kaum an den in jedem Menschen bereiten Konsumenten und Genießer. Wenn man sich aber auf sie einläßt, wecken sie in einer viel tieferen Schicht aktive Kräfte, lebendiges, schöpferisches Mit-Tun auf. Und bei der Beschäftigung mit diesen Kunstwerken wird der Eindruck immer stärker, daß sie, trotzdem sie offenbar einer lange verflossenen Zeit angehören, nicht nur künden, was damals *noch* aus der Vergangenheit wirksam war, sondern daß etwas *schon* zum Vorschein kam, was uns heute in rätselhafter Weise als etwas ganz Lebendiges, ja Aktuelles berührt und bewegt.
Dieses Buch möchte dazu beitragen, solche Rätselfragen einer Lösung näherzubringen. Mehr aber noch möchte es den Leser zu einem aktiven Betrachter machen, zu einem neuen Sehen schulen, in seinem Willen zu eigenem Mit-Tun ansprechen. Es möchte im besten Sinne des Wortes einen künstlerischen Übungsweg, einen Schulungsweg zeigen.
Wir werden das Buch deshalb so aufbauen, daß wir zu Beginn eine Reihe von Funden, Bildern, Phänomenen aufzeigen, die dieses neue Sehen anregen und die zu Fragen Anlaß geben sollen. Danach erst möchten wir versuchen, ausgehend von einer mehr systematischen Beschäftigung mit den Elementen der Formensprache dieser Kunst, Wege zu ebnen für eine Beantwortung dieser Fragen, für ein Verständnis ihrer bewußtseinsgeschichtlichen Hintergründe und ihrer Bedeutung für die Gegenwart.

Eine solche Methode, die ausgeht von einem übenden Tun, in aktiver Betrachtung oder gar eigenem Zeichnen, über die Freude an neu erlebter Schönheit zur gereiften Einsicht, ist vielleicht keine trokken-wissenschaftliche, wohl aber eine künstlerische. Sie ist als einzige dem Gegenstand voll angemessen, und sie ist jedermann zugänglich.

Venedig

Der malerische Reiz, der magische Zauber von *Venedig!* Wer vermöchte sich ihm ohne weiteres zu entziehen. Zumeist von einem überwältigenden Strom von Touristen mitgerissen, erlebt man aber bald so etwas wie einen Rausch, wie einen Schwindel vor so viel Schönheit. Gerade Venedig hat es in sich, den Besucher als Genießer, als passiv Aufnehmenden, als Konsumenten anzusprechen. Von der Bewunderung des Vielen arbeitet man sich nur schwer heraus zum Schauen des Einzelnen, oft überaus Kostbaren; dieses droht immer wieder unterzugehen in einer Flut des schillernd Überladenen, oft abenteuerlich Aufgeputzten. Man kann sich nach kurzer Zeit wie erschlagen fühlen. Man wird sich dazu zwingen müssen, eine Art seelischer Blende einzuschalten und Ausschnitte zu betrachten.

In einem Stadt-Staat, der die Kunst in erster Linie zur Repräsentation benützte, der in händlerisch orientierter Raffgier weltweit schönste Werke sammelte, um seine Macht zu demonstrieren, findet sich reichstes Material zu Studium und Deutung. Der Historiker weiß, daß Venedig schon lange tot ist. Auch äußerlich droht ja dieses imposante Museum unterzugehen, alle Welt schreibt davon. Je öfter und je länger man in Venedig weilt, um so mehr wird man die Symptome einer Art von Auflösung, von Zerfall und andererseits von knochig-toter Erstarrung spüren.

Häusler[1] hat sie eingehend und mit fast übergroßer Deutlichkeit beschrieben. An den gegensätzlichen Gebilden der Markuskirche und des Dogenpalastes zeigt er die zwei polaren Grundkonstanten auf, die des Stadt-Staats Geschichte impulsierten. Einer verführerischen Tendenz zur Verflüchtigung des normalen Wachbewußtseins in Traum und Berauschung, zur Auflösung der Gestalt steht ein überwacher, kalter, zur toten Form erstarrender Verstandesimpuls gegenüber. Häusler zeichnet diese Polarität als imaginatives Bild im populärsten Werkzeug des heutigen und des historischen Venedig, der Gondola und ihrer gesteigerten Form, der Galeere. Der Galeere, die durch einen überwachen Führer gelenkt, durch die dumpfe Masse der angeschmiedeten Sklaven bewegt wurde. Der Galeere als Instrument des einträglichen Sklavenhandels, der Galeere, mit der der blinde Doge Dandolo den vierten Kreuzzug zu egoistischen Zweck-Zielen seines Staates umzulenken vermochte. Im alten Venedig lebte eine Führerschicht, die durch überwaches, scharfes Denken über alle Zeitgenossen, über Kaiser und Papst zu siegen vermochte. Und eine Volksschicht erfüllte die Stadt mit Willenskräften, die in dumpfem Bewußtsein zurückgehalten wurde und sich dadurch für die Ziele des Staates lenken und einsetzen ließ. »Nur den ichbewußten Menschen findet man nicht im geschichtlichen Venedig« (Häusler).

Je nach Neigung und Stimmung kann der Besucher dieser Stadt in ihrem tollen Karneval von Konsum und Kunst, Ausbeutung und flimmernder Schönheit sich selbst aufgebend untertauchen, oder er versucht, sich selbst wieder finden wollend, zu fliehen.

Vielleicht in einen stillen Hof, dicht am rauschenden Markusplatz.

Und dort – welch ein Aufatmen – geht eine ganz andere Welt auf! Zur Ruhe kommend, entdeckt man eine Siebenzahl steinerner Brunnen (Bilder 1, 2, 3). Der tote Stein ist von einem lebendigen Relief, einem Geflecht von bald eckigen, bald runden Linien überzogen. »Was« gibt es da zu sehen?

[1] F. Häusler, Das Antlitz von Venedig, Dornach 1962.

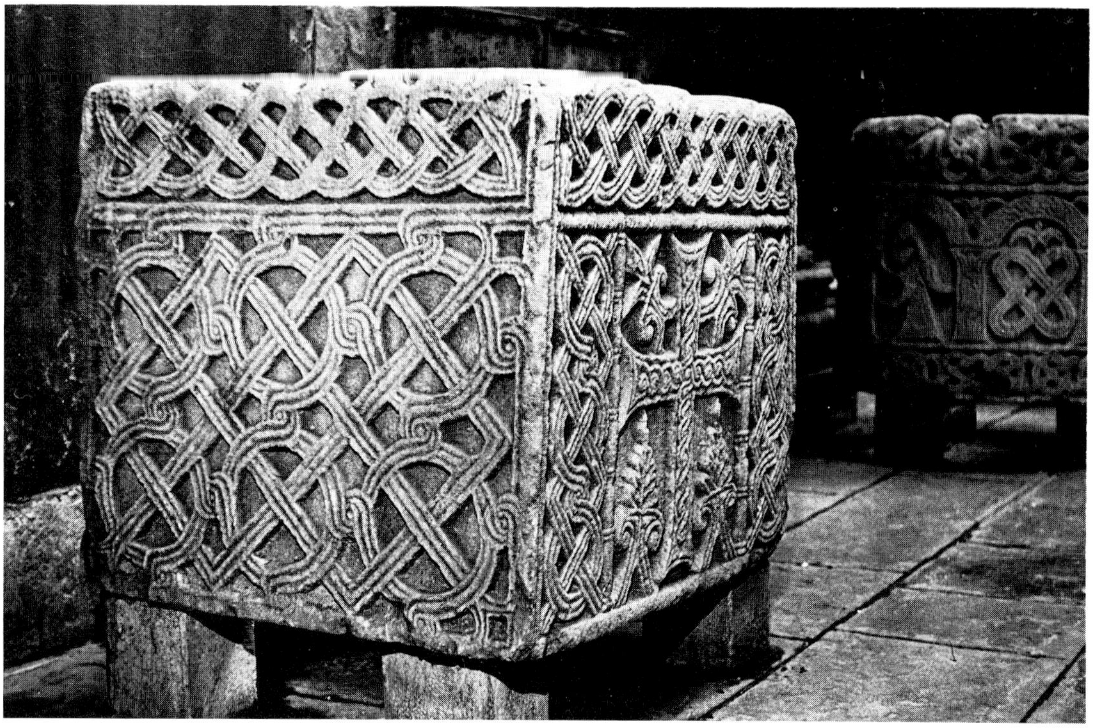

1, 2 Venedig, Museo Correr

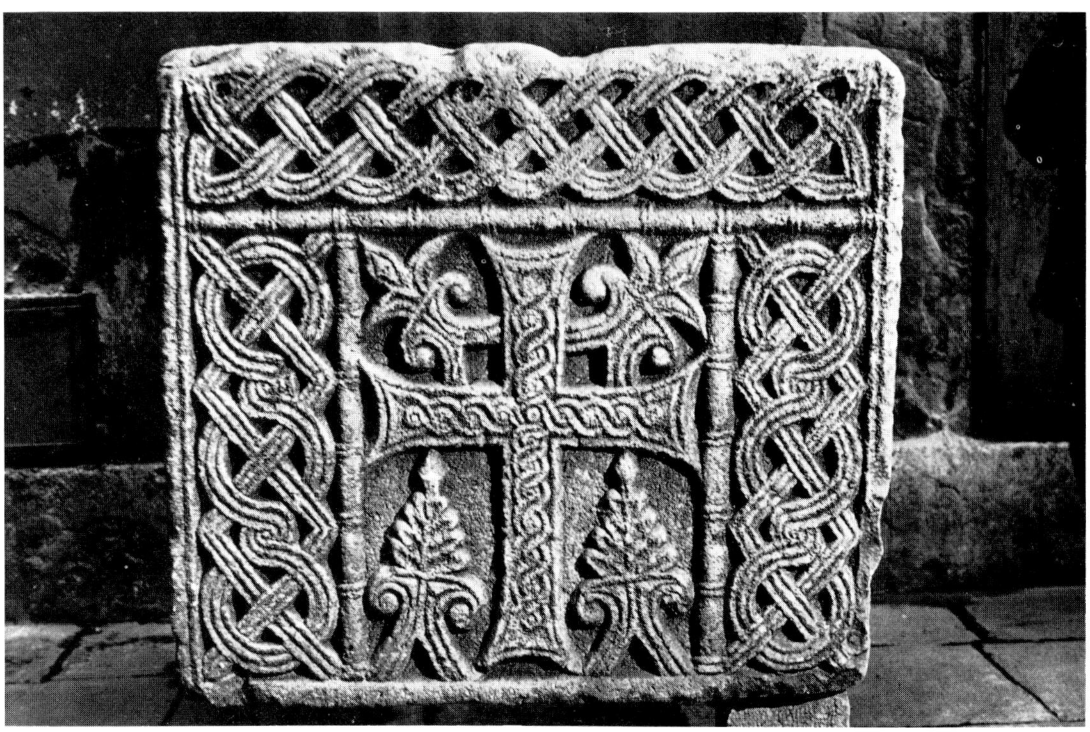

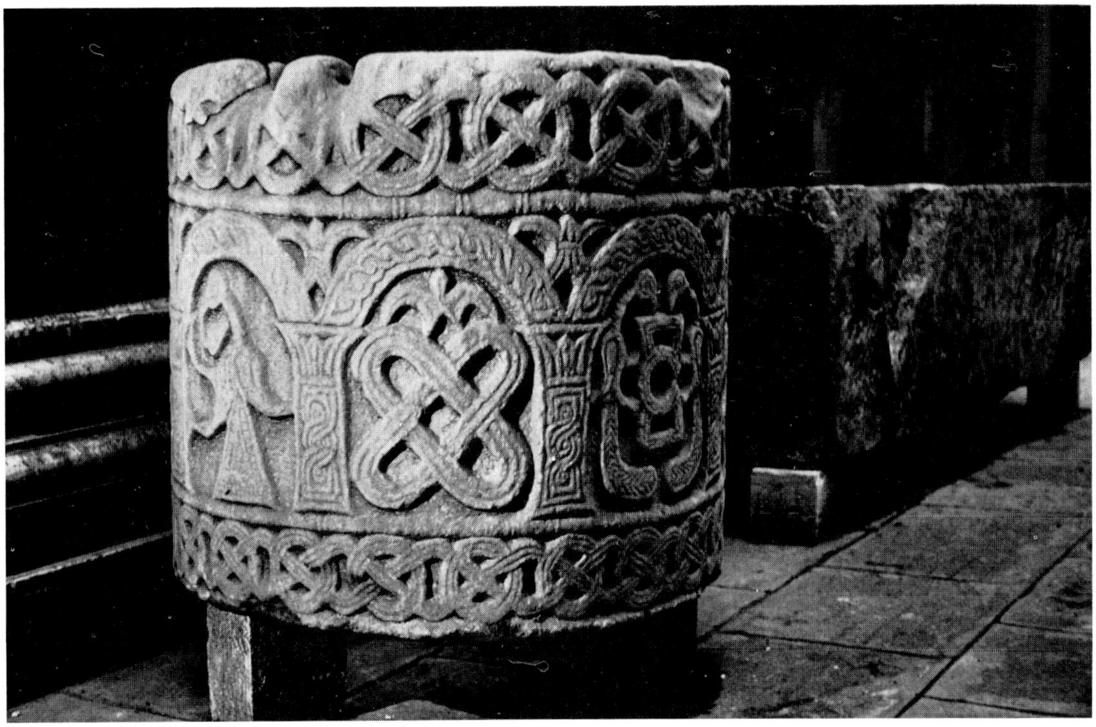

3 Venedig, Museo Correr

Äußerlich nicht viel, aber »wie« anders wirken diese Formen auf den aufmerkenden Betrachter! Man fühlt einen Ansatz zu einer inneren Bewegung, die Atem und Puls wohltuend ergreift und sich bald in die Glieder ergießt: man möchte die in sich dreifaltigen Bänder nachbewegen, nachzeichnen. Ein strömendes Melos, ein sich entfaltender, sich fassender Rhythmus, ein steingewordener Klang hat seine Spur auf die Flächen gegraben, man kann ihnen nachspüren. Welch ein Gegensatz zu draußen, wo trotz lauten Musizierens in bedrängender Weise zu erleben war, wie die Musikalität der Formen teils erstarrt ist oder aber in der Überladenheit der Masse ertrinkt. Und hier ein reines, klares Singen! Die strömenden Formen lösen sich, fangen sich kreuzend, und man hat bald ein wesentliches Erlebnis: das Erleben der *Mitte*. Hier kann Ich-selbst mich finden, hier kann »Ich« sein!
Sogar das Kreuz (Bild 2) ist durchströmt von einer lebendigen Welle. Einfach stilisierte Vögel trinken davon (Bild 3) und aus Kelchen, die von dreifaltigen Bändern gebildet sind. Die Benützungsspuren am oberen Rand einiger Brunnen zeigen, daß diese Steingefäße, die anderenorts in den Atrien und Baptisterien der Kirchen standen, hier in Venedig als Zierbrunnen in den Gärten gebraucht wurden. In manchen der spärlichen Gartenhöfe der Stadt findet man weitere Brunnen dieser Art. Ein sehr schöner ist vom Vaporetto des Canal Grande aus, kurz nach der Station Palazzo Rezzonico, in Richtung San Marco rechter Hand zu sehen.
Wer schuf diese Reliefs, die in ihrer Formensprache bis in die Einzelheiten des Duktus und Gestus einen denkbar größten Gegensatz zum übrigen Venedig zeigen? Welche Menschen lebten mit ihnen, was möchten sie uns heute sagen?
Der für diese ungewohnten, neuen Formen erwachte Sinn findet sie voller Überraschung auch an anderen Orten in Venedig. Zum Beispiel in der Krypta der Kirche von San Zaccaria, unweit von San Marco.

Aus einer Seitenkapelle führt eine Treppe hinunter zu einer Unterkirche des 10. Jahrhunderts. Sie liegt unter Wasser, man kann auf Trittsteinen in den verlassenen, verfallenen, aber seltsam stimmungsvollen Raum gelangen. Und es vermag einen tief zu berühren, daß in dieser feuchten, dunklen Katakombe, unbemerkt von den Touristen, als letzter Überrest der einst zur Krypta gehörenden Kirche ein Stück einer Chorschranke zu sehen ist (Bild 4). Drei feierliche Kreuze, von bewegten Flechtbandwellen überwölbt!

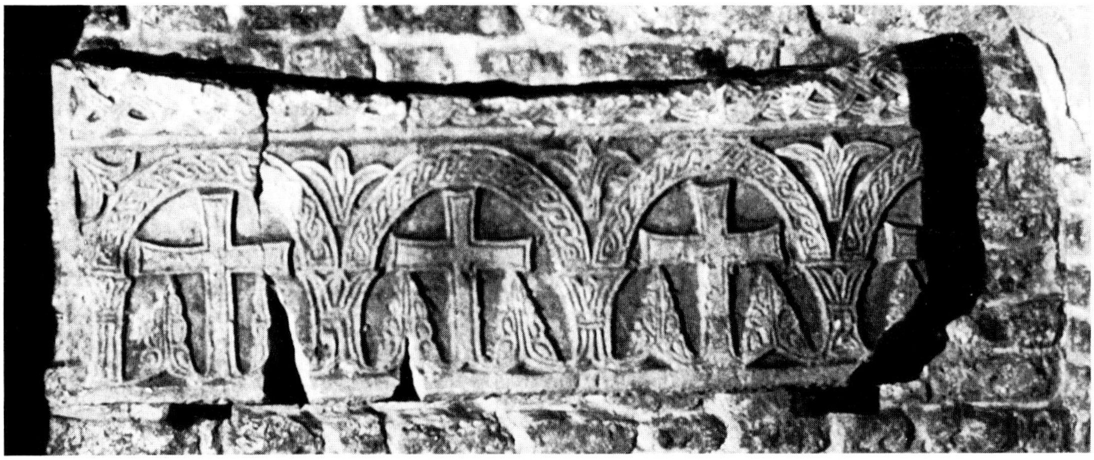

4 Venedig, S. Zaccaria

5 Florenz, Badia, Kreuzgang

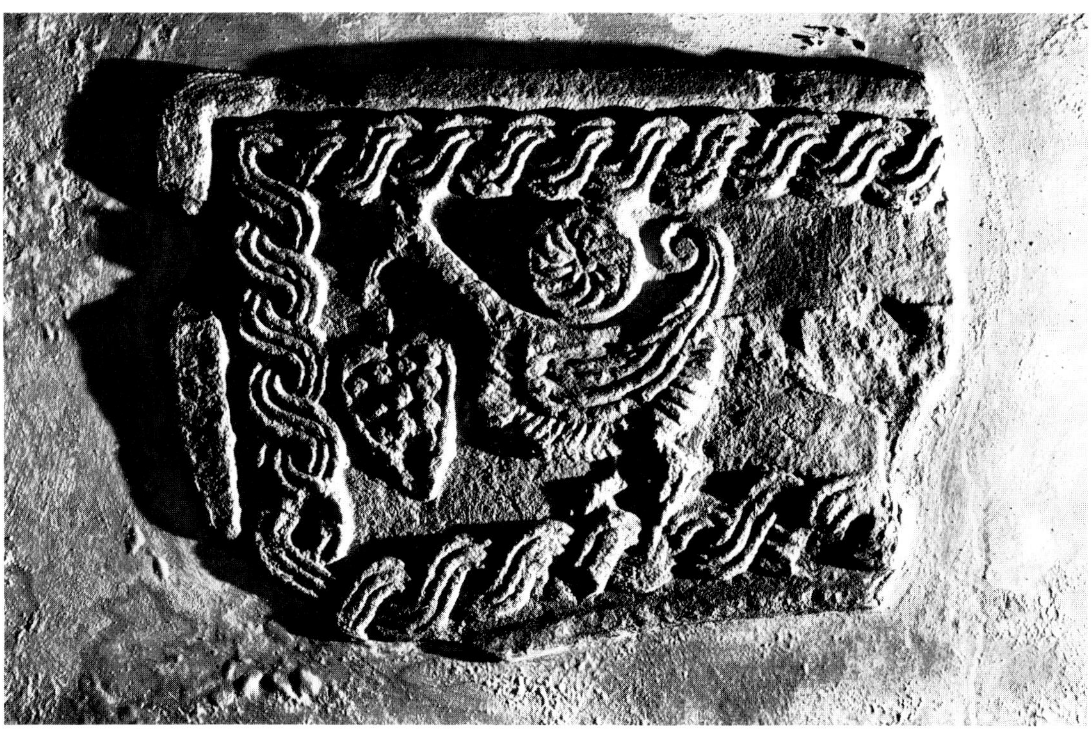

Florenz

Selbstverständlich wissen wir die großartigen Zeugnisse der Florentiner Kunst in vollem Umfange zu würdigen. Trotzdem vermögen wir den Schmerz darüber nicht zu unterdrücken, daß durch die mächtigen Mäzene der Renaissance, die Medici, die letzten Überreste des einstigen kommunalen Freiheitsimpulses endgültig unterdrückt worden waren, der, im Zusammenklang mit der zukunftsweisenden Bewegung der lombardischen Städtefreiheit in *Florenz*[1] zu verheißungsvollen Blüten gediehen war. Man durchgehe einmal unter diesem Gesichtspunkt die leidensvolle Biographie Michelangelos!

Ob es mit den genannten Tatsachen zusammenhängen könnte, daß gerade in Florenz das Suchen nach Werken »unserer« Kunst so unergiebig ist?

Im Kreuzgang der Badia, einem Orte, an dem der junge Dante sich oft aufhielt, haben wir eine kleine Spolie[2] gefunden (Bild 5): aus dem Quellgrund des Flechtbandstromes heraus wächst eine Weinrebe, das Sinnbild des Christentums. Sollte etwa das dreifaltige Flechtband ein Zeichen sein für das Quellen und Strömen eines Christlichen? Gar eines Christentums, das sich eines Sonnenursprungs noch gewiß war? Denn ein Vogelwesen, unter einem wirbelnden Sonnenzeichen, nährt sich von dessen Früchten.

Rom

An den Bauten und Kunstwerken des alten *Rom* kann etwas Eindrückliches erlebt werden. Was bei den Griechen und Etruskern zum Bilde geworden war, das aber noch durchlässig blieb für das Licht des Göttlichen und des ideell oder persönlich Menschlichen, geriet bei den Römern in eine Verfinsterung, Veräußerlichung und Erstarrung; dadurch wurde es beinahe industriell reproduzierbar und in die Dienste der Macht und Repräsentation des werdenden Weltreiches gestellt. Wir werden uns noch damit zu beschäftigen haben, daß auch ein anderer, lichter, aber mehr verborgener Aspekt der römischen Geschichte aufgefunden werden kann.

Als eine charakteristische Schöpfung des machtentfaltenden, erdenerobernden Römertums hat Gottfried Richter[3] den Triumphbogen beschrieben.

Ein bestürzender Gegensatz wird deutlich, wenn wir die kleine Flechtbandspolie am Triumphbogen der Geldwechsler finden (Bild 6). Dieser Bogen wurde zu Anfang des 3. Jahrhunderts n. Chr. von den argentarii zu Ehren der Familie des Kaisers Septimus Severus am forum boarium errichtet. Er wurde später aus Trümmern rekonstruiert; der Campanile der Kirche von San Giorgio in Velabro erhebt sich zum Teil darüber. Die ursprünglich frühchristliche St. Georgskirche ist übrigens eine Fundgrube schönster Flechtbandsteine, offenbar aus einer späteren Baustufe. Daher stammt wohl auch der Stein, der dem Bogen bei der Rekonstruktion eingefügt wurde; auch der Campanile gehört nicht zur frühchristlichen Kirche. Unter einem römischen Abbild eines Ochsentreibers mit seinem Tiere liegt die Flechtbandwelle, deren Kreuzungen von Kreisen betont werden. Dort: Abbild eines Sichtbaren; hier: Sichtbarmachen der bildenden Kräfte? Wir regen an, diese Frage in übender Anschauung innerlich zu bewegen.

[1] R. Davidsohn, Geschichte von Florenz, 1896.

[2] Spolie: ein aus seinem angestammten Zusammenhang herausgerissenes, in einen neuen eingefügtes Bruchstück.

[3] G. Richter, Ideen zur Kunstgeschichte, Stuttgart 1967.

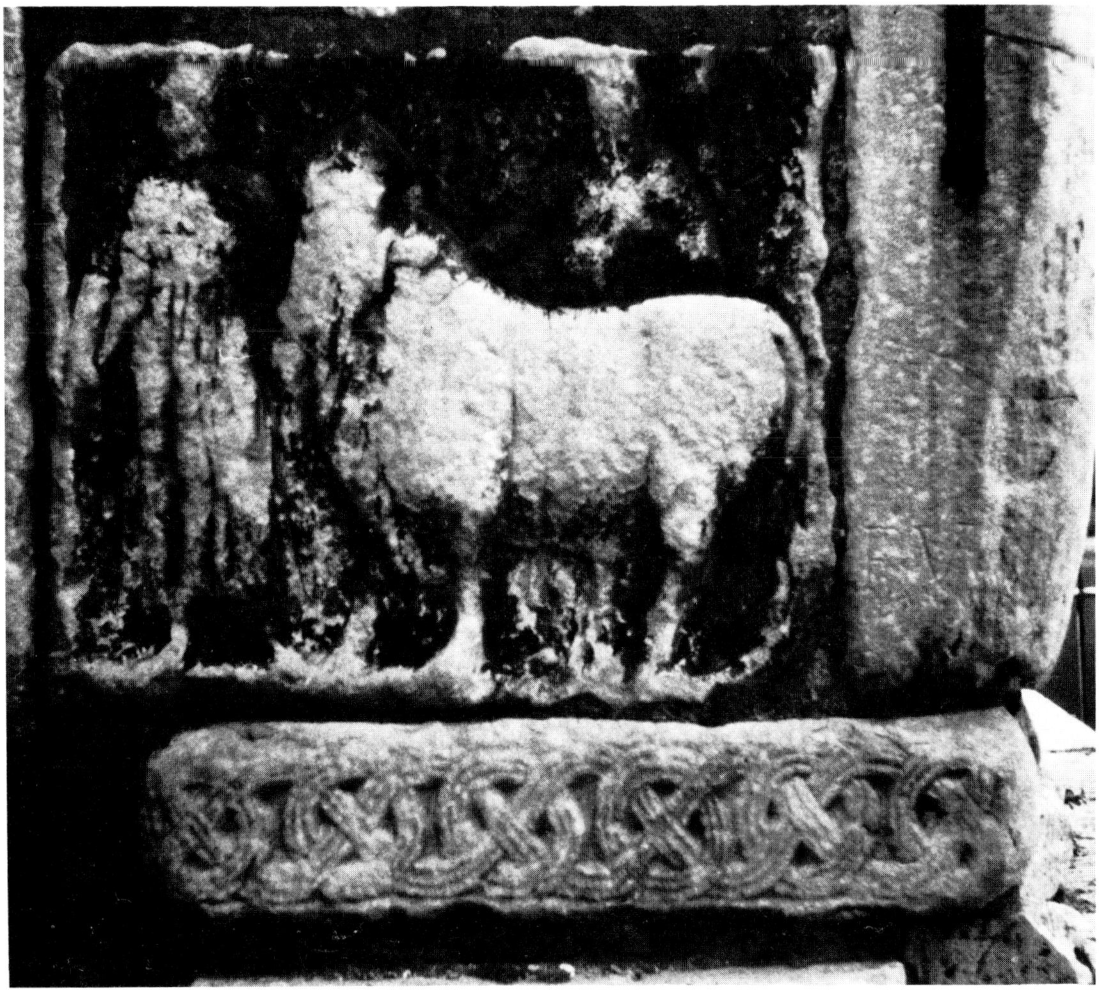

6 Rom, S. Giorgio in Velabro, Triumphbogen

7 Rom, S. Maria antiqua

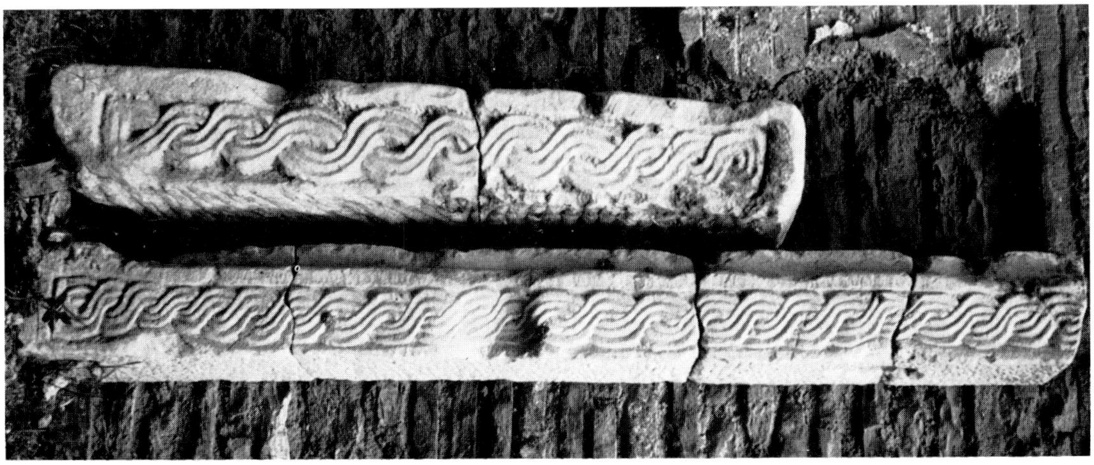

Ein ähnlicher Gegensatz (Bild 7): an der aus gebrannten Backsteinen ragenden Römermauer im Forum romanum zwei Pfosten aus hellem Marmor. Vermag man zu erspüren, wie lebendig, ungezirkelt, die zweifache Welle über den Stein strömt? Sie ist so unmittelbar dynamisch, daß sie unbekümmert in eine vertiefte Schadenstelle des wohl noch älteren Steines hineinfließt.
Gleich daneben finden wir, nebst weiteren Flechtbandsteinen, die zu einer mittelalterlichen Baustufe der Kirche von Santa Maria antiqua gehörten, eine wirbelnde Spiralform (Bild 8). Ist nicht der Wirbel ein Urmotiv, ein Urbild alles Lebendigen in Natur[1] und Kunst[2]?

8 Rom, S. Maria antiqua

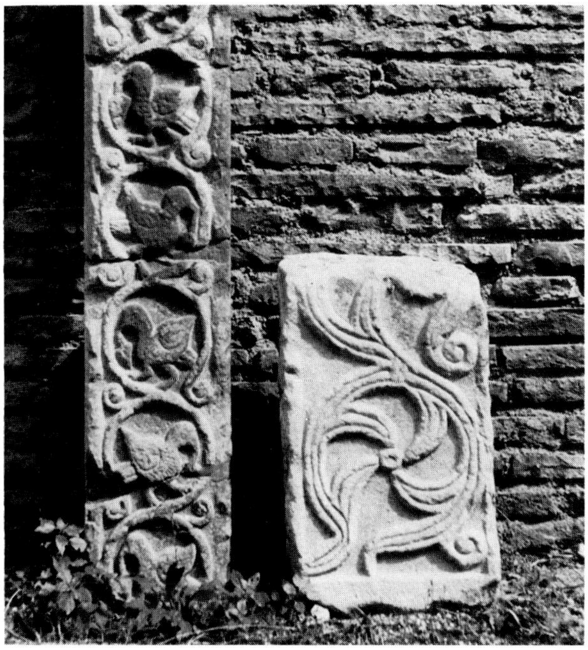

Ravenna

Mit Recht wird man *Ravenna* aufsuchen, um in den alten Kirchen dieser Stadt zu erleben, wie die frühchristliche Kunst der Mosaiken, die in Aquileia in ihrem ersten Keimen aufgefunden werden kann, hier sich zu einer höchsten Blüte entfaltet hat. Ein Schlüsselwort zum Verständnis des innersten Wesens dieser Mosaiken ist in der Kapelle des erzbischöflichen Museums zu lesen: »Entweder ist das Licht hier (in den Mosaiken) geboren oder es regiert, eingefangen, frei.« Farben als Taten und Leiden des Lichtes (Goethe)! Ein Urwort johanneischen Christentums: »Und das Licht schien in die Finsternis«, ist in den Mosaiken von Ravenna – ganz abgesehen von den dargestellten Inhalten – zu einem sinnlich-sittlich wirkenden Farbenwunder ohnegleichen geworden.
Ravenna ist aber auch eine ergiebige Fundstätte für die Wunder der Formen der Flechtbandkunst. Im Kreuzgang von S. Vitale können wir das Bruchstück eines Altarziboriums betrachten (Bild 9). Über der Stätte der heiligen Handlung, dem Altar, fließen zwei Flechtbänder auf dem steinernen Bogen. Sie scheinen sich in entgegengesetzter Richtung zueinander zu bewegen. Versuchen wir, ihnen innerlich mit unserem Bewegungssinn nachzugehen!

1 Theodor Schwenk, Das sensible Chaos, Stuttgart 1962.
2 Richard Karutz, Die Ursprache der Kunst, Stuttgart 1934.

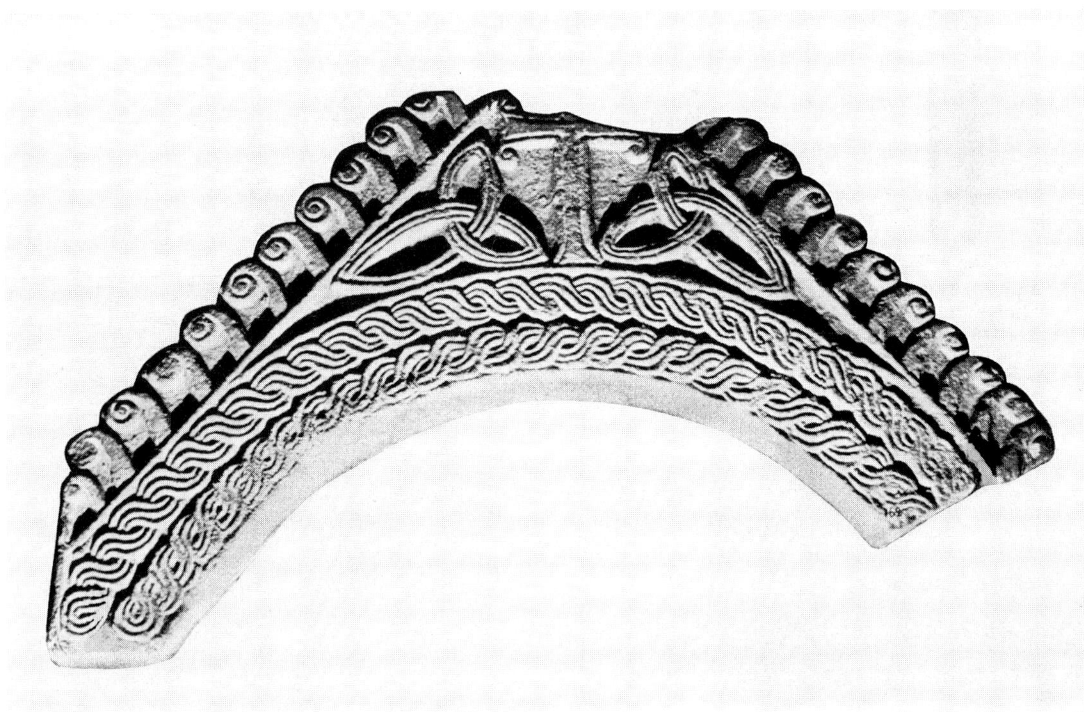

9 RAVENNA, S. Vitale, Kreuzgang

fig. 1, 2, 3

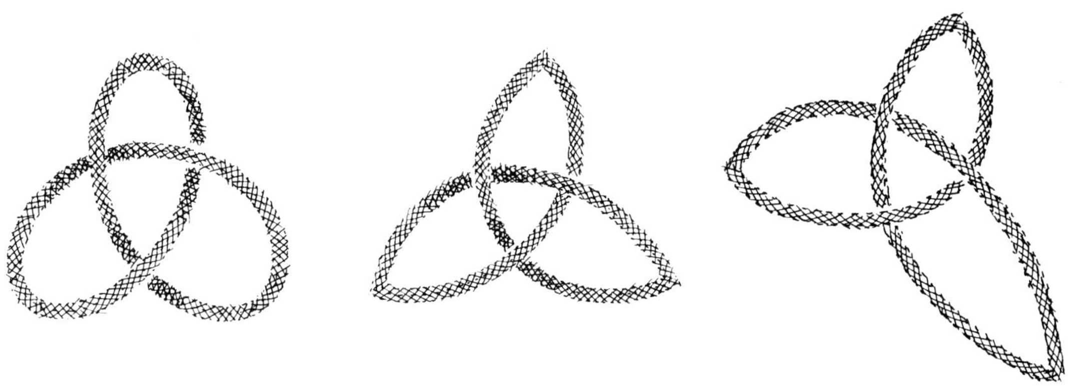

Darüber zwei eigenartige Gebilde! Wenn man sie erst nachzeichnet (fig. 1, 2, 3), dann frei schafft und umschafft, spürt man ein dreifaches Sich-selbst-Erfassen, eine Dreiheit in der Einheit sich bewegen. Könnte dies, nahe der heiligsten Stätte, ein Zeichensiegel der göttlichen Dreifaltigkeit sein? Im gleichen Kreuzgang finden wir neben Skulpturen aus römischer, frühchristlicher und gotischer Zeit eine Fülle von Motiven der Flechtbandkunst. Tief berührt stehen wir vor einem kleinen Sarkophag (Bild 10): um die drei Kreuze des Totenschreins schlingt sich, Zeugnis des ewigen Lebens, steingewordene Formenspur einer Bewegung, das dreifaltige Flechtband!
In der Basilika von S. Apollinare in Classe finden wir unter den herrlichen frühchristlichen Sarkophagen[1] auch einen aus dem 8. Jahrhundert. Auf einem Totenhaus das Zeichen des immer neu aufer-

[1] Rudolf Steiner, Kunstgeschichte als Abbild innerer geistiger Impulse, Dornach 1939.

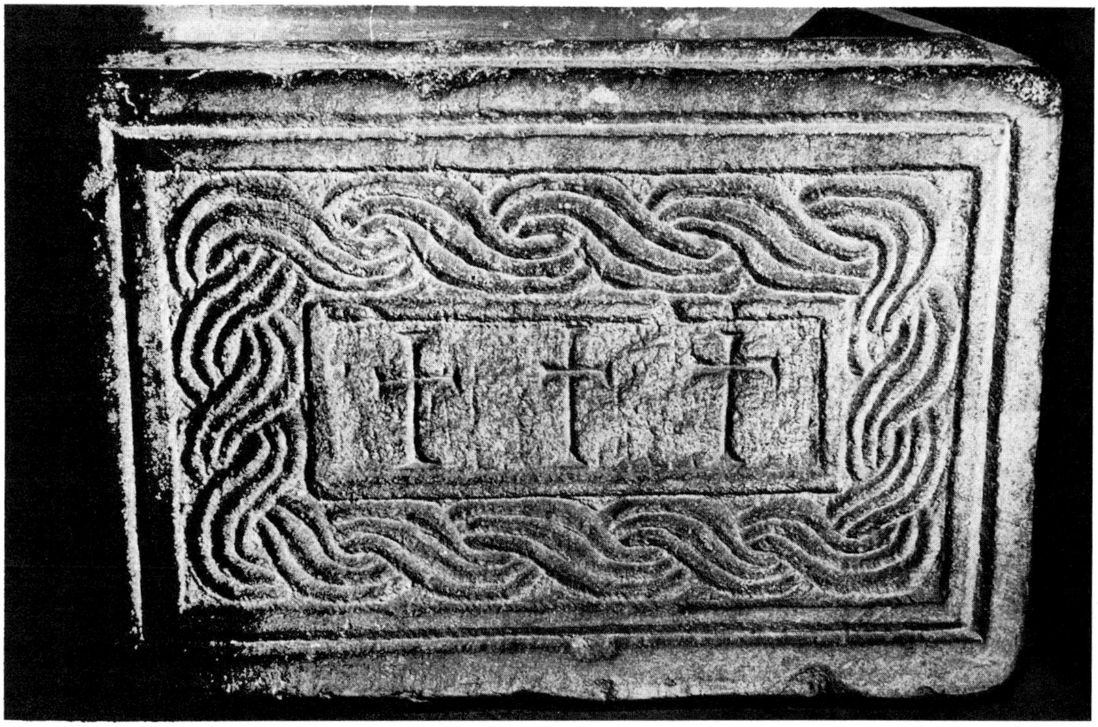

11 ▽ Ravenna, S. Apollinare in Classe

10 △, 12 ▽ Ravenna, S. Vitale, Kreuzgang

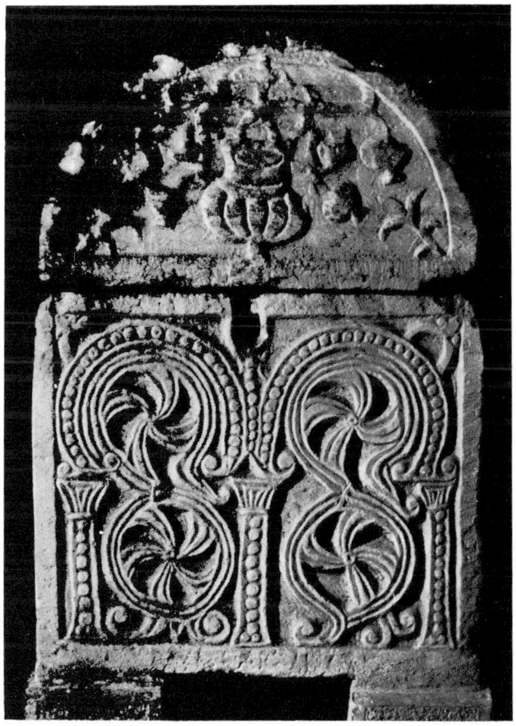

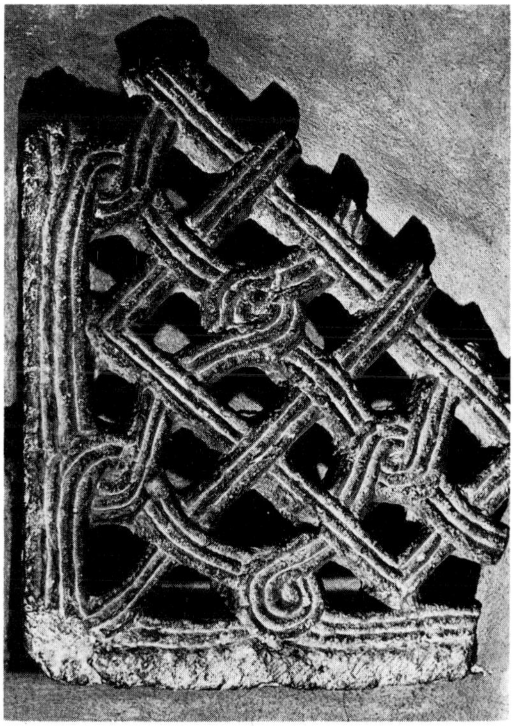

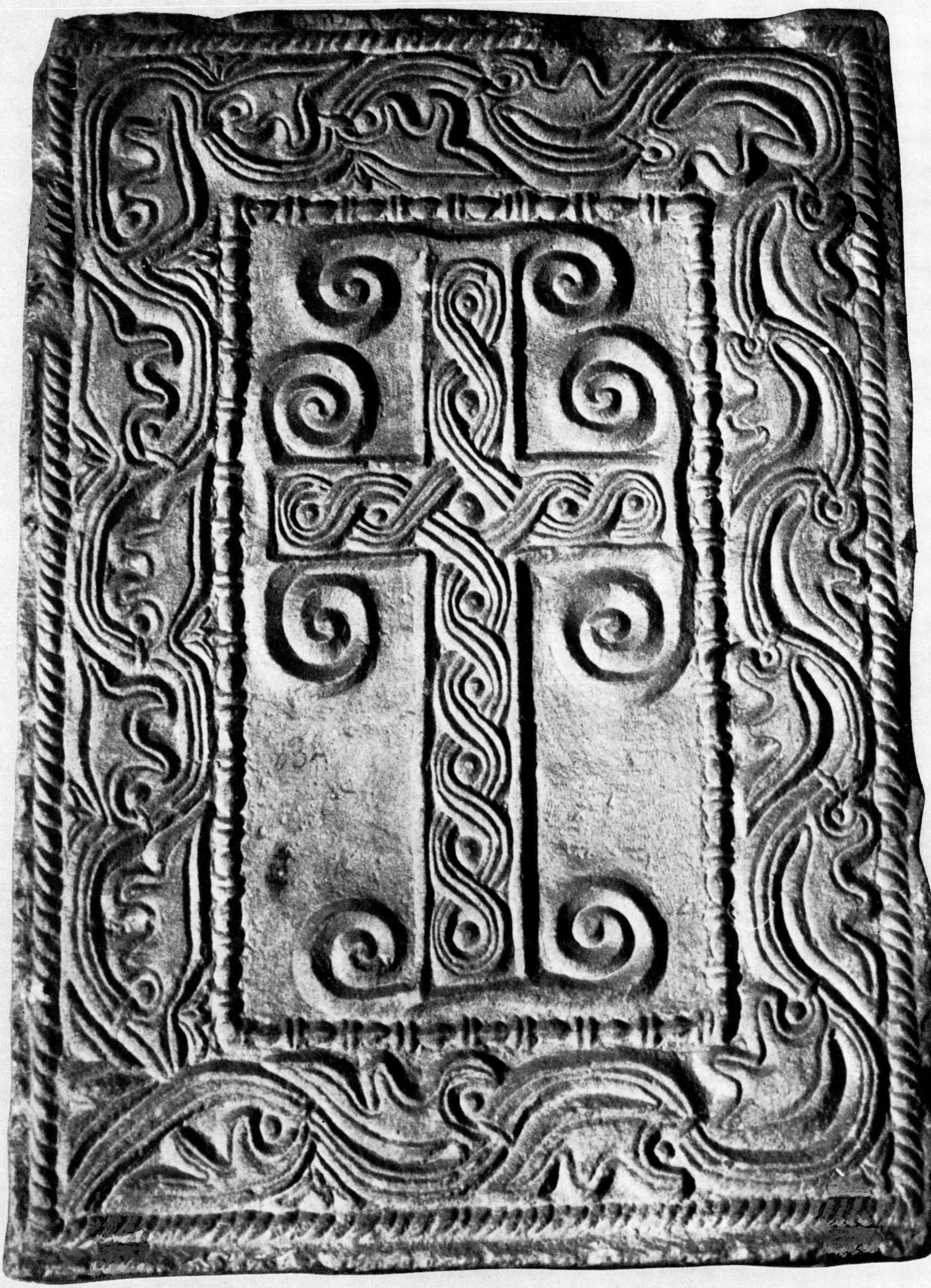

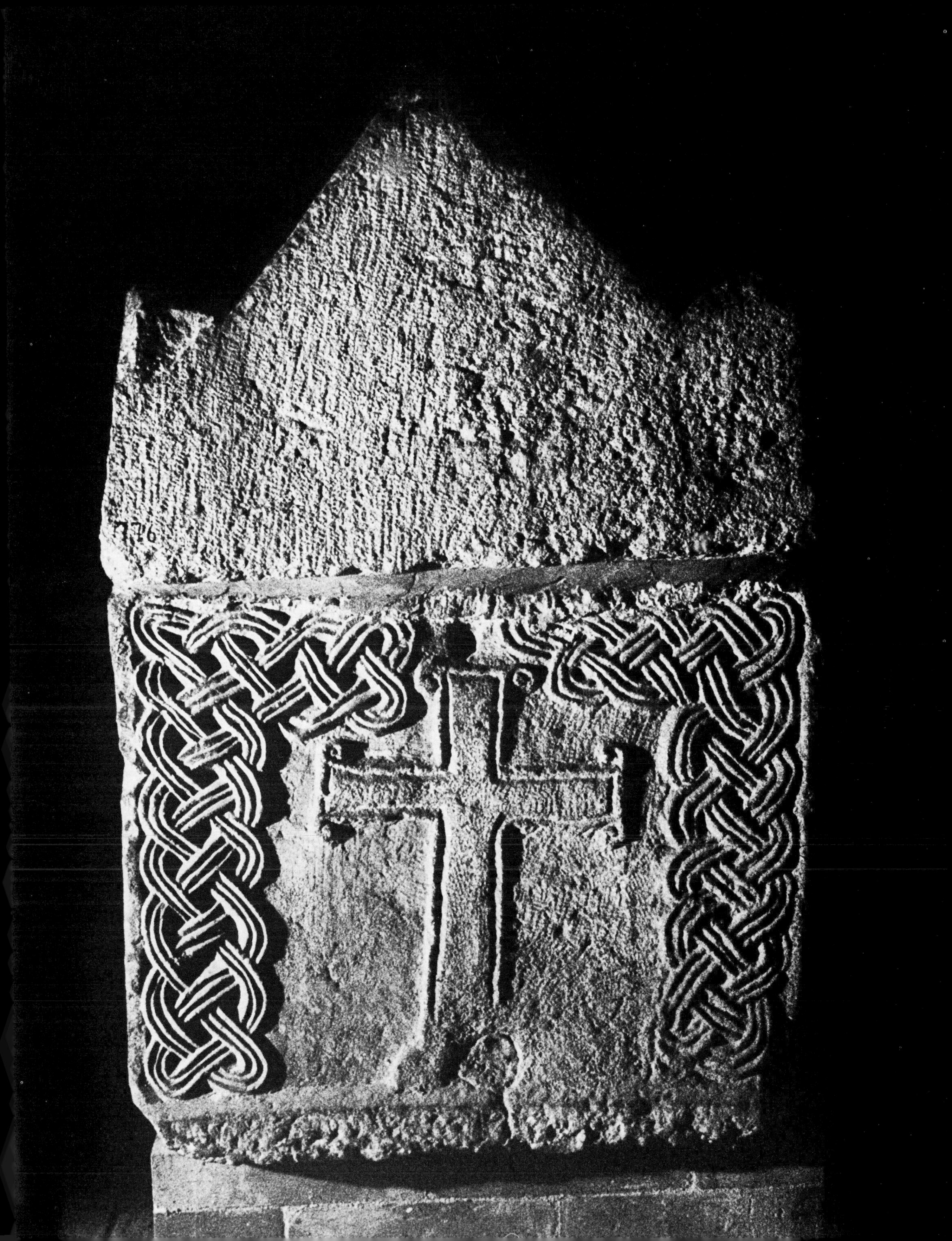

stehenden Lebens: vier Wirbel (Bild 11). Neben den vollendeten Bildern der byzantinischen Künstler sehen diese Formen aus wie Kinderzeichnungen: ursprünglich, unmittelbar-spontan wie das Leben selbst, Urformen, Werdeströme.

Im Kreuzgang von S. Vitale: das Fragment eines Kirchenfensters (Bild 12). Flechtbänder verschlingen sich zu Vierecken und Kreisen, durch ihre Formen das in den Kirchenraum einfallende Licht konfigurierend. Eckig – rund: sollte hier ein Zusammenklingen des Irdischen mit dem Kosmischen steingewordene Form geprägt haben?

Im gleichen Kreuzgang hängt eine Kreuzestafel (Bild 13), vielleicht ein Bruchstück eines Altar-Antependiums. Aus der unsymmetrisch, also lebendig sich bewegenden Flechtbandwelle, die das Viereck umschlingt, wachsen Blätter. Die Kreuzesarme enden in mächtigen Spiralen. In der Geometrie ist die logarithmische Spirale das Bild eines Unendlichen, ins Endliche hereingeholt. Das Kreuz ist somit riesengroß: Erde und Kosmos umspannend. Aber nicht ein Kreuz als Zeichen des Todes: denn wie eine tönende Melodie durchklingt eine Flechtbandwelle die Kreuzesarme. Tinctorius[1] bezeichnet den Christus als »summus musicus«, Augustinus[2] gar spricht von dem gekreuzigten Christus als von einem singenden Tympanon, aus dem das Lied der Gnade dringt (. . . ut tympanon fiat et ex cruce discant suavem sonum gratiae confiteri). Stummes Kreuz des Todes – singendes Zeichen der Auferstehung?

Auf einem weiteren Totenschrein hat sich die klingende Welle der Flechtband-Spur eingeprägt (Bild 14). Man erlebe im inneren Sich-Mitbewegen den lebendigen, symmetrisch-asymmetrischen Fluß, besonders um die Ecken des Plattenfeldes. Im Nachzeichen wird man entdecken, daß die Bänder nach verschiedenen topologischen Mustern geflochten sind (Bild 15). Ihre Bewegung zeigt kein totes – gleichsam arabistisches – Wiederholen des gleichen Motivs, sondern originär-vitalen Rhythmus. Man bewege oder zeichne das Band von rechts unten her nach, und man wird finden, daß es nach einer Weile sich wieder zurückbewegt, sich selbst ergreifend kreuzt und erst dann weiterfließt (Bild 16). Diese lebensmäßige Dynamik zeigen auch andere Stellen (Bilder 17, 18).

Damit haben wir einen ersten Entdeckungsgang durch Venedig, Florenz, Rom und Ravenna gemacht.

[1] Joh. Tinctorius, Consem. Scrpt. IV.

[2] Augustinus, Serm. 363; beide zitiert nach Marius Schneider, Singende Steine, Kassel 1955.

13, 14, 15 Ravenna, S. Vitale, Kreuzgang

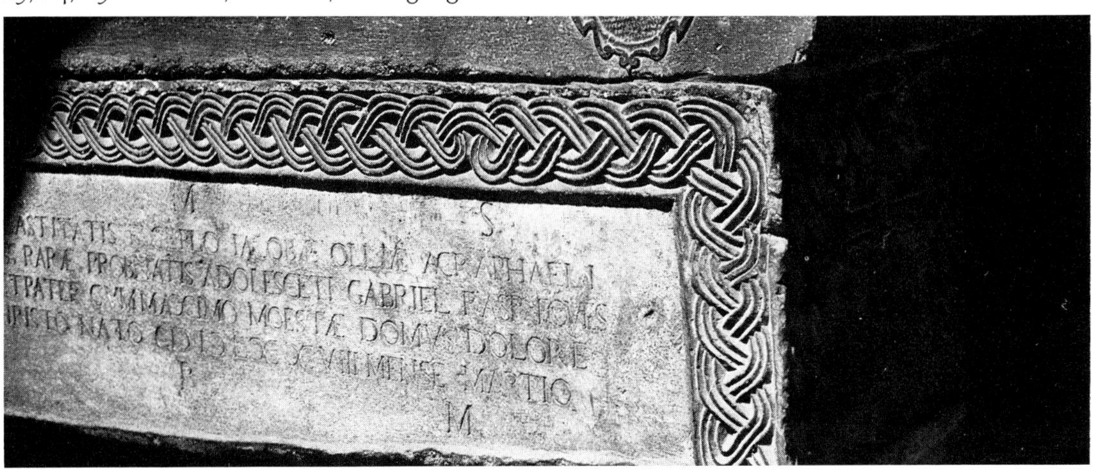

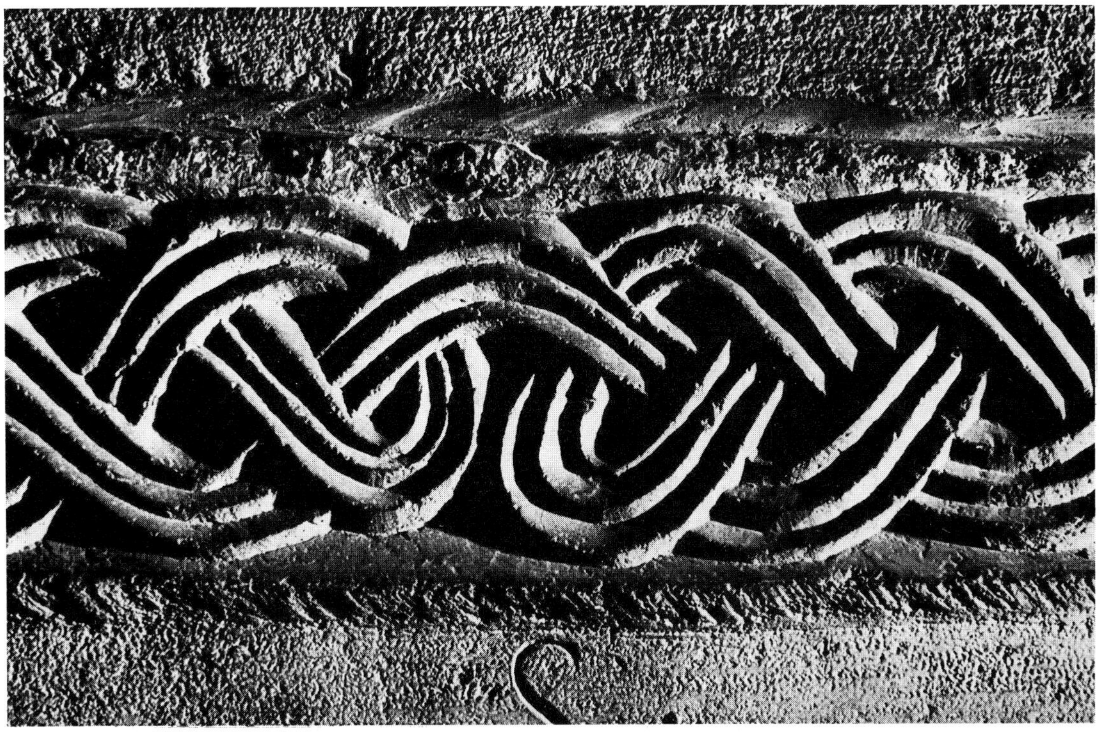

16, 17, 18 RAVENNA, S. Vitale, Kreuzgang

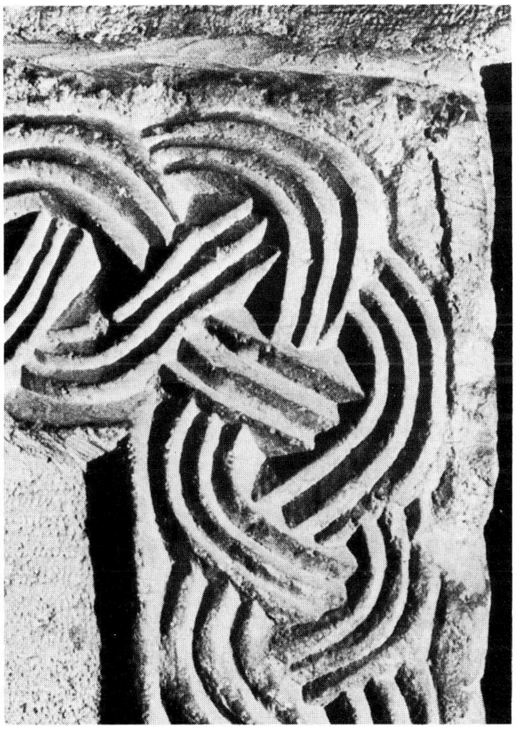

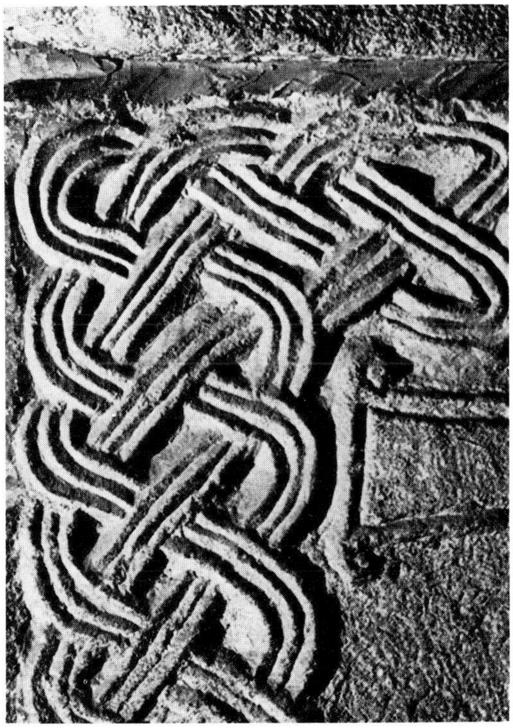

2. Weiterer Umkreis

Wir werden auch weiter versuchen, phänomenologisch so vorzugehen, daß wir keine Theorien aufstellen, auch zunächst keine Fragen beantworten, nicht reflektieren, sondern vorurteilslos, aber aktiv schauen. Wir wissen, daß diese Methode nicht wissenschaftlich im traditionellen Sinne ist; sie setzt guten Willen, Aufnahmebereitschaft und vielleicht sogar eine gewisse Ehrfurcht voraus: erst dann fangen die Formen an zu sprechen. Dem diskursiv analysierenden Verstande werden sie stumm bleiben; ist er einseitig am Schönheitsideal der klassischen Antike geschult, wird er sie sogar primitiv, unbeholfen und »barbarisch« finden. Wir sind aber überzeugt, daß unsere Methode in einem höheren Sinne wissenschaftlich genannt werden darf: sie versucht durch die Schicht des tot Gewordenen zur höheren Ebene der Werde-, der Gestaltungskräfte vorzudringen als zur Quelle alles Künstlerischen. Der registrierende Leser muß zum schöpferischen Mitgestalter werden. Er wird dann die gebotenen Einsichten ausnahmslos selber vollziehen können. Durch aktives Üben soll der »Sinn« – des Betrachters *und* des Kunstwerkes! – erschlossen werden. Die Methode ist nicht unkritisch, sie setzt nur dem Gegenstand angemessenere Kriterien an.
In der fürstlichen Kirche von St. Johann im schweizerischen Münstertal *(Müstair)* sehen wir ein Altar-Antependium (Bild 19). Der Stein ist bedeckt wie mit einem ätherischen Teppich. Die Flecht-

19 MÜSTAIR, St. Johann

20 CASTELNUOVO DEL ABBATE, S. Antimo

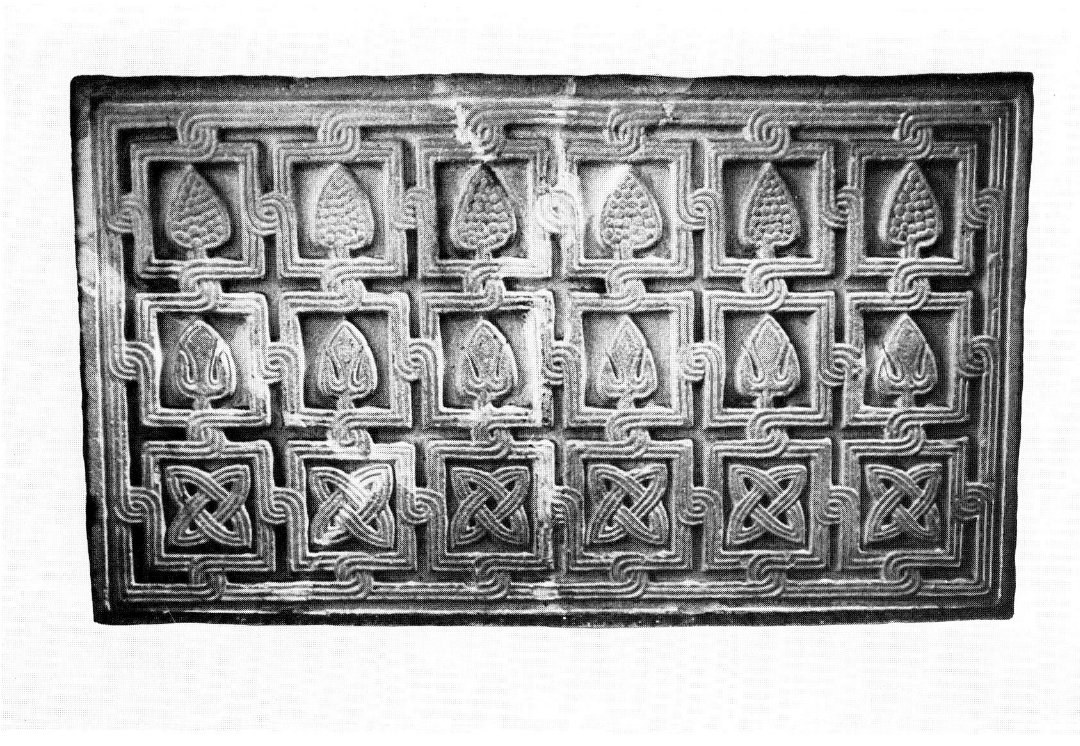

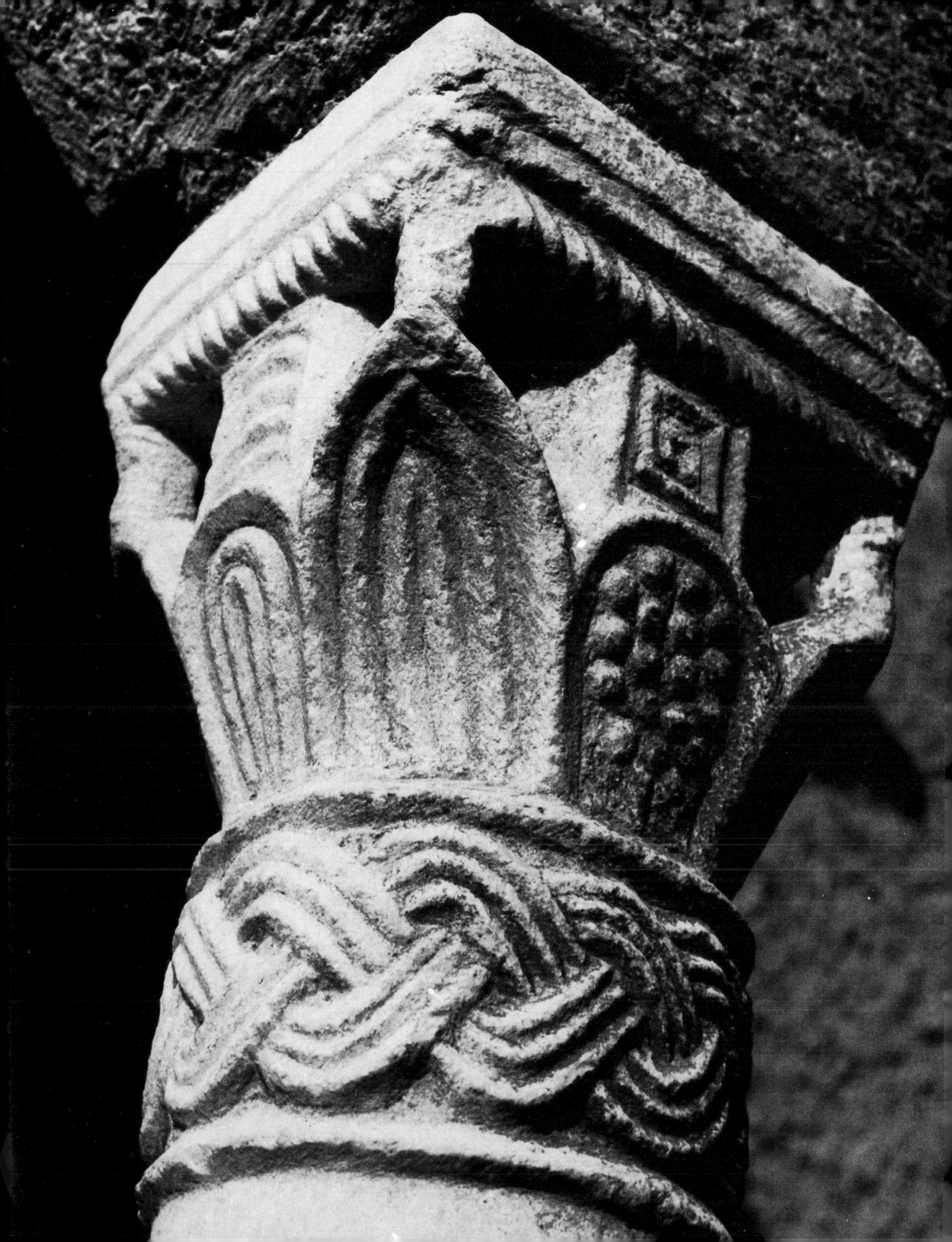

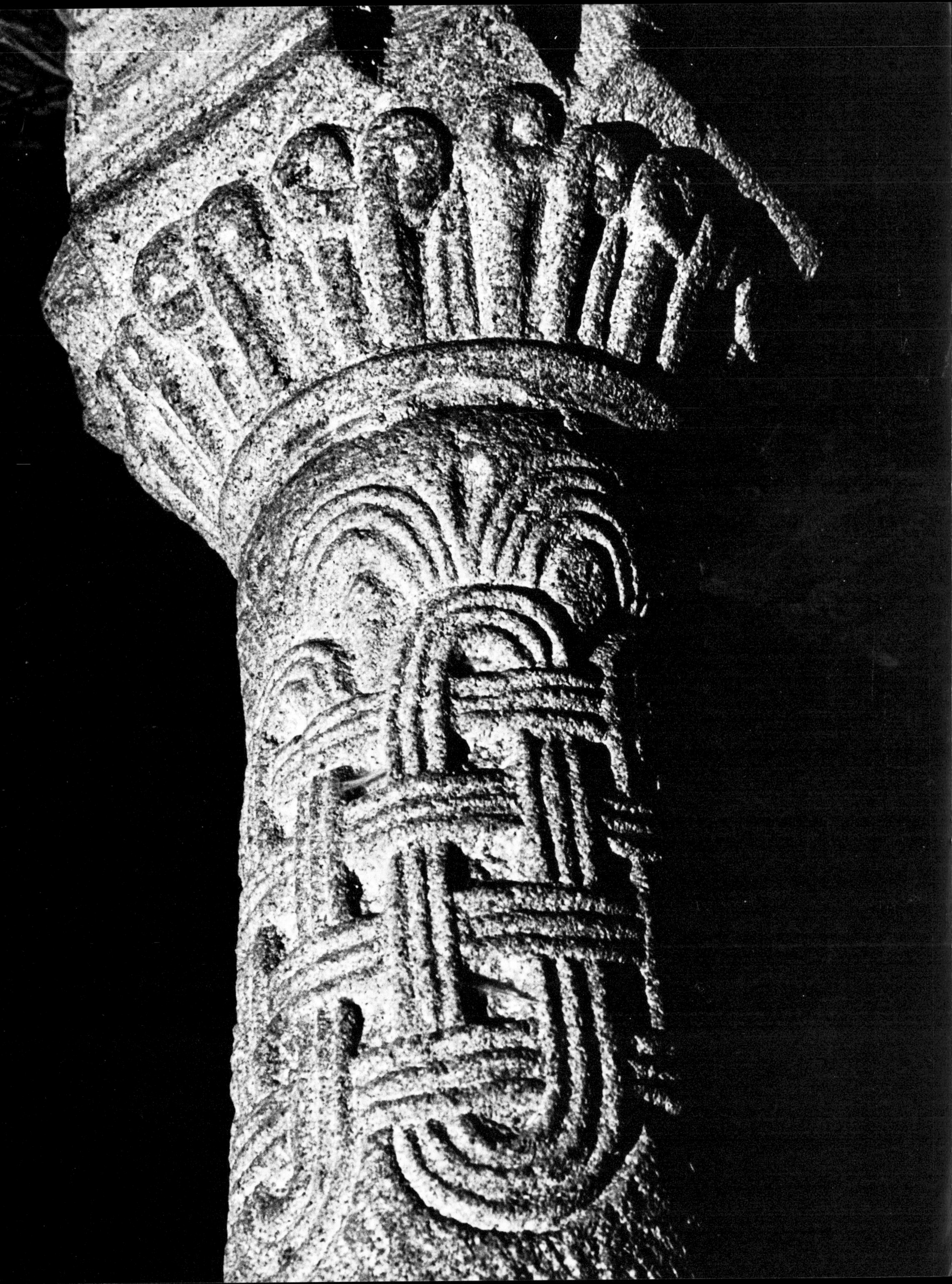

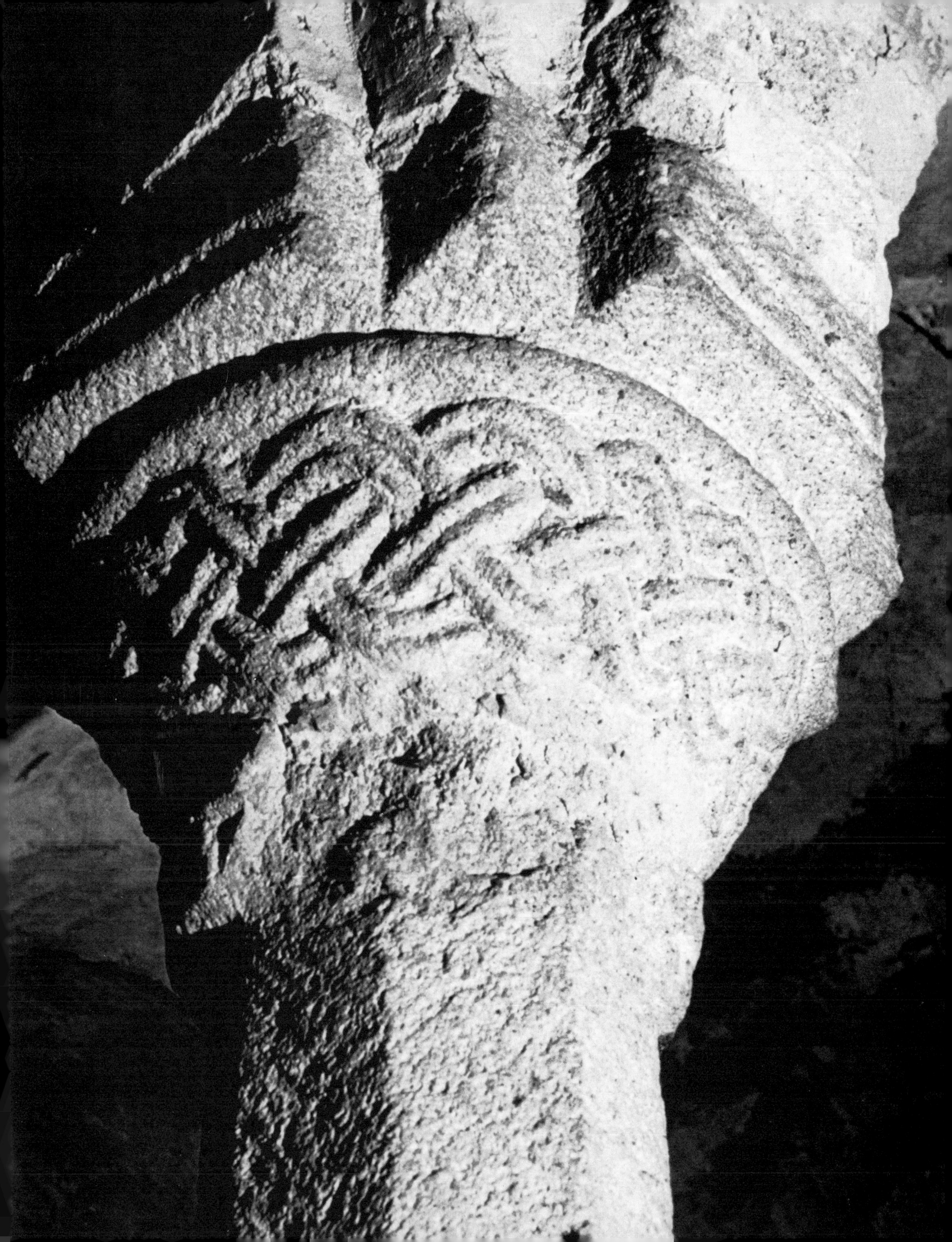

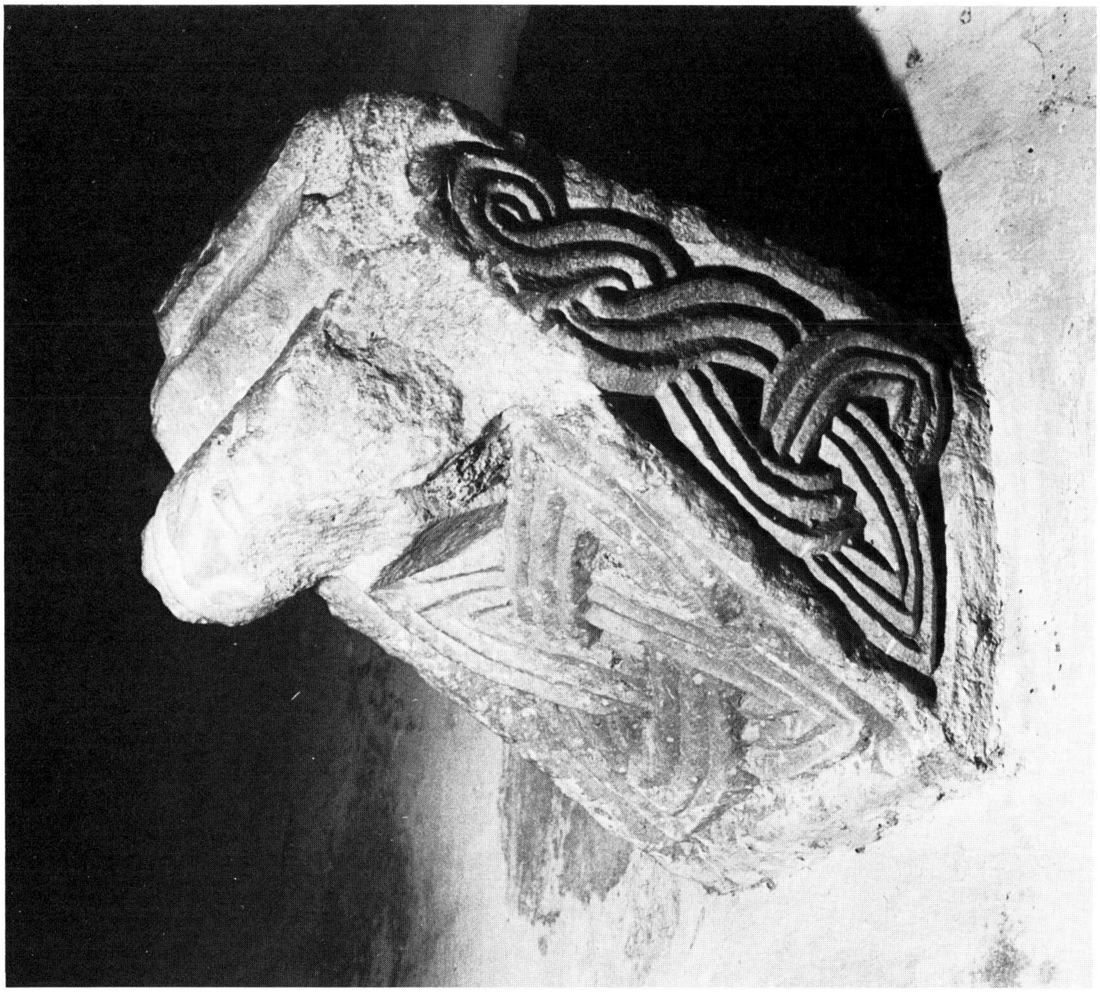

23 Farfa

fig. 4

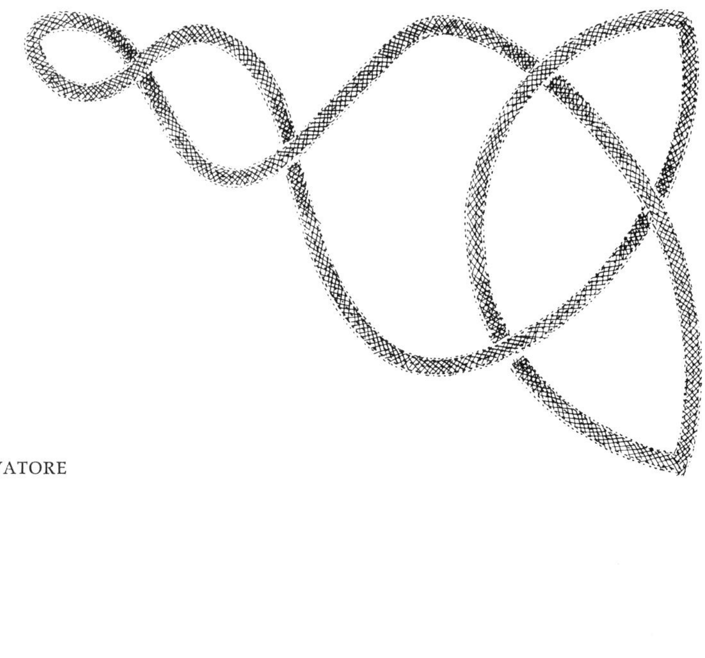

 ◁ 21, 22 Abbadia S. Salvatore

bänder bilden viereckige Bezirke; sie haben den vitalen Impuls, Blätter und Trauben aus sich herauswachsen zu lassen.

Es ist leicht einzusehen, daß die Steinplatte verkehrt eingemauert worden ist: unten ist oben. Nährende Kraft fließt von den Viererschlingen der obersten Reihe durch die Blätter in die fruchtenden Trauben hinunter.

Im Kapitell der Säulen begegnen sich Tragen und Lasten, Himmel und Erde. Wir kennen die Formen der klassischen Kapitelle. Sie finden sich als stilisierte Akanthen auch noch bei diesem wundervollen kleinen Marmorgebilde von S. Antimo (Bild 20) bei *Castelnuovo del Abbate* in der südlichen Toscana. Ein Neues aber zeigt sich auch: an der Stelle, wo Schwere und Leichte sich begegnen, wird der Stein wie lebendig: vegetative Bildekraft wird sichtbar auf dem mineralischen Grunde; ein dreifaches Flechtband umfließt den Säulenhals!

Ein ähnliches Beispiel finden wir in der altehrwürdigen Krypta der Kirche von *Abbadia S. Salvatore.* Das Kloster liegt an der Flanke des höchsten Berges der Toscana, des Monte Amiata mit seinen Quecksilbererzlagern, die schon den Etruskern und Römern bekannt waren. Nach einer örtlichen Legende hatte ROTHARI, König der Langobarden (636–652 n. Chr.), an der Stelle eines römischen Hermes-Merkur-Heiligtums eine kleine Michaelskapelle gestiftet. Heute befindet sich an dieser Stelle, hoch über dem Kloster im Bergwald verborgen, der »eremo ermeta«, die »hermetische«, an Hermes erinnernde Eremitei.

Durch ein Diplom, welches in der Laurenziana in Florenz aufbewahrt wird, ist bezeugt, daß der langobardische König RATCHIS auf seinem Zug nach Rom im Jahre 742 das Kloster S. Salvatore gegründet hat[1]. In diesem langobardischen Kloster ist wenige Jahre später auch die herrlich zinnoberrot illuminierte »Amiatinische Bibel« entstanden, ein kostbarer Besitz der Laurenziana.

Von der langobardischen Kirche des Jahres 742 ist nur noch die Krypta erhalten: ein königlicher Raum mit einzigartigen, rötlich glitzernden (Amiata: der Glitzernde) Säulen. Aus dem harten Vulkangestein heraus haben die langobardischen Steinmetzen die lichten Flechtbänder gemeißelt (Bilder 21, 22). Wir befinden uns in dieser Krypta in einem der ganz seltenen heute noch erhaltenen Räume aus der Zeit des langobardischen Reiches. VOLPINI[1] bezeichnet, wie die Mehrzahl seiner italienischen Fachgenossen, den Stil als römisch-byzantinisch. Wir werden, in immer fortschreitendem Lesenlernen dieser Formen und im Vergleich mit byzantinischen Werken belegen können, daß manchmal, vor allem im 8. und 9. Jahrhundert, die byzantinischen nebst noch anderen Einflüssen wohl deutlich zu sehen sind, daß ihr eigentlicher Ursprung aber weder im römischen noch im byzantinischen Kunstwollen sein kann.

Die Viererschlinge des Antependiums von *Müstair* (Bild 19) ist in eine kleine Tragkonsole im Kloster *Farfa* in den Sabinerbergen gehauen (Bild 23). Sie stammt von einem Bau des 7. Jahrhunderts, der um 705 erweitert wurde und später verschwand. Die Konsole: im seitlichen Dreieck fängt es an zu leben, aus dem bindenden Knoten löst sich eine fließende Welle. Im Nachzeichnen ist das Binden und Lösen in feiner Weise zu erleben (fig. 4).

Bild 24: Wiederum wachsen wie aus einem speisenden Quell Blätter und Reben, Symbol des Christlichen. Ein Einhorn, ein Hirsch nähren sich davon.

Wie von Urbildern quellender, wirbelnder Wachstumskräfte ist die Säule (Bild 25) im Laubengang des Municipio von *Riva* am Gardasee, ist der rote Stein (Bild 26) im Lapidarium von Novigrad in Istrien überzogen.

Die zwei nächsten Bilder (27 und 28) zeigen ein Motiv, das wir noch öfter finden werden: in einen

[1] Giovanni Volpini, Abbadia S. Salvatore, o. J.

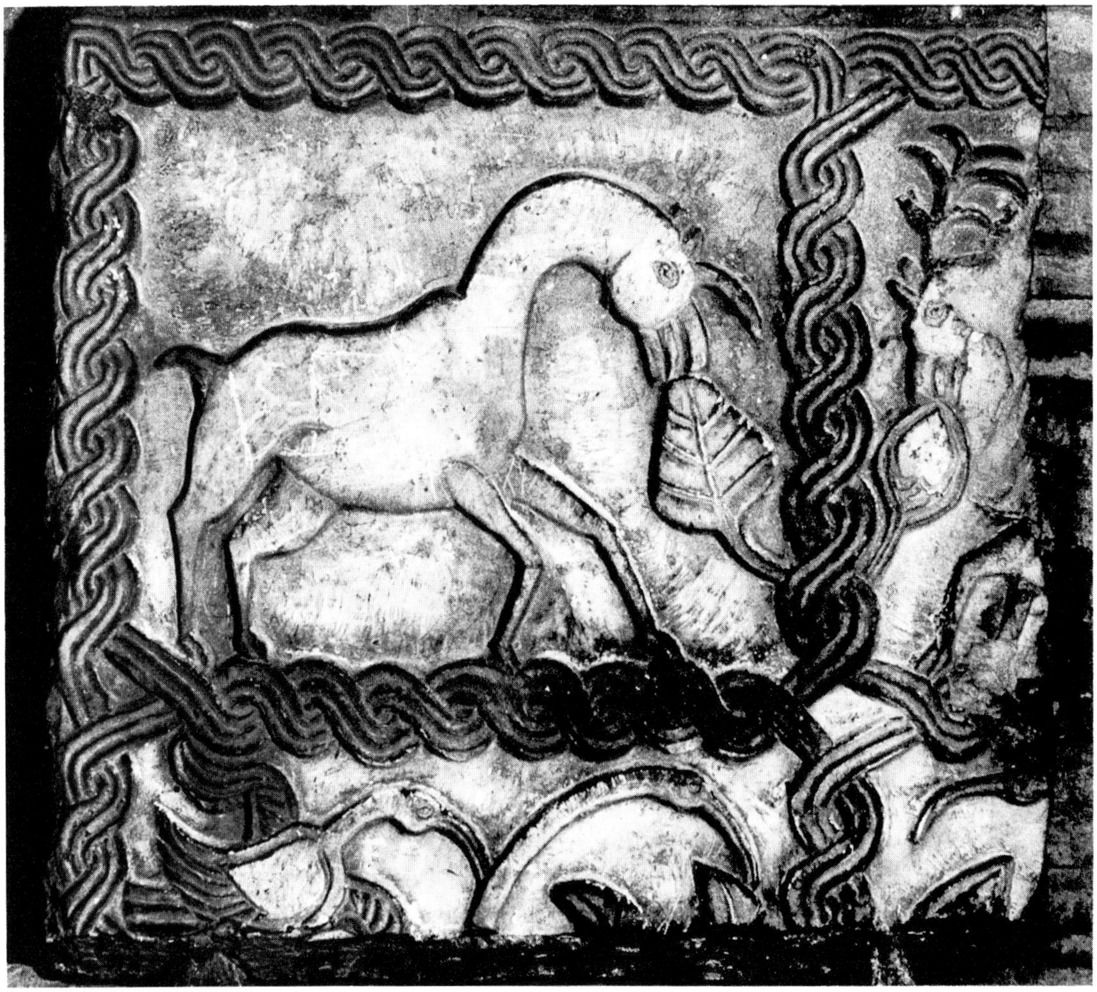

24 Rom, S. Saba

Kreis bildet sich eine Viererschlinge ein: eine Form, die stark in sich gehalten wirkt (fig. 5). Und doch rieselt es wie ein ätherischer Kräftestrom über Kapitell und Säule.
Durch eine Reduktion der Wellenzahl des Zweierflechtbandes kommt man zu seiner einfachsten Gestalt: einer Achterform, der Lemniskate (Lemniskate in einem umfassenderen Sinn, nicht nur als die bekannte geometrische Form aus der Kurvenschar der Cassinoiden aufgefaßt). Der Mittagspunkt der Sonne beschreibt im Lauf eines jeden Jahres eine Lemniskate an dem Himmel: sie ist eine Sonnenform. Beim Nachbewegen, Nachzeichnen kann man auch die besondere Harmonie dieser Form als Zusammenstrom von oben – unten, außen – innen, rund – gerade erleben. Wenn man nun beim Zeichnen zur Lemniskatenform eine lineare Bewegung hinzunimmt, dann entsteht der »laufende Achter« (Bild 29, fig. 6). Auch auf dem Eleuchadius-Ziborium (um 815 n. Chr.) in S. Apollinare in Classe läuft diese Sonnenform, doppelt sich kreuzend (Bild 30, fig. 7).
Im Kreuzgang von S. Lorenzo fuori le mura in *Rom* findet sich ein besonders köstliches Beispiel des laufenden Achters (Bild 31). Er ist so unbyzantinisch wie nur möglich: ein Römer oder Byzantiner müßte ihn als ungeordnet, unsymmetrisch, eben »barbarisch« empfinden. Wir erleben mit innerer

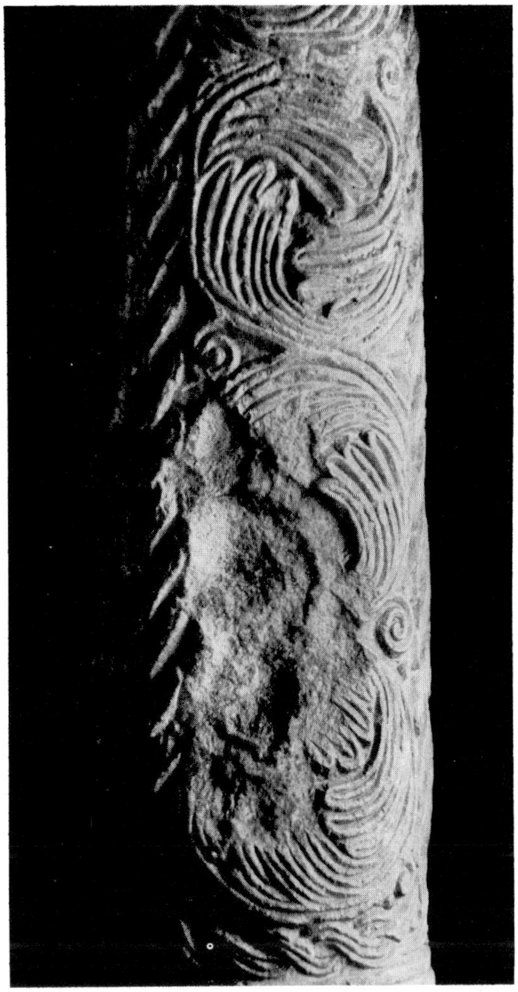

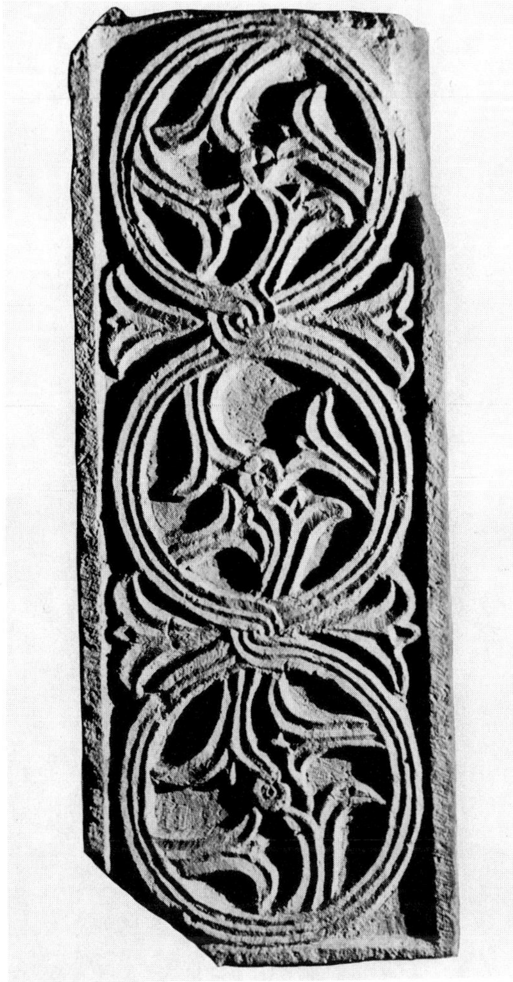

25 Riva, Municipio / 26 Novigrad (Istrien), Lapidarium / 27 Mailand, S. Ambrogio fig. 5

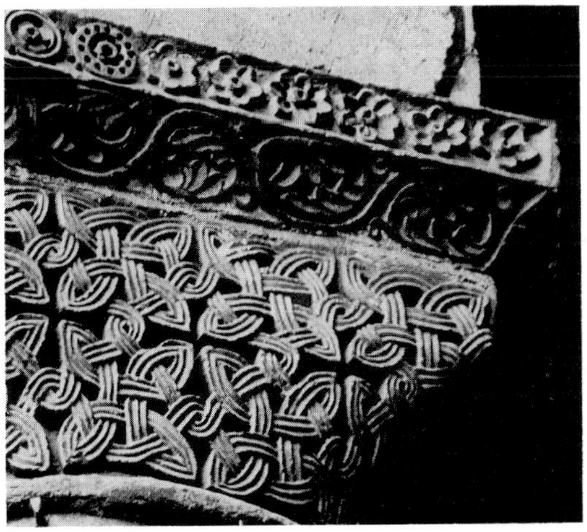

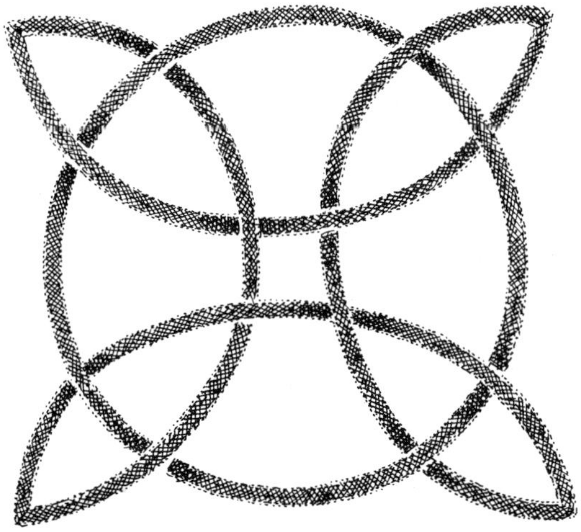

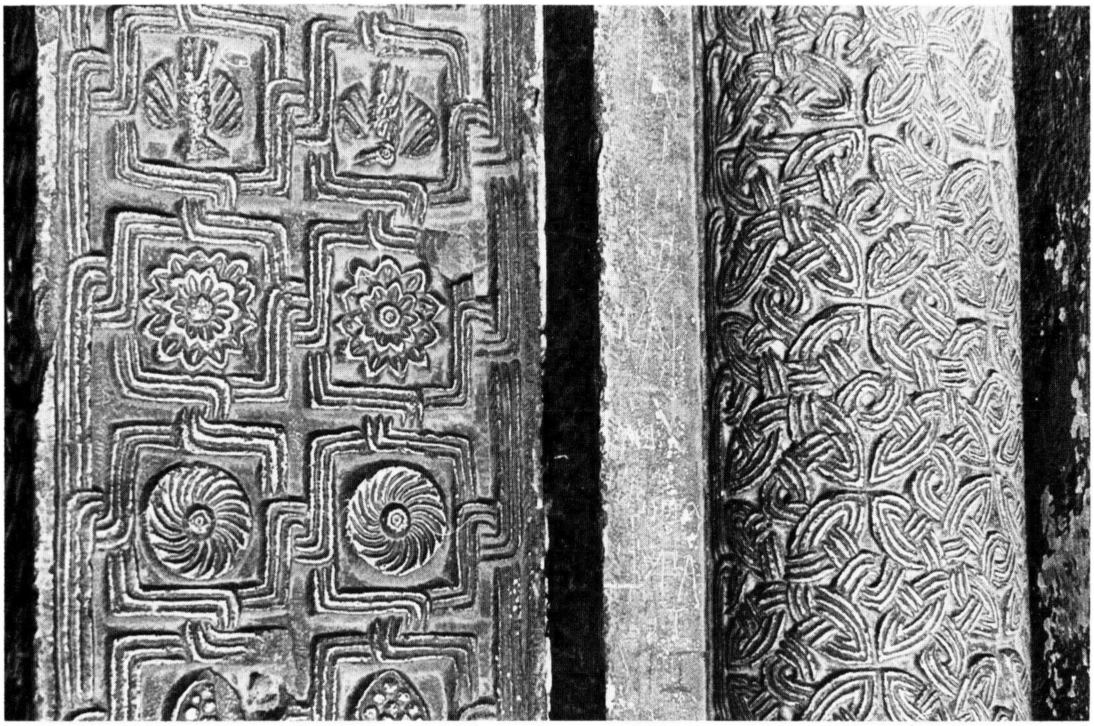

28 Mailand, S. Ambrogio

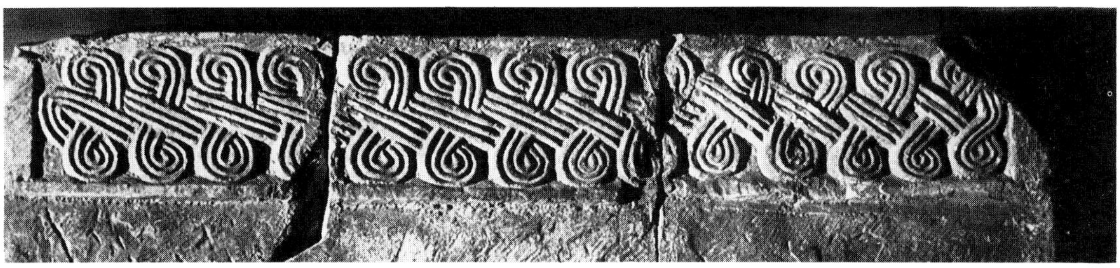

29 Novigrad (Istrien), Lapidarium

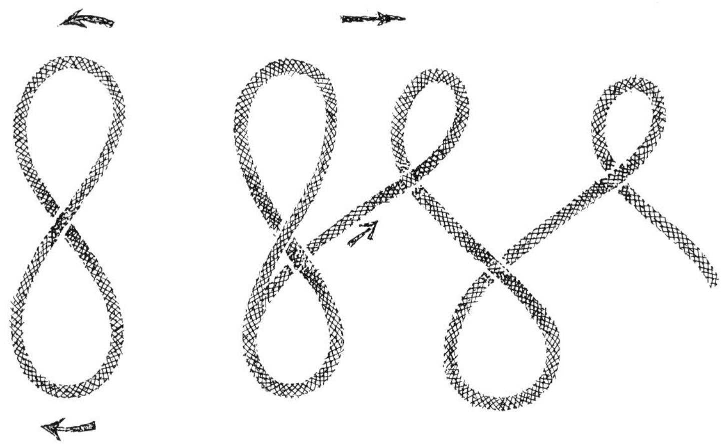

fig. 6

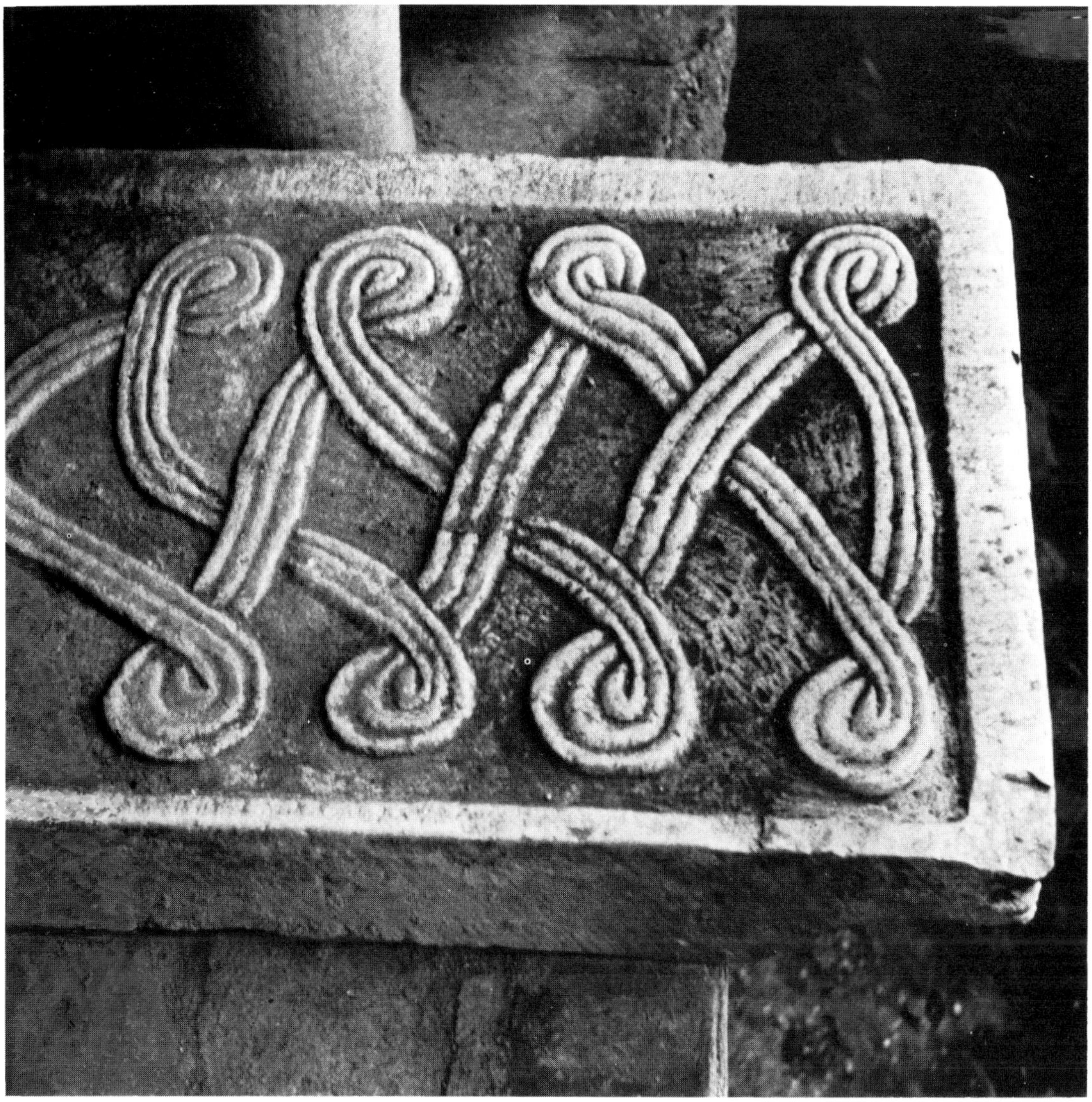

30 RAVENNA, S. Apollinare in Classe

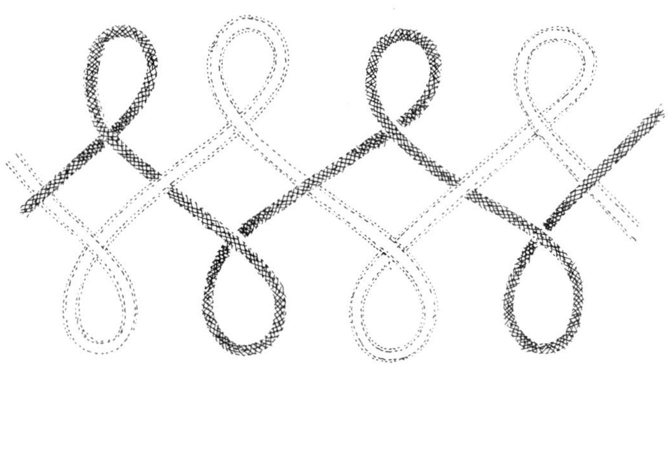

fig. 7

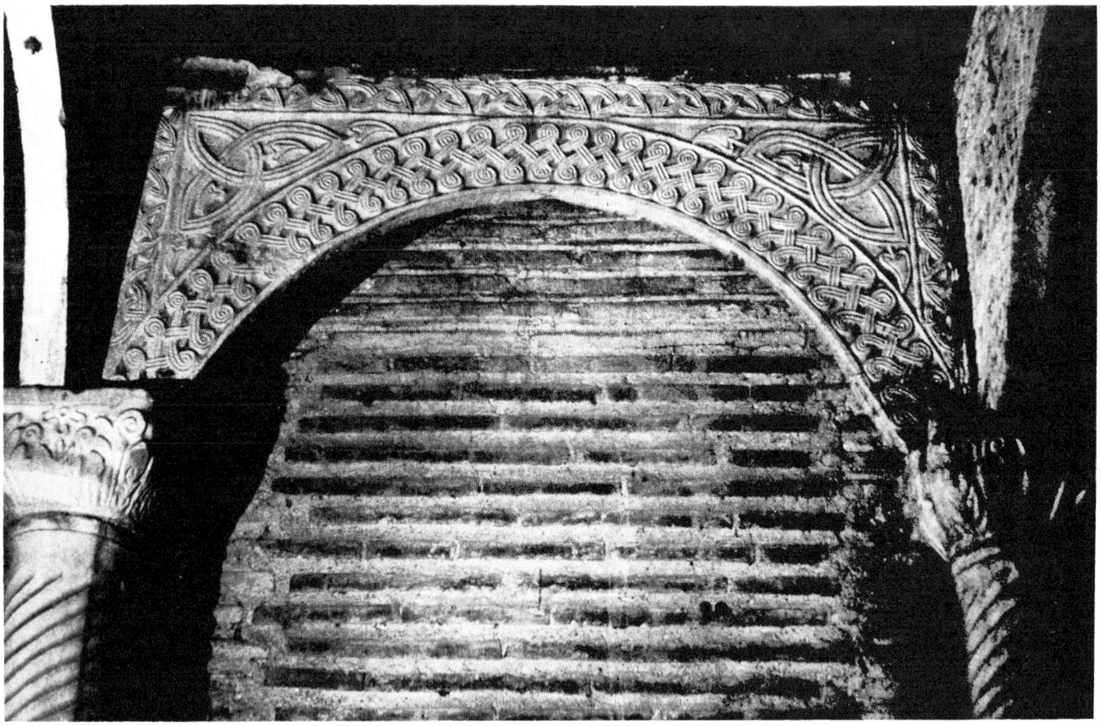

31 Rom, S. Lorenzo fuori le mura, Kreuzgang

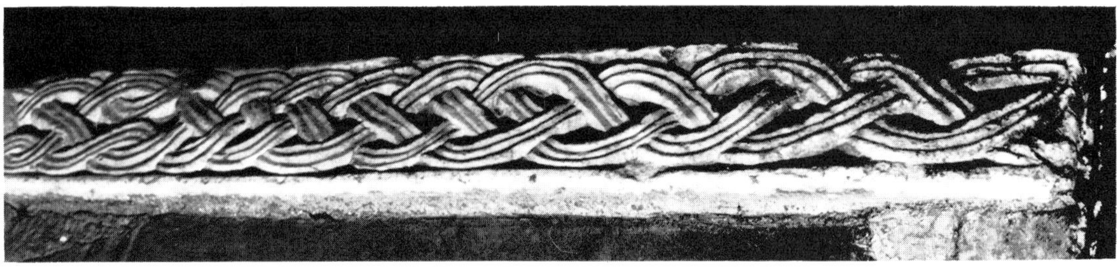

32 Castel S. Elia, S. Elia

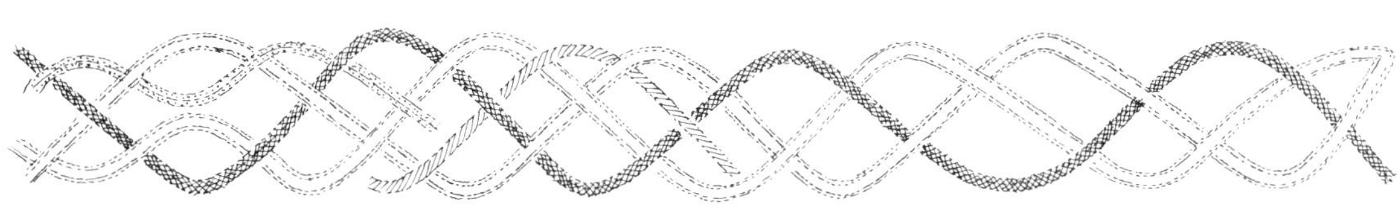

fig. 8

Freude die lebendig-dynamische Unmittelbarkeit dieser Form. Sie ist offenbar nicht vorgezeichnet, aber in langer Arbeit in Stein gehauen, also so gewollt, und nicht etwa nur ein hilfloser Entwurf eines Nichtkönners. Dieser Künstler *will* eben anders! Fragen über Fragen, auf die wir immer mehr und näher eingehen werden.

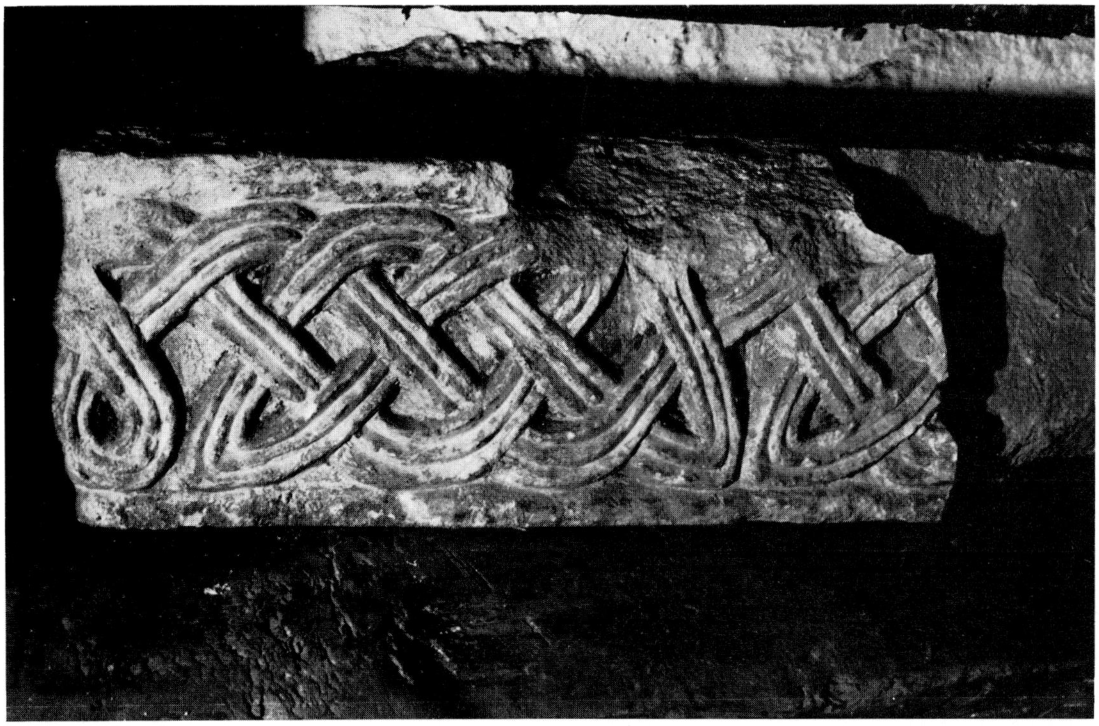

33 MÜSTAIR, Lapidarium

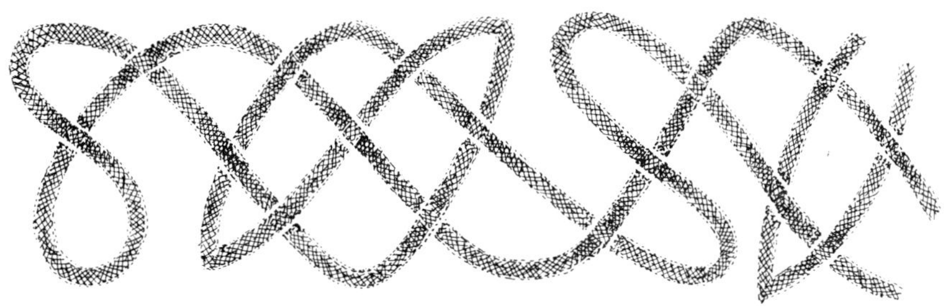

fig. 9

Die nächsten zwei Bilder (32, fig. 8, 33, fig. 9) sind weitere Beispiele dafür, daß die Künstler, die am Werke waren, etwas ganz anderes wollten, als ein geometrisch-totes Ornament auf dem Stein zu ordnen. Im Nachzeichnen wird auch die Frage in uns wach, ob wir diese Formen einfach »sehen«, d.h. mit unserem optischen Sinn wahrnehmen[1], der uns die Qualitäten der Farben und des Hell-Dunkels vermittelt, oder ob nicht vielmehr noch ganz andere Sinnesempfindungen[2] angeregt werden. Ist es nicht gerade an den zwei Spolien von S. Elia (*Castel S. Elia,* Bild 32) und *Müstair* (Bild 33) wahrzunehmen, daß wir die Linien innerlich mitbewegen, daß wir sie irgendwie abtasten, mit unserem Gleichgewichtssinn auf der Fläche verfolgen, daß ein Lebensgefühl des Wohlbehagens entsteht? Das Bild 34 (fig. 10) führt uns wieder in den Kreuzgang von S. Vitale in *Ravenna.* Auf dem linken Pfeiler weht ein dreifacher Lebensstrom über den Stein. Und beim Nachzeichnen des rechten Chorschrankenpilasters empfinden wir, wie ein Wellenmelos, das sich in einem großen Rhythmus bewegt,

[1] Felix Kayser, Von der Sinneswahrnehmung zur Kunst, Dornach 1970.
[2] Bibliographie zur Sinneslehre: siehe unter Steiner, Aeppli, Lauer, Lehrs, König.

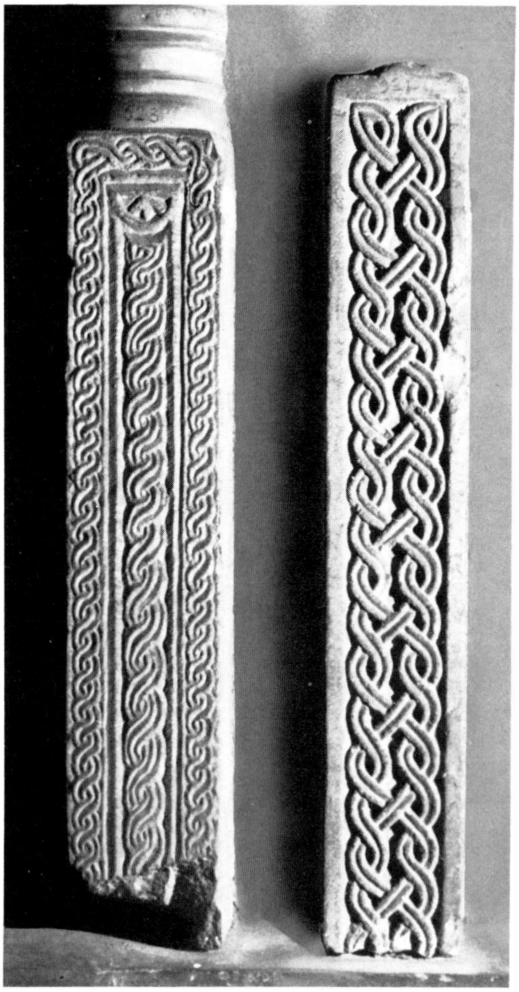

34 Ravenna, S. Vitale, Kreuzgang

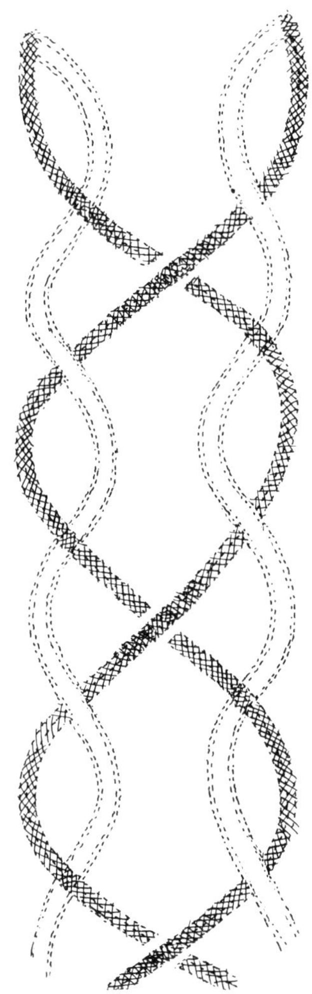

fig. 10

von zwei kleinen »Melodien« begleitet wird. Wirklich: der Stein zeigt ein musikalisches Motiv, das man mitsingen, mittanzen möchte.

Solche »Motivschwünge« bewegen sich auch auf den Spolien von *Concordia Sagittaria* (Bild 35, fig. 11) und – besonders schön! – von *Cellole* (Bild 36, fig. 12). Mit der weitgehend unbekannten, aber besonders bemerkenswerten Kirche von Cellole in der Toscana werden wir uns noch eingehend befassen. Wir regen an, diese Formen erst nachzuzeichnen, dann aber »auswendig«, also inwendig zu probieren, erst »in der Luft«, dann auf Papier!

Immer wieder finden wir Formen, Linienbänder als Bewegungsspuren, die Oberes und Unteres, Himmlisches und Irdisches zum Zusammenklang bringen. Eingelassen in die Außenmauer des romanischen Doms von *Pisa* sind Spolien von früheren Bauten. Zusammen mit altrömischen Epitaphien finden wir z.B. hoch oben ein Viererflechtband.

Und in die Nordwand des Domes eingemauert (Bild 37, fig. 13): ein oberes Band verschlingt und verknotet sich, rhythmisch sich wieder lösend, mit einem Band aus einer unteren Schicht. Die Weisheitskraft des Waagehaltens in der Mitte hat sich durch diese Bewegung in den Stein eingeprägt.

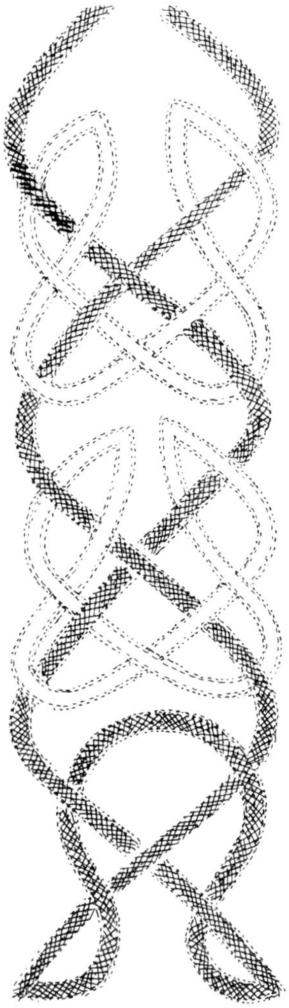

fig. 11

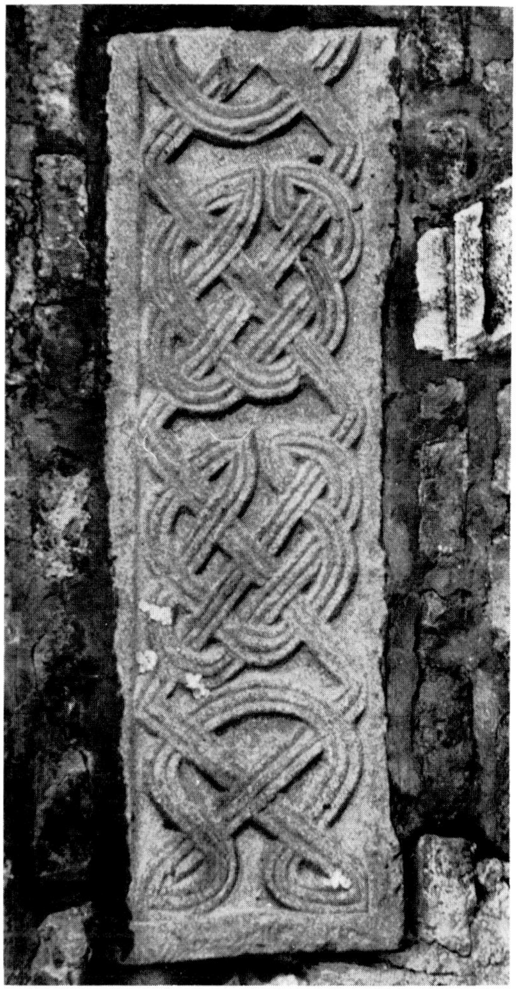

35 Concordia Sagittaria

Man versuche, die gewordene Steinform durch eigene Tätigkeit wieder in die Sphäre der Werde-Kräfte zu erheben und zu erlösen!

Das gleiche Motiv finden wir in der majestätischen, südlich von Siena einsam gelegenen Kirche von S. Antimo bei *Castelnuovo del Abbate* auf einem kostbaren Alabaster-Kapitell (Bild 38).

Im Mittelalter wußte man noch davon und konnte der Form unmittelbar ablesen, daß dem Kosmos der Kreis, der Erde aber das Viereck entspricht. Man kann diese Tatsache durch zahllose Beispiele belegen. [*Aquileia:* auf dem Apsisfresko aus dem Jahre 1031 tragen die verstorbenen Heiligen runde Nimben, der noch lebende Patriarch Poppo aber einen viereckigen Nimbus um das Haupt. Rom: im Apsismosaik der Kirche von S. Maria in Domnica erscheint der noch auf Erden lebende Stifter, Papst Paschalis I. (817–824) mit einem eckigen Nimbus, die himmlischen Gestalten aber mit einem kreisförmigen »Heiligenschein«]. Auf einem Marmorpilaster des 9. Jahrhunderts (*Rom,* S. Giorgio in Velabro), auf dem Vierecke und Kreise rhythmisch ineinanderfließen, erlebte der Zeitgenosse nicht *Symbole* von Kosmos und Erde, sondern, seinem damaligen Bewußtsein entsprechend, ein Wirkendes, eine Wirklichkeit. Kann uns der Stein dazu verhelfen, diese höhere Schicht mit unserem heutigen

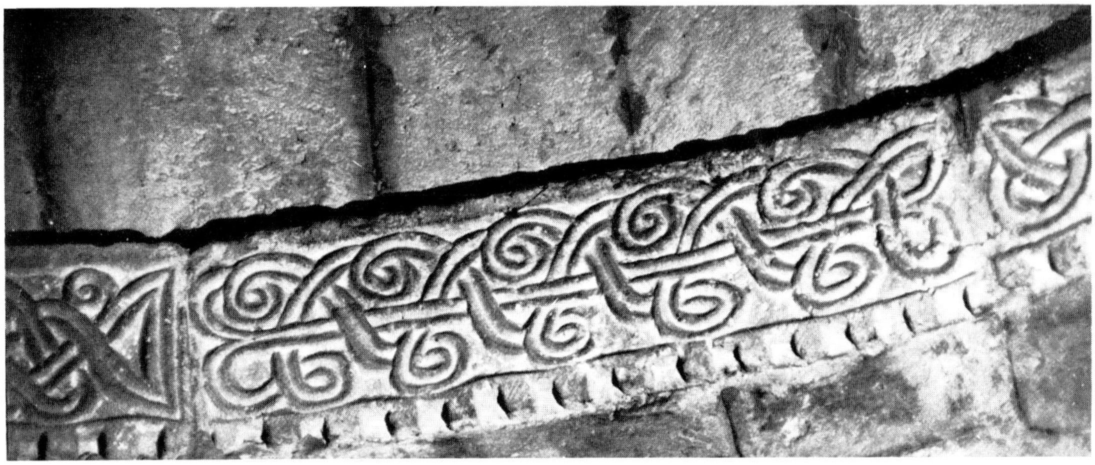

36 Cellole

fig. 12

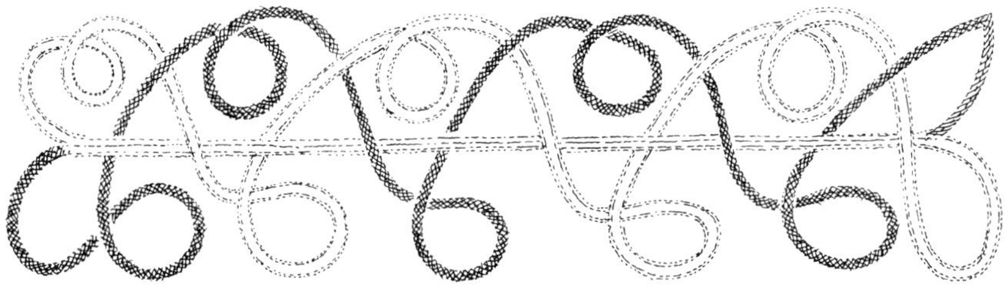

fig. 13

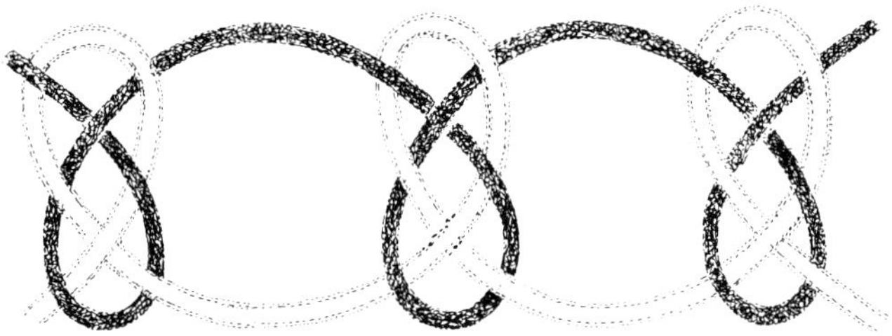

37 Pisa, Dom

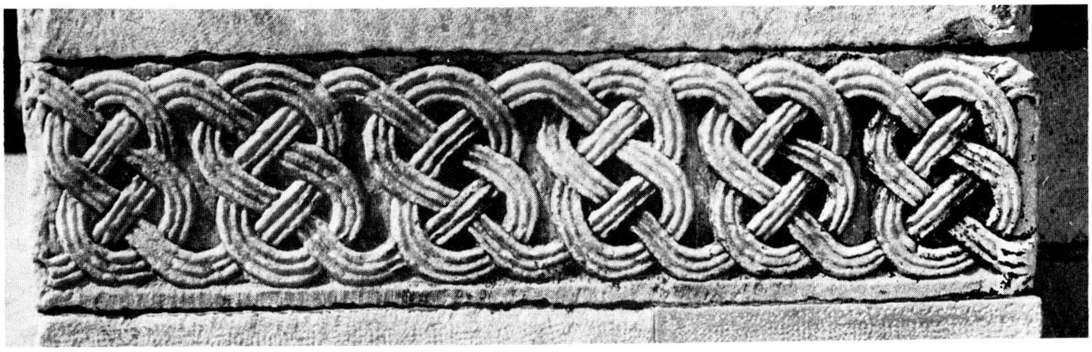

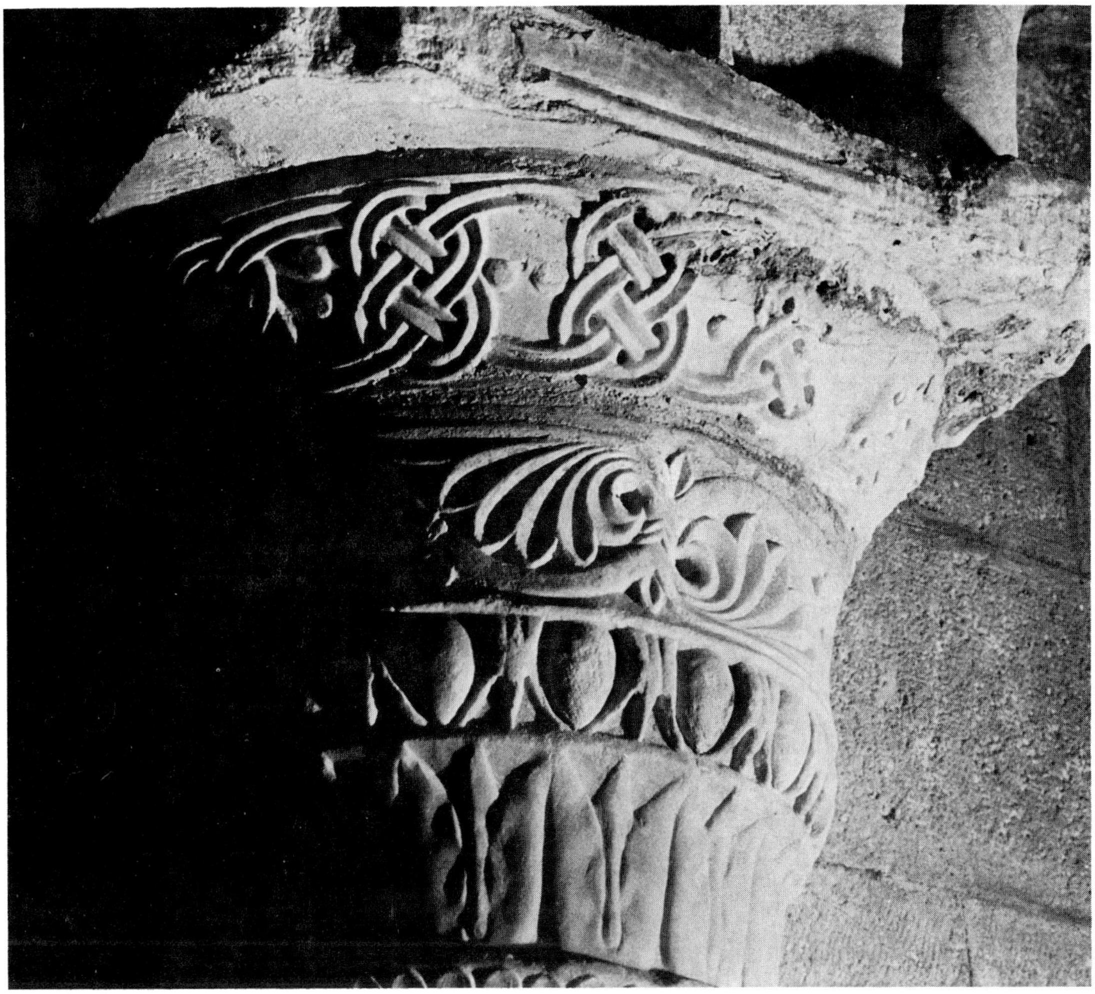

38 CASTELNUOVO DEL ABBATE, S. Antimo

Wachbewußtsein in neuer Weise in uns selbst und im Umkreis wieder aufzuschließen? – Als Überrest der alten Langobardenkirche im etruskischen *Tuscania* (Mitte 8. Jahrhundert) sehen wir eine Chorschrankenplatte (Bild 39) mit einem Gewebe von runden und eckigen Formen, die sich am Rande zu Knoten binden. Und in der Vorhalle des Kosmaten-Doms von *Cività Castellana* ist in der Wand eine Spolienplatte eingemauert (Bild 40), von deren Hoheit wir tief berührt werden können: in einen von Schöpferkräften durchströmten Umkreis ist das Viereck eingebettet, mit dem Kreuz in der Mitte. Lebensbaum und Rebe wachsen heraus. Ist diese Platte ein Zeuge eines verschütteten, ehemals kosmischen Christentums, nach dem heute so viele wieder suchen?
Umweht von dem gleichen Strom, sehen wir auf der Platte von *Sirmione* (jetzt im Hof des Kastells, wohl stammend von der verschwundenen Kirche S. Salvatore, um 760) Sonnenzeichen und urbildliche Schlingensiegel (Bild 41). Da heraus wachsen die zwei »singenden« Kreuze, von Lebensbäumen begleitet. Die Spiralformen auf dem die Kreuze überwölbenden Bogen holen Unendliches in die Endlichkeit herein. Und über allem, wie aus kosmischer Intelligenz geordnet, ein Viererflechtband. Ist überhaupt vielleicht das Flechtband die primäre Form, der Ursprung aller anderen Gestalten?

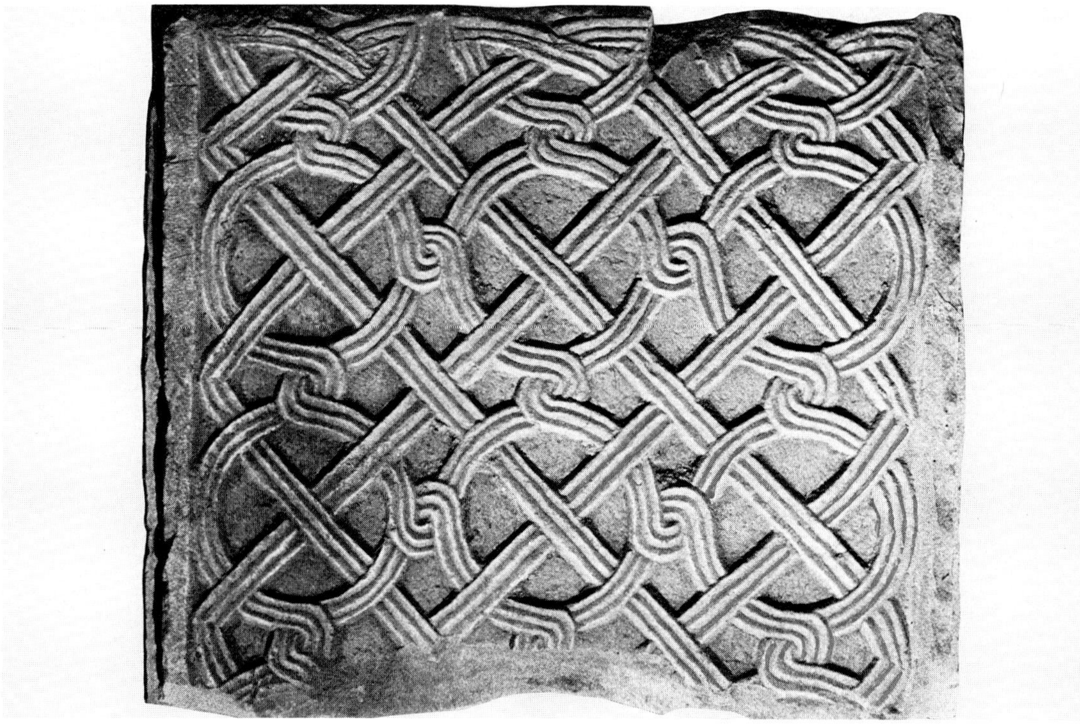

39 Tuscania, S. Pietro

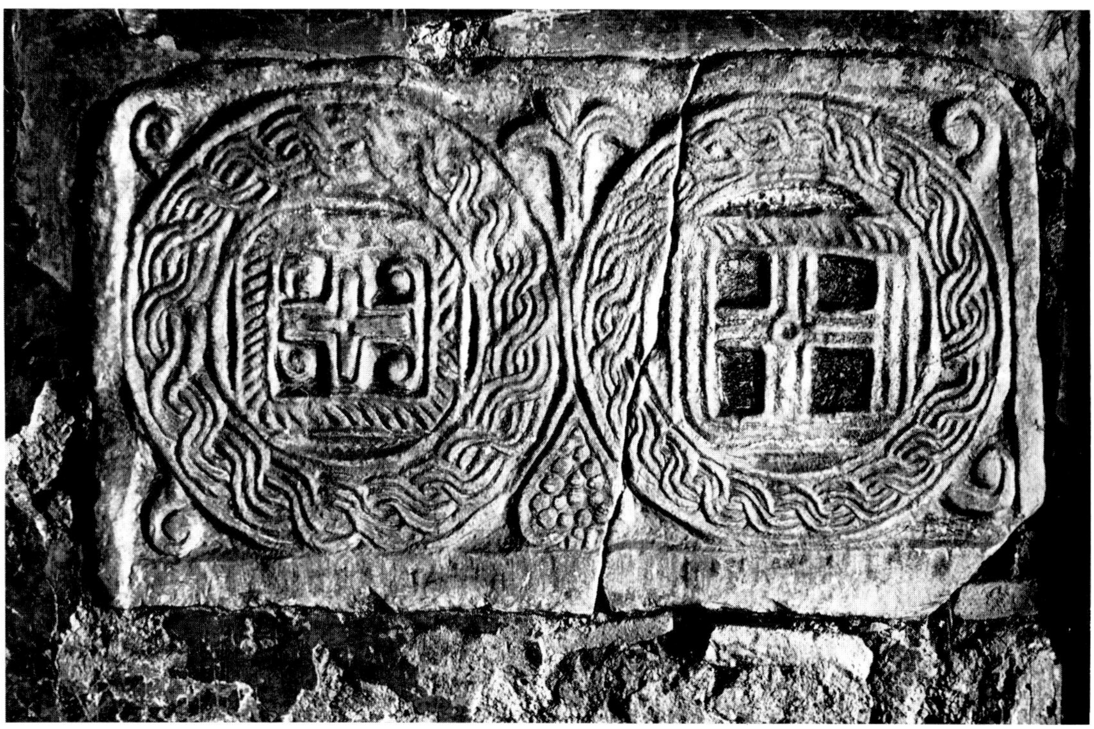

 40 Cività Castellana, Dom

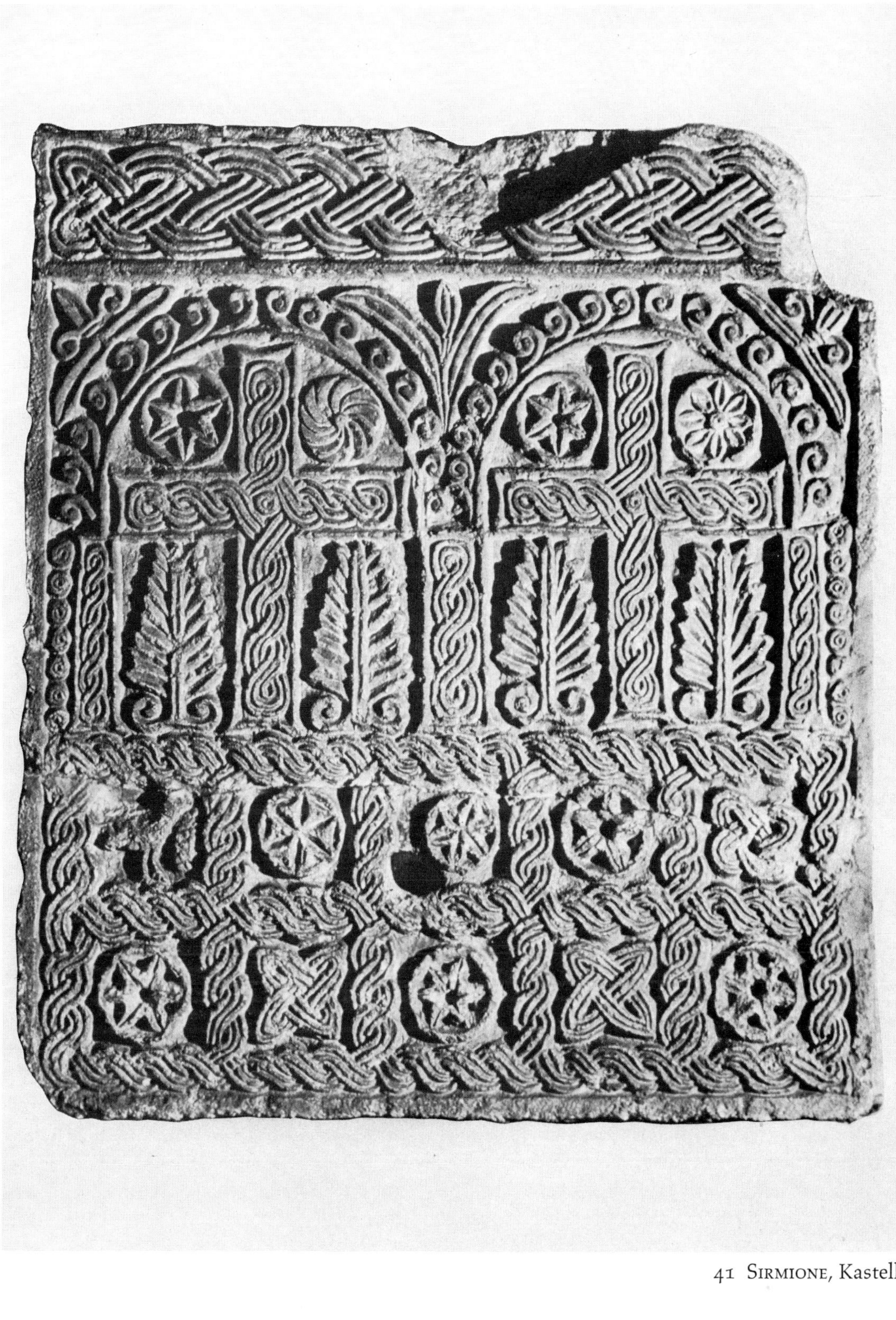

41 Sirmione, Kastell

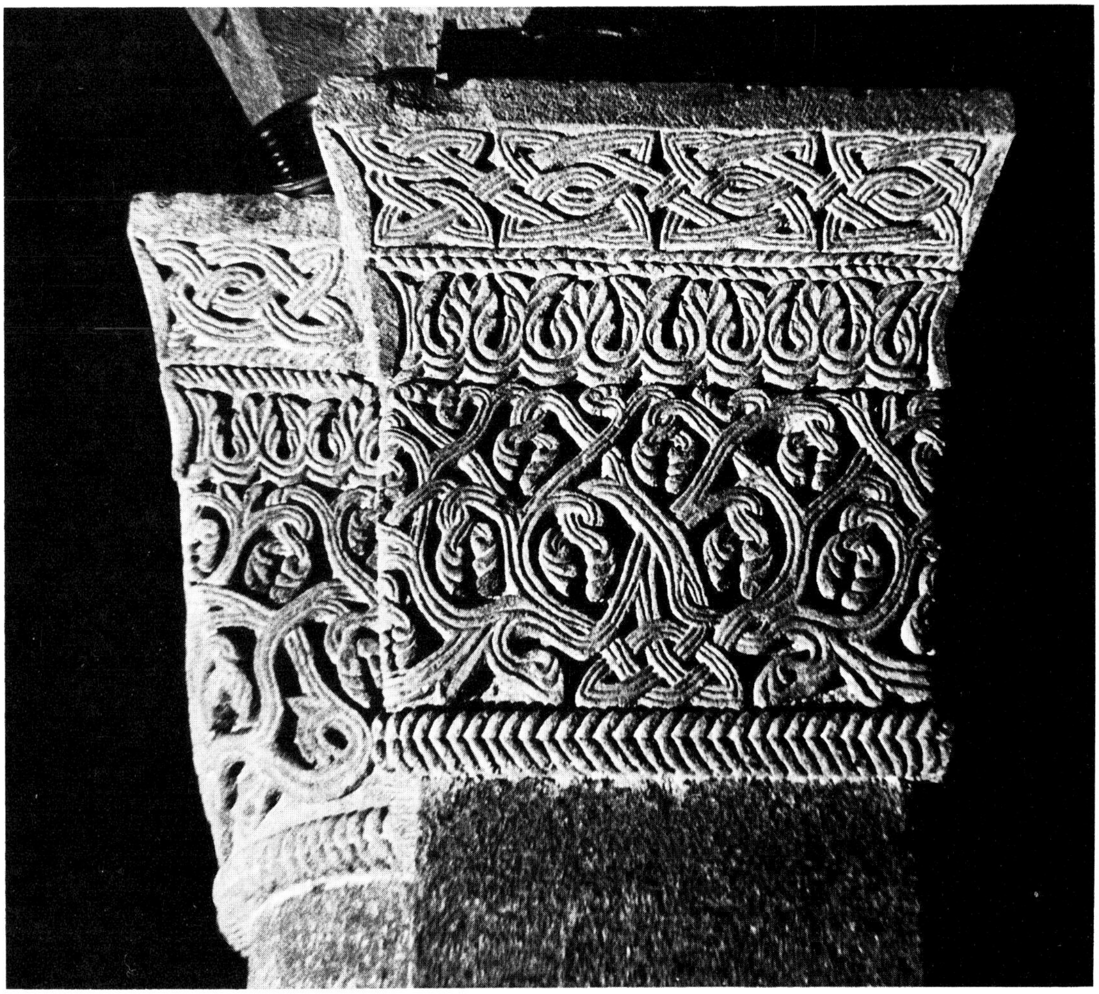

42 Montefiascone, S. Flaviano

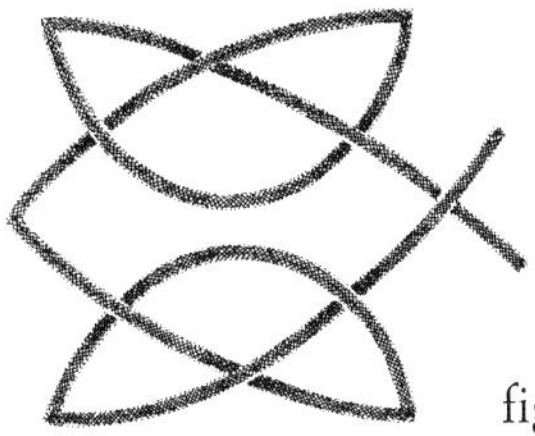

fig. 14

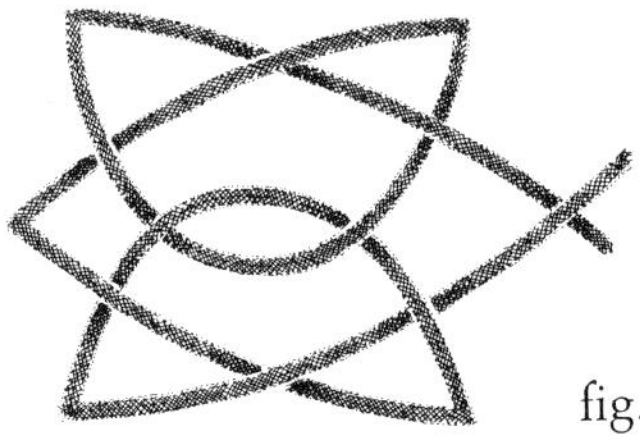

fig. 15

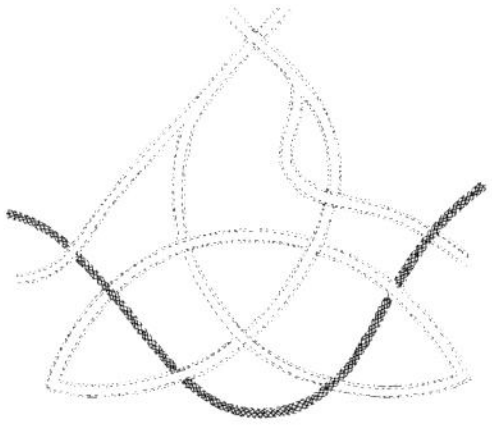

fig. 16

Gantner[1] ist, wie die meisten seiner Fachkollegen, anderer Meinung. Er sieht im Flechtbandornament die Abstraktion einer Pflanzenranke, eine »schmückende Auszeichnung«, die auf eine »Aussage verzichtet«. In der frühromanischen Plastik sieht er eine »Stufenleiter gegenständlicher Würdigkeit, . . . in welcher das Ornament gerade noch den untersten Rang einnimmt«. Das Kapitell aus der eigenartigen Doppelkirche von S. Flaviano in *Montefiascone* (Bild 42) ist einer von unzähligen

[1] Joseph Gantner, Romanische Plastik, Wien 1948.

Belegen dafür, daß das Flechtband ursprünglicher ist als die Pflanzenranke, die erst aus ihm hervorwächst. Wir beanspruchen Gantners Ausdruck »präexistente Grundform« für das Flechtband; dieses ist formal am Anfang, aus ihm entsteht alles. Ihm gebührt offenbar die oberste Stufe der Würdigkeit. Man prüfe diese These anhand der Bilder dieses Werkes nach.

Auf dem Kapitell von S. Flaviano bilden die Flechtbänder, die in freien Knotenformen auch räumlich zuoberst zu finden sind, (fig. 14, 15) zuunterst so etwas wie ein fruchtendes Keimgebilde (fig. 16), aus dem heraus die Pflanzen wachsen. Und man sieht deutlich: es sind noch nicht Pflanzen, die zum Bilde einer botanischen Spezies geworden sind, ihre Formen sind noch nahe der Sphäre urpflanzenhafter Bildekräfte. Aus der Form primärer, höchster, geistig-zeichenhafter Dignität wächst erst als Folge das Vegetative. Es ist außerordentlich anregend, den Wandlungen dieser Formenoffenbarungen auf dem Kapitell von Montefiascone nachzugehen.

Damit vermögen wir unser Erleben dafür zu steigern, daß auch auf figürlichen Darstellungen des frühen Mittelalters dem Flechtband eine höchste Bedeutung, ja eine unmittelbare Funktion und Wirkung zukommt. Die »Begegnung« von Maria und Elisabeth (Bild 43), das Sich-Verbinden der zwei Schicksalsströme ist gewiß figürlich auf dem frühen Flachrelief von *Zadar* (9. Jahrhundert, Archäologisches Museum) in einmaliger Weise dargestellt. Aus den zwei Gesichtern wird, bei längerem Betrachten, ein einziges. Aber erst durch das Urbild des Zusammenströmens, das Flechtband, wird in unserem Erleben das Tor eröffnet, die figürliche Begegnung in einer übergeordneten, übersinnlichen, rein geistigen Sphäre zu erspüren. Stimmt uns nicht das Flechtband zum »Instrument«, zur geistig wacheren Transparenz der Imagination im figurativen Bild?

Auch das Krippenbild (Bild 44) von *Zadar*, sehr beschädigt, aber geschickt restauriert und ergänzt, zeigt uns die eigentliche Funktion des Flechtbandes als Mittlerform zwischen uns und einer Welt des Geistigen.

Welch bedrückendes Rätsel, daß die meisten dieser Werke in brutalster Weise zerstört sind. Sie können nicht alle dem Erdbeben von 1117 zum Opfer gefallen sein. Auch dieser Frage werden wir noch nachgehen müssen.

Ein Beispiel: in der Krypta der Pfarrkirche von *Bale* (Istrien) sind eine Menge von Fragmenten früherer Skulpturen zu Treppengeländern aufgemauert worden, von Menschen, die offenbar taub geworden waren für die erhabene Sprache dieser Formen (Bilder 45, 46, 47).

Beim nächsten Bild (48), einem Motiv, das als Spolie unter vielen anderen am Portal der Kirche von S. Andrea in *Maderno* am Gardasee zu finden ist, werden wir uns zunächst hüten, über die Bedeutung des Symbols »Pentagramm« zu spekulieren. Wir werden vielmehr mit der so gar nicht geometrisch-toten, sondern ganz lebendigen Bewegung des fünfmal sich selber kreuzenden Bandes innerlich mitgehen. Ist es vielleicht so, daß durch diese Form ein schrittweises »Sich-selber-Finden« angetönt und angebahnt wird? Nicht nur in der Reflektion des Intellektes, sondern im ganzen Menschen? Ein Vogelwesen schwebt über dem Pentagramm! Wir werden die Fragen, die uns dieses einmalige Bild aufgibt, mit Anteilnahme weiterbewegen.

Oft finden wir den *Knoten*, dieses uralt magische Zeichen, in Flechtbandform in den Räumen des christlichen Kultus, ja besonders oft an heiligster Stätte. Das Rätsel ist so bewegend, daß wir gerade ihm ein größeres Kapitel dieses Buches widmen werden. Zunächst aber wollen wir uns immer wieder auf das »Schauen« einstellen.

Auf einem Sarkophag in dem herrlichen Zentralbau von Sveti Donat in *Zadar* (Bild 49, fig. 17): eine Viererschlinge rechts, ein Doppelknoten links. Wenn man versucht, diese Formen geometrisch-symmetrisch zu ordnen und mit Zirkel und Lineal zu zeichnen, dann spürt man, wie sie ihr ursprüngliches Leben verlieren. Tote Symmetrie eignet dem mineralischen Kristall; schon das Baumblatt zeigt sie lebendig: »Asymmetrisch-symmetrisch« (Rudolf Steiner). Die Komposition der Vögel im mittleren

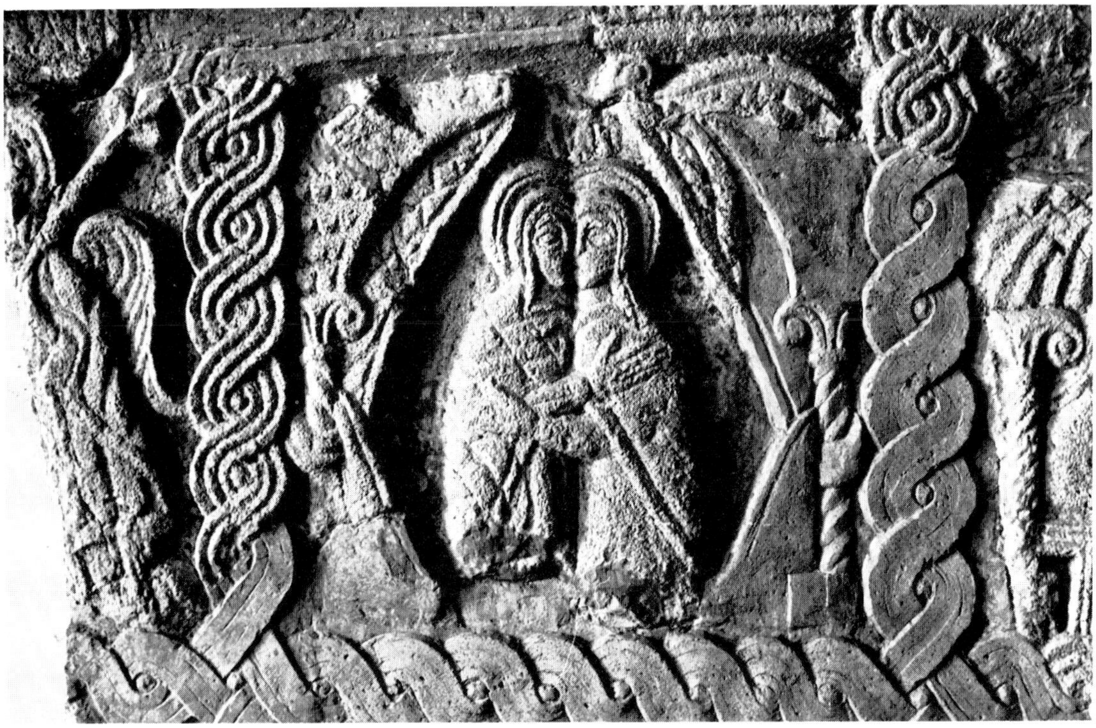

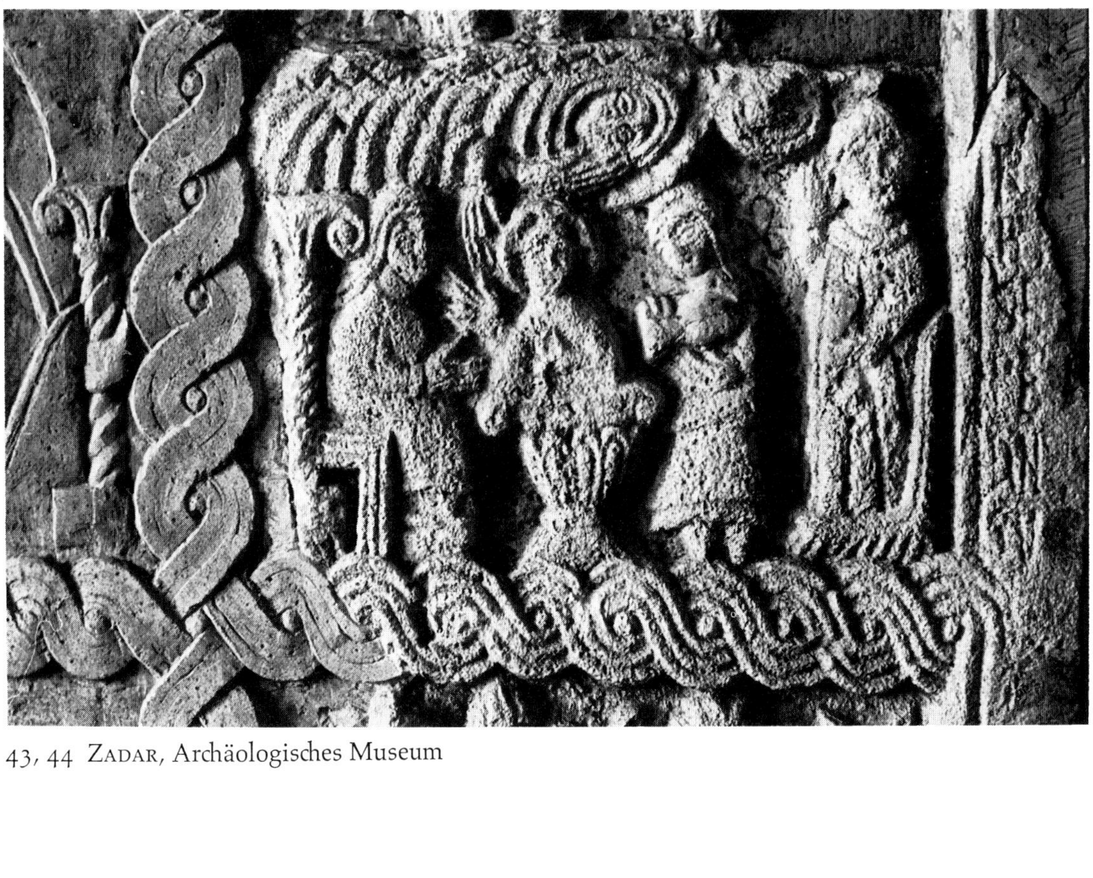

 43, 44 ZADAR, Archäologisches Museum

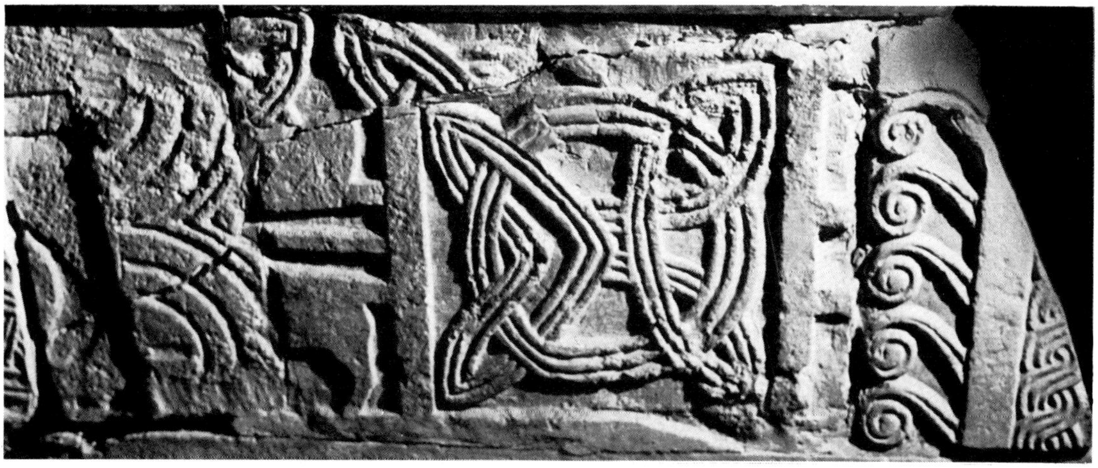

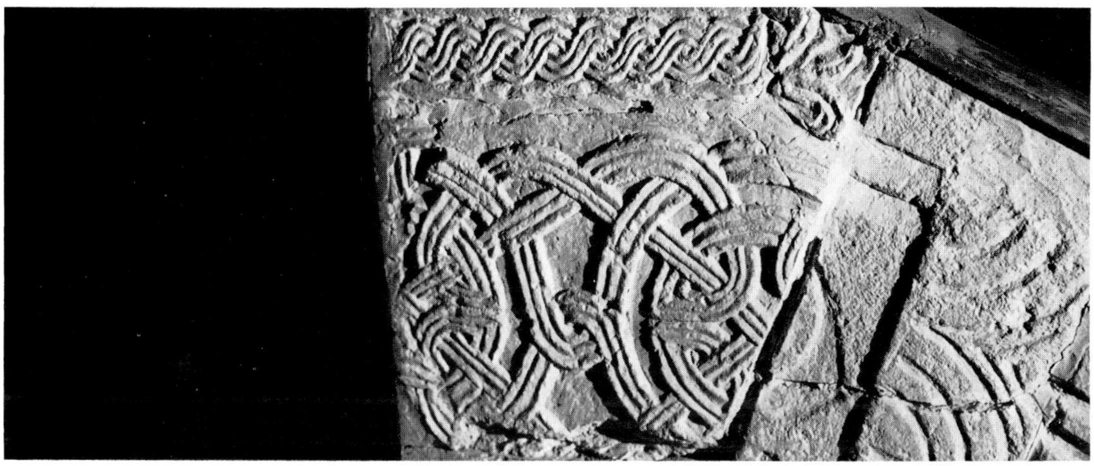

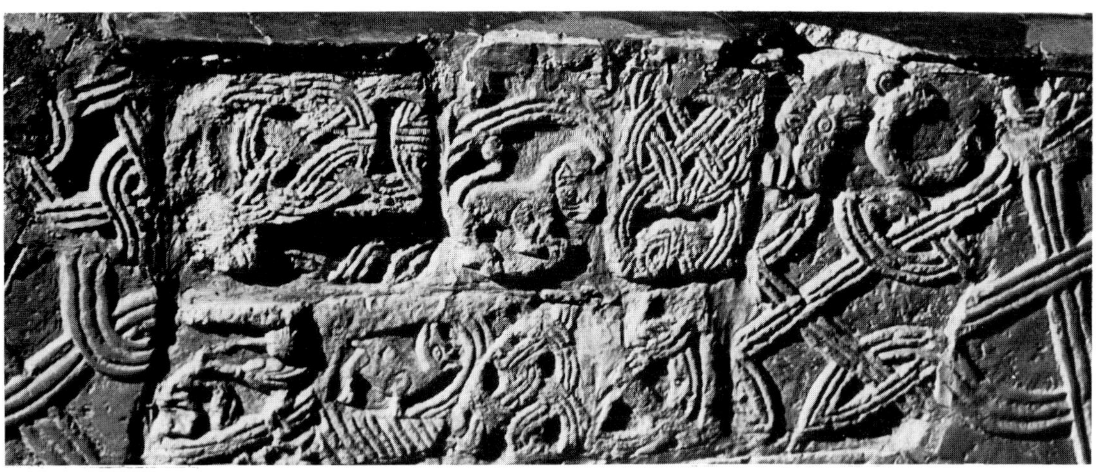

45, 46, 47 BALE (Istrien), Pfarrkirche, Krypta

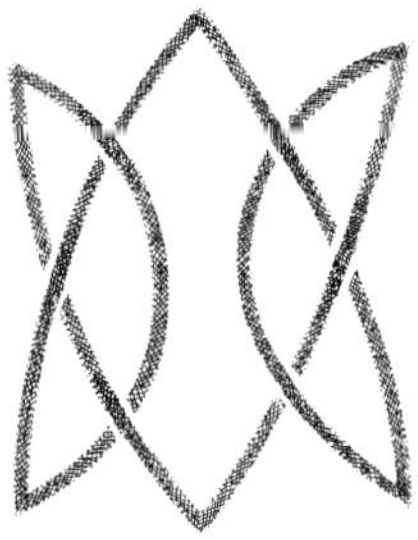

fig. 17

Feld zeigt den gleichen Duktus: niemals würde ein byzantinischer Künstler solches formen! Die Doppelknotenform finden wir an zahllosen Orten, so z.B. in *Ravenna* in der Kirche S. Giovanni Evangelista (Bild 50) als Teil eines mittelalterlichen Mosaikbodens, den Altar des rechten Seitenschiffes von S. Giusto (Bild 51, fig. 18, 19) in *Triest* in einer Form, die sich in eine andere verwandelt. Wen ergreift da nicht die Lust, zu zeichnen, um »Umzuschaffen das Geschaffne, damit sich's nicht zum Starren waffne« (GOETHE)! Die »Herzschlinge« ganz rechts unten an der Altartafel von S. Giusto finden wir wieder in einer kleinen Konsole in *Split* (Bild 52), dynamisch in die Trapezform auf der Seite und unten in das Viereck hineinkomponiert.

Die nächsten zwei Bilder (53, fig. 20, 54, fig. 21) regen gewiß zum Mitzeichnen an! Wir meinen, daß man dabei etwas Bestimmtes erleben kann: es sind Formen, die nichts »bedeuten«, reine Formen, die keine anderen Inhalte als sich selbst haben; beim Mitbewegen aber spürt man innerlich ein Doppeltes: einen Willensstrom, der mächtig anregt, aber zugleich durch ein Gesetz frei geführt und durch die Berührung und Kreuzung mit sich selbst geformt wird, und einen Denkablauf, der nicht abstrakt bleibt, sondern willenshaft zum Strömen kommt: beides zur Mitte führend – in der Mitte aber bin – unsichtbar, als geistige Kraft – »Ich«!

An der Flanke des Berges Pratomagno im oberen Arnotal erhebt sich die Pfarrkirche von *Gròpina*. An einer alten Römerstraße gelegen, erhob sich hier in früheren Zeiten ein Tempel der Diana. Am gleichen Orte wurde erst eine frühchristliche und dann, im 8. Jahrhundert, eine langobardische Kirche gebaut (man hat bei Ausgrabungen der letzten Jahre mehrere langobardische Gräber unter dem Fußboden gefunden). An der Außenwand der Apsis mit den schönen, von Kolumnen getragenen Arkaden sieht man zwei Säulen, die, von unten und von oben in der Mitte sich begegnend, einen großen Knoten schlingen (Bild 55). Die altertümliche Kanzel im Innern der Kirche zeigt die gleichen wuchtigen Säulenknoten. Die Kanzel ist, man sieht es deutlich, aus Fragmenten verschiedener Stilstufen zusammengesetzt worden. Direkt über den tragenden Säulen reihen sich archaisch aussehende Gestalten mit betend erhobenen Händen (wir glauben nicht, daß es Karyatiden sind, wie BACCI[1] meint). Auch nehmen wir an, daß unter den drei symbolischen Tieren der Evangelisten, dem Adler des Johannes, dem Engel des Matthäus, dem Löwen des Markus, noch der Stier des Lukas einmal vorhanden war. Eigenartige Wesen aus elementarischen und seelischen Zwischenbereichen sind links davon im flachen Relief abgebildet. Wir möchten aber in unserem Zusammenhang besonders auf die nächste Bildplatte aufmerksam machen (Bild 56). Wir sehen keine Flechtbänder, es ist eine figürliche Darstellung. Ein Wesen aus höchster Engelhierarchie breitet weit seine Arme aus. Sechs Flügelpaare sind um den Kopf geordnet, der unnaturalistisch, aber mit übermenschlich-hoheitsvollem Ausdruck gestaltet ist. Kann man nicht in den flutenden Linien dieser Cherubsflügel spüren, wie das ursprüngliche Strömen des Flechtbandes in verwandelter Form, aber gleichem Duktus das ganze mächtig wirkende Bild durchwebt?

 [1] P. Bacci, S. Pietro a Gròpina, Firenze 1969.

48 MADERNO, S. Andrea

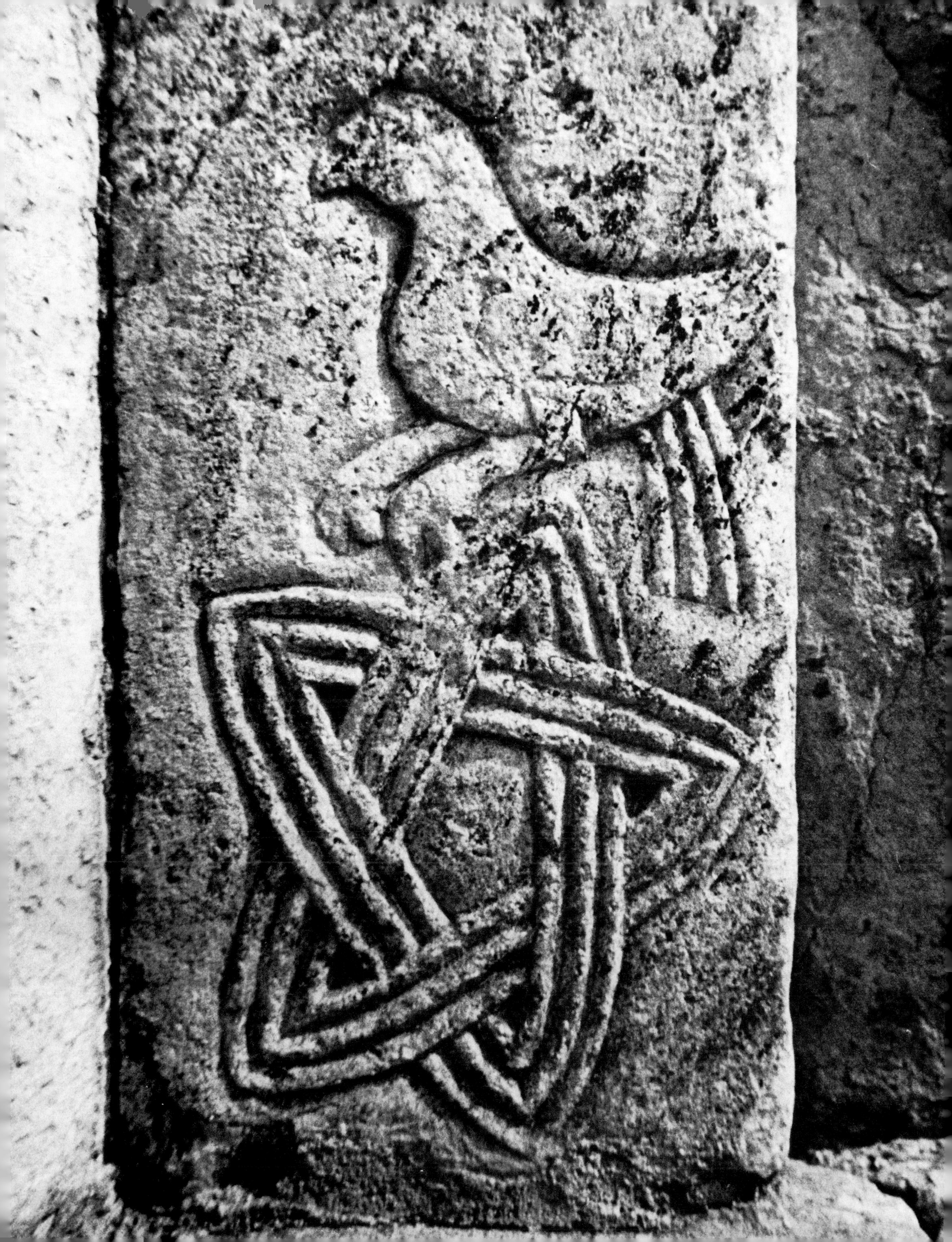

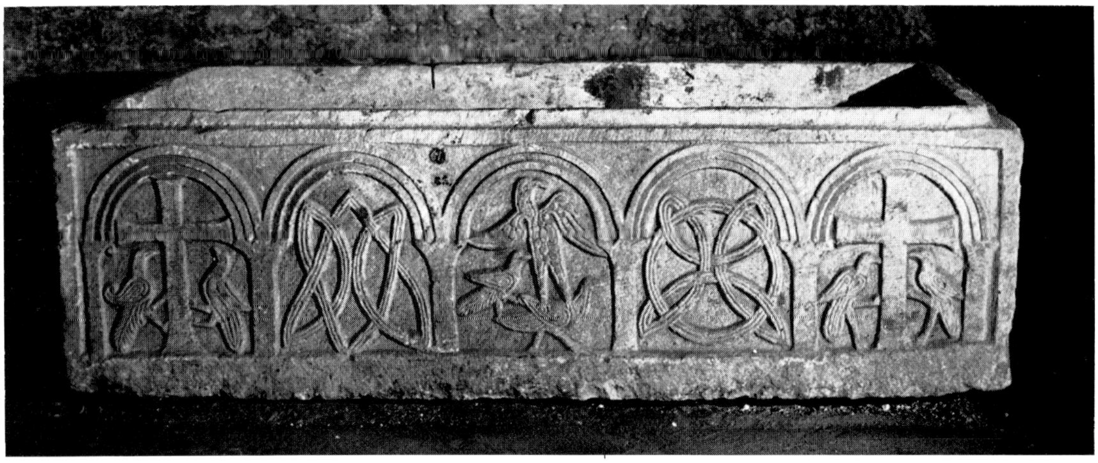

49 Zadar, Sv. Donat

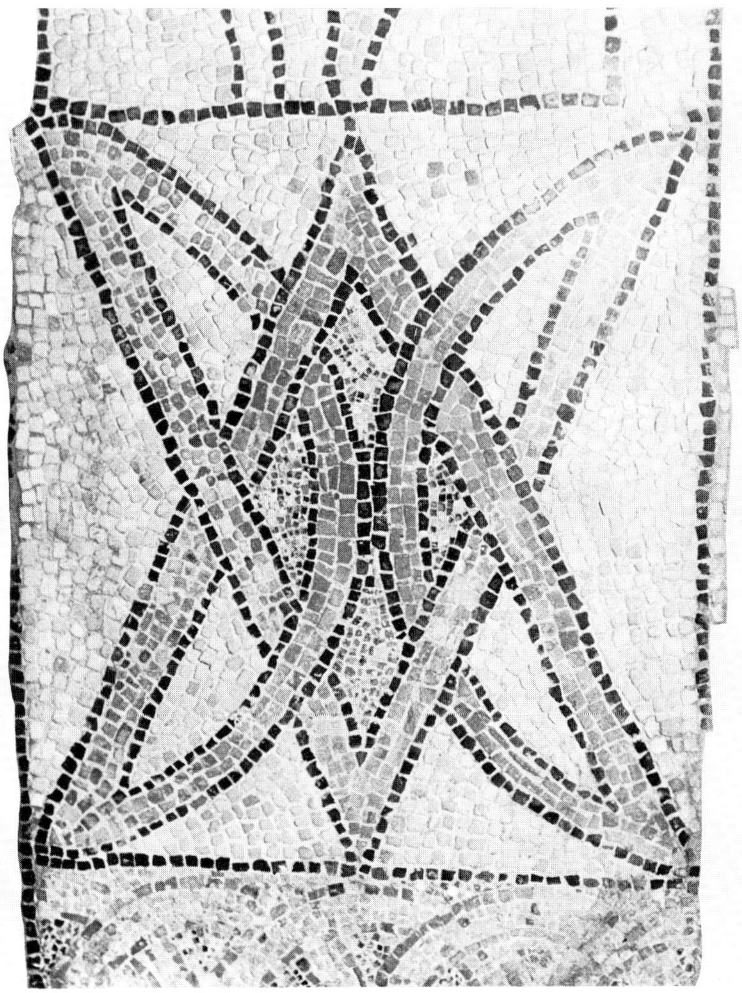

 50 Ravenna, S. Giovanni Evangelista

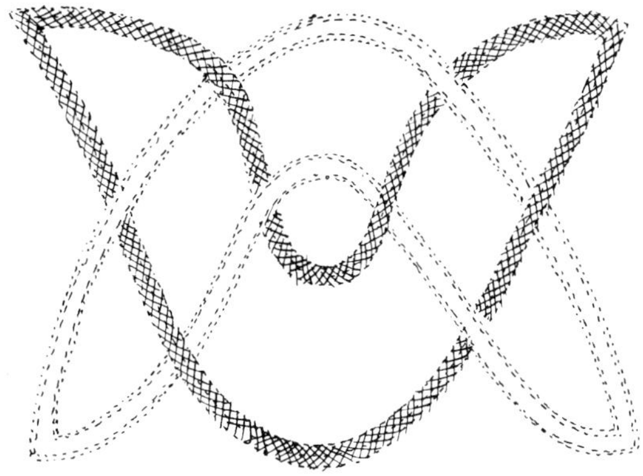

fig. 18

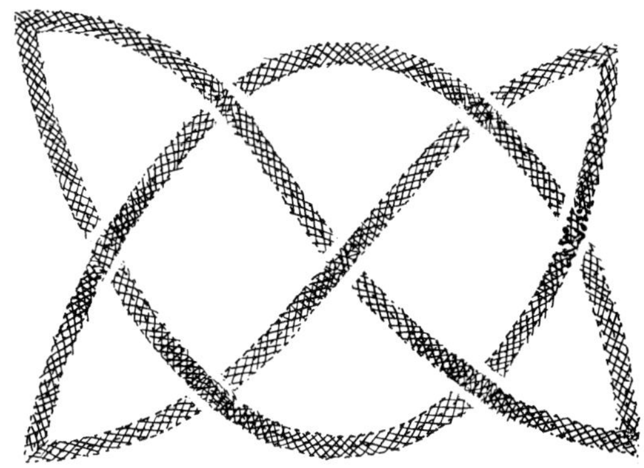

fig. 19

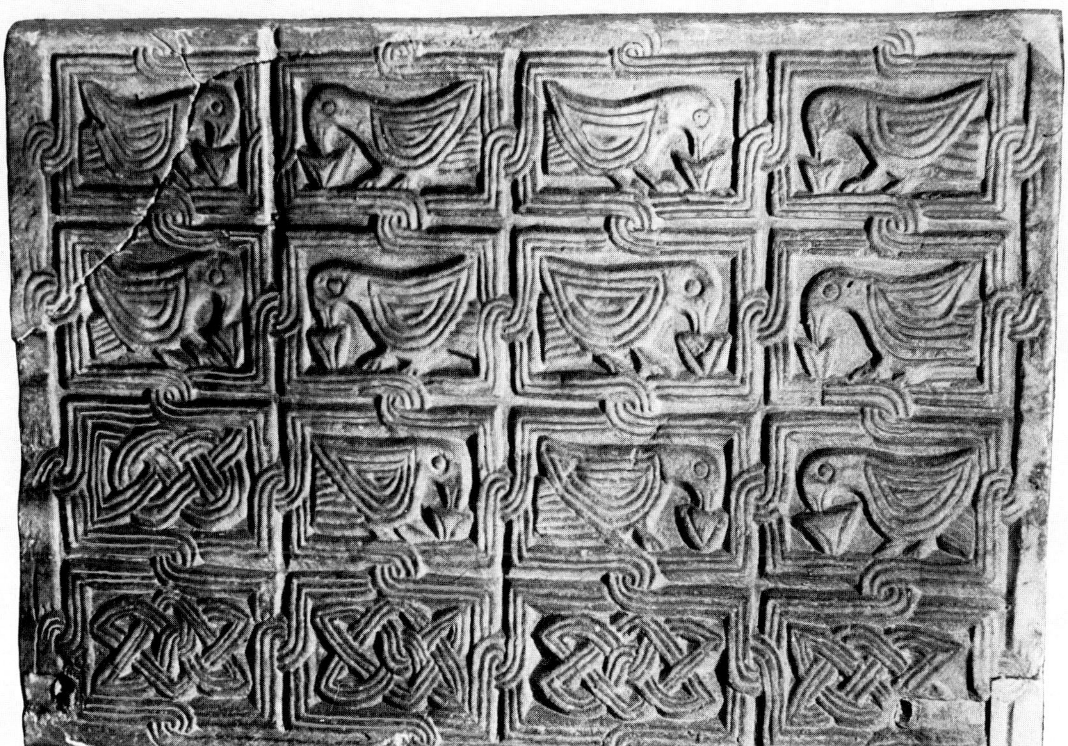

51 Triest, S. Giusto

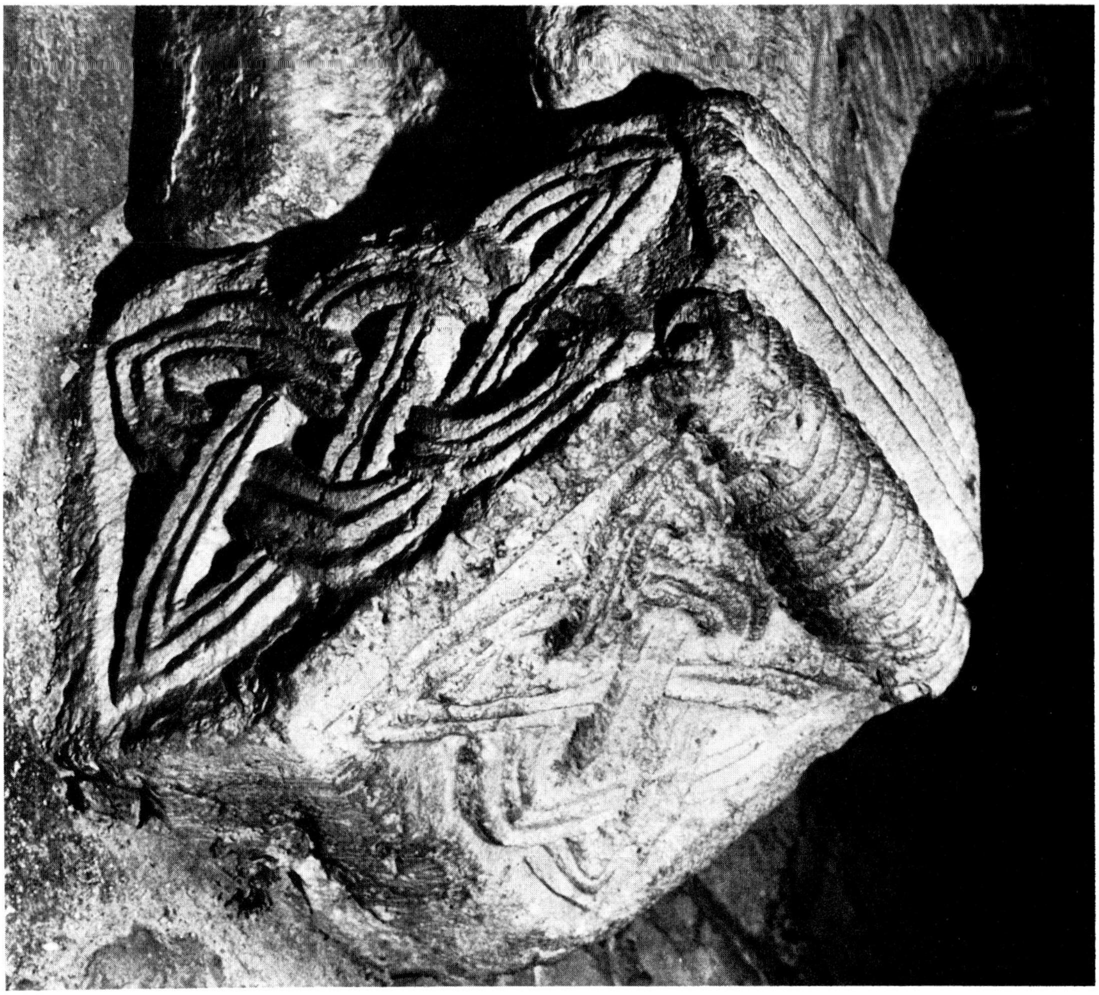

52 Split, Nationalmuseum

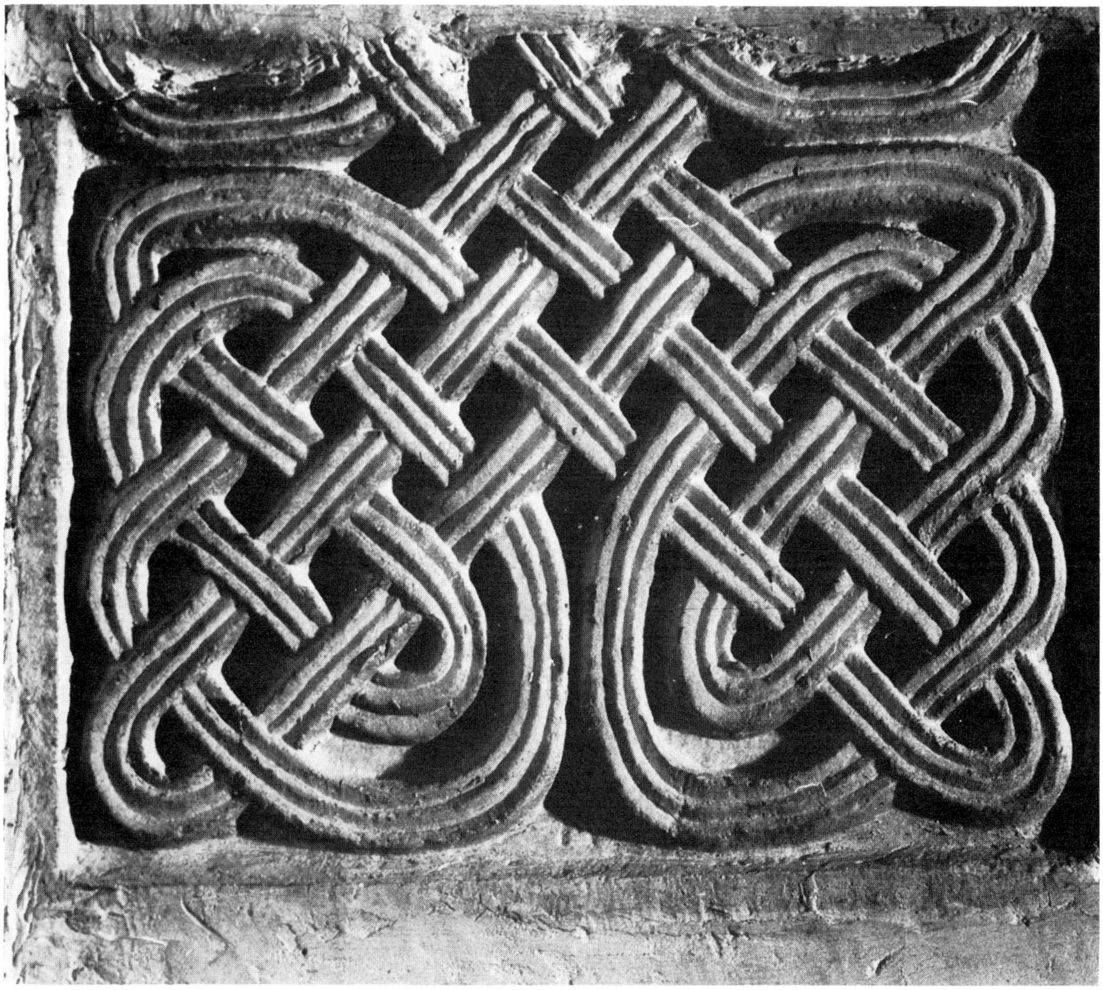

53 Chur, Kathedrale

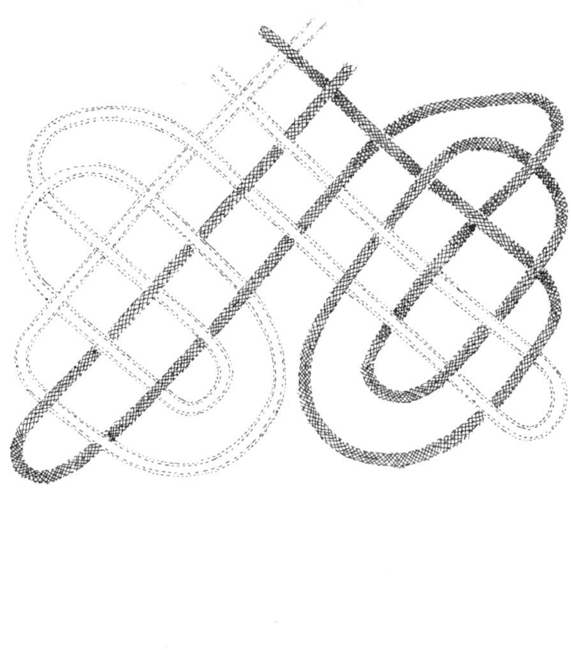

fig. 20

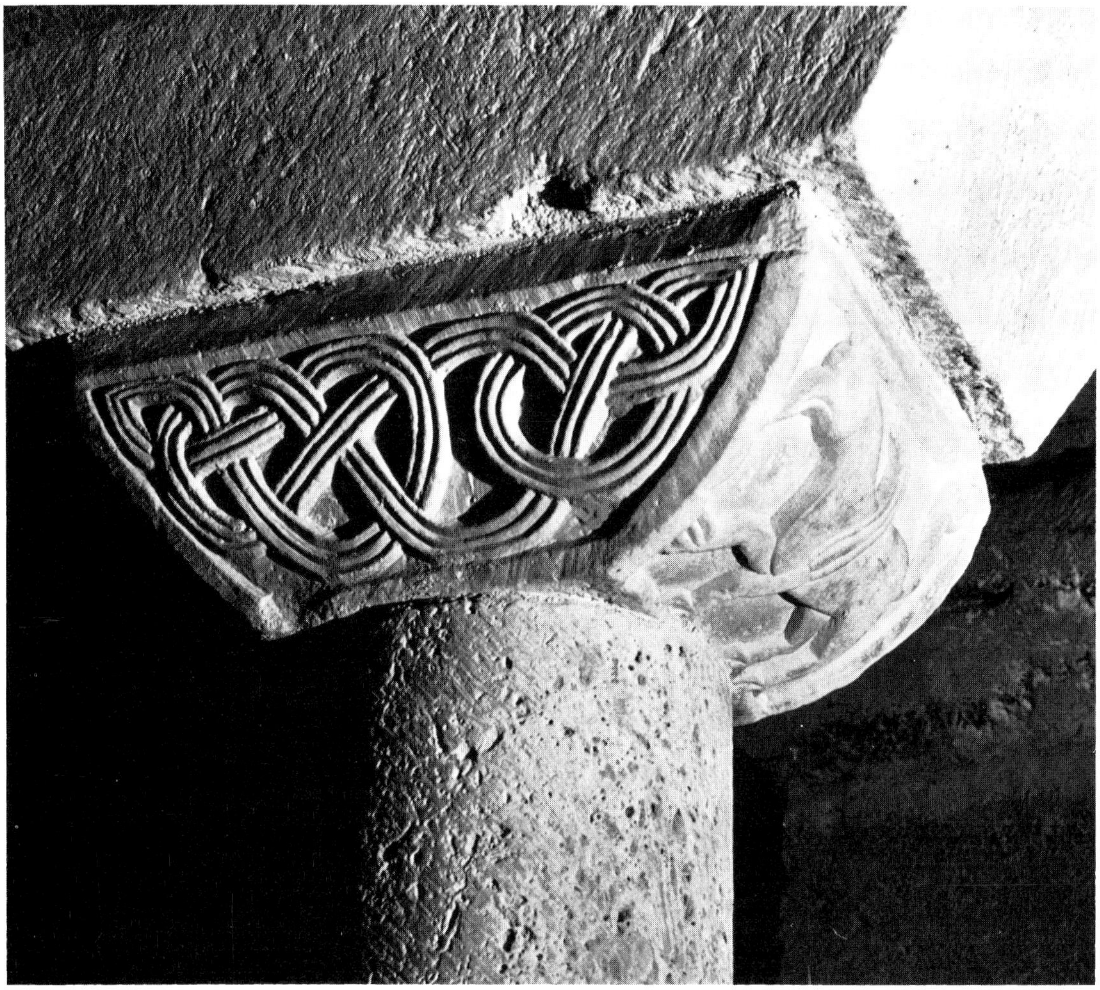

54 Castelnuovo del Abbate, S. Antimo

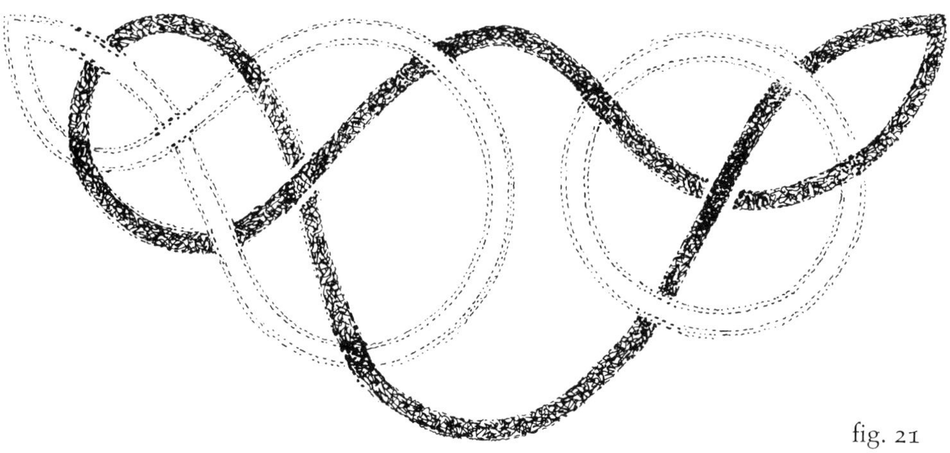

fig. 21

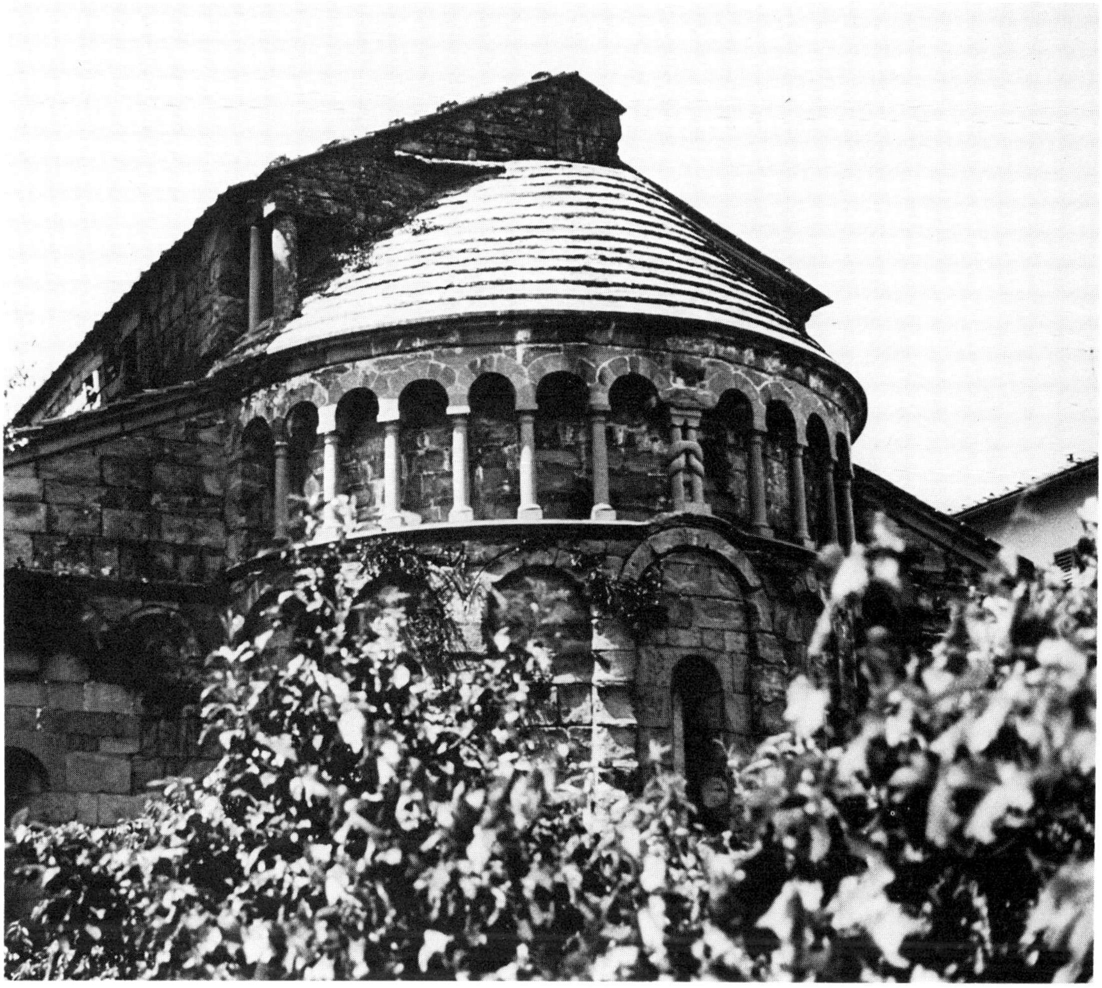

55 Gròpina, S. Pietro

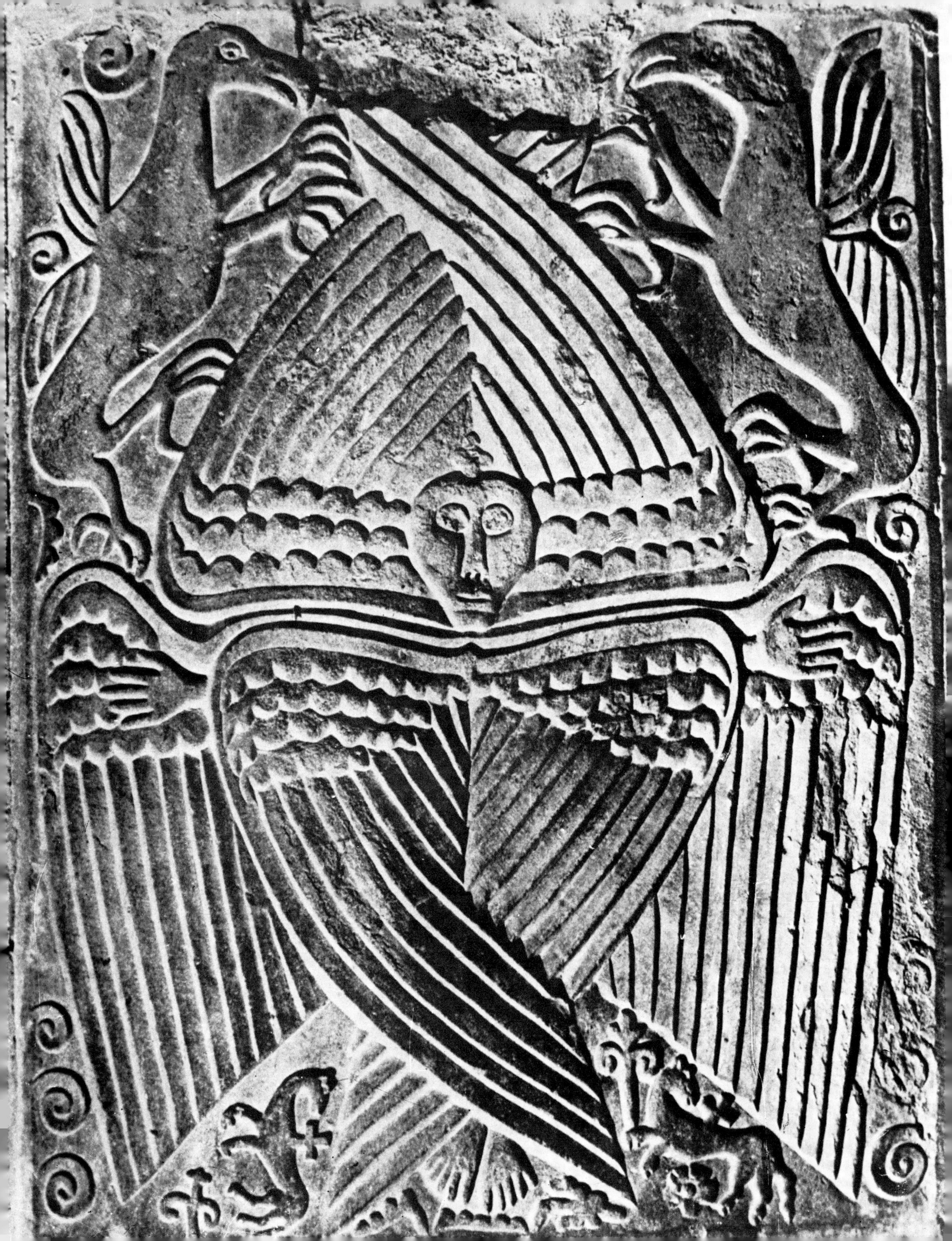

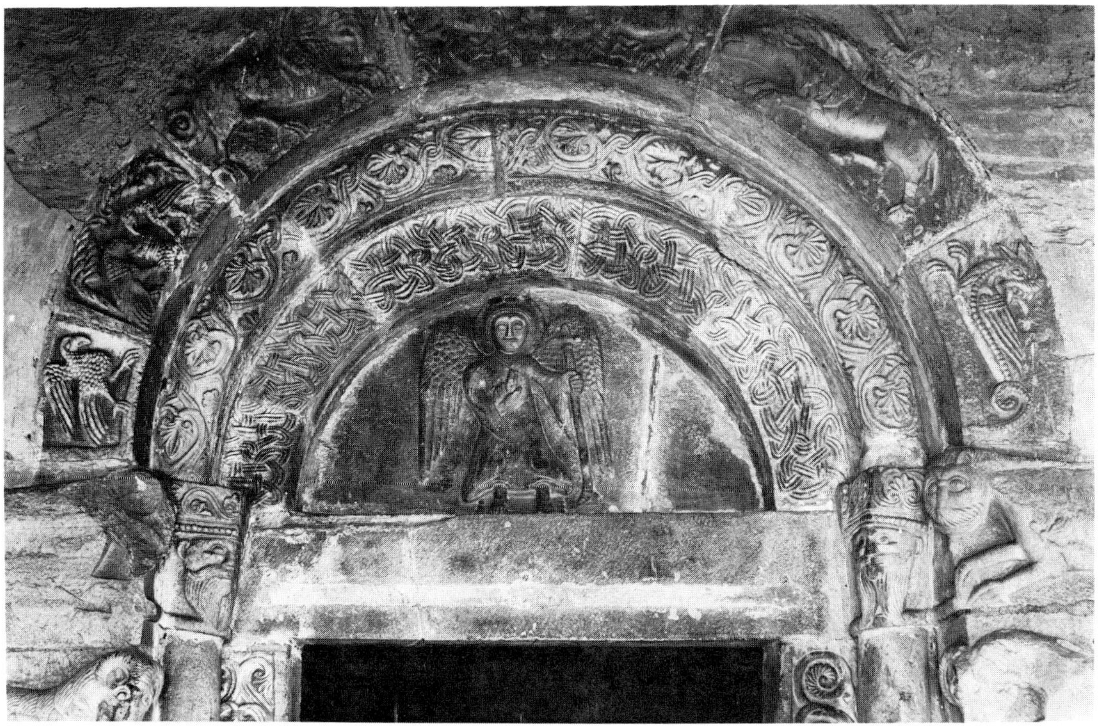

57 MERAN, Schloß Tirol

Mit dem nächsten Bild sind wir am Ende unserer einführenden Bilderreihe angekommen (Bild 57). Über dem Eingang zum Palas im *Schloß Tirol* bei Meran befindet sich dieses großartige Erzengel-Tympanon aus dem 12. Jahrhundert. Wir möchten im besonderen darauf aufmerksam machen, daß der Erzengel, der in seiner linken Hand eine Lilie trägt und mit seiner rechten eine kündende Gebärde macht, aus der streng symmetrischen Mitte leicht herausgetreten ist und erst dadurch eine solch lebendige geistige Gegenwart ausstrahlt. Und damit wortwörtlich im Einklang – auch wenn er möglicherweise einer älteren Stufe angehört – wie ein himmlischer Gesang der reiche Formenbogen der Flechtbänder!

56 GRÒPINA, S. Pietro

3. Der Anteil der Langobarden an der Steinmetzkunst des 7. bis 10. Jahrhunderts

Gleichsam verborgen neben oder hinter der historischen Schicht, die üblicherweise vom künstlerisch Interessierten bemerkt oder aufgesucht wird, liegen die Werke, die wir in dem ersten Rundgang des einführenden Kapitels gezeigt haben. Diese Steine, diese Fragmente stammen aus verschiedenen Gegenden – aus Italien, aus der Schweiz, aus Istrien und Dalmatien – und gehören verschiedenen Zeiten an – dem 8. bis 10. Jahrhundert. Wenn man beispielsweise in Italien fragt, wer denn die Schöpfer dieser Flechtbänder waren, dann stößt man auf eine eigenartige Haltung, in der sich Desinteresse, Hilflosigkeit und Ablehnung mischen. Bald werden sie als römische oder byzantinische Werke bezeichnet, bald spricht man von syrischer oder koptischer Herkunft. Zumeist aber heißt es, daß sie »barbarische Steine« seien. Barbaren nannten die Römer alle dem Reiche nicht angehörenden Völker. Gelegentlich munkelt man sogar von Bruchstücken heidnischer Tempel, die zur heilsamen Warnung der Gläubigen in die Kirchen eingemauert worden seien. In Cividale wenigstens, der alten Langobardenstadt, wird man auf die Langobarden verwiesen.

Die langobardische Herkunft läßt sich tatsächlich nur in wenigen Fällen durch Dokumente oder Inschriften belegen, und auch dann werden Langobarden nur als Auftragsgeber genannt – als Beispiele: Altarplatte in *Ferentillo*, Herzog Hilderich Dagileopa als Stifter, 739, oder: sog. Pemmoaltar in *Cividale*, Herzog Ratchis als Stifter, 737 – in keinem Fall werden ausdrücklich langobardische Künstler als Hersteller erwähnt; allerdings war es zu dieser Zeit allgemein nicht üblich, Künstlernamen zu nennen.

Nicht viel mehr Reliefplatten lassen sich mit einiger Sicherheit wenigstens in die Zeit des langobardischen Reiches datieren. Und weil nach dem Sturz des Reiches des letzten langobardischen Königs 774 der Eroberer Karl der Grosse sich mit der eisernen Krone der Langobarden zum rex langobardorum krönen ließ, nennt man pauschal die Steinreliefs dieser Zeit »karolingisch«, obwohl feststeht, daß die Franken keineswegs ein besonders künstlerisch begabtes Volk waren. Ihre besonderen Fähigkeiten lagen ja vielmehr auf politischem Gebiet. A. van Scheltema[1] spricht bezeichnenderweise von »karolingischer Kunstpolitik«, womit er das Verhältnis Karls d. Gr. zur Kunst treffend charakterisiert. Trotzdem werden auch heute noch sogar eindeutige Erzeugnisse langobardischer Kunst, wie etwa das goldene Gisulfkreuz aus *Cividale* (vor 611, also lange vor der Zeit der Karolinger), kurzerhand und leichtfertigerweise als »karolingisch« bezeichnet; mit dem Gisulfkreuz schmückte sich sogar die große Ausstellung »karolingischer« Kunst in Aachen (1967).

Somit ist es verdienstvoll und klärend, wenn H. Roth[2] anhand von Grabfunden die Stilentwicklung der langobardischen Ornamentik untersucht. Ebenso bezeichnend aber ist es, daß in dem jüngst erschienenen umfangreichen Werk von keinem einzigen Steinrelief die Rede ist.

Es ist daher kaum erstaunlich, wenn von zahlreichen Kunsthistorikern die Existenz einer spezifisch langobardischen Kunst kurzerhand geleugnet wird. Es sind vor allem die Italiener, welche die Unabhängigkeit aller italienischen Kunst von jeglichem fremden Einfluß in oft streitbarem Furor behaup-

[1] A. van Scheltema, Die Kunst des Mittelalters, Stuttgart 1950.

[2] H. Roth, Die Ornamentik der Langobarden in Italien, 1973.

ten; sollten solche Einflüsse gar aus dem germanischen Norden kommen, so werden sie mit besonderer Vehemenz bestritten.

Paola Fontana[1] spricht von einer »indipendenza assolute«, einer ausschließlichen Unabhängigkeit der italienischen Kunst, Rivoira[2] anerkennt höchstens Einflüsse von Griechenland und Byzanz, Dalla Barba-Brusin[3] sieht in den Stein-Flechtwerken verwilderte (vanificati), konfuse Gebilde, die von irischen Miniaturen herkämen, und Bognetti[4] schneidet barsch jede Diskussion ab, indem er von Kopien antiker Zeichnungen spricht (». . . copia di disegni antichi. Non altro.«). Basta!

Manchmal müssen seltsame und widersprüchliche Konstruktionen herhalten, um das Naheliegende ja nicht gelten zu lassen: Dalla Barba-Brusin (a.a.O.) bezeichnet die Flechtwerk-Chorschranken im Dom von *Aquileia*, die der Maxentius-Basilika des Jahres 811 zugeschrieben werden müssen, als byzantinisch; da solche Elemente in *Byzanz* erst im 10. Jahrhundert auftreten, können also die Platten von *Aquileia* – so die Autorin – auch nicht früher datiert werden. Und Cattaneo[5] erwägt sogar den Gedanken, daß die Schöpfer der bildlosen Flechtwerkkunst nichts anderes seien als Flüchtlinge aus dem Ostreich, vertrieben infolge des dortigen Bildersturms des 8. Jahrhunderts: bildlos schaffende Künstler, vertrieben als Folge der bildlosen Kunst des Ikonoklasmus – welch ein salto mortale!

P. Meyer[6] kann in der »langobardischen« Kunst (die er in Anführungszeichen setzt) keine »Einheit des Stils«, keine »spezifisch germanische Kunst« erkennen. Er erwägt, ob es sich dabei um »den Import koptischer Arbeiten oder Handwerker« handeln könne. In radikaler Verkennung der Begabung und der historischen Funktion der Langobarden sieht er in ihnen einmal mehr nur »den kriegerischen Stamm ohne . . . eigenständiges Kulturinventar« (in einem Artikel in der Neuen Züricher Zeitung, 21. März 1968). Indem er die Kriterien der zur bildhaften Darstellung strebenden Antike an die aus einem völlig anderen, seinem ursprünglichen Wesen nach bildlosen, expressiven Kunstwollen entstandenen Ranken, Kreuze, Palmen und Trauben der »langobardischen« Steintafeln legt, kann er in ihnen nur barbarisierte, unverstandene Elemente der klassischen Kunst erkennen.

Man kann leicht verstehen, daß es jedem an den Werken der Griechen und der Renaissance einseitig geschulten Kunstbetrachter schwerfällt, die völlig andere Sprache und Dynamik zu verstehen, die aus den »langobardischen« Werken sich offenbart. Sie entspricht einem diametral entgegengesetzten Schönheitsbegriff. Bognetti (a.a.O.) beispielsweise, der die Langobarden als die wildesten und primitivsten aller Barbaren bezeichnet – er bezieht offenbar seine Geschichtskenntnisse, wie so viele, einseitig von den Historiographen der römischen Kirche, den begreiflicherweise unversöhnlichen Feinden alles Langobardischen –, sieht in ihren Werken nichts anderes als »impotenza« – Unfähigkeit, »povertà« – Armut, entsetzliche Technik ohne Schönheit – »mostruosità tecnica senza bellezza«, und gar – welch völlige Umkehrung der geschichtlichen Evidenz! – »decadenza«: Niedergang.

Neben dieser immer noch vorwiegenden offiziellen Meinung haben die Autoren, die in positiver Weise auf den langobardischen Kulturbeitrag hinweisen, Mühe, sich zu behaupten.

Das klassische Werk Emmerich Schaffrans[7] über die Kunst der Langobarden in Italien, das eine große Menge wertvollsten Materials enthält, ist zur Zeit des 3. Reiches erschienen und trägt leider

[1] P. Fontana, Sull origine dell' arte longobarda, Milano 1923.

[2] Rivoira, Le origine dell architettura lombarda, Milano 1908.

[3] Dina Dalla Barba-Brusin, L'arte del Patriarcato di Aquileia, Padova 1968.

[4] G. P. Bognetti, Sul tipo e il grado di civiltà dei Longobardi in Italia, in »Akten zum III. Internationalen Kongreß für Frühmittelalterforschung 1954«.

[5] R. Cattaneo, L'architettura in Italia dal sec. VI al mille circa, Venezia 1888.

[6] P. Meyer, Europäische Kunstgeschichte, Zürich 1947.

[7] E. Schaffran, Die Kunst der Langobarden in Italien, Jena 1941; Geschichte der Langobarden, Leipzig 1938.

in vielem den Stempel dieser Epoche. Seine »Geschichte der Langobarden« gar ist ein Band der »Volkstümlichen Schriften« in der Reihe »Deutsches Ahnenerbe« und wird eröffnet durch ein Geleitwort Himmlers. Nicht nur Schaffran, sondern auch alle Langobardenforschung ist dadurch für längere Zeit – berechtigter- oder unberechtigterweise – in ein fatales Licht geraten. Das hat selbst Felix Kayser[1] noch zu spüren bekommen, der doch seiner ganzen Biographie und Geisteshaltung nach keineswegs verdächtigt werden könnte, germanisches »Ahnenerbe« wieder aufrüsten zu wollen. In seinen zwei Bänden über die Werdezeit der abendländischen Kunst weist er den Langobarden eine entscheidende Bedeutung zu. Sein Verständnis ihrer Werke deutet auf noch ganz andere künstlerische und allgemein spirituelle Dimensionen, als dies Schaffran oder Stückelberg[2] möglich war. Wir haben ihm bedeutende und wegweisende Anregungen zu verdanken.

Harold Picton[3] hat schon vor dem Anbruch der Kultur- und Kunstfinsternis der unseligen Nazi-Zeit auf den schöpferischen und anhaltenden Einfluß der Langobarden auf die Kunst Italiens mit Nachdruck hingewiesen. Der Engländer wundert sich, daß die Italiener den Deutschen nationale Voreingenommenheit vorwerfen und dabei – wie er nachweist – selber so voreingenommen sind. Ohne jede Einseitigkeit zeigt Picton eine gegenseitige Befruchtung der »ornamentalen« Nordkunst mit der »darstellenden« Südkunst auf. In der langobardischen Kunst ist auch viel Östliches zu finden. Picton führt diese Tatsache nicht nur auf die Beeinflussung durch die byzantinische Kunst in Italien zurück, sondern – hinweisend auf Strzygowski u.a. – auf eine direkte Wirkung aus dem Osten schon auf den germanischen Raum. »Die Langobarden haben den germanisch-östlichen Geist nach Italien mitgebracht, und der Einfluß dieses Geistes setzt sich durch die Jahrhunderte fort« (Picton).

Welches ist nun die Aufgabe, die wir uns in diesem Buche setzen?

Erstens – und hauptsächlich – liegt es uns daran, die Elemente einer Formensprache der »langobardischen« Kunst und vor allem ihrer faszinierenden Flechtbänder, deren Ursprung und geistigen Rang aufzuzeigen; der Leser soll dabei nach Möglichkeit zum Üben und Mitschaffen angeregt werden. Es ist uns hinreichend und zulänglich bekannt, daß Flechtbandmotive auch in anderen Kulturzusammenhängen aufzufinden sind. Wir haben sie in zahllosen römischen Mosaiken gesehen, wir kennen das Flechtband an den Säulenbasen der Nordhalle des Erechtheion auf der athenischen Akropolis, wir wissen von syrischen, armenischen, koptischen, maurischen Flechtwerken, von entsprechenden Schöpfungen des präcolumbanischen (Veracruz), des afrikanischen (Benin) und des polynesischen Kulturkreises. Wir bewundern die Ornamentik der keltischen Hochkreuze und der »ars lineandi« der irischen Buch-Initialen. Das Flechtornament ist wohl ein Urbesitz der Menschheit. Besonders aber interessieren wir uns für die germanischen Flechtwerke der Völkerwanderungszeit und der nordischen Stabkirchen.

Im Vergleich zu allen anderen Flechtwerken, auch den germanischen, zeigt sich nun aber an den Steinreliefs des ausgehenden 7., des 8. und 9. Jahrhunderts, zuerst in Italien, machtvoll und unübersehbar ein völlig eigener Duktus, eine ganz neue Ausdruckskraft. Hierfür versuchten wir mit den einleitenden Bildern ein Organ zu wecken; wir werden weitere und noch gewichtigere Beispiele geben. Aus einer langjährigen Beschäftigung mit der Dynamik dieser lebensvoll sprießenden und sphärisch klingenden Kunst ergab sich für uns die Gewißheit, daß germanische Formen ihr wohl zugrunde liegen, daß diese sich aber grundlegend verwandelt haben und auf eine ganz neue Stufe gehoben wurden durch die schicksalshafte Begegnung mit einer besonderen Ausprägung des Christentums, das seiner Potenz nach im Gegensatz stand zur römischen Kirche.

Dies ist unsere erste These; wir werden sie zu belegen haben.

[1] Felix Kayser, Kreuz und Rune, 2 Bände, Stuttgart 1964.

[2] Ernst Stückelberg, Langobardische Plastik, Zürich 1896.

[3] H. Picton, Die langobardische Kunst in Italien, ihre Eigenschaften und ihre Quellen, Augsburg 1931.

Ein am Expressionismus und an der unfigurativen Kunst des 20. Jahrhunderts neu geschultes Verständnis für die Ausdrucks- und Wirkenskraft des Bildlos-Zeichenhaften kann in uns die Frage wekken nach den Ursprüngen und Wirkungen der Flechtbandkunst des frühen Mittelalters. Wir sehen in ihr ein Symptom einer neu einsetzenden, lichtvollen Geistesführung und Bewußtseinsentwicklung im sogenannten »finsteren« – weil nicht genügend bekannten – Mittelalter, eines Impulses, der Keime veranlagt für die Entwicklung der werdenden Ich-Kraft des Menschen. Aus diesem Grunde erscheint uns diese alte Kunst so modern, so anregend und zeitgemäß.
Dies ist unsere zweite These; wir werden Material zu ihrem Verständnis bringen.
Wenn man sich dieser zwei Gesichtspunkte als Arbeitshypothesen bedient, dann eröffnen sich – so scheint es uns – ganz neue Einblicke in den Werdegang und den Sinn der abendländischen Geschichte. So wird als wichtiges Thema darzustellen sein, daß germanisches Wesen nicht nur zur cäsarischen Perversion eines Blut-und-Boden beschwörenden Führer- und Gehorcherkultes der gleichschaltenden Unmenschlichkeit führen kann, sondern daß, in der Begegnung und schöpferischen Synthese einerseits, in der kämpferischen Auseinandersetzung andererseits mit den Impulsen, die es im etruskischen und römischen Italien vorgefunden hat, zukunftskräftige Ansätze sichtbar werden zu einer dem Ungeist des 3. Reiches diametral entgegengesetzten Entwicklung der Individualkraft, des Mündigwerdens, der Freiheit des Menschen. Dies ist den Werken der Kunst unmittelbar abzulesen.
Natürlich stellt sich als weiteres Anliegen die Frage, *wer* denn nun die Schöpfer dieser Kunst waren. Wir meinen, daß es im wesentlichen die Langobarden waren.
Dies ist unsere dritte These. Wir wollen sehen, zu einer schlüssigen Einsicht zu gelangen.
Auf diese dritte These wollen wir uns übrigens nicht in einer Art »Langobardomanie« (wie wohl Peter Meyer sagen würde) versteifen, sie ist nicht unser Anliegen: wenn uns jemand in überzeugender Weise einen anderen Quell erschließen kann, so wollen wir ihm folgen; unser Hauptanliegen ist und bleibt – wir unterstreichen es – das Erschließen des Verständnisses der Formensprache und der geistigen Aussagekraft dieser Kunst – wer sie auch geschaffen haben mag.
Aber wer außer den Langobarden könnte es sonst gewesen sein? In Frage kämen allenfalls die Goten; wir wissen aber, daß sie außer dem sogenannten (und hochinteressanten!) Zangenfries am Grabmal des Theoderich keine der Stein-Flechtbandkunst nahekommenden Zeugnisse ihres Kunstschaffens hinterlassen haben.
Tatsächlich waren die Langobarden in einem Italien, in dem »eine spannungslose Nachantike ... weiterdämmert(e)« (P. Meyer), das nach den Gotenkriegen weitherum verwüstet lag und das von der byzantinischen Blutsaugerherrschaft bis aufs Mark ausgebeutet wurde, das einzige kulturell aktive Element. Sie waren es, welche die Zusammenfassung, die Quintessenz des Besten der antiken Kultur, die Bibliothek des »letzten Römers« Cassiodor, vor der Simplifizierung der müdegewordenen, welt- und bildungsfeindlichen Mönchskultur der Zeit Gregors I. retteten und zum größten Teil in die Bibliotheken von *Pavia, Verona* und vor allem in die erste langobardische Reichsabtei *Bobbio*, die Gründung Columbans († 615), übernahmen und, von einem jugendfrischen neuen Geist beseelt, an deren Wirken anknüpften, bis schließlich, im 9. und 10. Jahrhundert, aus diesen Keimen die zahlreichen langobardischen Hochschulen von *Turin* bis *Cividale* erwuchsen und endlich, im 11. Jahrhundert, im Zusammenklang mit einer aus dem Osten kommenden urchristlichen Strömung, die erste Universität des Abendlandes in *Bologna* erblühte.
Die Langobarden waren es, die an der Stelle der morschen, zerfallenden und rückständigen Latifundienwirtschaft der kirchlichen und weltlichen Großgrundbesitzer, die noch auf der altrömischen Kolonen-Sklaverei basierte, mit starker Hand neue soziale Strukturen setzten, mit freien Handwerkern und Bauern.

Sie waren – FEDOR SCHNEIDER[1] und HANS MÜHLESTEIN[2] haben es längst nachgewiesen – nicht nur keine primitiv zerstörenden Barbaren, sondern im Gegenteil sorgfältige Rechtsschöpfer, die aber auch zivilisatorisch und kulturell hochbegabt waren. WERNER GOEZ[3], der Erlanger Historiker, spricht es in seinem Werk über die Via Francigena aus, daß man dieses Volk zu Unrecht und zu lange unterschätzt habe. Nach Goez waren es die Langobarden, die nach der weitgehenden Zerstörung des altrömischen Straßensystems die erste große, neue Straßenverbindung zwischen ihrer Königsstadt *Pavia* und der ehemaligen Kaiserstadt *Rom*, die Via Sancti Petri, bauten. Nach ihm weisen die Anfänge der deutschen Literatur auf die Langobarden zurück, auf ihre Klöster in der Po-Ebene, und sogar das älteste Zeugnis deutscher Dichtkunst, das gotische Heldenepos von Hildebrand und Hadubrand, wurde »durch Langobarden in Oberitalien weitererzählt und wohl auch erstmals künstlerisch gestaltet . . . « (Goez). Auch in der Entwicklung der deutschen Sprache stehen die Langobarden an vorderster Stelle. WILHELM BRUCKNER[4] hat anhand der Edikte des Königs ROTHARI nachgewiesen, daß die sogenannte hochdeutsche Lautverschiebung, die bei anderen germanischen Stämmen sich erst viel später vollzieht und die ein Zeichen eines heller, wacher werdenden Bewußtseins ist, sich bei den Langobarden schon vor 643 ausgebildet hat.

Im irisch-langobardischen Kloster *Bobbio* wurde nicht nur die Buchschreibekunst schon im 7. Jahrhundert gepflegt und zu höchstem Glanz entwickelt; von Bobbio aus ging beispielsweise auch die langobardische Rhythmik, auf der alle folgende Lyrik im Abendland sich aufbaut, in *St. Gallen* (NOTKER, DER STAMMLER), in *Chartres* (FULBERT), in *Limoges*, in *Jumièges*.

Welches andere germanische Volk hat einen eigenen Geschichtsschreiber, wie ihn die Langobarden in PAULUS DIACONUS (Paul Warnefried aus *Cividale*), dem Schöpfer der Historia Langobardorum, aufweisen können?

Es wird auch zu zeigen sein, daß die mächtige Freiheitsbewegung der oberitalienischen und toskanischen Städtekommunen des 11. und 12. Jahrhunderts auf langobardischem Humus gewachsen ist. »Die aktive Aufgabe fällt den Langobarden zu, seit sie in die römische Bildung eingetreten sind. Indem dieser geistreiche, verstandesklare, glänzend begabte Stamm . . . italienische Kultur annimmt, wird er zum Träger weltgeschichtlicher Mission, zum Befreier des menschlichen Geistes . . . von Zwang und Vorurteil. Die Linie, die zum modernen Menschen führt, geht von den Langobarden aus«.[5]

Dies sind, aus einer Vielzahl ausgewählt, einige Argumente, die für die kulturschöpferische Potenz der Langobarden zum voraus sprechen mögen. Wir wollen uns aber wieder der Kunst zuwenden. Mit P. MEYER u.a. sind wir der Überzeugung, daß die langobardische Steinreliefkunst keine spezifisch germanische Kunst darstellt. Ihr Wesentlichstes ist, wir wiederholen es, durch die Art der Begegnung mit anderen Einflüssen entstanden. Wir sind aber mit A. VAN SCHELTEMA[5] der Meinung, daß ein Kunstwerk nicht nur aus dem erklärt werden kann, was »kausalistisch« auf es eingewirkt hat, sondern nur aus der spontanen »Ausdrucksform der schöpferischen Persönlichkeit . . . , die sich so und nicht anders ausgestaltet, so und nicht anders auf fremde Vorbilder reagieren kann«.

Wir werden uns deshalb im folgenden Kapitel mit einigen bemerkenswerten Symptomen und Wesenszügen der Geschichte des langobardischen Volkes beschäftigen müssen. Daraufhin können wir uns hypothetisch die Frage stellen, wie wohl die Kunst eines solchen Volkes aussehen würde. Ob dann unsere Thesen sich gegenseitig stützen – diese Frage lassen wir den Leser beantworten.

[1] F. Schneider, Rom und Romgedanke im Mittelalter, Darmstadt 1959.

[2] H. Mühlestein, Die verhüllten Götter, München 1957.

[3] W. Goez, Von Pavia nach Rom, Köln 1972.

[4] W. Bruckner, Die Sprache der Langobarden, Straßburg 1895.

[5] A. van Scheltema, Zum Begriff der romanischen Plastik, in »Prisma«, Okt./Nov. 1947.

4. Symptomatisches aus der langobardischen Geschichte

Wir kennen folgende Quellen zur historischen Erfassung der Langobarden:

- Das Edikt des Königs ROTHARI, das um 643 entstanden ist; eine Gesetzessammlung, die durch Ergänzungen späterer Könige und Herzöge bis um 866 fortgeführt worden ist.[1]
- Die »Origo gentis Langobardorum«, die als Vorwort zum Edikt des Rothari um 670, unter Verwendung der verlorengegangenen Langobardengeschichte des SECUNDUS († 612), Abtes von Nano im Tridentinischen, verfaßt wurde.[2]
- Die »Historia Langobardorum« des PAULUS DIACONUS, zwischen 770 und 790 durch den aus Cividale stammenden Langobarden PAULUS WARNEFRIED wohl in Aquileia niedergeschrieben; die bekannteste der nahezu 120 Abschriften dieses einmaligen Werkes ist im Nationalmuseum von *Cividale* zu sehen.[2]
- Der »Codex Gothanus«, eine 807–810 abgefaßte Langobardengeschichte eines unbekannten Autors.[2]
- Die »Chronik von Novalese«, geschrieben um 1020 im piemontesischen Kloster Novalese, unter Benützung der damals noch lebendigen mündlichen Überlieferung.[2]
- Die »Chronik des Mönches Benedikt vom Berge Soracte«, eine Handschrift vom Ende des 10. Jahrhunderts.[2]
- Die »Chronik des Mönchs von Salerno«; Ort und Zeit der Entstehung unbekannt, wahrscheinlich 11. Jahrhundert.[1]
- Das »Leben der HL. AMELIUS und AMICUS«; Verfasser, Ort und Zeit der Entstehung unbekannt; älteste Handschrift 12. Jahrhundert.[1]

Die Quellen werden kommentiert und weiter ausgeführt durch eine umfangreiche Sekundärliteratur (siehe Bibliographie).
Es kann nicht unsere Aufgabe sein, in diesem Kapitel die ganze Geschichte der Langobarden zu erzählen. Die Aufgabe wäre reizvoll und, in Anbetracht zahlreicher neuer Forschungsergebnisse, wichtig und äußerst aufschlußreich. Wir werden uns beschränken auf einige ausgewählte Gesichtspunkte, die, als Symptome einer Entwicklungsgeschichte des Bewußtseins, aufhellende Lichter werfen sollen auf die künstlerischen Phänomene, die wir ins Auge fassen wollen.
Die ältesten Quellen melden, daß die Langobarden, von der »Insel Skandinavia« kommend, über die Ostsee setzten und sich am Unterlauf von Weichsel und Oder ansiedelten. Sie hießen damals noch *Winniler*, die »Kampf-Erprobten«. PAULUS DIACONUS berichtet, wie sie ihren Namen »Langobarden« erhielten.
Sie wurden bedroht und angegriffen von den zahlenmäßig weit überlegenen Wandalen. Ihre Zwil-

[1] Franz Beyerle, Leges Langobardorum, Weimar 1947; teilweise übersetzt in: J. v. Schlosser, Quellenbuch zur Kunstgeschichte des abendländischen Mittelalters.
[2] Übersetzt von Otto Abel in: Die Geschichtsschreiber der deutschen Vorzeit.

lingskönige Ibor und Agio wandten sich in ihrer Not, nach dem Rate ihrer Mutter Gambara, einer Frau von scharfem Verstande, an Godan (Wodan-Odin) und baten ihn um den Sieg. Godan antwortete, er wollte denen den Sieg verleihen, die er zuerst bei Sonnenaufgang erblickte. Frea, Godans Gattin, gab daraufhin der Gambara den Rat, die Weiber der Winniler sollten ihre Haare wie einen Bart ins Gesicht hängen lassen und sich in aller Frühe bei Sonnenaufgang zu ihren Männern stellen. Als Godan sie in der Morgenfrühe erblickte, habe er gesagt: »Wer sind denn diese Langbärte? Ihnen will ich den Sieg verleihen.« So kam es auch, und als »Langobarden« zog das Volk an die untere Elbe.

Dort kommen sie zum ersten Mal ins Licht der Geschichte, im Zusammenstoß mit den Römern; von Strabo, Veleijus, Tacitus und Ptolemäus werden sie erwähnt. Nach neuesten archäologischen Befunden[1] erstreckte sich im 1. Jahrhundert n. Chr. ihr Siedlungsgebiet südlich der Elbe von der Este im Westen bis zur Jeetze im Osten, südlich begrenzt etwa von der Wasserscheide zwischen Elbe und Weser und nördlich der Elbe zwischen dem Schaalsee im Westen und der Stepnitz im Osten, nördlich bis zur Lübecker Bucht.

Der Name »Langobarden« hat zu vielen gelehrten Kontroversen Anlaß gegeben. Es mag als reichlich unglaubhaft erscheinen, daß ein germanisches Volk seiner Bärte wegen benannt wird. Welches germanische Volk war denn bartlos?

So wollte Rudolf Koegel[2] den Namen darauf zurückführen, daß sie mit »langen Barten« (d.h. Hellebarden) bewaffnet gewesen wären. Sein Schüler Wilhelm Bruckner[3] hat diese Erklärung überzeugend widerlegt. Er weist darauf hin, daß der Name in enger Beziehung stehe zum Odinskult dieses Volkes. Odin-Wodan führt im Norden den Beinamen langbardr: »der Langbärtige«, harbardr: »der Graubärtige«. In den meisten bildlichen Darstellungen erscheint Odin mit einem doppelten, oft als Zopf geflochtenen Gabelbart. Der schöne langobardische Name Ansegranus: »der mit dem Götterbarte« beweise, so Bruckner, daß die Langobarden eine ähnliche Vorstellung von ihrem höchsten Gott gehabt haben müssen.

Diese Deutung wirft, so scheint uns, ein helles Licht auf das von Paulus Diaconus geschilderte Geschehen, von dem er zwar in köstlicher Naivität sagt, es sei »ein lächerliches Märchen und nichts wert«. Es ist ein außerordentlich wichtiges Anliegen moderner Geschichtswissenschaft, wieder zu lernen, die Bildersprache des Mythos nicht in äußerlich buchstäblicher Wortwörtlichkeit zu nehmen, sondern die Bilder zu lesen und zu übersetzen. Sie sind dann nicht mehr einfach »Märchen«, sondern Botschaften aus einer höheren, umfassenderen Sphäre der Wahrheit als der nur oberflächlich historischen.

Vor dem legendären Kampf gegen die Wandalen bekannten sich die Winniler zu Odin. Der von den Frauen vorgehängte, also nicht einfach natürliche Bart wirkt als Attribut des Gottes, als Zeichen, als Bekenntnis; und Odin erwählt sie, die »im Sonnenaufgang stehen«, die also nicht die Niedergangskräfte der Götterdämmerung, sondern die in die Zukunft weisenden Impulse eines neuen Sonnenaufganges repräsentieren, zu seinem auserwählten Volk.

»Langobarden« heißt also »Odins-Volk«.

In dem Namen klingt aber noch Tieferes an. Die Priester der ältesten Sonnenmysterien des Nordens, in Hyperborea, waren die Söhne des Boreas, die Boreaden. Daher stammt das Wort »Barden«[4], das im langobardischen Namen aufklingt. Sie trugen als Insignum die Leier, zu deren Klang sie ihre heiligen Lieder sangen. Der griechische Sonnengott Apoll, wie seine Schwester abstammend von

[1] Amelio Tagliaferri, I Langobardi, Milano 1969.

[2] Rudolf Koegel, Geschichte der deutschen Litteratur, Strassburg 1894.

[3] Wilhelm Bruckner, Die Sprache der Langobarden, Strassburg 1895.

[4] Hans Mändl, Vom Geist des Nordens, Stuttgart 1966.

Latona, einer Hyperboräerin, zog jedes Jahr in den hohen Norden, in die reine Ätherregion sonnenhafter Lebens- und Fruchtbarkeitskräfte. Von dorther brachte er seine Attribute, die Leier, aber auch Pfeil und Bogen. Auch der Kentaur Chiron, der weise Bogenschütze, ist ein Hyperboräer. Apoll gehört zum Norden, wie Dionysos zum Süden gehört.

VERGIL nannte die Hyperboräer »Trudi«, d.h. Druiden. In der Mysterienkultur der hybernischen Druiden klingt hyperboräische Sonnenweisheit nach; die keltischen Barden sind ihre Verkünder. Im Gälischen heißt bardun: »Vogel«, »Sänger«, bardu aber heißt »der zweimal Geborene«. Ein »Zweimalgeborener« ist ein Mensch, der einmal physisch, ein zweites Mal aber durch Einweihung geistig geboren wurde. Im Sanskrit heißt ardu: »der Phönix«, »der Eingeweihte«. Das äußere Wahrzeichen der zweimal geborenen Barden war der Odin eigene Gabelbart. Auch die Armanen, die Priester des zentralen Druidenheiligtums an den Externsteinen, erkannte man an diesem Merkmal, verbunden mit dem Adlerflug-Helm und der goldenen Sonnenscheibe unterhalb der Brust.

Alle diese Zusammenhänge deuten darauf hin, daß Kultus und Kultur der Langobarden in engem Kontakt mit den Mysterien Hybernias standen. In vielen Wesenszügen ihrer Geschichte, vor allem aber auch ihrer Kunst ist die inspirative Führung dieses Volkes aus dem Quell der keltischen Mysterienkultur zu spüren. Daher wohl auch die Verwandtschaft der langobardischen mit den irischen Flechtbändern.

Als Germanen trugen aber die Langobarden die geistigen Impulse zur Erde hinunter, sie setzten sich kämpferisch dafür ein, während der charakteristische Wesenszug der keltischen Völker darin bestand, daß sie durch Vergeistigung und äußere Aufopferung wirkten.[1] Kampf und Opfer sind die beiden Gegenpole, jeder in seiner Weise mächtig wirkend. Durch diese Polarität wird auch der Gegensatz der erdenstarken germanischen Völker zu den geistesnahen Kelten faßbar. Als besonders auffallendes Symptom der langobardischen Geschichte zeigt sich immer wieder eine Berührung, eine Inspiration ihres Wesens durch den keltischen, den iroschottischen Geist. Am deutlichsten wurde diese Tatsache, als im Jahre 601 der HL. COLUMBAN mit seinen Gefährten über die Alpen zog und von dem Langobardenkönig AGILULF im Tale der Trebbia in den Bergen hinter Piacenza mit Land beschenkt wurde. Dort baute ihm der König das Kloster *Bobbio*, wo Columban 615 starb und heute noch begraben liegt. Zwei Strömungen eines romfreien Christentums, das iroschottische des Columban und das arianische der Langobarden, begegneten sich hier und schufen ein Kulturzentrum von hoher Bedeutung, in dem unter anderem die irisch-langobardische Buchschreibekunst gepflegt wurde.

Odin ist der höchste Gott der Langobarden; sie sind das eigentliche Odinsvolk. Sie wohnen nahe bei dem zentralen Odinsheiligtum der Externsteine. Das Wort Odin-Wodan ist verwandt mit dem ägyptischen Aton, dem hebräischen Adonai, mit Adonis.[2] Wodan heißt auch Bodan (Bodensee); der Wortstamm ist verwandt mit Buddha. Odin ist die gleiche Gottheit, die von den Griechen und Römern als Hermes und Merkur verehrt wurde.

Wer ist Odin?

Zur Beantwortung dieser Frage müssen wir uns wiederum mit einigen wesentlichen Andeutungen begnügen und im übrigen auf geeignete Literatur verweisen.[3]

Wir erleben in den gewaltigen Schöpfungsmythen der Edda Odin zunächst als den Mächtigsten des Göttergeschlechtes der Asen. Odin ist der Erschaffer des Alls; der Atem, der seinem Munde entströmt, ist der Urquell alles Lebens. Der Atemstrom konfiguriert sich zum Klang, zum Wort, aus

[1] Rudolf Steiner, Die Mission einzelner Volksseelen, Dornach 1962.

[2] Anton Wadler, Germanische Urzeit, Basel 1934.

[3] Ernst Uehli, Nordisch-Germanische Mythologie als Mysteriengeschichte, Basel 1926. Hans Mändl, Vom Geist des Nordens, Stuttgart 1966. Rudolf Meyer, Nordische Apokalypse, Stuttgart 1967.

dem alle Dinge entstehen. Zwischen Muspelheim und Niflheim, zwischen den extremen Bereichen des allauflösenden Feuers und der allerstarrenden Kälte steckt er den Raum ab, in dem sich der Mensch entfalten kann, ein Reich der Mitte, Mitgard. »Denn das Geheimnis der Menschenwerdung beruht auf dem Finden einer Mitte . . . Eine Mitte in sich begründen zu können, ist das Göttergeschenk an das Menschenwesen« (Rudolf Meyer a.a.O.).

In diesem Garten der Mitte schafft Odin im Zusammenwirken mit zwei anderen Asen den Menschen. Eine Göttertrinität schafft den dreigliedrigen Menschen: Hönir bildet den oberen Pol, den kühlen Nerven-Sinnesmenschen aus, Lodur wirkt im unteren Pol, in der Wärme des Blutes. Von Odin aber erhält der Mensch seine eigene Mitte: er durchweht ihn mit dem göttlichen Atem (Odin, Odem, Atem sind verwandte Worte).

Im menschlichen Atemstrom, im rhythmischen Mitte-Schaffen zwischen Außen und Innen, Unten und Oben, zwischen Auflösung und Erstarrung lebt die menschliche Seele, das Geschenk Odins. Wenn die Langobarden – wir sprechen von ihnen jetzt stellvertretend für mehr oder weniger alle Germanen, aber mit besonderem Akzent; sie sind das von Odin auserwählte Volk – den Wind durch die Bäume wehen hörten, wenn sie sich selbst erfühlten im Rhythmus ihres Atemstromes, dann erlebten sie Odin, dann spürten sie sich getragen, aufgehoben und eingebettet in eine Welt göttlicher Schöpferkräfte.

Die Edda weist aber auch auf eine zweite Aufgabe Odins. Einer seiner Beinamen ist Yggr, der Ich-Spender. Durch sein Eingreifen wird der Mensch (Ask: die Esche, ist der Urname des Menschen), wird der ganze Stammbaum des Menschen, die weltentragende Esche Yggdrasil, zum Ich-Träger. Odin will also den Menschen nicht belassen in den alten Naturzusammenhängen der Sonnen- und Mondenrhythmen, mit denen dieser durch ein hellsehendes Traumbewußtsein verbunden ist; er will ihn zum Finden des eigenen Ich führen. Dazu muß Odin selbst ein Opfer bringen: er opfert an Mimirs Quell eines seiner Augen. Aus dem paradiesischen Eingebettetsein in die Hut der Götter führt Odin den Menschen zu sich selbst; er beschenkt ihn dafür mit der Sprache, dem Wort und dem Mittel, das Wort festzuhalten durch die Schrift, den Runen. Vom Weltenwort führt Odins Weg hinunter zum Menschenwort.

Dadurch ist er auch ». . . der Erzieher der germanischen Bewußtseinsentwicklung vom Bild zum Begriff«. Odin legt den Grund für eine zukünftige »Mündigsprechung des Menschen« (Rudolf Meyer).

58 Sion, Valère

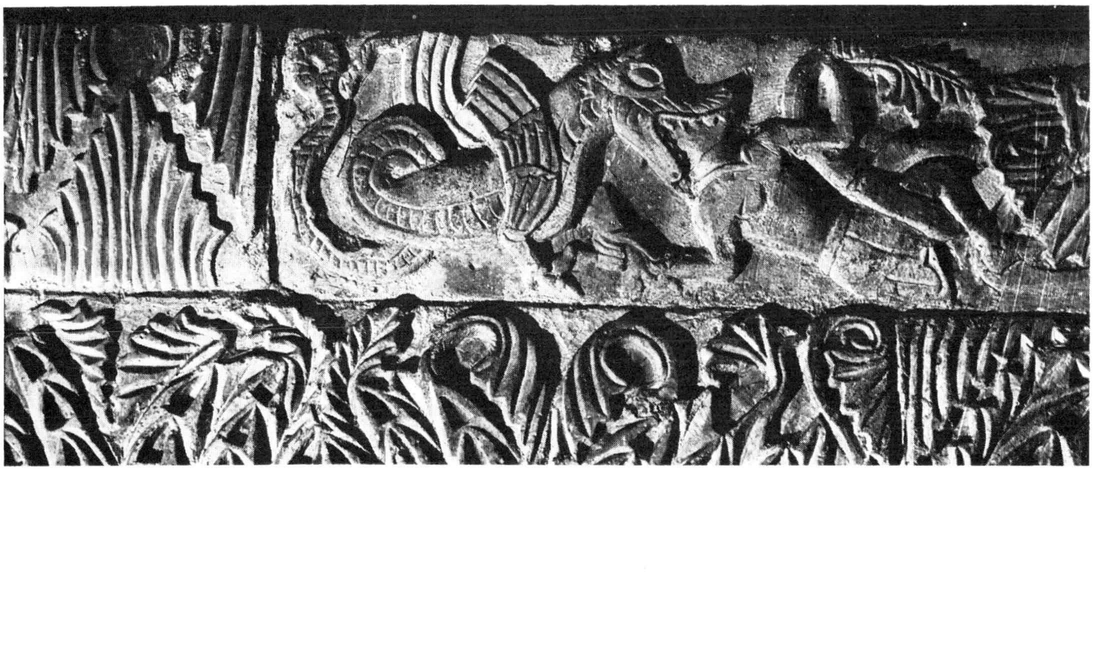

Mit diesem Geschehen ist in geheimnisvoller Weise eine ungeheure Tragik verbunden. Nichts Neues kann entstehen, ohne daß ein Altes unterginge. Ein universelles Licht muß verdunkeln, damit Innenlicht im Menschen entstehen kann. Odin bringt sich selbst zum Opfer, damit der Mensch zum Ich-Träger werden kann. Die Seherin der Edda schildert das in den gewaltigen Bildern von Ragnarök, der Götterdämmerung.

Der Fenriswolf, der bisher Yggdrasil von außen umkreiste, kommt aus der Lohe Surturs, aus dem Süden, und verschlingt Odin. Der helle Göttertag verdämmert, die Sonne verfinstert sich, Nacht und Tod treten die Herrschaft im Bilde des Wolfes an.

In Kirchen, an denen Meister aus langobardischer Schule gearbeitet haben, kann man vielerlei Darstellungen des Fenriswolfes finden, z.B. in der Kathedrale von *Chur*, an einem Portal des Domes von *Verona*, im Kreuzgang der Abbazia de' *Torri* bei Siena. Wir zeigen ein besonders eindrucksvolles Bild aus der Burgkirche Valeria in *Sion* (Sitten): ein drachenartiges Ungeheuer (Bild 58) ist im Begriffe, Odin zu verschlingen, der sich noch festhält an einem Zweige der gestürzten Weltenesche. Diese Szene kann nicht die Jonasgeschichte bedeuten, wie manche Autoren meinen, denn in derselben Kirche ist ganz in der Nähe auch Jonas dargestellt, wie er von einem Meeresungeheuer verschlungen wird.[1]

Mit dem Untergange Odins und seines Geschlechtes beginnt die Götterdämmerung. Damit waren auch die Grundlagen geschaffen zur Mündigwerdung des Menschen, zu seiner Freiheit; er sollte nun, losgelöst von den Bindungen an die Naturgeistigkeit, seinen Weg selbst finden.

Mit den grandiosen Bildern der Götterdämmerung hat aber die alte Seherin noch nicht ihr letztes Wort gesprochen.

Die Langobarden, durch Odins notwendigen Opfertod auf sich selbst gestellt und verlassen, wußten, daß einer der Asengötter die Götterdämmerung überstehen würde. Es ist dies Widar, Odins Sohn, der »schweigende Ase«.

Odins Kraft wirkte durch die Macht des Wortes; Widars Kraft liegt in dessen Zurückhaltung. Im Hyndlalied der Edda hören wir von Widar (40. Strophe):

»Allen überhehr ward einer geboren;
Dem Sohn mehrte die Erde die Macht.
Ihn rühmt man der Menschen reichsten und größten,
Durch Sippe gesippt den Völkern allsam.«

Widar steht über den alten Göttern. Er wirkt nicht mehr durch Rassen-, Volks- und Blutszusammenhänge, er ist der ganzen Menschheit verbunden. Er gehört allen Völkern an, nicht mehr nur den Germanen.

Auch die Völuspá (Strophe 54) kündet von Widar:

»Widar kommt dann, Walvaters Sohn,
Der gewaltige Held, mit dem Wolf zu kämpfen.
Widar wird schalten im Wohnsitz der Götter,
Wenn die Lohe Surturs erlischt.«

[1] Bild in »Suisse Romane« aus der Reihe »Zodiaque«, Band 1958.

Widar hat die Macht, den Fenriswolf zu besiegen, indem er dem Drachen seinen eisenbeschlagenen Schuh und seine Lanze in den Rachen stößt. Der Schuh ist aus all den Lederstücken gefertigt, die der Schuhmacher wegschneidet und nicht braucht, wenn er gewöhnliche Schuhe näht.

Welch eindrücklich-wahre Bildersprache! Der Schuh verbindet den Menschen mit der Erde, so wie sein Denken, das im Zusammenklang von Wahrnehmung und Begriff zur Vorstellung führt, ihn mit den Dingen und Vorgängen der Erde verbindet. Der gewöhnliche Schuh, das an die Vorstellungen gebundene Denken, ist der Gewalt des Drachen der Finsternis nicht gewachsen. Erst der Schuh, der aus den »Abfällen« gefertigt ist, erst das vorstellungs*freie*, reine Denken, das den Weg zum Geistigen wieder finden kann, vermag den Drachen zu besiegen.

Odin wies den Menschen den Weg vom Bild zum Begriff, von den Naturmysterien zur Naturwissenschaft, von der kosmischen Intelligenz zum Intellekt. Dieser Weg muß zunächst in Finsternis und Tod, in die Götterdämmerung führen. Das an die Vorstellungen gebundene Denken ist dem Fenriswolf nicht gewachsen.

Widar aber zeigt den Weg in eine ferne Zukunft; er überwindet die Nacht der Götterdämmerung und verkündet einen kommenden, neuen Weltentag, indem er auf ein erhabenes Geistwesen deutet, das noch mächtiger ist als er:

»Doch einst kommt ein Andrer, mächtiger als er,
Nimmer wag ich's, seinen Namen zu nennen.
Nur wenige können noch weiter blicken,
Als bis Odins Kampf mit dem Wolf beginnt.«

Widar, der Wolfskämpfer, trägt deutliche Züge des himmlischen Streiters Michael. Mit michaelischem Eisen ist sein Schuh beschlagen. Doch Widar ist nicht Michael, aber er verkündet ihn, ohne seinen Namen zu nennen.

Odin zeigte den Weg vom Weltenwort zum Menschenwort. Michael wird den Menschen wieder aufwärts führen: vom Menschenwort zum Weltenwort. Widar aber weist den Weg von den Odinsmysterien zum Mysterium von Golgatha. Er verkündet den, der im Zeichen des Widders, des Lammes den Tod überwinden und zu neuem, höherem Leben auferstehen wird.

Der Name Widar ist in der Tat mit Widder stammes- und sinnverwandt. Beide Wörter leiten sich von der indogermanischen Wurzel uet: »Jahr« ab. Ein Jährling, ein einjähriges Lamm, ein Opferlamm, wurde im Altisländischen als vedr, im Althochdeutschen als widar bezeichnet. In dem Worte Widar klingt aber auch lat. vita: »Leben«, nordisch vete: »Weizen«, englisch water: »Wasser« an, also die Sphäre der sprießenden, strömenden Lebenskräfte. Der Widder, als Symbol, schaut zurück, springt aber nach vorn. Widder, Widar ist dort wirksam, wo das aus der Vergangenheit Gewordene überwunden und zum in der Zukunft Werdenden verwandelt wird, wo der Blick sich nicht nur rückwärts wendet zu allem, was aus alter Vergangenheit *»noch«* wirkt, sondern zu dem, was *»schon«* keimhaft wirkt für eine Zukunft, in der vom Ich des Menschen der Zugang zur Welt des Geistigen autonom wieder gefunden werden kann.

Im Kreuzgang von S. Vitale zu *Ravenna* kann man ein Kapitell finden (Bild 59), das in der ganzen Ikonographie der abendländischen Kunst einzigartig ist. Es ist zweifellos von einem Künstler langobardischer Schule geschaffen.

Unheimliche Wölfe umkreisen das Kapitell, wie der Fenriswolf die Weltenesche Yggdrasil. Darüber aber sind in den vier Ecken mächtige Widderköpfe gemeißelt, und zwischen den Köpfen blickt ein Antlitz wie in eine ferne Zukunft: das kann nur Widar sein. Unten die Götterdämmerung, darüber der Überwinder, Widar-Widder, der schweigende Ase.

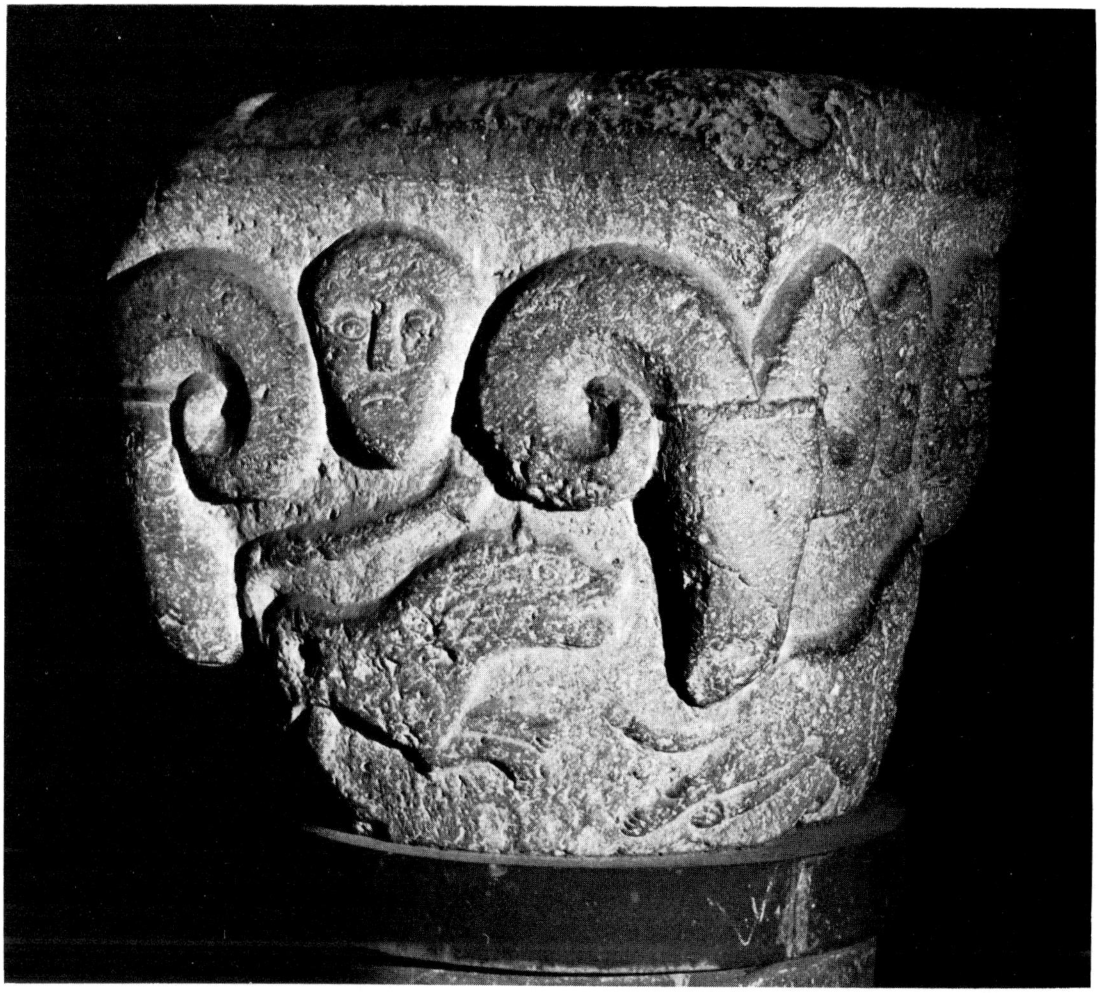

59 Ravenna, San Vitale, Kreuzgang

Wir vergleichen damit ein romanisches Kapitell aus dem langobardischen Kloster S. Salvatore in *Brescia* (Bild 60).
Dort, an genau der gleichen Stelle, wo beim langobardischen Kapitell die schweigenden Widder sich finden, sehen wir beim romanischen Kapitell die Symbole der vier Evangelisten, der Verkünder des Weltenwortes. Und zwischen ihnen das in die Zukunft schauende Antlitz, das wir ahnend als Widar verstehen können.
In der Abteikirche von *Payerne* findet man hoch oben im Seitenschiff ein Kapitell, dessen Abguß in der westlichen erhöhten Michaelskapelle dieses herrlichen Baues von nah betrachtet werden kann (Bilder 61, 62). Es ist nachweisbar von Meistern aus der langobardischen Schule von Comacina geschaffen. Wir schließen uns im Folgenden mit Überzeugung der Deutung von Johannes Kühn (vgl. S. 68) an.
Das Kapitell zeigt ein dreiteiliges Bild. In der Mitte sehen wir die Gottesmutter, den Sohn auf den Knien haltend, also wohl eine Pietà. Auf der rechten Seite schließt sich eine schwer zu deutende apokalyptische Szene an. Auf der linken Seite aber sehen wir Odin, der vom Fenriswolf verschlungen

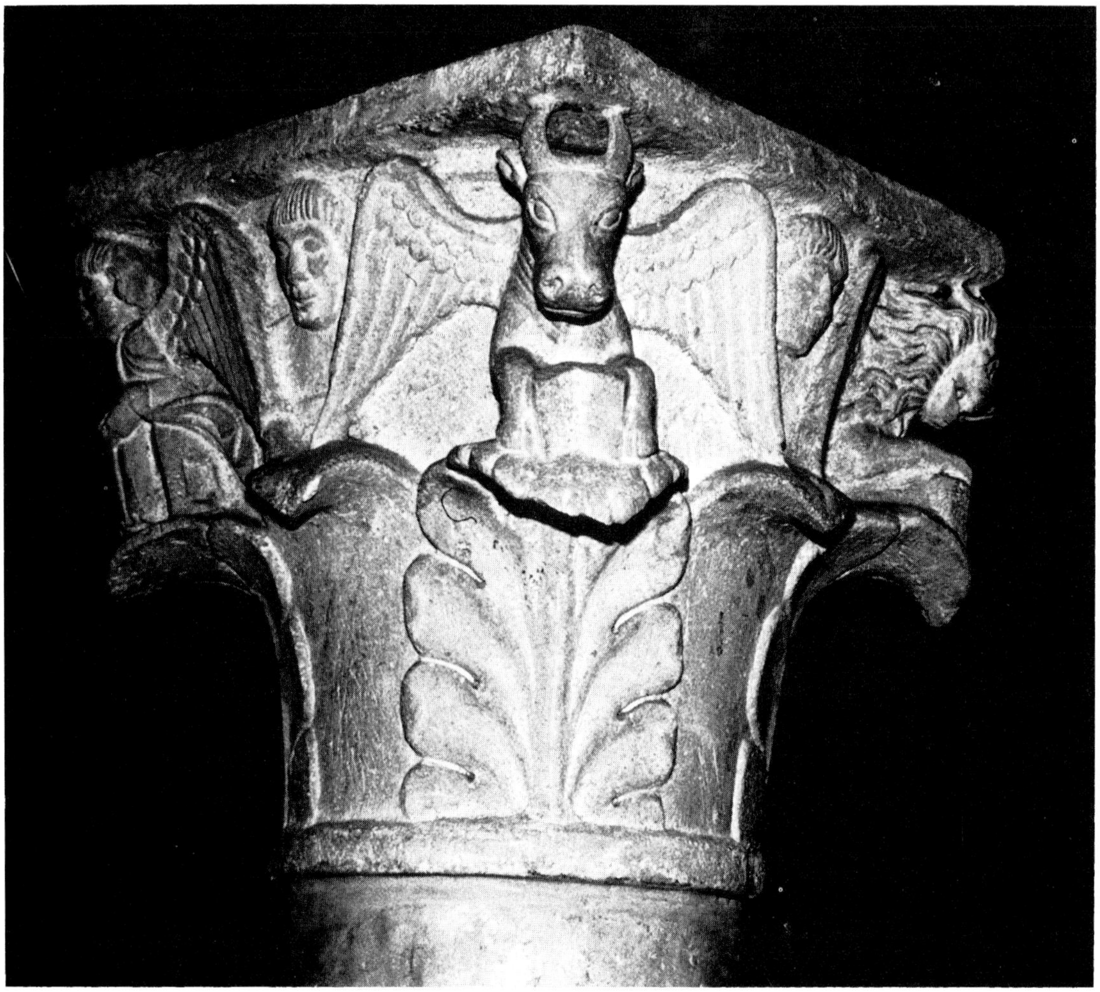

60 Brescia, Museo cristiano

61 Payerne, Abbatiale

wird. Über dem Ungeheuer blickt ein ganz kleines Antlitz; dessen Träger ist nicht in den Untergang mit einbezogen: Widar. In eindrucksvollster Weise ist damit in drei wesentlichen Akzenten die gesamte Weltentwicklung in ihrem Sinngehalt auf einem kleinen Kapitell ins Bild gebracht: Weltenvergangenheit im Bild aus der germanischen Mythologie, Weltenmitte im Christusereignis, Weltenzukunft im johanneischen Offenbarungsbild. Damit wird auch der Weg gezeigt von Odin über Widar zum Christentum, aber zu einem Christentum, dem sich der Blick in eine neue, geist-erfüllte Zukunft wieder öffnet.

Daß dieses Bild aus der germanischen Mythologie als solches richtig gedeutet ist, wird unterstützt durch die Tatsache, daß in derselben Kirche ein anderes wichtiges und einzigartiges Bild aus dem gleichen Bereich gezeigt wird. Unter einer Art Baum, der in die Höhe strebt, sehen wir ein archaisch wirkendes Wesen, aus dessen Schulterhöhlen zwei weitere Wesen wachsen. Dieses, unserer Überzeugung nach zu Unrecht als göttliche Trinität gedeutete Bild kann doch nur den Riesen Ymir der germanischen Mythologie und damit einen mit Odin zusammenhängenden Schöpfungsmythos darstellen (Bild in »Suisse Romane« a.a.O.).

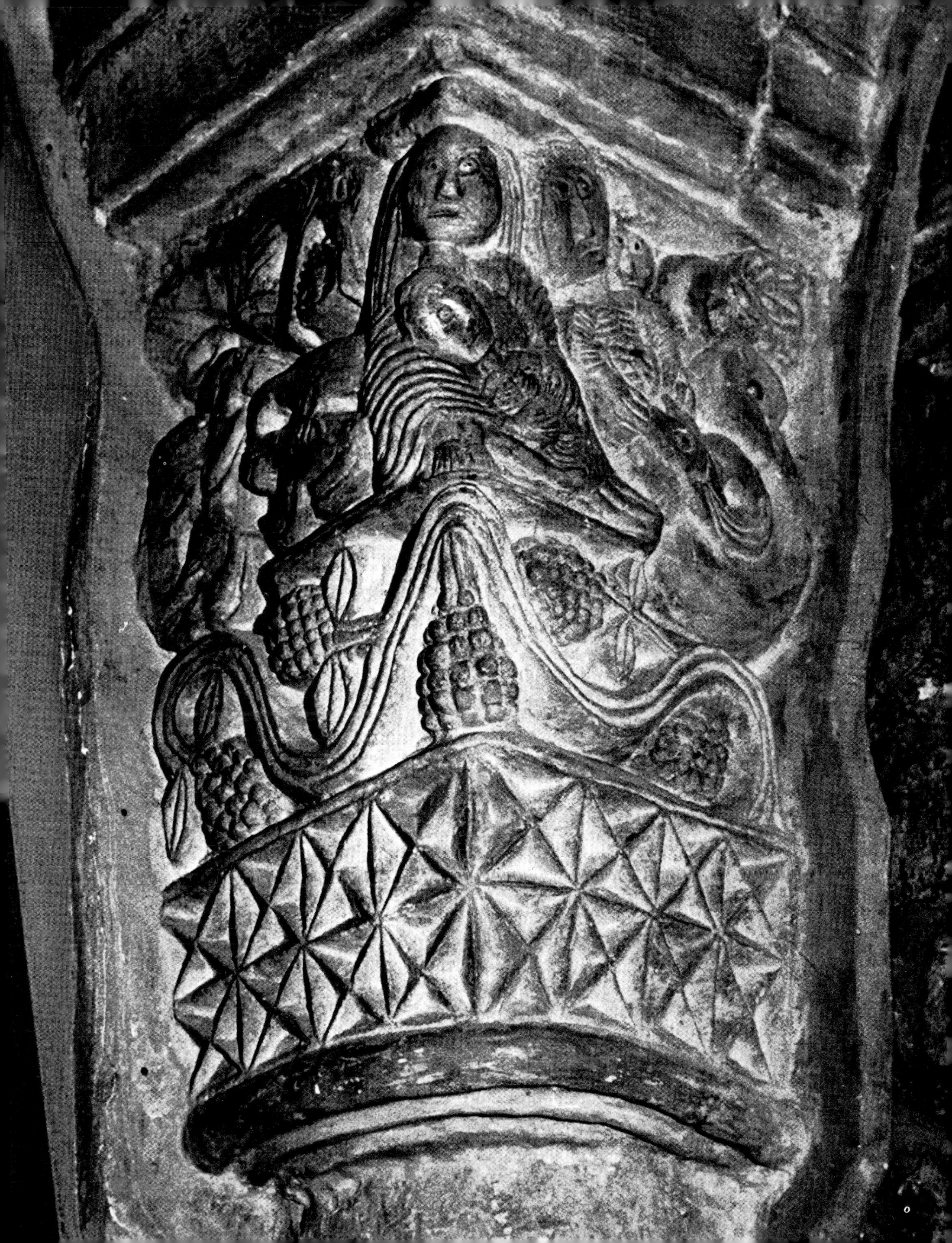

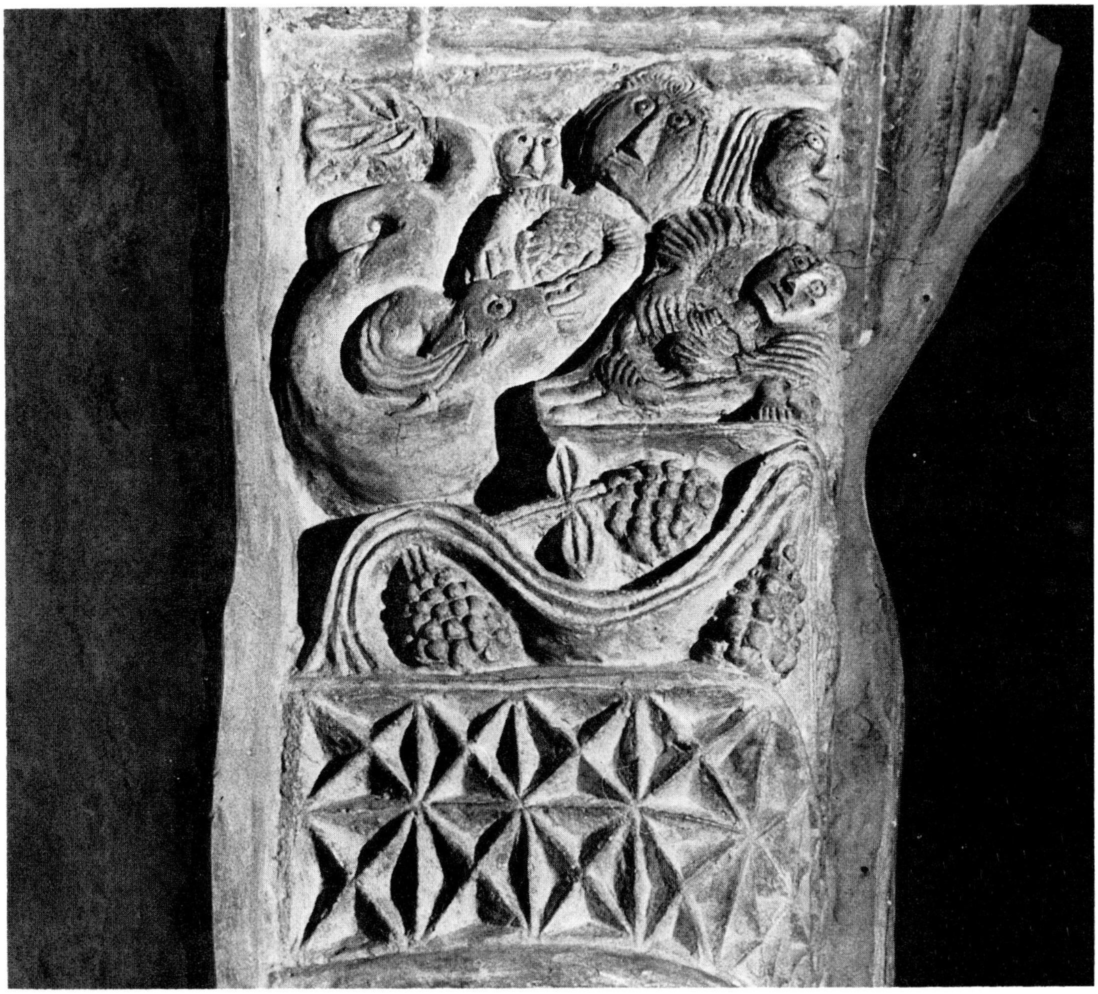

62 PAYERNE, Abbatiale

Dem aufmerksamen Auge wird sich noch manche Darstellung, vor allem aus dem Bereich der langobardischen Kunst, als Odin oder Widar enträtseln. Auf der Rückseite der berühmten Kanzel von S. Ambrogio in *Mailand* findet man z.B. einen Widar, der dem Fenriswolf Schuh und Lanze in den Rachen stößt (Bild 63).[1]
Vielleicht wird aber auch das geheimnisvolle Michaelsbild auf einem weiteren Kapitell der Abbatiale von *Payerne* in diesem Zusammenhang überhaupt erst verständlich (Bild 95). Zwischen aufstrebenden Voluten entfaltet der Erzengel seine Flügel; er stößt, selber geradeaus in die Zukunft blickend, dem Drachen den Speer ins Maul. Michael steht aber auf einem Fisch.
Der Fisch ist ein Symbol der im Flüssigen wirkenden Lebens- und Werdekräfte. Könnte er nicht auf Widar deuten, den Wegbereiter neuer, junger Auferstehungskräfte, den Befreier der im Innern des Holzes der sinkenden Weltenesche verborgenen Stammeltern eines kommenden Geschlechtes: Lif und Lifthrasir – Leben und Lebensträger? Michael stellt sich auf Widar, Widar ist sein Diener.

[1] Johannes Kühn hat auf ihn aufmerksam gemacht. Johannes Kühn, Widar, Schaffhausen, o.J.

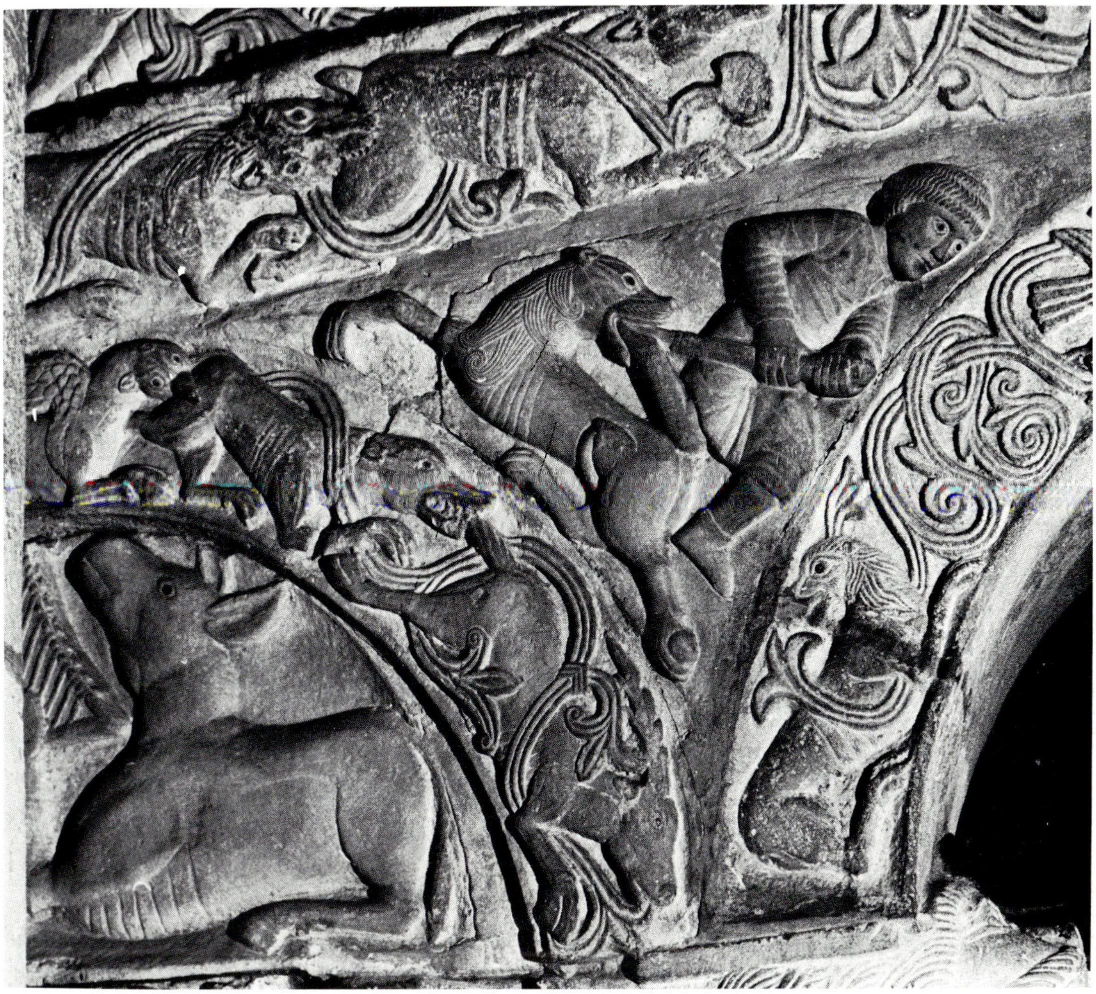

63 Mailand, S. Ambrogio

Von Odin über Widar und Michael führt ein ungebrochener Weg aus »heidnischer« Vergangenheit, aus der Zeit der Vorbereitung über die Verheißung zur Erfüllung im Christentum.
Was liegt nun näher, als auch den historischen Weg der Langobarden unter diesen Zeichen, in diesem Lichte zu begreifen?
Auf der geschichtlichen Ebene wirkt im Süden – dem mythischen Ort des Fenriswolfes – ein immer mächtiger werdendes Imperium, das unter dem Zeichen des Wolfs entstanden ist; Wolfsblut tranken seine Gründer: Rom.
Der Impuls der Völkerwanderung ist nicht zu fassen nur von äußeren, etwa wirtschaftlichen Gesichtspunkten her. Die Langobarden brachen auf nach Süden, um als Mitstreiter Widars den Fenriswolf zu suchen und zu bekämpfen; aber auch um auf den Wegen Widars den verheißenen größeren »Andern« zu suchen, der mächtiger ist als er. Selbstverständlich meinen wir nicht, daß dieser eigentliche, innere Anstoß zur Wanderung einem Großteil der Bevölkerung zu wachem Bewußtsein gekommen sei. Ein volles Verständnis der Triebfedern und Folgen dieses Geschehens ist aber nur möglich, wenn man darin eine höhere spirituelle Lenkung der Volksschicksale anzuerkennen vermag.

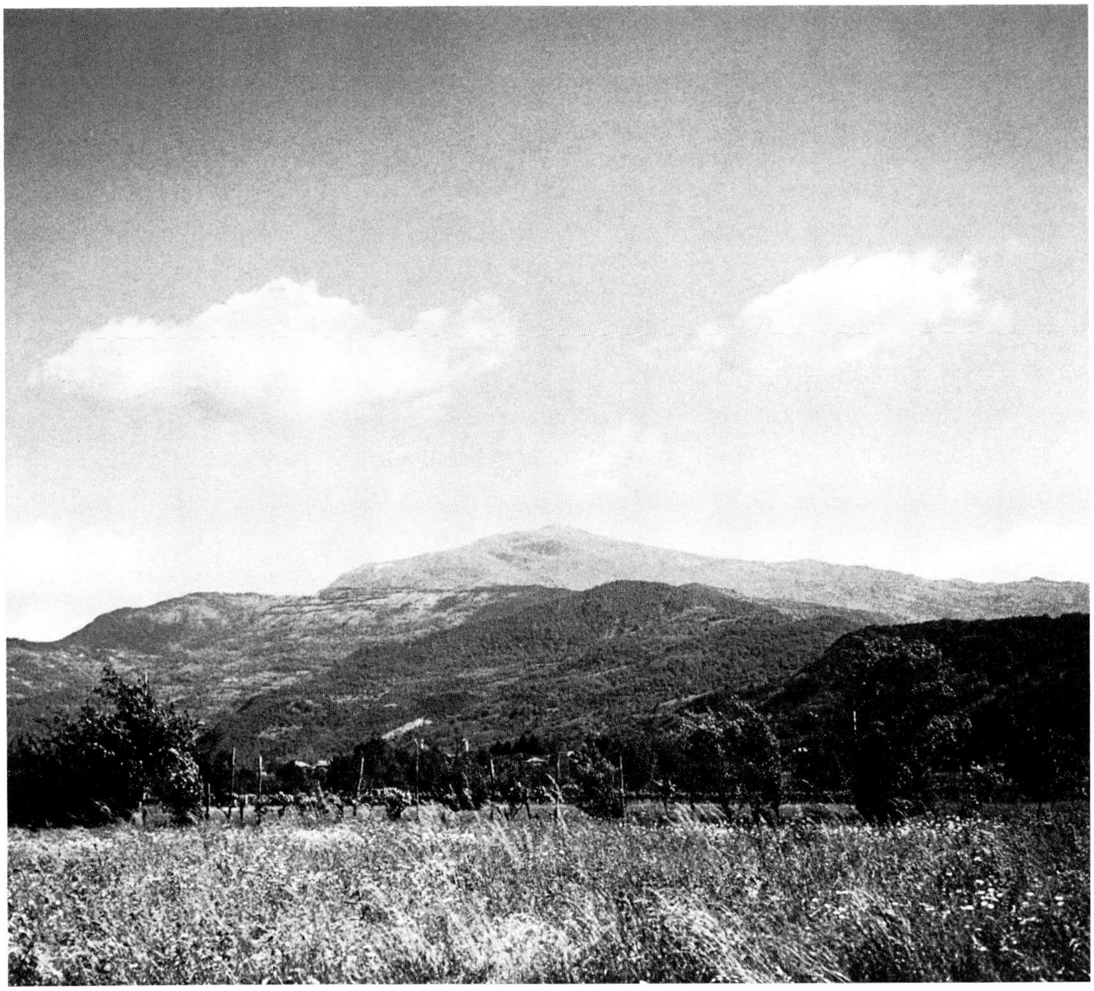

64 Monte Matajur (Friaul)

Um 450 verließen die Langobarden ihre Siedlungsgebiete an der unteren Elbe und erreichten um 489 »Rugiland«, ein Gebiet in Niederösterreich und Mähren nördlich der Donau, unmittelbar nach der Vernichtung der Rugier durch Odoakers Bruder Hunwolf. Um 527, ein Jahr nach Theoderichs Tod in Ravenna, zogen sie weiter nach Süden, nach Pannonien, in das Land am Plattensee, das Theoderich 489 verlassen hatte, um mit seinen Ostgoten nach Italien einzubrechen.[1]
Nichts wäre falscher, als wenn man sich die Langobarden als die primitiven und grausamen Wilden vorstellen würde, als die manche Gegner sie tendenziös beschrieben haben. Die reichen Bodenfunde[2] belegen schon für die Elbe-Zeit ein ausgedehntes Handwerk von hoher Qualität, dessen Produkte sogar exportiert worden waren. Darunter fallen vor allem die Erzeugnisse einer hochentwickelten keramischen Kunst, aber auch der Metall- und Goldschmiede auf. Außerdem war damals schon, im Gegensatz etwa zu den Westgoten, der Ackerbau nachweisbar; die Langobarden waren also nicht nur Krieger wie die Westgoten, sondern vor allem Handwerker und Bauern.

[1] Joachim Werner, Die Langobarden in Pannonien, München 1962.
[2] Amelio Tagliaferri, I Langobardi, Milano 1969.

In Pannonien, der »civilissima provincia«[1], der hochzivilisierten Provinz, steigern sich Qualität und Vielfalt der Produkte ihres Kunsthandwerks, neue Techniken und Formen kommen dazu. Kontakte mit dem Osten werden ablesbar; um 552 haben langobardische Gruppen in Syrien und Persien gekämpft.

In Pannonien sind die Langobarden dem Christentum begegnet. Sie können es nicht von den Römern oder Byzantinern übernommen haben, denn sie wurden arianische Christen.[2] An Pannonien angrenzend aber finden wir keine arianischen Völker.

Wie haben sie das Christentum in seiner arianischen Form gefunden?

Im Jahre 552, 16 Jahre vor ihrem Einzug in Italien, finden wir schon einen bedeutenden Trupp von langobardischen Kriegern, darunter vielleicht der spätere König ALBOIN, im Heere des byzantinischen Feldherrn NARSES, der im Auftrage des Kaisers JUSTINIAN das Reich der Nachfolger des ostgotischen Königs THEODERICH dem Imperium zurückerobern soll. Narses besiegt den gotischen König TOTILA bei Gualdo Tadino in Umbrien; Totila fällt. Der letzte gotische König TEJA wird wenige Monate später (553) in der Nähe von Neapel geschlagen; das Reich der Goten löst sich auf.

Die Goten waren arianische Christen. Eine Anzahl von Kriegsgefangenen zog mit den langobardischen Truppen zurück nach Pannonien. Sie haben mit größter Wahrscheinlichkeit den Langobarden das Christentum gebracht.

Die Langobarden haben also die ihnen längst verheißene Botschaft des Evangeliums aus dem Munde von Unterlegenen, von besiegten Gefangenen gehört. Sie wurden nicht zum Christentum gezwungen wie beispielsweise die Sachsen unter KARL DEM GROSSEN; sie wurden nicht Christen, weil der Kaiser es gebot oder weil es, wie zur Zeit KONSTANTINS DES GROSSEN (313), opportun und vorteilhaft war, Christ zu werden. Sie erhielten das Christentum gleichsam nicht von oben, durch Autorität und Gebot, sondern von Gefangenen, also in voller Freiheit.

Diese besondere Art, zum Christentum zu kommen, kann nicht genug bedacht und gewürdigt werden.

Auch die Westgoten zogen um 250 in feindliches Land nach Kappadozien in Kleinasien. Unter ihren Kriegsgefangenen waren arianische Christen. Die Goten übernahmen das Christentum ebenfalls in einer freien Begegnung, überzeugt durch dessen Wahrheitskraft, ohne Machtgeschehen, ohne Suchen nach äußerem Vorteil. Ein Nachkomme dieser Kriegsgefangenen war ihr erster Bischof WULFILA (311–388), der nicht nur die Bibel aus dem Griechischen erstmals in eine germanische Sprache, ins Gotische, übersetzte; er übertrug sie vielmehr aus dem griechischen in den germanischen Seelenraum. Diese Bibelübersetzung kam als der berühmte Silberne Codex von den Westgoten zu den Ostgoten; Theoderich erhielt das kostbare Buch als Krönungsgeschenk.

Wiederum durch Kriegsgefangene kommt das arianische Christentum zu den Langobarden.

Man versuche sich dieses Geschehen mit größtmöglicher Eindringlichkeit klarzumachen: Ein Volk zieht aus seiner alten Heimat aus, von seinen Göttern verlassen, ganz auf sich selbst gestellt. Die einzige Lichtspur auf seinem Weg ist die Verheißung des Widar, des mächtigen Besiegers des Wolfes der Finsternis. Und nun trifft es auf Menschen, die ihm die Botschaft von der Erfüllung dieser Verheißung bringen. Sie hören den Anfang des Johannes-Evangeliums: »Im Urbeginne war das Wort.« Das ist ihnen nicht fremd; damit steigt ihnen aus längstvergangener Zeit das Bild Odins wieder auf. Sie hören aber noch mehr, sie hören von Christus, dem fleischgewordenen Weltenwort, von seiner Todesüberwindung, von seiner Auferstehung. Von Christus, der für die Arianer nicht ein ferner, für den gewöhnlichen Menschen nicht zu erreichender Gott ist, zu dem man nur durch die römischen Institutionen der Kirche einen Zugang haben kann, sondern »der unsterbliche Bruder des Menschen«

[1] Amelio Tagliaferri, a.a.O.

[2] Arianer: siehe auch Kapitel 10.

(ARIUS). Als Gottessohn und Menschenbruder wird ihnen der Auferstandene zum Erfüller uralter Verheißung, zum Bringer neuer Lebens- und Sonnenkraft, zum Licht eines jungen Morgens nach der Nacht der Götterdämmerung. Hier können wir rhetorisch die Frage wiederholen, die wir am Ende des vorigen Kapitels gestellt hatten: wie müßte die Kunst eines solchen Volkes, nach einer solchen Begegnung, aussehen?

Und nun machen sie sich auf zur Auseinandersetzung mit dem Römertum. Sie ziehen unter ihrem König ALBOIN im Frühling 568 von Pannonien nach Italien.

Der lange Zug nahm wahrscheinlich zunächst den gleichen Weg[1], den die Goten 79 Jahre früher auch gegangen waren: vom Plattensee hinüber ins Tal der Drava und dann das Sava-Tal aufwärts bis zum Eingang nach Italien beim heutigen Tarvisio. Vielleicht weil die Späher einen römischen (byzantinischen) Widerstand im Canal-Tal ausmachten, schwenkte Alboin nach Süden und überschritt den Predil-Paß. Im Tal des oberen Isonzo, möglicherweise beim heutigen Kobarid, fand er die durch PAULUS DIACONUS beschriebene Möglichkeit, sein Volk zu sammeln und dort zu lagern. »Wie nun König Alboin mit all seinen Kriegern und seinem ganzen Volk an die Grenze Italiens kam, stieg er auf den Berg, der sich in jener Gegend erhebt, und beschaute sich da, soviel er von Italien übersehen konnte. Darum heißt seit dieser Zeit jener Berg der ›Berg des Königs‹« (Paulus Diaconus).

Unmittelbar anschließend an den breiten Talkessel bei Kobarid erhebt sich im Südwesten der Monte Matajur (1641 ü.d.M.), der heute noch bei den Italienern Monte Rè, Berg des Königs, genannt wird (Bild 64).

Nun erzählt die Legende weiter von Alboin. Der König stieg in der Osternacht allein auf die Spitze des Berges; seine Begleiter ließ er auf dem Wege zurück. Und am frühen Morgen erschien ihm im goldenen Glanz der Ostermorgensonne die Lichtgestalt Michaels, der sein Schwert über den König erhob und ihn nach Italien wies. Seinen Blick gegen Westen wendend, sah er hinter den letzten Ausläufern der Iulischen Alpen die weite oberitalienische Ebene, und im Süden glitzerte vor der unermeßlichen blauen Flut der Adria das mächtige Aquileia.

In dem Roman »Der Berg des Königs« von GERTRUD BÄUMER wird das Bild eines anderen Berges gezeigt, und SCHAFFRAN vermutet seinerseits als »Berg des Königs« noch einen anderen Berg. Wir haben nach der Beschreibung der Quellen weitherum und wiederholt in den Iulischen Alpen gesucht und haben beim Matajur die größte Wahrscheinlichkeit, die einleuchtendste Eignung als »Berg des Königs« gefunden. Er beherrscht die wundervollen Täler des Natisone hinter Cividale, ist in naher Sichtverbindung mit der hochbedeutenden langobardischen Gerichtsgrotte von Antro und dem Michaelsheiligtum von Castelmonte; er ist leicht zu besteigen; von der friaulischen Ebene her gesehen, erhebt er sich hinter den ersten Hügeln des Gebirges zu imposanter Höhe. Seine auffallende Pyramide ist noch von Aquileia aus nicht zu übersehen.

Vielleicht ist die Streitfrage aber gar nicht so wichtig. Vielleicht ist der »Berg des Königs« gar nicht geographisch zu lokalisieren. Möglicherweise hat sich die Vision Alboins gar nicht in einem geographisch oder historisch faßbaren Raum abgespielt; die Begegnung mit Michael wäre dann eben ein inneres »Berg-Erlebnis« gewesen. Für das Schicksal des Volkes war die Begegnung so oder so von größter Wichtigkeit. In ihren Folgen wird sie geschichtlich und kulturell in weitestem Maße evident; besonders in der Kunst ist der michaelische Einschlag ablesbar.

Die Langobarden sind das erste germanische Volk, das sich unter die geistige Führung Michaels stellt. Sein Bild erscheint auf ihren Münzen, ihre Krönungskirche in der Hauptstadt *Pavia* ist dem Erzengel geweiht; in der Folge gründen sie zahllose Michaelskirchen. Ihr Einzug in Italien geschieht in seinem Zeichen. Mit erstaunlicher, äußerlich kaum zu fassender Schnelligkeit und Zielsicherheit

[1] Carlo Guido Mor, La marcia di rè Alboino, in: Problemi della civiltà e dell' economia longobarda, Milano 1964.

stoßen sie, noch bevor Pavia erobert ist, nach Süditalien vor, denn dort, auf dem Berge Gargano, war rund hundert Jahre früher der Erzengel einem Hirten erschienen. Seit der Monte Gargano mit seiner Wundergrotte zum Langobardenreich gehört, strahlt die Michaelsbotschaft in alle Welt; die Langobarden sind die erwählten Träger dieses Impulses.

Was fanden die Langobarden vor in Italien? Fanden sie . . . den Fenriswolf?

Auf den ersten Blick scheint es tatsächlich so, daß zwei polar verschiedene geschichtliche Ströme wild aufeinanderprallten, die miteinander nichts zu tun hatten, außer daß von jeder Seite der entschlossene Wille sich manifestierte, die andere um jeden Preis zu vernichten.

Die übliche Geschichtsschreibung, vor allem auch der Schulbücher, hat dazu beigetragen, die Betrachtung zu polarisieren. Das führte zu Einseitigkeiten, die sich weit von der Wirklichkeit entfernten. Dementsprechend gilt immer noch das Bild der Langobarden, die als primitive, wilde Barbaren, sozusagen in Bärenhäuten und mit Keulen bewaffnet, in den Raum der hochentwickelten römischen Zivilisation einbrachen. Solche Auffassungen können beispielsweise von PROKOP, dem Geschichtsschreiber des Gotenkrieges, bezogen werden; es sind aber einseitige Beschreibungen aus der Sicht des Gegners. Die Tatsache, daß die einschlägige Geschichte vorwiegend von Mönchen, den Angehörigen der römischen Kirche, geschrieben wurde, trägt auch nicht zu einem objektiven Bilde bei.

Die Langobarden waren nach der Meinung der Kurie »Abtrünnige, Ketzer, ärger als Heiden, wucherndes Fleisch am Körper der heiligen Kirche, verpestete Menschen, Schweine, mit denen man sich nicht zu Tische setzen kann«.[1] Man stempelte sie zu erbarmungslosen, grausamen Feinden aller Kultur; weil sie Arianer waren, sollte man sie nicht bekehren, sondern besser vernichten.

Ebenso einseitig aber wäre es, in den Römern nur das von Räubern abstammende Volk ohne jede spirituelle Kultur zu sehen, dessen Kaiser, in Machtrausch und Wahnsinn verfallen, die ganze Welt ihrem Terror unterjochten, und in den Langobarden nur die lichten Heldengestalten, die Vertreter der Tugenden »nordischer Rasse«. In gleichem Maße würden wir äußerst kritisch sein müssen gegenüber den bekannten Tendenzen, beispielsweise alles Griechische oder aber alles Etruskische als positiv gegenüber dem negativen Pol des Römertums auszuspielen.[2]

Die Geschichte wirkt selten oder nie im primitiven Schema, in der »terrible simplification« von Schwarz und Weiß. Wir werden den Versuch unternehmen, die Akzente differenzierter zu setzen, um zu einem wahren und nur dann fruchtbaren Bilde der zweifellos weltgeschichtlich hochbedeutenden Begegnung von Nord und Süd zu kommen. Außer den offensichtlichen Polaritäten werden wir geheimen Verwandtschaften, Anknüpfungspunkten zwischen den zwei historischen Strömungen nachspüren. Wiederum kann es sich in unserem Zusammenhang nur um einen andeutungsweisen Versuch handeln, der aber gerade für das Verständnis der langobardischen Kunst von entscheidender Bedeutung ist.

Was ist *Rom*? Wer sind die Römer?

Jedermann kennt die Sagen von der Gründung von Rom.[3] Sie sind historisch nicht zu belegen; es ist leicht, sie als »Märchen« abzutun. Geschichtlich nachweisbar, vor allem auch in eindeutiger Weise durch neue archäologische Befunde[4], ist aber die Gründung einer Stadt im Umkreis des Forums im ersten Viertel des 6. Jahrhunderts v. Chr. Diese radikale Urbanisierung, bei der alle vorher bestehenden Hütten dem Erdboden gleichgemacht wurden, geschah durch Fremde, durch Etrusker aus Tarquinia.

[1] Emmerich Schaffran, Geschichte der Langobarden, Leipzig 1938.
[2] wie z.B.: Werner Keller, Und sie entzündeten das Licht, München 1970.
[3] Hans-Rudolf Niederhäuser, Römische Sagen und Geschichten, Stuttgart 1974.
[4] Franz Kiechle, Römische Geschichte, Mainz 1967. R. H. Barrow, Die Römer, Stuttgart 1960.

Tatsächlich kommen als Städtegründer im 6. Jahrhundert in Italien allein die Etrusker oder die Griechen Süditaliens in Frage.[1] Wenn Rom keine griechische Gründung ist, dann muß es also eine etruskische Stadt sein. Aus vielen Gründen aber kann Rom wiederum keine normale etruskische Gründung sein.
Eine etruskische Städtegründung war ein ritueller Akt, der nach streng vorgeschriebenen kultischen Regeln durch Priester so und nicht anders vollzogen wurde.[2] Eine der wichtigsten dieser Regeln war die, daß der *Ort* der Stadtgründung den religiösen Bedingungen entsprechen mußte; wenn immer möglich, mußte die Stadt auf einem Berg, einer Anhöhe stehen. Etruskische Städte, jedenfalls im alten Etrurien und aus der Zeit, von der die Rede ist, sind »hochgebaute Städte«.
In der weiteren Umgebung von Rom existierten mehrere Etruskerstädte, deren Lage den Geboten der Priester in hervorragender Weise entsprach: Veji, Caere, Praeneste. Geographische Lagen, welche die kultische Gründung erlaubten, wären noch viele zu finden gewesen, in den nahen Albaner- oder Sabinerbergen. Die ungesunde, unwirtliche Sumpfniederung am Tiber jedenfalls wäre zuletzt dafür in Frage gekommen.
Eine weitere Frage: gehören die Römer zu der autochthon-italischen Bevölkerung? Sind sie eingewandert? Wenn ja, woher? Und wann?
Um dem Rätsel von Rom etwas näher auf die Spur zu kommen, müssen wir eines gründlich bedenken. Das 8. Jahrhundert v. Chr. ist eine der großen Wenden in der Menschheitsgeschichte. Die Sonne tritt um 747 v. Chr. aus dem Tierkreiszeichen des Stiers in dasjenige des Widders ein. Die ägyptisch-babylonische Kulturepoche ist zu Ende gegangen; überall zeigen sich Anzeichen eines neuen Beginns. Nach vierhundertjährigem Schweigen hören wir wieder von den Griechen; ihre ältesten Tempel, völlige Neuschöpfungen in jeder Hinsicht, gehen ins 8. Jahrhundert zurück.
Es lohnt sich nun, auf die Bildersprache der römischen Gründungssagen, die ja im 8. Jahrhundert spielen, aufmerksam einzugehen.
Romulus und Remus sind elternlos, ohne Familie, aus den üblichen Sippenzusammenhängen ausgestoßen. In der Wildnis werden sie von einer Wölfin gesäugt. Sie werden dann von der Gefährtin eines Hirten aufgezogen; sie wurde von den anderen Hirten Lupa genannt, was zugleich Wölfin und Dirne heißt. Romulus und Remus haben eine Lupa an Stelle einer Mutter. Es folgt später der Brudermord an Remus.
Zu allen Zeiten, seit Kain und Abel, ist unter dem Bild des Brudermordes (oder Verwandtenmordes) ein Vorgang symbolisiert worden, in dessen Folge der Täter sich endgültig herauslöste aus allen alten Zusammenhängen, aus Bluts- und Volksbanden, aus familiären und religiösen Bindungen.
Das Schicksal des Romulus ist nicht ein Einzelschicksal. In einem Gebiet, das aus den Gesichtspunkten der alten Zusammenhänge als Wohnort nicht in Betracht kommt, in der Wildnis um die Tiberinsel, »wo die Wölfe hausen«, sammelt sich um Romulus eine ganze Gruppe von Menschen, die das gleiche Schicksal haben. Es war dies »allerlei zusammengelaufenes Volk aus der Nachbarschaft«, die »unbedeutendsten, niedrigsten Leute«, die von sich behaupteten, mit »ihnen sei ein neues Geschlecht aus der Erde gewachsen«.[3] Die Angehörigen dieses rebellischen, gesetzlosen Haufens waren von den Nachbarn verachtet und gefürchtet, wie Livius berichtet. Man möchte annehmen, daß sie sich aus Protest gegen die langen Haare und Bärte der Vertreter der etablierten Ordnung ihre Haare kurzschnitten, die Gesichter glattrasierten und so auch äußerlich aussahen wie ein noch nie dagewesener, neuer Menschentyp. Sie scheuten nicht vor Gewalt zurück und holten sich, da sie offenbar in der Mehrheit Männer waren, ihre Weiber mit der Waffe in der Hand von den Nachbarn

[1] Hans Mühlestein, Die verhüllten Götter, München 1957.
[2] M. Pallotino, Etruscologie, Milano 1955.

[3] Livius, Römische Frühgeschichte, übertragen von Josef Feix, München.

Der Sohn des Desiderius, Adelgis, versuchte von Verona und Benevent aus, das Reich noch einmal herzustellen, aber ohne Erfolg. Er floh schließlich nach Byzanz, wo er von Kaiser Konstantin V. Kopronymos freundlich aufgenommen wurde. Dort starb er bald.

Nach dem Tode des letzten Karolingers regen sich langobardische Herzöge in Oberitalien und Spoleto wieder und greifen nach der Eisernen Krone. 888 wird Berengar von Friaul zum König von Italien gekrönt, 915 gar zum Kaiser. Doch die Herzöge Wido (891–894) und Lambert (892–898) von Spoleto fühlen sich auch als Erben des Langobardenreiches und werden beide Könige und Kaiser. Im Jahre 950 werden Berengar von Ivrea, 1002 Arduin von Ivrea zu lombardischen Königen gekrönt. Der wirklich geschichtliche Strom, der von den Langobarden inauguriert wurde, fließt aber nicht über gekrönte Häupter, sondern wird durch Vertreter von AMOR getragen: es sind dies die Bürger der freien Städte.

5. Vom Ursprung und Wesen der Flechtbänder

Nun wollen wir versuchen, unser Problem wieder von der Seite der künstlerischen Phänomene her zu betrachten, durch ein vertieftes Studium der Flechtbänder.

Das Grundelement, die Quellform jedes Flechtbandes ist die Welle. Wir kennen die Erscheinung der Welle in vielgestaltigster Weise auch in der Natur, etwa in der vom Wind auf dem Wasser oder auf einem Kornfeld aufgerührten Woge. Eine feinere Phase (Luft) wirkt in eine dichtere (Flüssiges, Festes) hinein; diese empfängt ihre Bewegungsimpulse, und aus dem gemeinsamen Geschehen erzeugt sich die Form der Welle. Auch das Licht manifestiert sich in der physischen Welt als Welle, der Klang bringt die Materie zu welligem Schwingen. Die optischen, die akustischen Schwingungen können als Welle aufgezeichnet werden. Die erstarrte Form deutet auf eine vorausgegangene Bewegung und durch sie – zunächst ganz allgemein gesprochen – auf ein Höheres (z.B. Licht, Klang). Wir können tatsächlich die Welle verstehen und erleben als eine Art Eingangstor eines Höheren in die Welt des körperlichen Daseins, oder umgekehrt als eine Konfiguration der Materie, die als Weg zu einem Höheren erscheint. Diese naturwissenschaftliche Einsicht wird – so hoffen wir schon im Eingangskapitel angedeutet zu haben – beim Betrachten oder gar beim Nachzeichnen der Flechtbandsteine unmittelbares, packendes Erlebnis. Man versuche daraufhin z.B. noch einmal auf die Bilder 10 und 14 bis 18 zu blicken: die Flechtbandwellen auf den Sarkophagen von *Ravenna.* Auf dem Gehäuse des Todes finden wir die Form, die den Weg zu einem höheren Leben, vom Tod zur Auferstehung weist.

Wußten die Schöpfer dieser Kunstwerke etwas von der Substanz, dem geheimen Wesen und Wirken ihrer Formen?

Im Hofe des Museo Civico von *Como* ist ein Portal der Kirche von S. Maria Antiqua aus dem 1. Viertel des 12. Jahrhunderts zu sehen, einer Kirche, die im letzten Jahrhundert abgebrochen worden ist. Über den ganzen innersten Rundbogen des Tores (Bild 65) zieht sich ein zweigefaltetes Sechserflechtband, in lebendigem Rhythmus sich stauend und wieder lösend. Nachsinnend über das soeben Dargestellte, können wir recht wohl verstehen, daß über dem Eingang zum Kultraum, zu dem Orte, wo der Mensch die Begegnung mit der Welt des Geistigen sucht, das Wellenband eingezeichnet ist, und wir vermögen etwas davon zu empfinden, daß gerade diese Form als Offenbarung übersinnlicher Sphären selber wie ein Tor zum Geistigen wirkt (vgl. auch Bild 57).

Wenn wir aber genauer beobachten, so erblicken wir, an zentraler Stelle vom Künstler ausdrücklich und unmißverständlich ausgeführt, den wirklichen *Ursprung des Flechtbandes:* es strömt *aus dem Munde einer Gottheit* (Bild 66).

Diese Entdeckung kann uns tief betroffen machen.

Das dem toten Stein dynamisch eingeprägte Wellenband ist also nichts weniger als der Klang des göttlichen Quellstroms aller Schöpfung! Was liegt näher, als in diesem Zusammenhang an Odin, die vorchristliche Gottheit der Langobarden, zu denken, Odin – Wodan, aus dessen Munde der Weltenatem entströmte, der durch ihn dann zum Klang, zum Wort konfiguriert wurde und aus dem alle Geschöpfe gebildet, ernährt und getragen wurden. Aber gleichzeitig vernehmen wir mit Erschütterung das gewaltige Wort des Evangelisten JOHANNES, der zu Beginn seines Testamentes vom Wort, vom Logos kündet, der »im Urbeginne war« und auf dessen göttlichen Urstand und Ursprung er hindeutet.

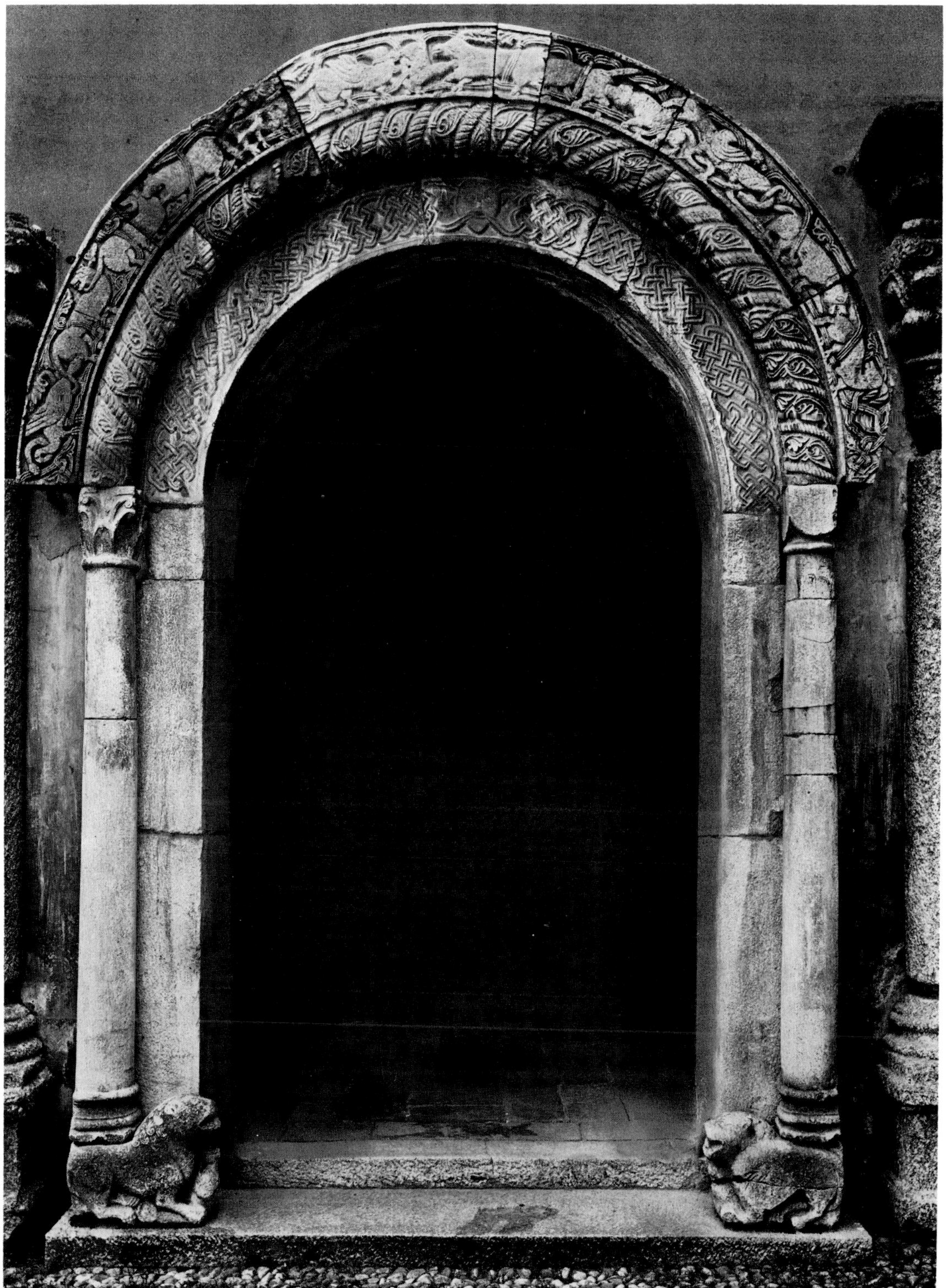

65 Como, Museo Civico

In dem »primitiven«, aber geistgewaltigen Bild von Como zeigen »Heidentum« und Christentum sich nicht als Gegensätze, sondern als zueinander gehörend, als Vorbereitung und Erwartung – und als Verheißung und Erfüllung.

Ein anonymer Meister aus der Gegend von *Como* hat dieses Flechtband geschaffen; von ihm könnten aller Wahrscheinlichkeit nach auch der michaelisch anmutende apokalyptische Engel[1] auf einem Ambo im gleichen Museum und die herrliche Kanzel von S. Giulio auf der Insel im *Orta*-See stammen. Wir schlagen vor, ihn »Meister der Kanzel von Orta« zu nennen (nicht zu verwechseln mit Wilhelm von Orta, siehe S. 237ff.).

In dem fast schwarzen Serpentin dieser Kanzel (die wir später noch eingehender würdigen werden) finden wir noch einmal das gleiche Motiv wie in Como (Bild 67). Aus dem weitgeöffneten Mund einer Gottheit – nichts berechtigt uns, darin ein bloßes Menschenantlitz zu sehen – haucht machtvoll ein doppelter Strom, und aus dem Wellenband heraus wachsen und entfalten sich lebensbaumartige Ur-Pflanzengebilde, die sich wie ein Teppich sprießenden Lebens über den Stein ausbreiten. Der Adler – Symbol des Evangelisten Johannes – breitet seine Flügel wie Antennen, wie suchende, empfangende Resonanz-Organe über diesen quellenden Keimgrund. In seiner Gestalt sammelt und konzentriert sich die aufgenommene Substanz und wird – in Blick und Schnabel – geformt zur Verkündigung. »Im Urbeginne war das Wort«, das Wort im umfassenden Sinn als Logos, als göttlich-schöpferische Weisheit: welch gewaltiges inspirierendes und verpflichtendes Motiv auf einer Kanzel, von der aus »das Wort« durch Menschenmund ertönen soll!

[1] Abbildung bei F. Kayser (a. a. O.).

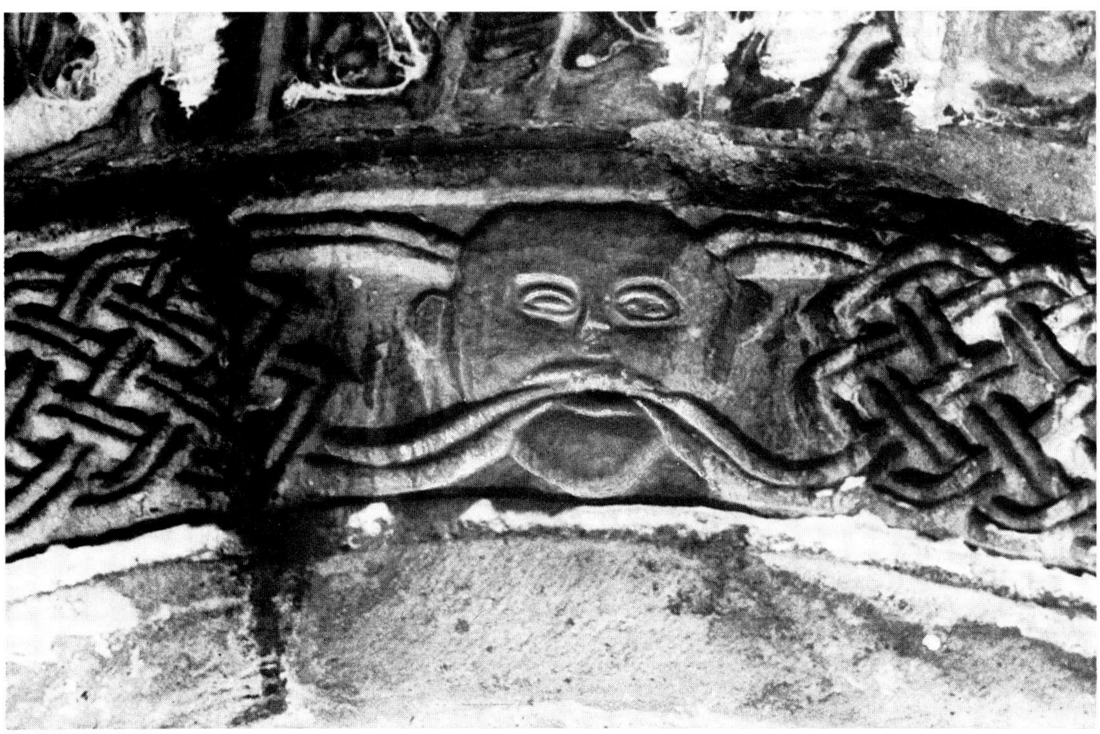

 66 Como, Museo Civico

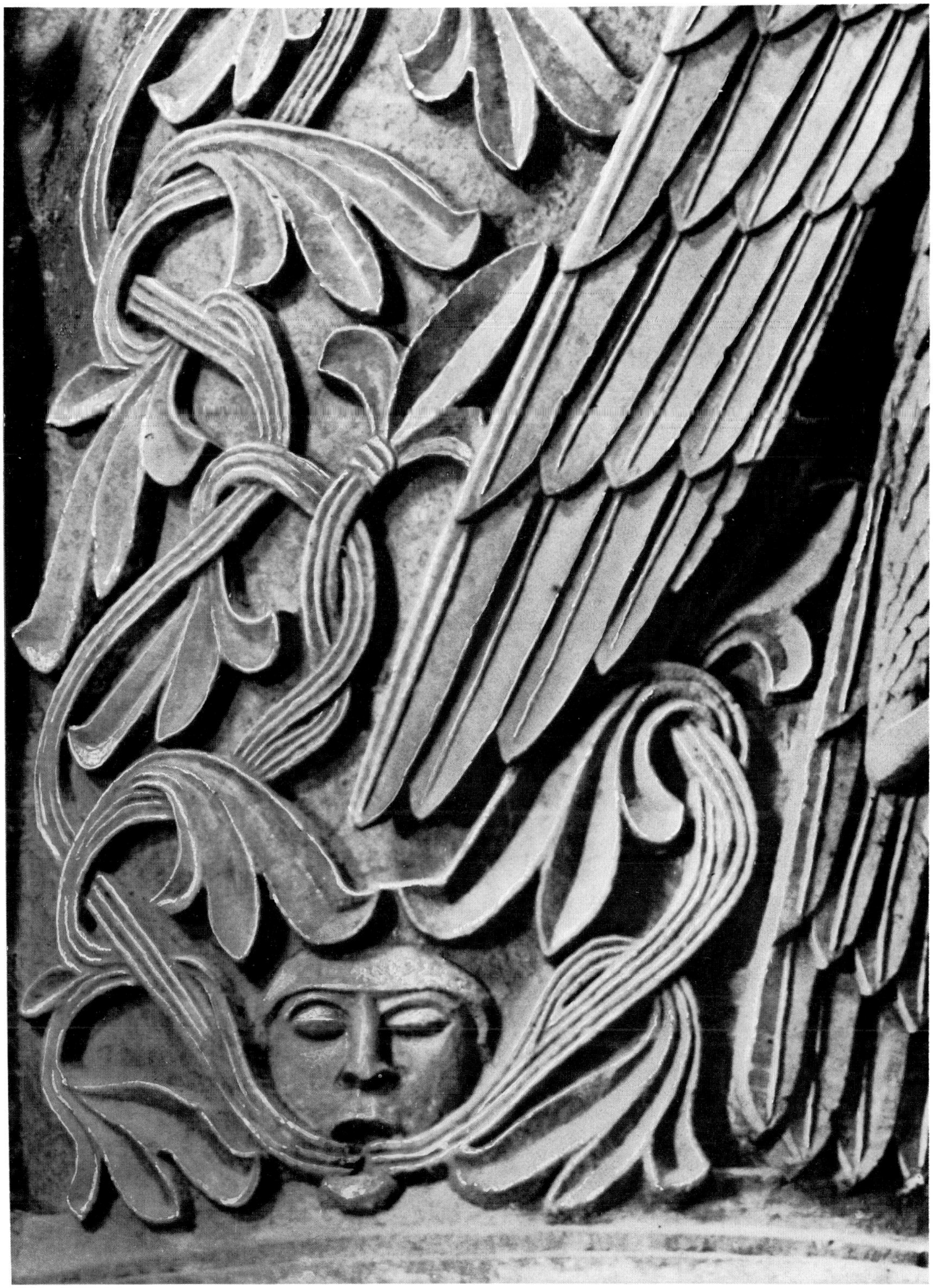

67 Orta, S. Giulio

Wir könnten eine große Zahl von Beispielen für diesen eindeutigen, im eigentlichen Sinne des Wortes lapidaren Hinweis auf Ursprung und Wesen des Flechtbandes anführen. Noch ein Beispiel wenigstens möchten wir zeigen (Bild 68), ein Kapitell (auf dem Bilde ein Abguß; die Originale befinden sich ganz hoch oben in der Kirche) aus der ehemaligen burgundischen Krönungskirche in *Payerne*, einer der schönsten romanischen Bauten der Schweiz.

Das Kapitell stammt vermutlich von dem Bau des 10. Jahrhunderts und ist nachweislich von »magistri comacini«, von Meistern der langobardischen Steinmetzenschule des Comersees (siehe Kapitel 11) geschaffen worden. Auf zwei löwenartigen Tieren steht ein Abt mit Krummstab und Buch, begleitet von seinen Klosterbrüdern. Ihre Augen sind weit geöffnet, wie zum feierlich staunenden Wahrnehmen eines Übernatürlichen, und auch die Ohren lauschen im Einklang mit der ganzen Menschengestalt in einen höheren Daseinskreis hinauf.

Über den Stufen des Tierischen und des Menschlichen aber, in geistvoller Genauigkeit, zeigt sich ein göttliches Antlitz, dessen Mund wiederum ein dreifaltiges Wellenband entströmt. Tiere nähren sich von diesem Quellstrom, und Trauben – stets Symbole des Christlichen – wachsen daraus hervor. Auch hier klingen Weltenursprung und christliche Botschaft mit kosmischer Kraft und Geistigkeit aus diesem Bild, und wiederum sind absolut unzweifelhaft der Ursprung des Flechtbandes und seine spirituelle Substanz aufgezeigt. Zualleroberst, wie in einer höchsten Sphäre geistiger Urbilder, erblicken wir zeichenhaft geknotete Bandströme, aus denen die Blätter und Ranken des Lebens sprossen. Dabei beobachten wir – und das weist uns auf die Art des Arbeitens der Steinmetzen hin –, daß das linke Motiv offenbar noch nicht ganz vollendet wurde.

Wir erinnern uns an das Kapitell von *Montefiascone* (Bild 42) und finden nun in großartiger Klarheit bestätigt, was wir dort vermuteten: das Flechtband ist im Range, in der »Würdigkeit« (Dignität, J. Gantner a.a.O.) höher zu stellen als jede figürliche Darstellung von Pflanze, Tier oder Mensch. Es ist der primäre Ursprung und Abklang aller Bildekräfte, im Lauschen auf seinen Wellenton erhalten wir Zugang zu den Urbildern und Gestaltenkeimen der Schöpfung, es ist in jedem Bilde von oberstem Rang (dies gilt in vollem Umfange allerdings nur für Werke, die nicht einer Spätstufe angehören; das langobardische Flechtband hat selbstverständlich das Schicksal alles Lebendigen erlitten: es ist – beispielsweise unter der Hand byzantinischer Künstler – zum bloßen Ornament erstorben; wir werden dafür auch Beispiele bringen).

Unter diesem Aspekte erst verstehen wir nun auch die figuralen Bilder der langobardischen Kunst. Wir lesen – nicht nur in der Literatur über *Payerne*[1], wie wir gezeigt haben –, daß die dargestellten Menschen und Tiere primitiv und roh gestaltet seien. Gewiß sind sie primitiv, wenn »primitiv« »ursprünglich« heißt. Sie sind ihrem Ursprung noch nahe. Noch nicht im geringsten mit Zügen eines Individuell-Persönlichen ausgestattet, ist ihr »Einzel-Ich« noch gleichsam mit einer Nabelschnur angeschlossen an ein Welten-Ich, und bei Tieren wie an eine übergeordnete Gruppenseele. Ihr leiblicher Rang ist nur angedeutet, ihr Eigentliches urständet realiter im Geistigen. Diese hohe Kraft steigt noch gar nicht ganz in den physischen Körper hinunter, gibt sich noch nicht völlig aus im Bilden und wirkt dafür unmittelbar expressiv. In ihrer elementaren Ausdruckskraft gleichen diese Bilder den Werken genialer Kinderkunst; wie von der real quellenden Kinderkraft eines zutiefst Ergriffenen sind sie geschaffen, noch nicht fertig gewordenes, gegenständlich-körperliches Bild, vielmehr Potenz des Bild-Schaffens selber, im Bannkreis des Kosmisch-Geistigen. Die »Bilder« sind wie eingetaucht in eine übersinnliche Sphäre, noch nicht »form-vollendet«, aber dafür »formen-keimend«, nicht erstarrendes *Ende*, sondern keimender *Anfang!*

Mit dieser grundlegend wichtigen Einsicht können wir das noch fast ganz in der Fläche sich ausbrei-

[1] Suisse Romane, Sammlung Zodiaque, 1958.

68 Payerne, Abbatiale

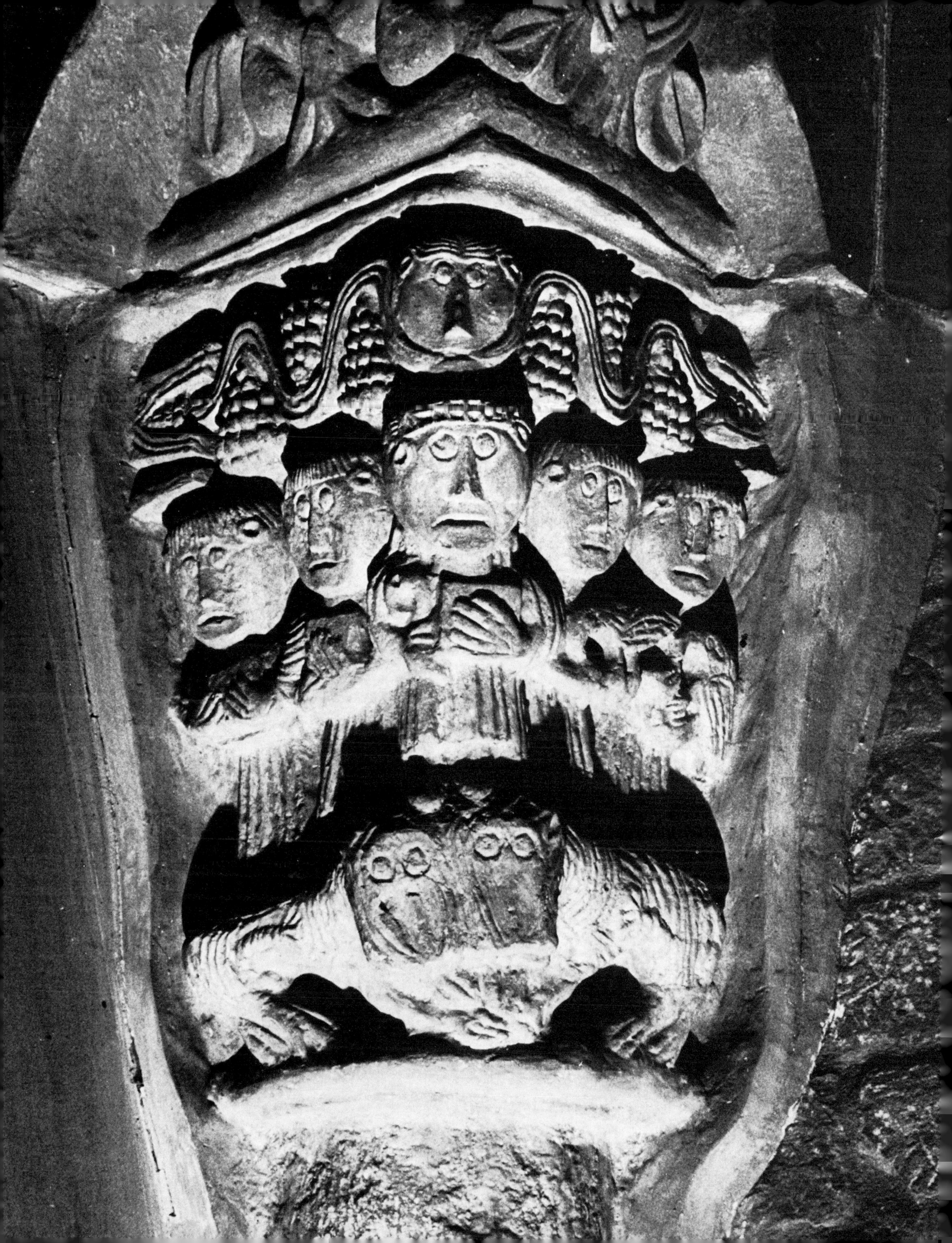

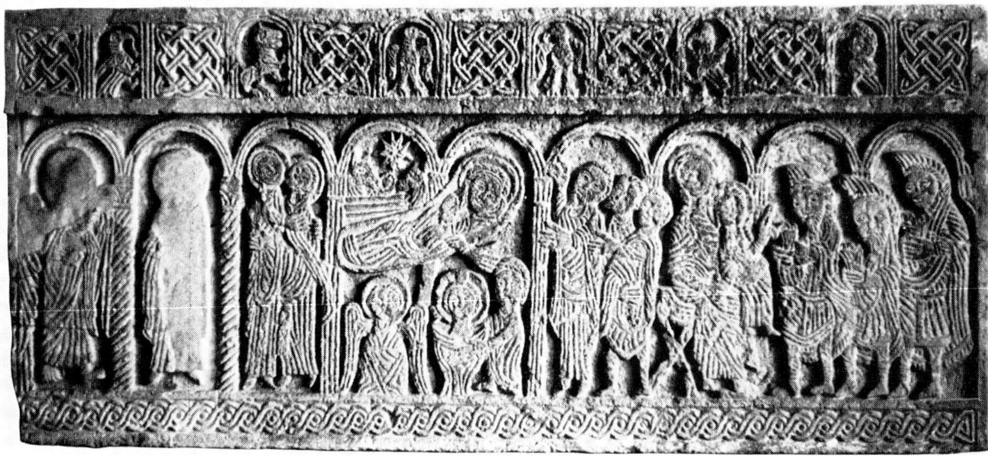

69 ZADAR, Archäologisches Museum

70 CHARLIEU, Pfarrkirche, Kreuzgang

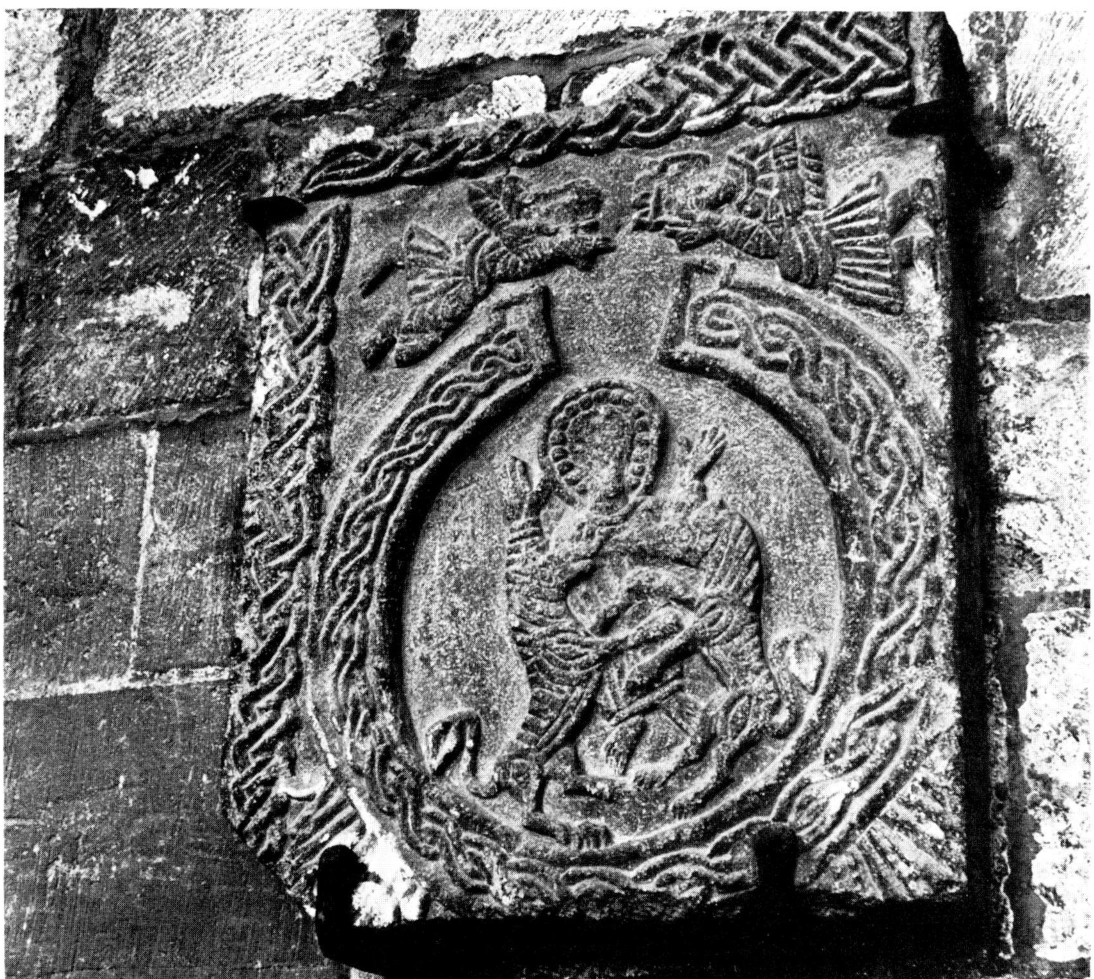

tende, noch nicht dreidimensional-räumlich gewordene ätherische Bilderweben auf der Chorschrankenplatte von *Zadar* (Bild 69) erst richtig verstehen. Diese wundervolle Reliefplatte ist mit noch anderen im archäologischen Museum ausgestellt: sie stammt aus einer altkroatischen Kirche des frühen 11. Jahrhunderts (die »altkroatische« Kunst steht in direktem, lernendem Zusammenhang mit der langobardischen Kunst).

Unter rhythmisch-schwingenden Arkaden, bis in die Gewandfalten hinein noch aus dem Duktus des Flechtbandstromes heraus gestaltet, zeigt sich eine Bilderfolge der Weihnachtsgeschichte, von der Verkündigung über die Begegnung der Marien, die Krippe mit Ochs und Esel, den Besuch der Hirten bis zur Anbetung durch die heiligen drei Könige. Über den mineralisch toten Stein fließt aber zuerst, zuunterst ein Zweierflechtband, die Stufe des Lebens verwirklichend, darüber als breites Band die seelenvolle Sphäre des Bilderwebens; doch zuoberst, gleichsam auf der geistigen Stufe der Urbilder, primär und von höchstem Rang, zeigen sich, wie Eingangstore aus dem oder zu dem Übersinnlichen, die siegelhaften Flechtband-Zeichen. Also eine voll und ganz richtige Stufenfolge vom Geistigen über das bildhaft Seelische, das ätherisch Lebendige bis zum Toten, und umgekehrt!

Die Platte von *Charlieu* (Bild 70) ist in ähnlicher Weise aufschlußreich. In oberster Zone webt zeichenhaft ein Viererflechtband; ein gleiches verbindet auf der linken Seite das Oben mit dem Unten, bietet den »Himmelskräften« (Goethe, Faust) die ihnen adäquate Form an, daß sie »auf- und niedersteigen« können. Daniel ist körperlich nur angedeutet durch sein Haupt im Perlen-Nimbus zwischen den in Anbetung sich aufrichtenden Löwen. Und die Löwengrube?

71 Poreč, Euphrasius-Basilika

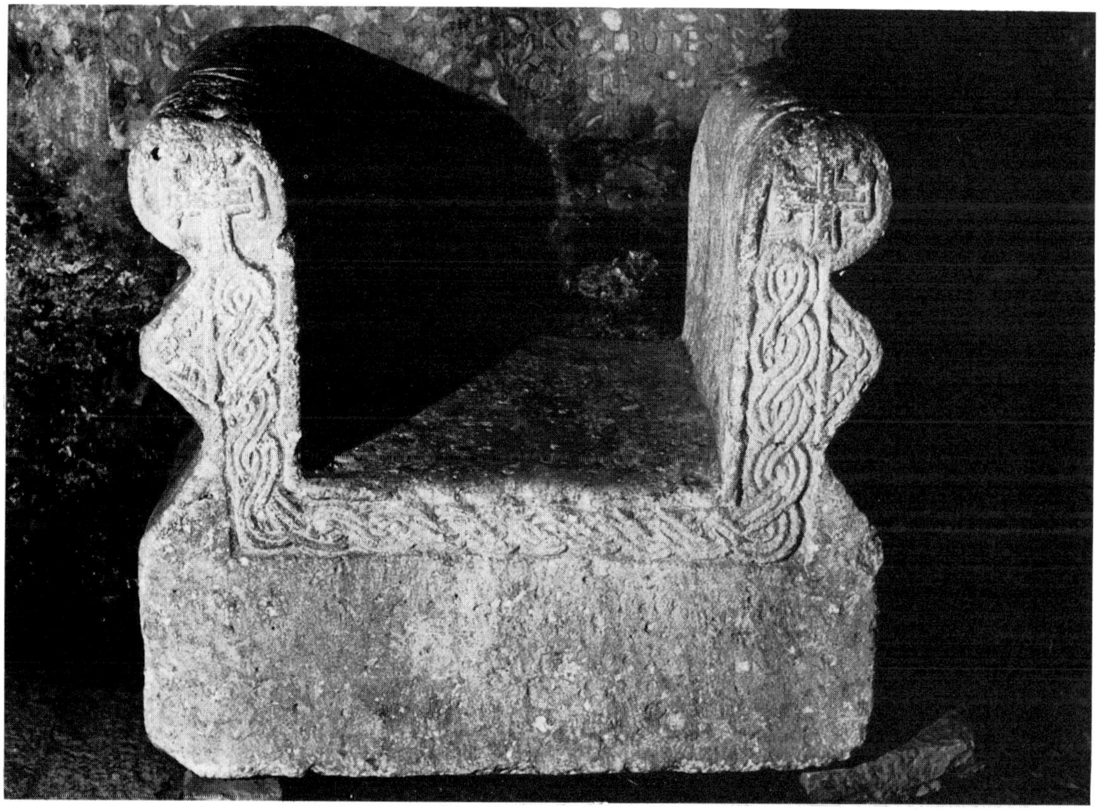

Damit das ganze, in Wirklichkeit in einer übernatürlichen Sphäre sich abspielende Geschehen niemals in rohem und primitivem Naturalismus einer bildlich-gegenständlichen Diesseitigkeit mißverstanden werden kann, ist die »Löwengrube«, spirituell exakt, als oben offenes Flechtbandrund gebildet.

Auch auf der bischöflichen Kathedra (Bild 71) im Atrium der Euphrasius-Basilika von *Poreč* in Istrien hebt das Zweier-Flechtband den auf ihr Sitzenden aus der Lebensstufe der diesseitigen Vergänglichkeit, machtvolle Geistes-Gegenwart schaffend, in die geistige Höhe und Hoheit des »Wortes«.

6. Vom Werden der Form auf dem Stein

Auf dem Hügelrücken einer Halbinsel, gegenüber von *Triest*, dicht an der jugoslawischen Grenze, steht die tausend Jahre alte Kirche von *Muggia Vecchia*. Sie ist im 10. Jahrhundert an der Stelle einer noch älteren Kirche erbaut worden. Nach sehr alter örtlicher Überlieferung war diese Vorgängerin eine Michaelskirche. Von der Aussichtsterrasse, die dem Gotteshaus vorgelagert ist, genießt man einen herrlichen, umfassenden Blick über das Meer bis zu den Iulischen Alpen, und bei klarem Wetter sieht man den Michaelsberg des *Monte Rè*, den »Berg des Königs«.
In Anbetracht der besonderen geographischen Lage – Berg, Halbinsel, Augenverbindung zu einem anderen Michaelsheiligtum – würde man eine Michaelskirche durchaus für möglich halten.
Beim Betreten der schlichten, aber außerordentlich stimmungsvollen Pfeilerbasilika – man hat in ihr vor noch nicht allzu langer Zeit bedeutende Fresken aus dem 13. Jahrhundert freigelegt – erhält man unmittelbare Gewißheit. Auf den Chorschranken, die noch nach frühchristlicher Art den Gemeinderaum vom Presbyterium abgrenzen, erblickt man mit Staunen – welch herrliche Entdeckung! – reiche Flechtbandsteine, die zweifellos aus einer älteren langobardischen Michaelskirche, wahrscheinlich des frühen 8. Jahrhunderts, als Spolien in den Bau des 10. Jahrhunderts eingemauert worden sind. Sogar auf der Unterseite einer der Stufen zur Kanzel findet die tastende Hand noch ein Flechtornament. Man empfindet sich wie umgeben von der himmlischen Sphärenmusik dieser klingenden Steine!
Eine dieser Formen ist in ihrer elementaren Einfachheit wie ein Wunder (Bild 72): eine strömende Gerade wird begleitet von einer wellenförmigen Runden.
Sind die Gerade, die Runde nicht Urelement, Urpolarität alles Geformten?
In seiner »Harmonice Mundi« (1619) sagt Kepler, ». . . daß Gott in seinem unerschütterlichen Ratschluß das Gerade und das Krumme von Anbeginn ausgewählt hat, um mit ihm die Göttlichkeit des Schöpfers in die Welt hineinzuzeichnen . . . So hat der Allerweiseste also die Größenwelt ersonnen, deren ganzes Wesen in den beiden Unterschieden des Geradlinigen und Krummlinigen beschlossen ist.«
Rudolf Steiner hat die Lehrer der von ihm begründeten Waldorfschulen angewiesen, den Unterricht in den ersten Klassen mit dem Zeichnen solcher Formen der »Göttlichkeit des Schöpfers« zu beginnen. »Wir lassen das Kind einfache runde, eckige Formen, rein um der Form willen, zeichnen,

72 Muggia Vecchia

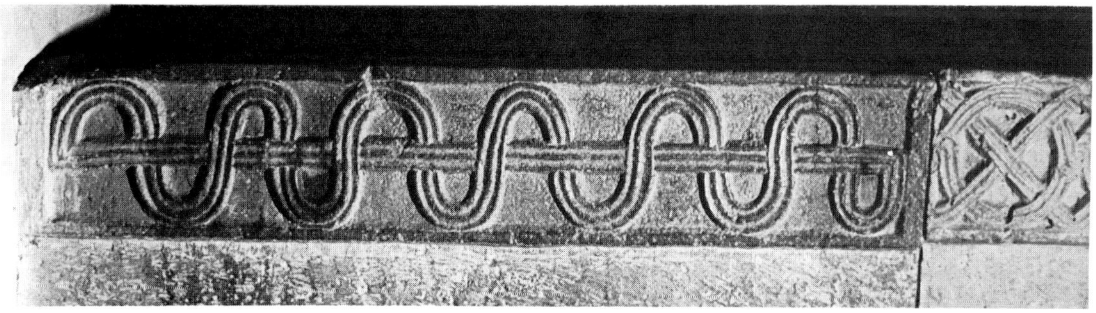

nicht . . . um der Nachahmung eines Äußeren willen«.[1] »Wir unterrichten den Willen und pflegen damit ganz besonders den Intellekt.«[2] Daß der Intellekt als Organ für »Weisheit« nicht durch zu frühe Betätigung desselben, sondern durch willenshaften Umgang mit Formen gepflegt wird, die einer göttlichen Urweisheit entstammen und die ihrem Wesen nach in jedem Menschen veranlagt sind, ist eine tiefe, pädagogisch fruchtbare Einsicht und Anregung für eine rechte Menschenbildung. Auch in den folgenden Klassen der Waldorfschulen wird die schöpferische Betätigung der Schüler mit den Elementen der Formensprache – im Formenzeichnen und der geformten Bewegung in der Eurythmie – als Grundlage und Voraussetzung einer menschengemäßen Pädagogik ernst genommen.

Die Grundformen des Runden und des Geraden (fig. 22) haben wir schon in der Einführung kennengelernt (Bilder 39, 40). Wenn wir nun versuchen, die beiden Formtendenzen miteinander zu verbinden, den in sich geschlossenen Kreis mit der Richtungskraft der Geraden, so entsteht, als harmonische Ausgleichsform, das Zweierflechtband! (fig. 23). Wenn wir der doppelten Bewegung dieser einfachsten Flechtbandform innerlich nachgehen, sehend – hörend, »mit den Augen tastend«, wie Goethe einmal gesagt hat, so erleben wir ein rhythmisches Sich-Verbinden und Lösen der zwei Grundelemente: in der Welle dominiert das Runde, in der Kreuzung das Gerade.

Auch die einfachste Form des Zweierflechtbandes haben wir schon betrachtet, die sogenannte »Lemniskate« (Bilder 29, 30, 31). In dieser Achterform empfinden wir besonders deutlich, wie

Rund	–	Gerade
Verflüchtigen	–	Erstarren
Kreisen	–	Kreuzen
Umkreis	–	Punkt
»Spreizen«	–	»Ballen«

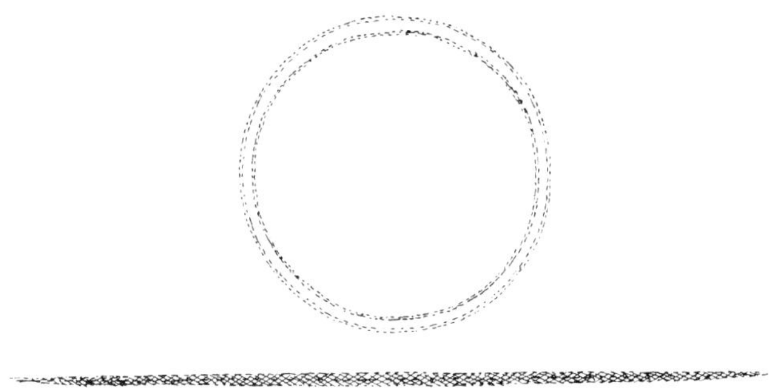

fig. 22

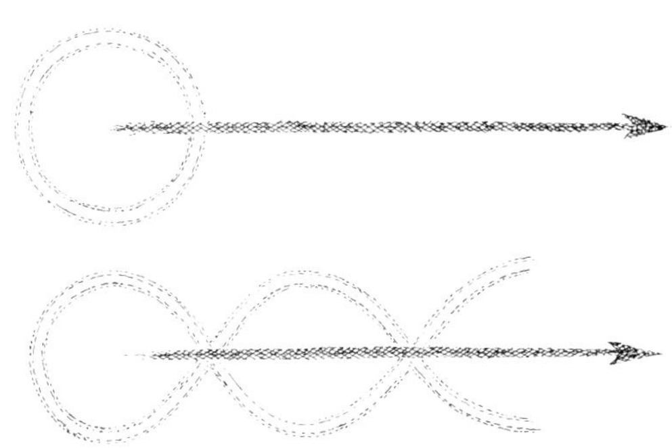

fig. 23

[1] Rudolf Steiner, Erziehungskunst, Seminarbesprechungen und Lehrplanvorträge, Dornach 1969.
[2] Rudolf Steiner, Die Erneuerung der pädagogisch-didaktischen Kunst durch Geisteswissenschaft, Dornach 1958.

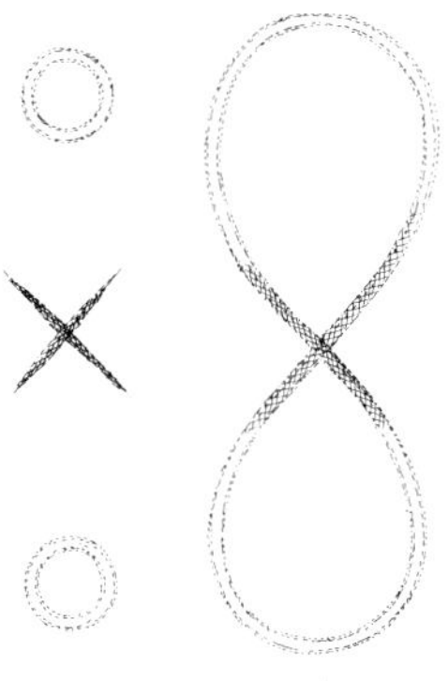

fig. 24

fig. 25

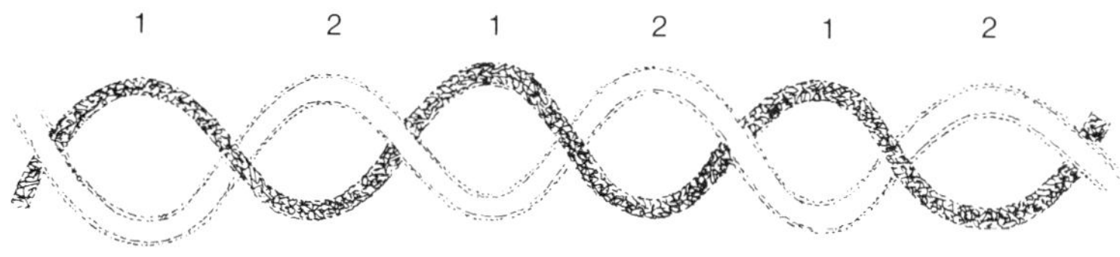

sich in ständiger Verwandlung die Waage halten und als Resultat ... »*Mitte*« bewirken (fig. 24). Das dynamische Halten der Mitte zwischen den Extremen: das ist innerste Substanz im Formengestus des Flechtbandes!

An dem schönen rötlichen Stein aus *Split* (Bild 73) erkennen wir, wie diese Dynamik vital bleibt, nicht zum toten »Ornament« erstarrt. Wenn wir diesem dreigefalteten Bandstrom nachsinnen, mit unserem Bewegungssinn, Tastsinn, Gleichgewichtssinn, dann spüren wir, wie frisch und spontan die lebendige Bewegung sich dem Stein eingeprägt hat. In dieser Spontaneität, welche nicht zu lebloser Regelmäßigkeit und Symmetrie erstarrt, zeigt sich nicht »Unordnung« (gemessen an der vollendet geordneten, klassisch-antiken Formgestalt), sondern die höhere Ordnung des Lebendigen gegenüber der toten Geometrie.

Wir nennen dieses Flechtband »Zweierflechtband«, weil zwei Wellen sich miteinander verbinden (fig. 25), selbst wenn man sie an den Enden zusammenschließen und in einem Zuge zeichnen kann. Ein weiteres köstliches Beispiel für den kraftvoll-eigenwilligen Charakter des Flechtbandes ist das Fragment von S. Giorgio in Velabro in *Rom* (Bild 74). Einmal breit dahinströmend, dann wieder enger werdend, ja als ganzes Band sich noch einmal schlingend, bewegt sich hier die Welle um das Kreuz.

Paolo Verzone[1] hat richtig erkannt, daß sich diese Flechtbänder grundlegend unterscheiden von den nordischen Ornamenten des 1. und 2. Salin-Stils oder denjenigen der römischen Zeit. Wir sind mit ihm einig, wenn er sie kennzeichnet als »eine nach innen gewandte Kunst, in welcher der Künstler

[1] P. Verzone, Werdendes Abendland, Baden-Baden 1967.

73 Split, Archäologisches Museum

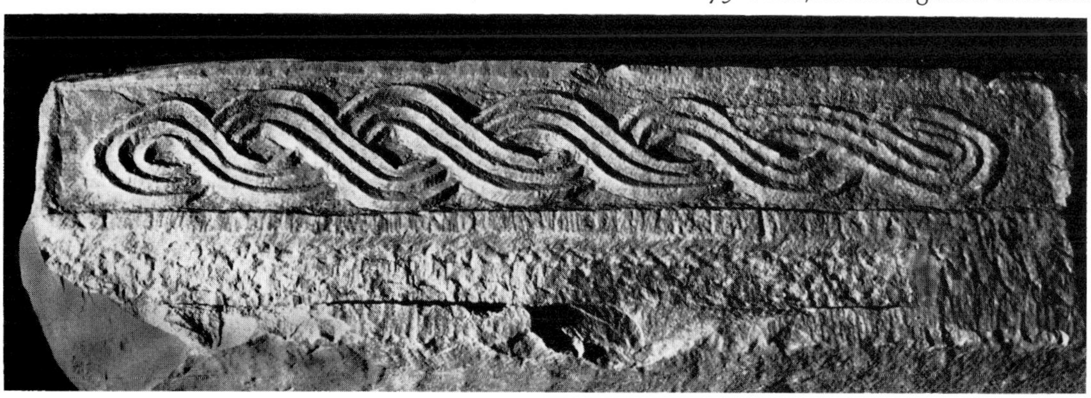

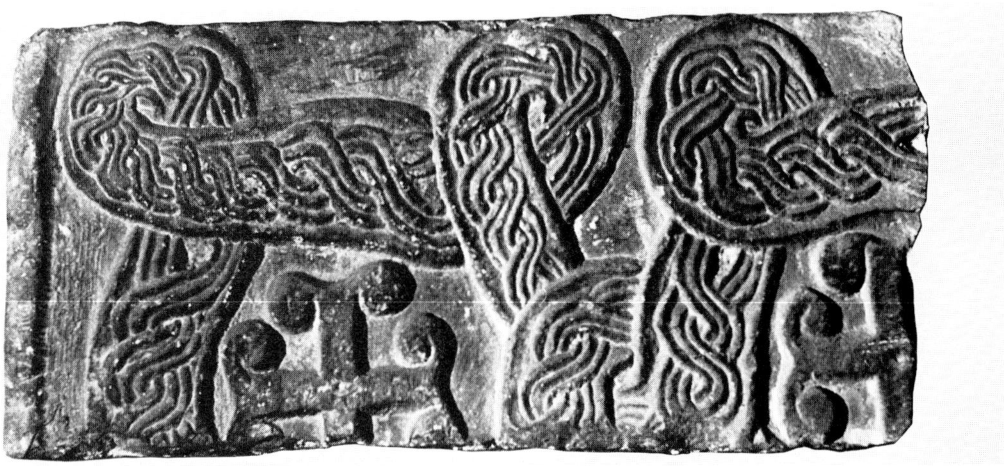

74 ROM, S. Giorgio in Velabro

auszudrücken versucht, was in ihm vorgeht, und nicht, was um ihn herum geschieht«; er nennt sie konsequenterweise »dynamische Flechtbänder«. Er mißversteht aber diese Dynamik gründlich, wenn er darin nichts anderes zu sehen vermag als »kraftvolle Unordnung«, die »nur aus einer Laune heraus entstanden« sei.

Von den tausenden der Blätter eines Lindenbaums, die doch alle als Lindenblätter zu erkennen sind, gleicht keines genau dem anderen. Ist deshalb Laune, Willkür, Unordnung darin zu finden? Alle die ähnlichen und doch nicht gleichen Naturgestalten deuten doch auf ein gemeinsames »geheimes Gesetz« (GOETHE), eine höhere Ordnung.

Auch unsere Flechtbänder haben ihr »geheimes Gesetz«. Doch sind sie niemals mit Zirkel und Lineal konstruiert worden, wie ROMILLY[1] (allerdings für die keltischen Band-Ornamente) glaubt aufzeigen zu können. Erst Spätstufen zeigen deutlich den Gebrauch solcher Hilfen, und sie wirken dementsprechend geistleer und tot.

Man bekommt den Eindruck, die dynamischen Flechtbänder seien – in den Grenzen des »geheimen Gesetzes« – von freier Hand, gewissermaßen al fresco gezogen.

Welches ist das den Flechtbändern zugrunde liegende Gesetz? Wie sind sie konkret entstanden?

Wir möchten am liebsten einem Meister bei seiner Arbeit zusehen, ihre Entstehung verfolgen können. Das ist unmöglich, tausend Jahre sind seither vergangen.

Wie wäre es aber, wenn wir eine Arbeit fänden, die aus irgendeinem Grunde nicht vollendet worden ist, die in einer Entstehungsphase stehengeblieben ist? Das wäre gewissermaßen eine Momentaufnahme aus einem zeitlichen Werdeprozeß, und vielleicht könnten wir ihr Gesetze und Vorgänge des künstlerischen Gestaltens ablesen.

Solcher Beispiele sind uns einige bekannt, in S. Antimo bei *Castelnuovo del Abbate*, in *Aquileia*, in *Grandson*. Sie zeigen uns jedesmal, daß nicht geometrisch konstruiert, sondern mit Ritzlinien frei vorgezeichnet wurde, aber auf Grund eines »Ge-setzes«: es wurden Punktreihen gesetzt, um die herum die Bänder frei gezogen wurden. Das aufschlußreichste Beispiel ist von E. J. THIEL[2] gefunden und genau untersucht worden. Es ist ein Erzeugnis der Buchschreibekunst, aber Thiel selber hat schlüssig nachgewiesen, daß die Gesetze der »ars lineandi« in der Steinmetzkunst und in der Buch-

[1] A. J. Romilly, Celtic art in pagan and christian times, London 1904.

[2] E. J. Thiel, Studien und Thesen zur Initial-Ornamentik des frühen Mittelalters, in »Die Barke«, November 1963.

malerei die gleichen waren; da aber die mittelalterliche Steinmetzkunst älter ist als die entsprechende Buchornamentik, die im wesentlichen erst im 9., 10. Jahrhundert entstanden ist (Thiel), kann man sogar annehmen, daß die Gesetze der Steinmetzkunst von den Buchskriptoren übernommen wurden. Jedenfalls sind enge Kontakte wahrscheinlich zwischen den langobardischen Meistern von Comacina und den Buchschreibern des langobardisch-irischen Klosters *Bobbio*.

Das Beispiel, das von Thiel ausführlich untersucht wurde, ist in der Tat hochinteressant. Auf fol. 7 des Codex 124 der Stiftsbibliothek *St. Gallen* findet sich ein Bild eines Engels als Symbol des Evangelisten Matthäus aus dem Anfang des 9. Jahrhunderts. Wir hatten wiederholt die Gelegenheit, dieses herrliche Blatt im Original zu sehen: Die vierflügelige Engelsgestalt steht unter einem Bogen, auf dessen Säulen Flechtbänder strömen. Diese Bänder sind aber nur angefangen; aus einem uns unbekannten Grund hat der »lineandi gnarus«, der Meister der Linienkunst, sein Werk nicht vollendet. Es ist aber schon vorbereitet: dort, wo die Linien noch nicht gezogen sind, sehen wir in regelmäßigen Reihen, in Dreiecken, in Vierecken gesetzte Punkte.

Thiel zeigt anhand zahlreicher Textstellen auf, daß diese Punkte als geometrische Grundfigur »rite«, »lege artis«, also nach spirituellem Gesetz und nach den Regeln der Kunst in »Triangulatur« und »Quadrangulatur« vom Meister gesetzt wurden.

Triangulatur – Quadrangulatur: das sind spirituelle Termini einer kosmischen Mathematik, die in den alten Mysterienschulen von Eingeweihten gelehrt und gehandhabt wurden; sie gehen bis auf die Sphärenharmonien des Pythagoras zurück.

»Lineare«, was sich auch auf Steinflechtbänder bezieht (Thiel), muß »rite creandi« geschehen, mit den Punkten wird die Textur des Flechtbandes, der »gerechte Steinmetzgrund« gesetzt. Zwischen den Punkten, um die Punkte herum fließen und kreuzen sich die Bänder, und der Schöpfer muß wohl darauf bedacht sein, in diesem Labyrinthe »den Faden nicht zu verlieren«, als neuer Theseus, der die Überlegenheit der helleren Ich-Kräfte über den dumpfen wilden Minotaurus beweist und ihn damit bannt.

Als Nachklang uralter Mysterienschulung wird die »ars lineandi«, die Kunst des richtigen Flechtbandziehens von Meistern geübt und gelehrt; im »geheimen Gesetz« offenbaren sich kosmische Intelligenzkräfte, die durch die »rite« gezogene Form dem Menschen zugänglich werden. »Durch die Flechtbänder klingt die Schöpfergewalt der Engelchöre« – dies ist ein solch altes Mysterienwort. Formenzeichnen als menschengerechte Bildung des Intellekts (Rudolf Steiner)? Die Flechtbandkunst der Langobarden, aus spiritueller Quelle geschöpft, kann hierzu höchst zeitgemäße Anregungen geben. Der St. Galler Mönch Ekkehard IV. hat im 10. Kapitel seiner »Casus Sancti Galli« von dem berühmten Lehrer Ekkehard II. erzählt, daß er Schüler, die im Studium Mühe hatten (»ad literarum studia tardiores«), als Anregung und Hilfe Flechtbänder nach vorgegebenen Regeln zeichnen ließ (»ad lineandum occupaverat«)!

Die Punktreihen, welche die Textur des Flechtbandes bestimmen, sind auch an vielen fertigen Steinwerken noch zu sehen. An dem sehr lebendigen Zweierflechtband am oberen Teil des Altarziboriums von *Sovana* in der südlichen Toscana hat der Steinmetz die Punkte betont stehengelassen (Bild 76). Sovana ist der Geburtsort des Mönchs Hildebrand aus der langobardischen Familie der Aldobrandeschi (Aldobrand, Hildebrand: langobardische Namen), des Papstes Gregor VII. (1073–1085), der den Kaiser Heinrich IV. im Schloß *Canossa* schließlich vom Banne löste (1077). Die Kathedrale von *Sovana* wurde zur Regierungszeit des Papstes, wohl mit großzügigen Dotationen von seiner Seite, etwas außerhalb des Städtchens an der Stelle einer älteren Bischofskirche errichtet. Der majestätische Bau (Bild 75) wurde 1973 zur Jahrtausendfeier gut restauriert und vom Papste neu geweiht; seine Größe ist nur im Verhältnis zum Stifter, nicht zu dem sonst unbedeutenden Landstädtchen zu verstehen. In großartiger Einsamkeit erhebt er sich auf einem Tuff-Grat zwischen zwei

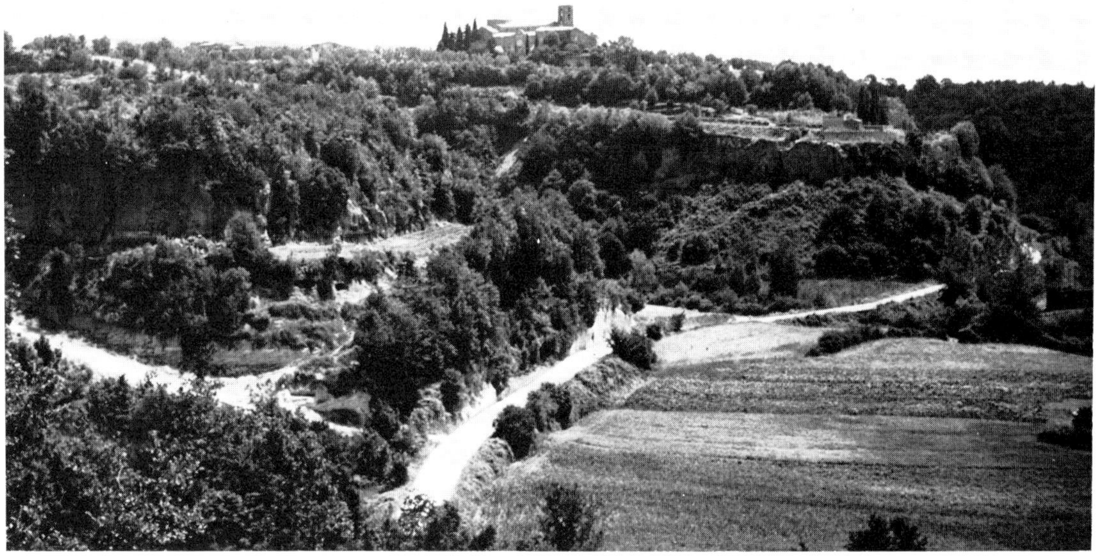

75 Sovana, Kathedrale

tiefen Grabentälern, die dort überall das ganze Land durchziehen. Wir sind hier im Herzen des alten Etrurien, und in großer Zahl sind unten, an den Hängen der Tuff-Felsen, die etruskischen Gräber und Nekropolen eingehöhlt. Eines der prachtvollsten Gräber trägt den Namen des großen Papstes: Tomba di Ildebrando.

Die erregende Tatsache, daß langobardische Kultur und Kunst sich gerade dort zeigt, wo in der Vorzeit das künstlerisch und zivilisatorisch hochbegabte Volk der Etrusker gelebt hatte, wird uns noch weiter beschäftigen.

Von der älteren, verschwundenen Kirche sind an der Kathedrale, besonders am Portal und an der Apsis, zahlreiche Spolien einer eindeutig langobardischen Baustufe zu sehen. Auch die stimmungsvolle Krypta und das Ziborium stammen aus dieser Zeit.

Das Ziborium ist heute im Städtchen, in der Kirche S. Maria zu sehen. Schaffran datiert es in die Zeit um 815; auf Grund stilkritischer Vergleiche, vor allem mit den Ziborien von S. Giorgio in *Valpolicella* und S. Apollinare in Classe *(Ravenna)* würden wir es, und damit die ganze langobardische Kirche, eher ein halbes Jahrhundert früher ansetzen.

Das Ziborium, ein auf vier Säulen sich erhebendes Altar-Gehäuse, meistens mit Zeltdach, ist eine Schöpfung der langobardischen Zeit. Eine frühchristliche Basilika mit Ziborienaltar wäre undenkbar; der ganze Charakter des frühchristlichen Kultraumes würde dadurch gestört und aufgehoben. Gottfried Richter[1] hat in eindrucksvoller Weise die Basilika beschrieben als *Weg* für die Gemeinde durch das von Säulen und Bogen begleitete Schiff zur *Begegnung* mit dem Christus-König (basileios: König), der im Licht- und Farbenzauber des Apsismosaiks zur *Erscheinung* kam. In dieses Gesche-

[1] G. Richter, Ideen zur Kunstgeschichte, Stuttgart 1967.

hen zwischen der Welt der Menschen und einer Welt des Jenseitigen, dieses Einziehen, Begegnen und Empfangen würde sich das Ziborium als Fremdkörper hineinstellen.
Es gibt viele Beispiele von frühchristlichen Basiliken, in die zu späterer Zeit Ziborien hineingebaut wurden, etwa SS. Cosma e Damiano in *Rom,* wo das Ziborium das herrliche Mosaik aus der Zeit AMALASWINTHAS fast völlig verdeckt.
Die Tatsache, daß die Langobarden als erste Ziborien bauten, weist eben mit Deutlichkeit auf den neuen, anderen Charakter ihrer Kirchenbauten. Es sind nicht mehr Orte des Einzugs, des Erscheinens (RICHTER); das Ziborium, das den Altar umgibt und überdacht, zeigt das »Angekommen-Sein«, das Da-Sein, die An-Wesenheit, die Gegenwart des Geistigen.
Der dominierenden Richtung der frühchristlichen Basilika – der Waagerechten, durch das Schiff zu Altar und Apsis hin – würde auch die Richtung in die Tiefe (Krypta) und in die Höhe (Glockenturm) nicht entsprechen. Krypta und Campanile sind frühestens Schöpfungen der langobardischen Zeit (mit der einzigen uns bekannten Ausnahme von *Cimitile* bei Nola), wenn man von der parallelen Entwicklung im irischen Kirchenbau absieht. Wir kennen keine frühchristlichen Kirchen mit Glokkentürmen und Krypten aus der gleichen Zeit; die schönen Rundtürme der frühen Kirchen von Ravenna stammen alle aus langobardischer Zeit; die frühchristliche Confessio unter dem Altar ist nicht mit einer Krypta zu verwechseln, sie ist nicht wie diese ein Kultraum.
STRZYGOWSKI[1] führt das Ziborium auf den iranischen Feuer-Altar zurück; EMIL BOCK[2] hingegen vermutet einen Zusammenhang mit einfachsten kultischen Bauten aus Zeit und Gegend der iro-schottischen Mission.

fig. 26

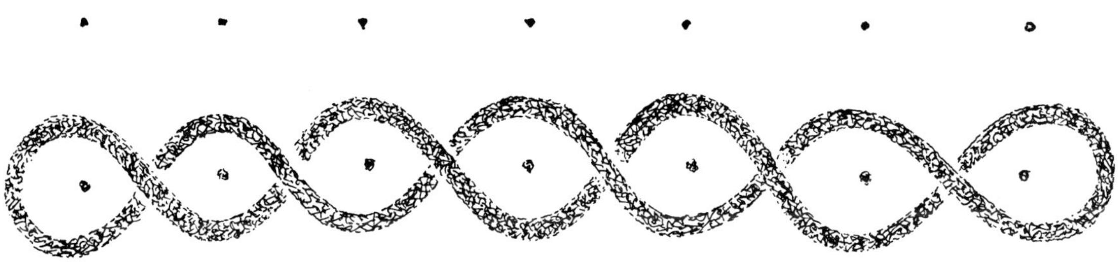

fig. 27

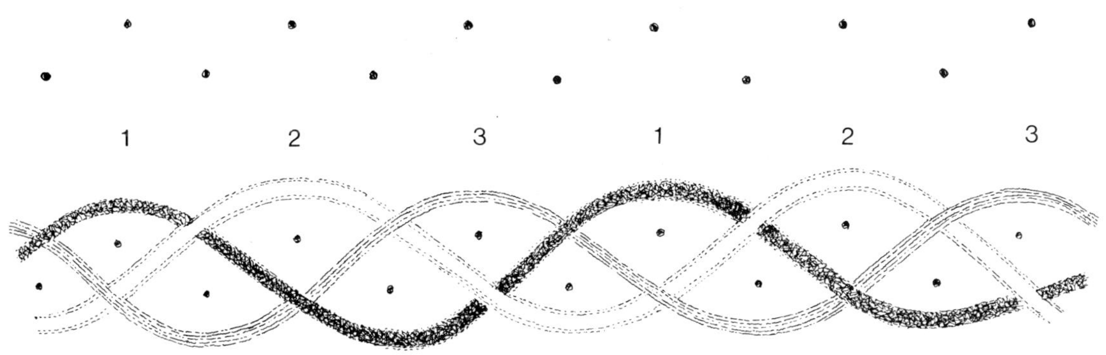

[1] J. Strzygowski, Spuren indogermanischen Glaubens in der bildenden Kunst, Heidelberg 1936; Der Ursprung der christlichen Kirchenkunst, Leipzig 1920.

[2] E. Bock, Das Zeitalter der romanischen Kunst, Stuttgart 1958; Schwäbische Romanik, Stuttgart 1973.

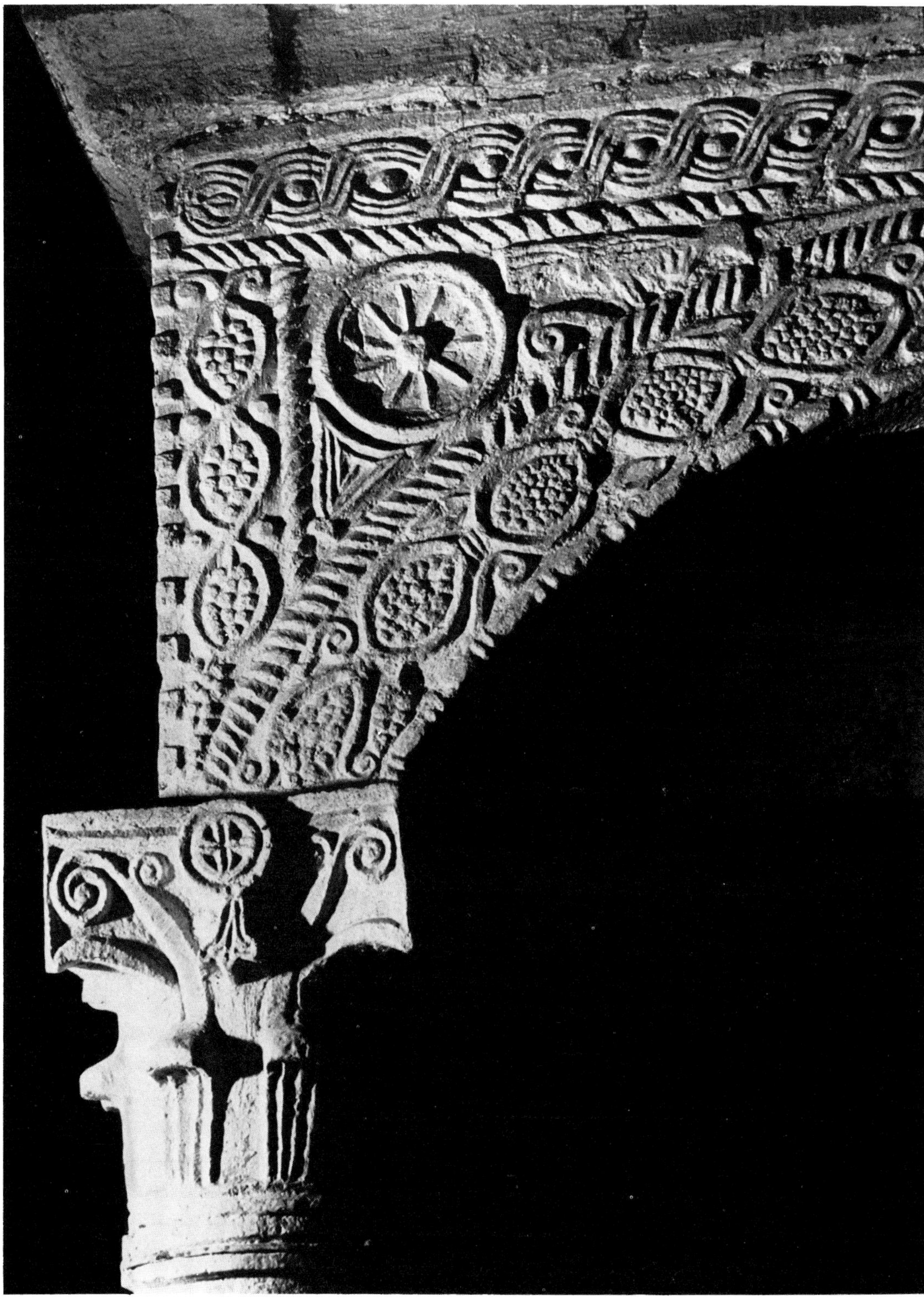

 76 Sovana, Pfarrkirche

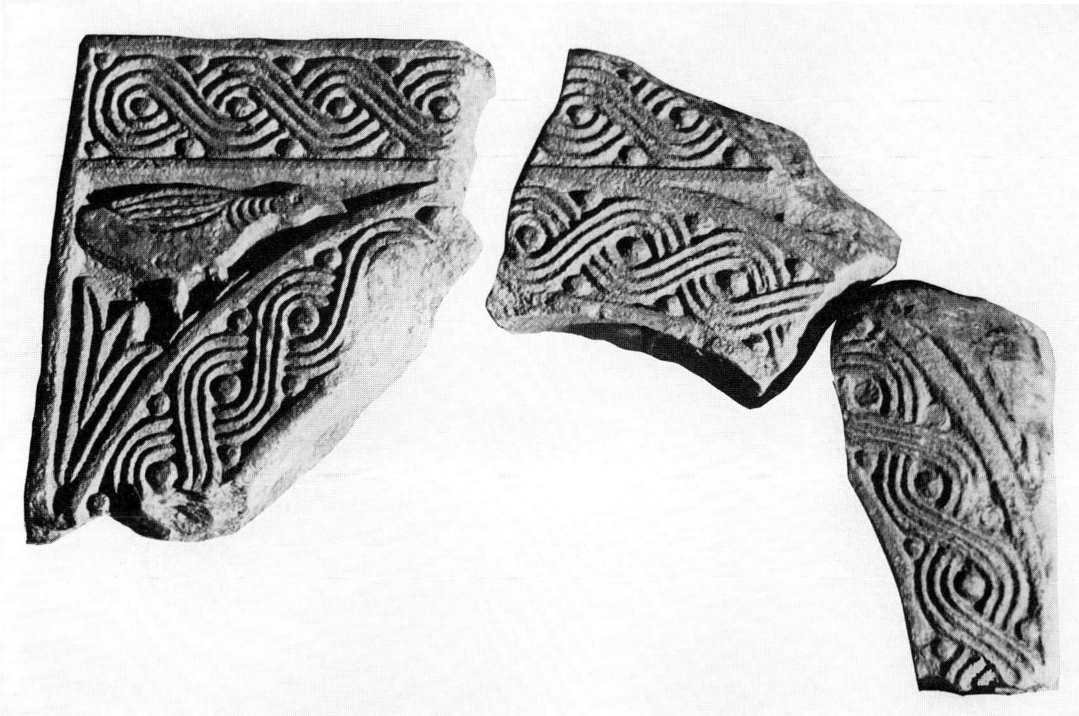

77 Split, Archäologisches Museum

Das fast unbekannte marmorne Ziborium von *Sovana* ist eines der schönsten Werke der langobardischen Kunst. Es gehört einer frühen, einfachen, aber unerhört ausdrucksvollen Stufe an (Bild 76). Im Kapitell sind die antiken Elemente des Akanthus und der Volute ganz in die Formensprache der Flechtbandkunst aufgenommen.

Aus einer Sonne wächst ein Lebensbaum nach unten. Auf dem Bogen ist das christliche Symbol der Rebenranke in die Fläche stilisiert. Eine kleine Spirale wächst aus dem sie begleitenden gedrehten Tau, ein Vogel ernährt sich vom Lebensstrom. Und zuoberst: die schwingende Form des Zweierflechtbandes mit seinen Punkten.

Auch die aus Fragmenten zusammengesetzte Bogenplatte von *Split* (Bild 77) zeigt uns das Flechtband mit der ihm zugrunde liegenden Textur der Punkt-Reihe.

Es wäre also historisch berechtigt, wenn auch wir zum Zeichnen von Flechtbändern die zuerst gesetzten Punkte benützten, um daraufhin das Band in freiem Schwung zu ziehen.

Eine Punktreihe würde ein *Zweier*flechtband ergeben (fig. 26). Wenn wir *zwei* Punktreihen, aber in Triangulatur versetzt, verwenden, dann ergibt sich das *Dreier*flechtband (fig. 27); die Zeichnung zeigt, daß diese wohlbekannte Form des Zopfes sich grundsätzlich aus drei Bändern zusammenflicht, trotzdem diese auch in einem Zug gezogen werden können.

Das Bild 78 zeigt uns einen Stein mit einem *Vierer*flechtband, das wir zeichnen können auf Grund eines Texturschemas von *drei* Punktreihen, in Quadrangulatur versetzt (fig. 28).

Dieses Flechtband fanden wir auf einem kleinen Michaelsberg in Dalmatien, in *Ston*.

Vor die Mündung des grünen Neretva-Flusses, der zuerst in einer Schlucht, dann durch ein fruchtbares Tal von den bosnischen Bergen herunterströmt, legt sich die Halbinsel *Peljesac*. In über 60 km Länge liegt sie fast parallel zur Küste; sie ist nach Istrien die zweitgrößte Halbinsel Jugoslawiens.

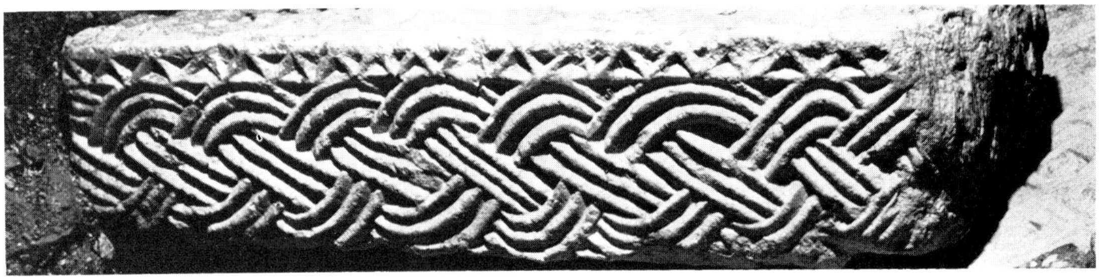

78 Ston, Sv. Mihovil

fig. 28

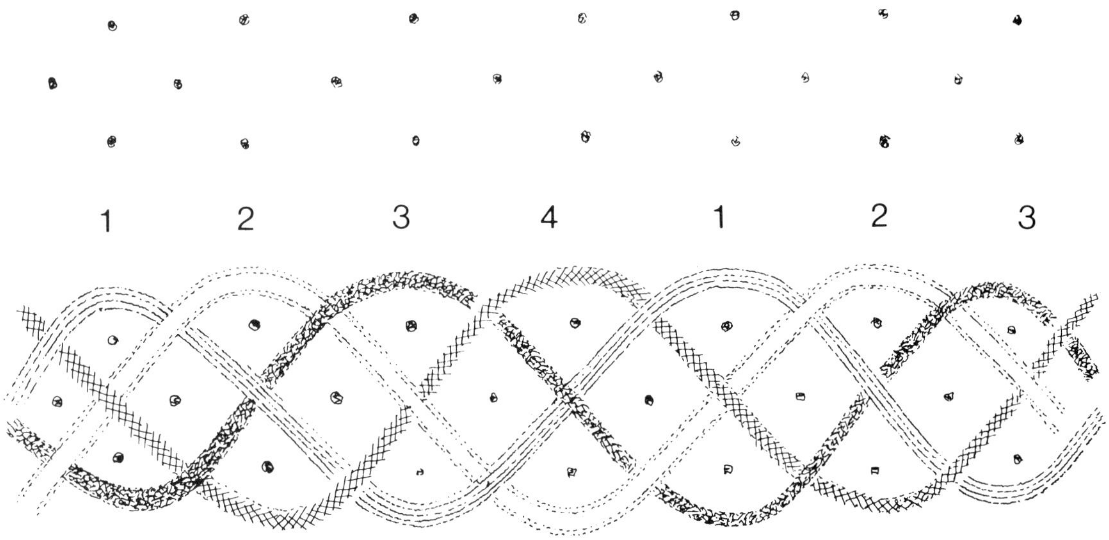

Rudolf Steiner[1] hat darauf hingewiesen, daß dieses abgeschlossene, wilde und unzugängliche Bergland, in dem wir auffallend vielen Schlangen und Adlern begegnet sind, ähnlich wie Istrien eines der letzten Gebiete war, wo uralte atlantische Mysterienkulte sich noch bis in frühgeschichtliche Zeit halten konnten. Im 15. Jahrhundert war Peljesac ein letzter Zufluchtsort der urchristlich orientierten Gemeinschaft der Bogumilen, die von ihren Wohnstätten in der Gegend der Neretva und ihrer blühenden Nebentäler mit Feuer und Schwert vertrieben worden waren.

Die vielen Flechtbandsteine, die man im Gebiet von Ston findet, zeugen davon, daß in vorromanischer Zeit hier einmal ein bedeutendes Kulturzentrum gewesen sein muß. Aus der Berührung der von Oberitalien kommenden langobardischen Kunst- und Kulturimpulse mit der urchristlichen Geistigkeit der Bogumilen entstand in Dalmatien vom 9., 10. Jahrhundert an die altkroatische Kunst. (Wir wissen, daß manche, vor allem auch jugoslawisch-national denkende Autoren den Zusammenhang der altkroatischen Kunst mit der langobardischen bestreiten. Stilkritische Vergleiche machen diese Deszendenz aber augenfällig; außerdem verdanken wir Prof. Belošecić von der Universität *Zadar* den mündlichen Hinweis, daß an einem Meister-Schüler-Verhältnis zwischen hergereisten »magistri comacini« und kroatischen Steinmetzen nicht zu zweifeln sei. Daß die Schüler dann auch zu eigenständigen Meistern wurden, ist selbstverständlich.)

[1] Mündliche Mitteilung von J. Strakosch; s. auch J. Strakosch, Wege mit Rudolf Steiner.

Innerhalb dieses von Rom unabhängigen altkroatisch-christlichen Kulturkreises, dessen künstlerische Zeugnisse im ganzen Küstengebiet der Adria von Istrien bis Dubrovnik in überraschend reichem Maße zu finden sind, muß Ston eine besondere Bedeutung gehabt haben.
Dort, wo die Halbinsel mit dem Festland zusammenhängt, wo später die Eroberer von Dubrovnik ihre heute noch sichtbaren, mächtigen Festungswerke bauten, liegt eine kleine Ebene, die allseitig von Bergen umgeben ist. Man fand hier Grundmauern mehrerer altkroatischer Kirchen und die Überreste des Schlosses der Könige von Zahumlje. An versteckten Orten stößt man auf die monolithischen Grabmäler der Bogumilen; sie sind teilweise tief in die Erde versunken. Die Ebene von Ston ist fruchtbar, Esel tragen die reifen Trauben zur Kelter, man findet Schildkröten in den Teichen; wir kennen keinen schöneren Olivenhain außerhalb von Griechenland als den von *Ston*.
Und mitten aus der Ebene erhebt sich ein regelmäßiger, von Kiefern und Macchia bestandener kleiner Berg, ein Michaelsberg. Denn auf dessen Höhe findet man eine der geheimnisvollen altkroatischen Kirchen, die trotz ihrer bescheidenen Ausmaße so monumental und feierlich wirken. Es ist eine im frühen 11. Jahrhundert gebaute Michaelskirche. Der Innenraum in seiner reichen Gliederung ist königlich; auf einem Fresco-Rest ist der Stifter, ein König von Zahumlje, zu sehen.
Die Kirche muß eine Vorgängerin gehabt haben, die vielen Flechtband-Trümmer künden davon. Wann ist die Michaelsbotschaft der Langobarden hierhergedrungen? Wir wissen darüber nichts Genaues. Aber die klingenden Formen der Steine, die Flechtbänder, Knoten und Wirbel, die neben dem Kirchlein, von vier Nonnen behütet, in einem kleinen Holzverschlag liegen, sprechen eine um so herzbewegendere Sprache.
Von dem Michaelsberg von Ston, in großartiger Bergeinsamkeit, mit dem Durchblick zu zwei Meeresarmen, wandern die Gedanken quer über die Adria zum Michaelsberg von Gargano, der zum

79 NOVIGRAD (Istrien), Lapidarium

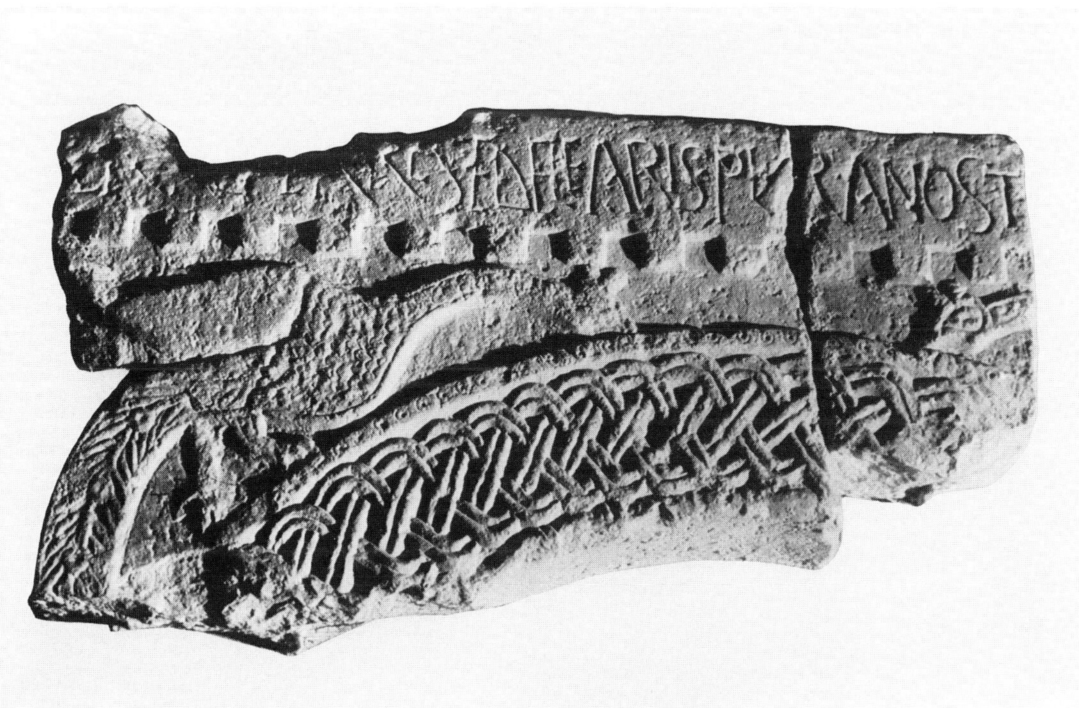

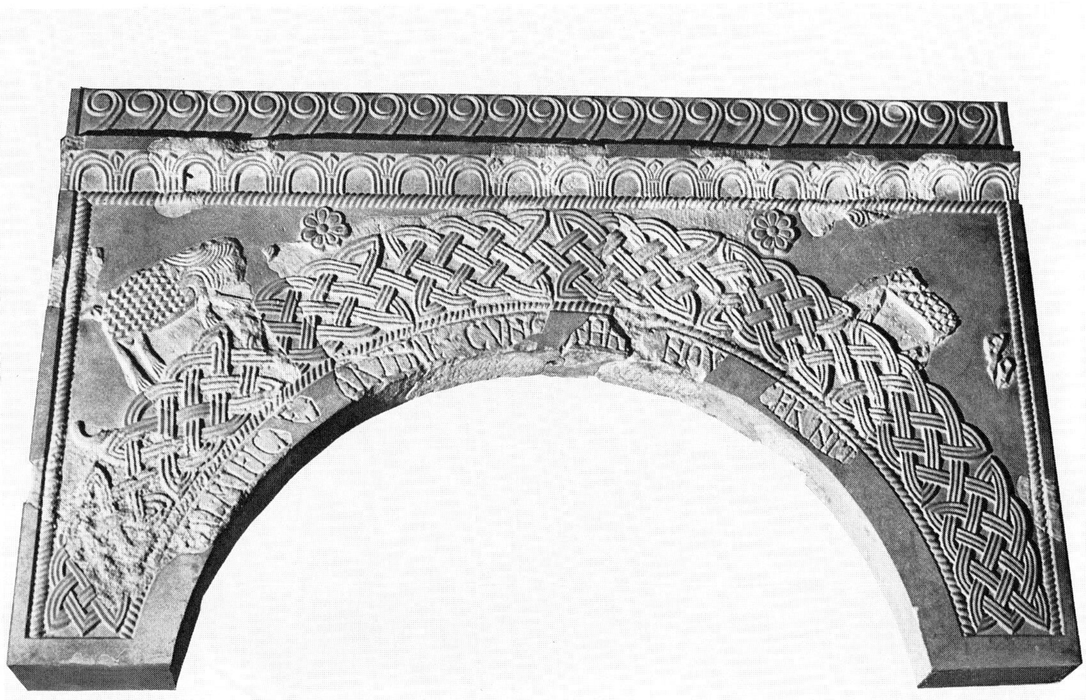

80 Split, Archäologisches Museum

langobardischen Herzogtum Benevent gehörte. Im Gegensatz zu jenem heiligen Ort, dem die Langobarden im 6. Jahrhundert, gleich nach ihrer Einwanderung in Italien, stürmisch zustrebten, der aber seither längst von Kaisern und Päpsten in Beschlag genommen worden und heute von eifriger Priester-, Pilger- und Touristengeschäftigkeit überschwemmt ist, vermag man in der Einsamkeit von Ston, so haben wir es immer wieder erlebt, aus der ungestörten Wirksamkeit der Elemente und den Spuren einer geistdurchdrungenen Vergangenheit, aus der zeitlosen Sprache der Kunst noch etwas zu vernehmen von der realen Gegenwart michaelischen Geistes.

Bild 79: von einer Pelagius-Kirche des 8. Jahrhunderts in *Novigrad*, Istrien, stammt das Bruchstück eines Ziboriums, mit einem schönen Viererflechtband.

Analog lassen sich *Fünfer*flechtbänder auf Grund von *vier* versetzten Punktreihen ziehen. In der langobardischen Kunst sind sie selten; wir kennen Beispiele in *Cellole* und *Valpolicella.*

Die *Sechser*flechtbänder aber, die auf einer Textur von *fünf* Punktreihen entstehen, sind sehr häufig zu finden. Darüber hinaus geht es in der langobardischen Kunst nur in wenigen späten Werken. Wir können hier die morphologischen und topologischen Probleme, die uns die Flechtbandkunst in reicher Fülle aufgibt und die von hohem Interesse sind, nur andeuten. Ein Werk, in dem die Form-Grammatik der Bandkunst gezeigt wird, ihr genetischer Zusammenhang und Aufbau, ihre Nomenklatur zusammen mit einer systematischen Zeichen-Schule, die bis zu einem zeitgemäßen dynamisch-freien Formenzeichnen führen wird, ist in Vorbereitung und wird, davon sind wir überzeugt, vor allem für künstlerische Pädagogik und Therapie von fruchtbarer Bedeutung sein.

Auf einem aus wenigen Fragmenten in vorbildlicher Weise restaurierten Altarziborium in *Split* (Bild 80) erkennen wir auf dem Bogen rhythmisch bewegte Sechserflechtbänder. Urtümlich-expressive Tiere nähren sich davon, Sonnenzeichen schweben darüber.

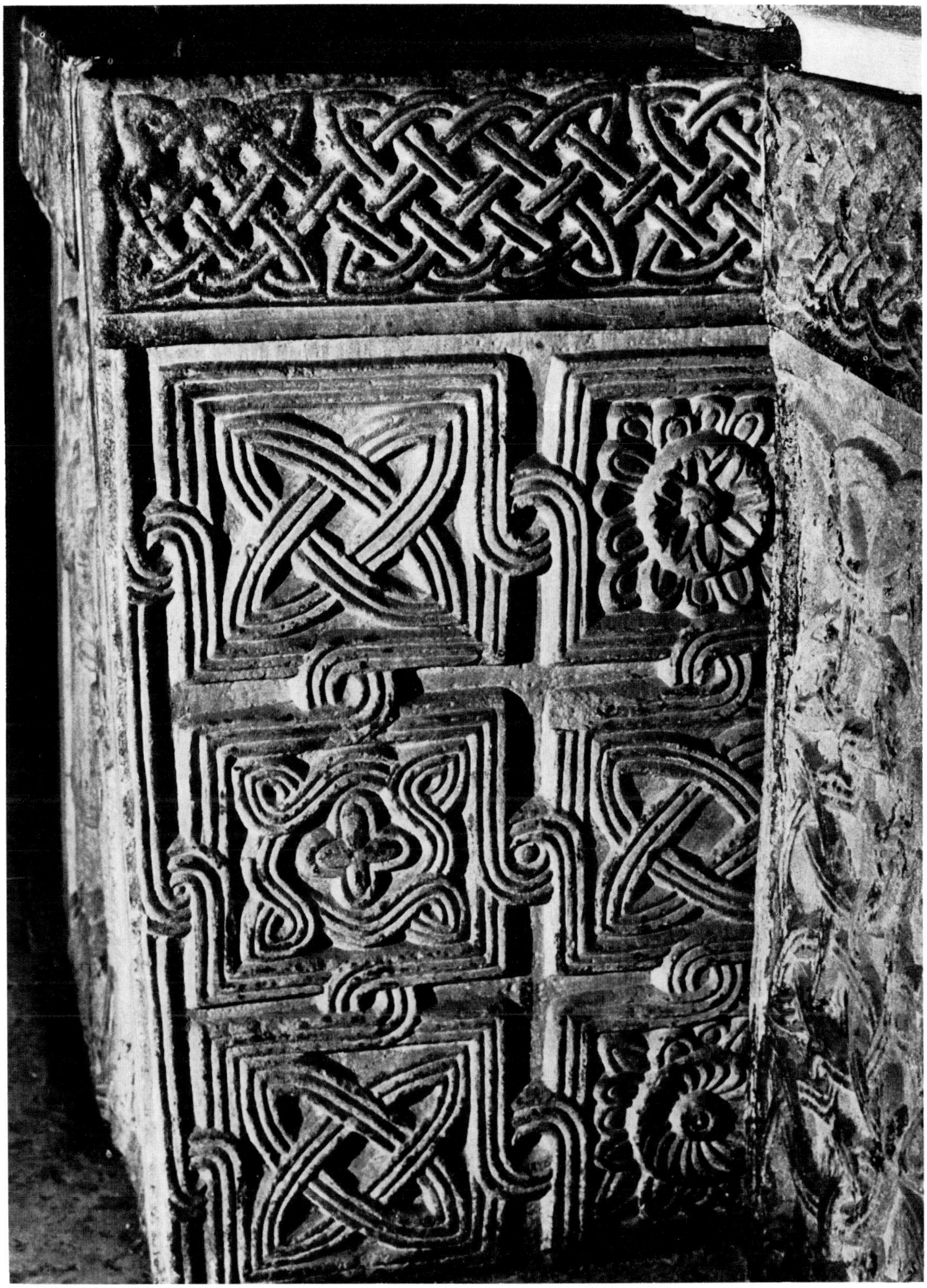

81 Split, Baptisterium im Jupitertempel

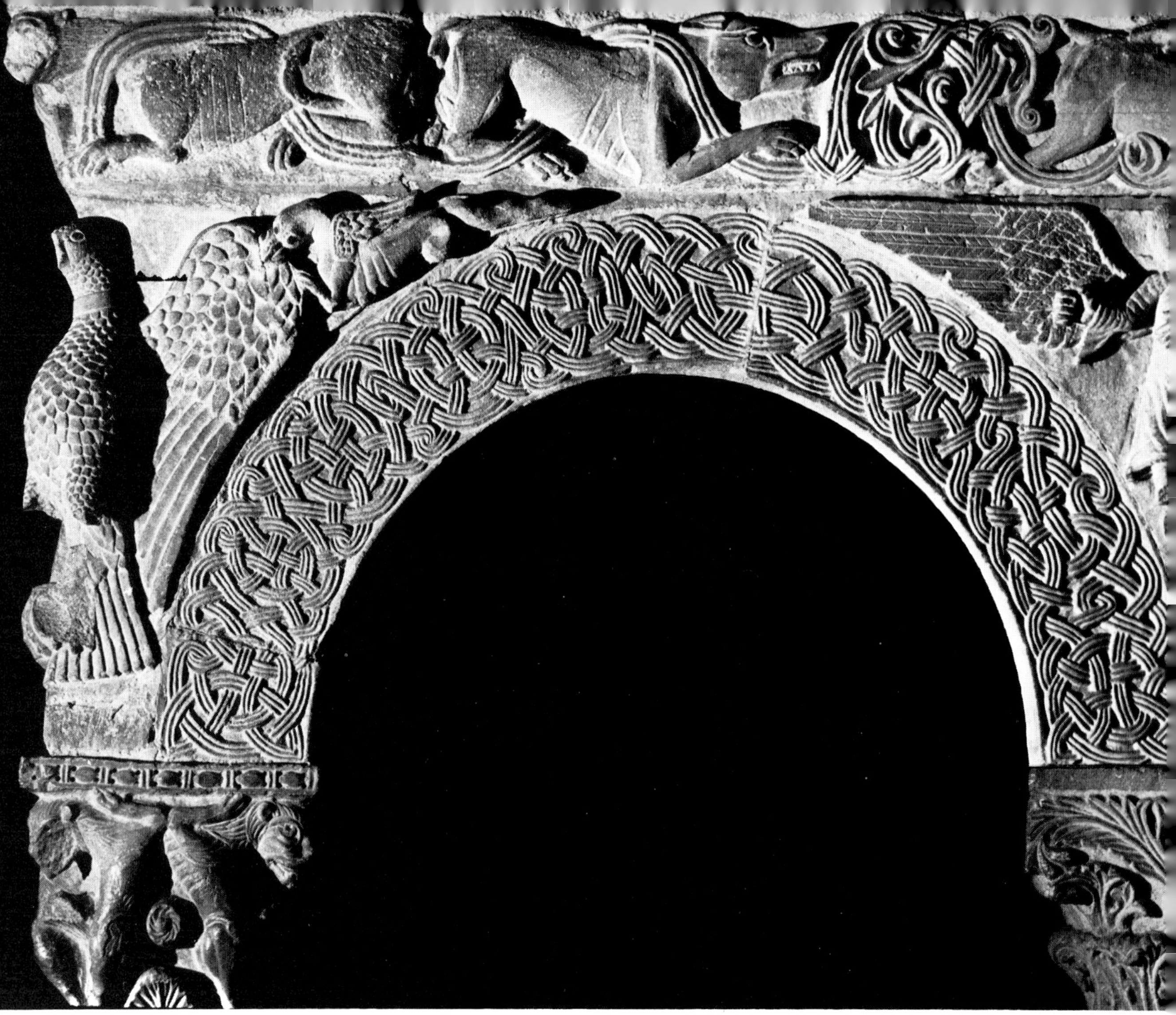

82 MAILAND, S. Ambrogio

Ebenfalls in *Split* finden wir den aus ehemaligen Chorschrankenplatten (Bild 81) aufgemauerten Taufbrunnen in der Cella eines römischen Jupitertempels im Palast des DIOKLETIAN, mit zweifaltigen Sechserflechtbändern. Auf der gleichen Platte in der unteren Zone: Sonnenzeichen, Flechtbandsiegel in viereckigen, von Bandströmen umflossenen Feldern.

Am Eingang zum archäologischen Museum in *Split* ist, von einer altkroatischen Kirche, ein Pilaster angebracht (Bild 83), mit einen Viererflechtband. Wenn wir es zeichnen (fig. 29), dann entdecken wir mit Freude einmal mehr, daß es nicht totes Ornament, ewige Wiederkehr des gleichen ist, sondern daß in den sensiblen Rhythmus des Bandes, sich stauend und lösend, andere Motive eingewoben sind.

Neben der wundervollen Alabasterkirche von S. Antimo bei *Castelnuovo del Abbate* in der Toscana (siehe auch Bild 38) befindet sich die heutige Sakristei, die aber eine Apsis mit altertümlichem Mauerwerk besitzt und unter der eine Krypta mit vier verschiedenen kostbaren Monolithsäulen (Spolien) aufgesucht werden kann. Also ohne Zweifel die Vorgängerin der romanischen Alabasterkirche. Sie wurde von KARL D. GR. gestiftet, der sich gern und oft langobardischer Baumeister und Steinmetzen

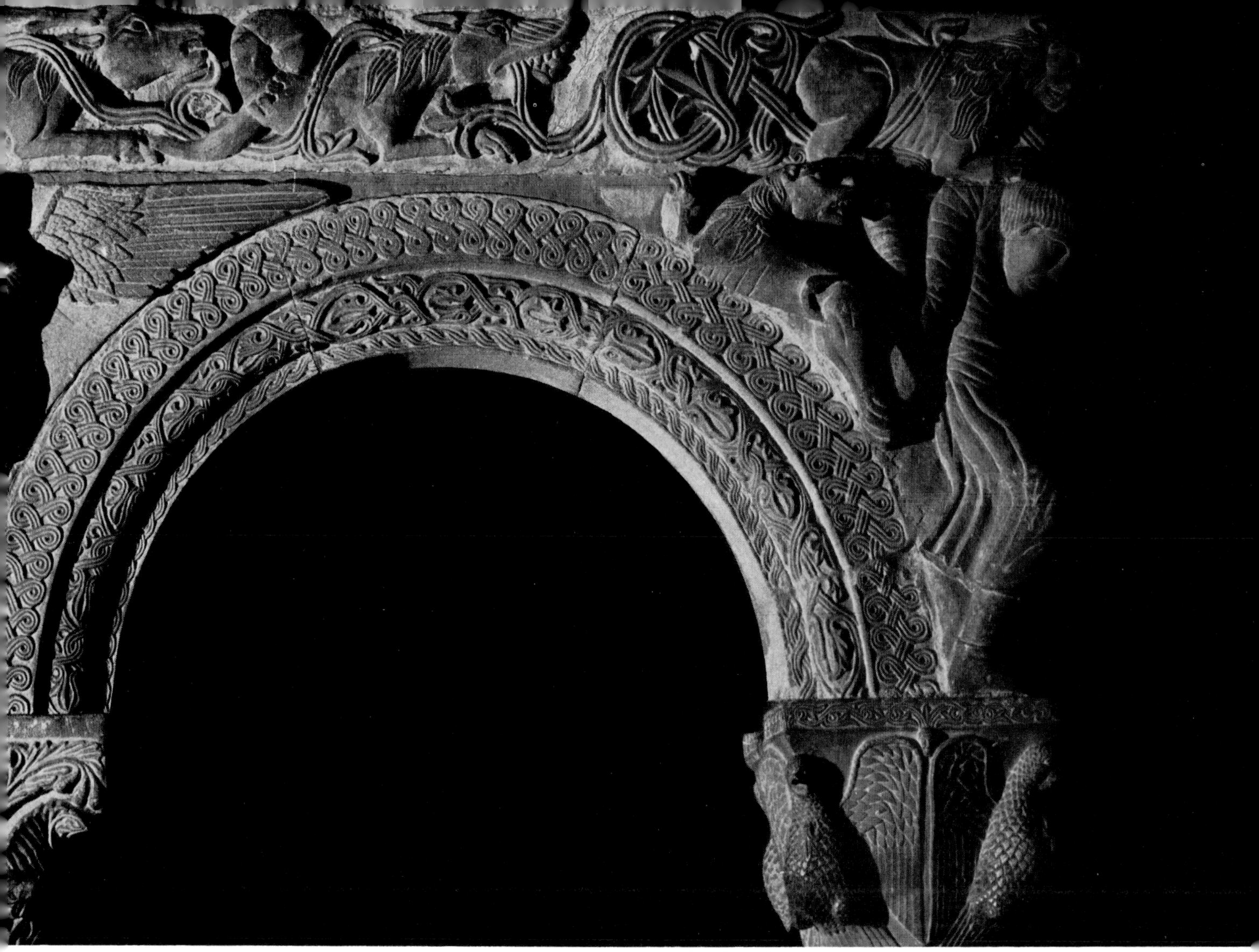

bediente. Diese Sakristei mit ihrer Krypta ist ein ganz seltenes Beispiel eines noch intakten Kirchenraumes aus der Blütezeit langobardischer Kunst (Bild 84).
Vielleicht noch aus dieser ursprünglichen Kirche stammend, jedenfalls aber von deren Reliefplastik inspiriert, ist der Torpfeiler mit dem komplizierten Flechtband (Bild 85). Wir zählen fünf Punktreihen, es ist also grundsätzlich ein Sechser-Band. Wenn wir es aber zeichnen (fig. 30), dann machen wir begeisternde Entdeckungen.
In der unteren, erdzugewandten Zone, hat das Flechtband gerade Formen, eckige Züge. Von oben aber fließt aus einem runden Knotenbandgebilde ein Strom nach unten. Im mittleren Motiv begegnen sich die zwei polaren Tendenzen, begegnen sich Himmel und Erde in zwei zusammenpulsierenden, sich gegenseitig umschlingenden Herzformen.
Außerordentliche Flechtbänder bewegen sich auf den Bögen der Kanzel von S. Ambrogio in *Mailand* (Bild 82). Auf dem rechten Halbkreis sehen wir einen »laufenden Achter«; er beginnt als doppelter, strömt als einfacher weiter und verdoppelt sich zuletzt wieder. Der linke Bogen zeigt eine Komposition, deren vielstimmigem Zusammenklang nur ein guter Zeichner nachspüren kann.

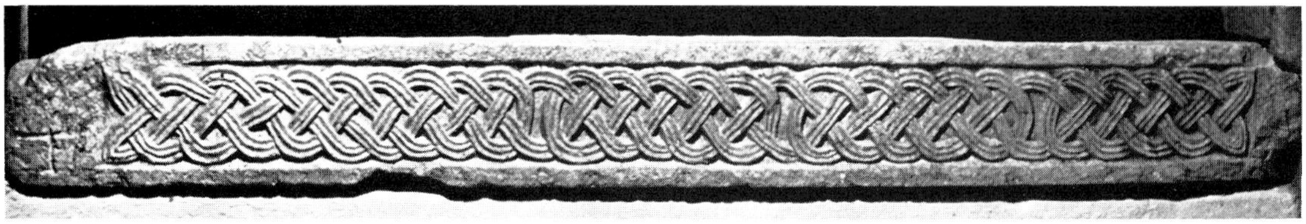

83 Split, Archäologisches Museum fig. 29

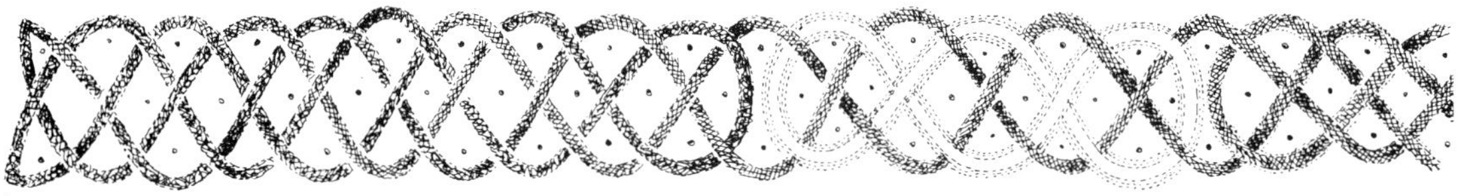

84 Castelnuovo del Abbate, S. Antimo

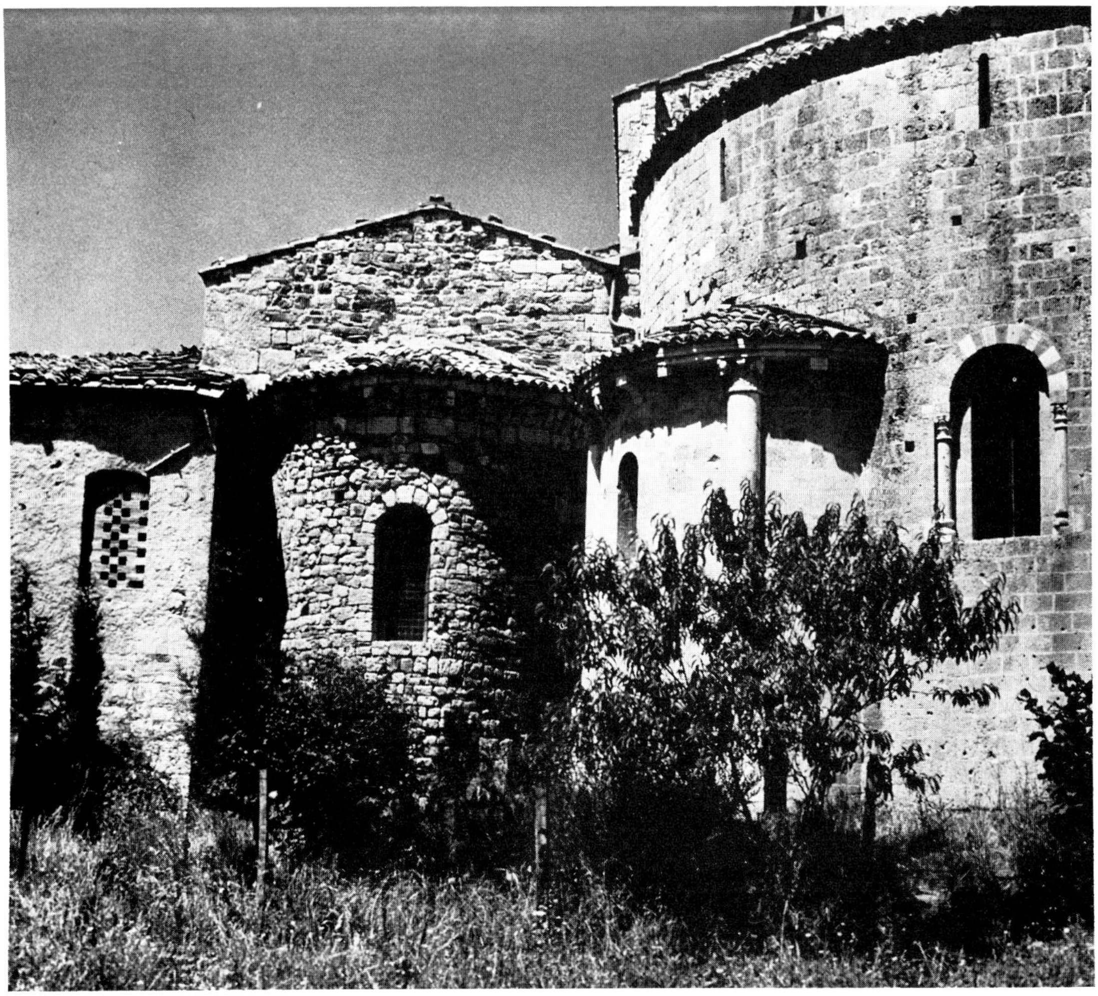

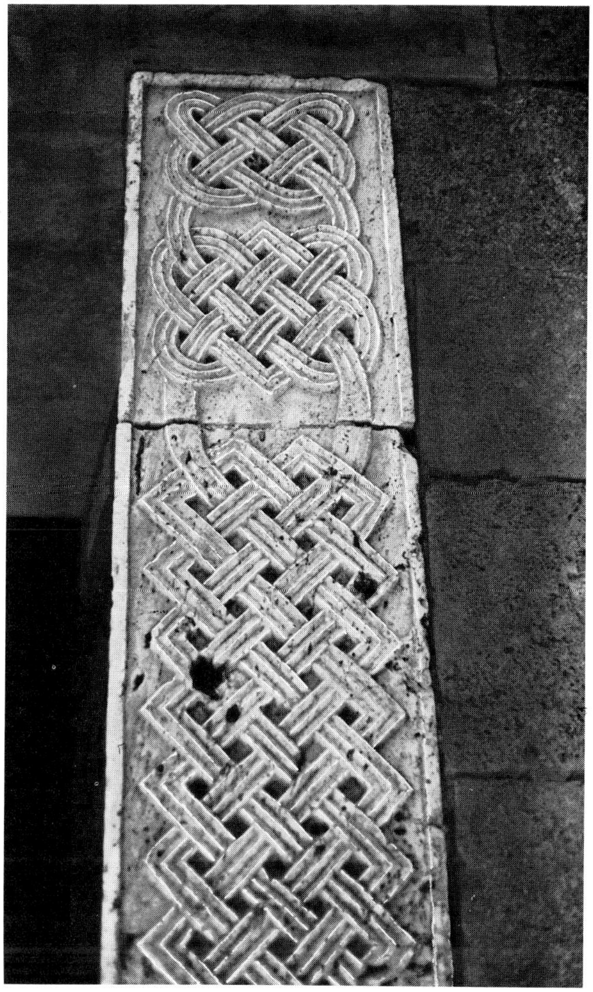

85 Castelnuovo del Abbate, S. Antimo

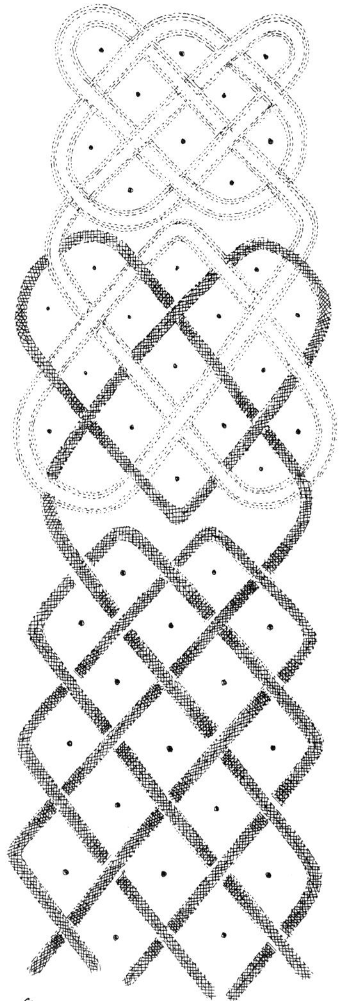

fig. 30

Auf einem Bruchstück einer Steinplatte im Hofe des Nationalmuseums in *Split* finden wir überraschende Formen (Bild 86). Wir erkennen Zweierflechtbänder, die aber in ganz freier Weise sich miteinander verbinden. Ist dies »kraftvolle Unordnung«?

Beim Zeichnen, beim Hören auf die bewegte Form, unter Inanspruchnahme der inneren Sinne, des Bewegungs-, des Tastsinnes erleben wir etwas ganz anderes. Sind das nicht musikalische, sind das nicht Tanzformen? Die Ströme drehen sich um ein Sonnenzeichen herum, gleichsam dessen Kraftspektrum einfangend; wie melodische Motive fließen sie weiter, verbinden sich im Reigen mit anderen, lösen sich, schwingen weiter: eine steingewordene, kosmische Choreographie (fig. 31).

Ähnlich musikalisch-melodische, tänzerisch-eurythmische Motive finden wir in den folgenden Beispielen (Bilder 87, fig. 32, 88, fig. 33, 89, fig. 34, 90, fig. 35, 91, fig. 36, 92, fig. 37). Im Nachzeichnen dieser Bewegungsspuren kann man spüren, wie die Freiheit innerhalb des Gesetzes zu den vielfältigsten Variationen, Verwandlungen und Kontrapunkten anregt, ohne der Willkür und Phantasterei die Tore zu öffnen.

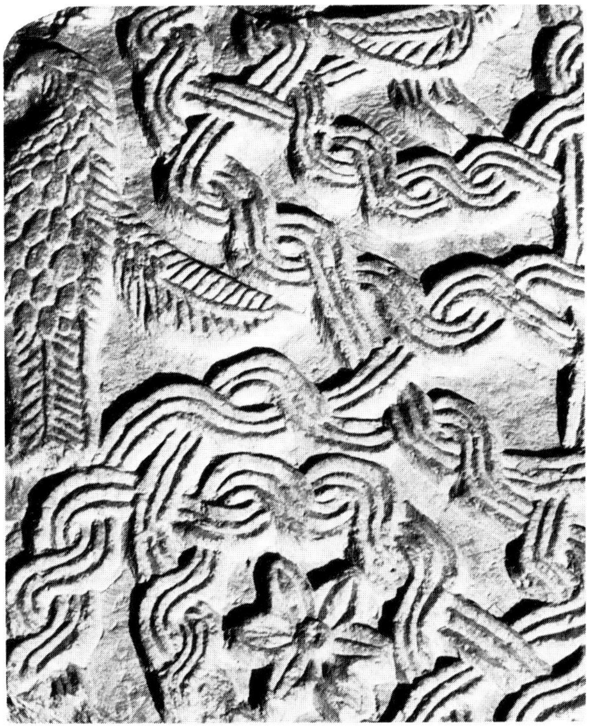

86 Split, Nationalmuseum

fig. 31

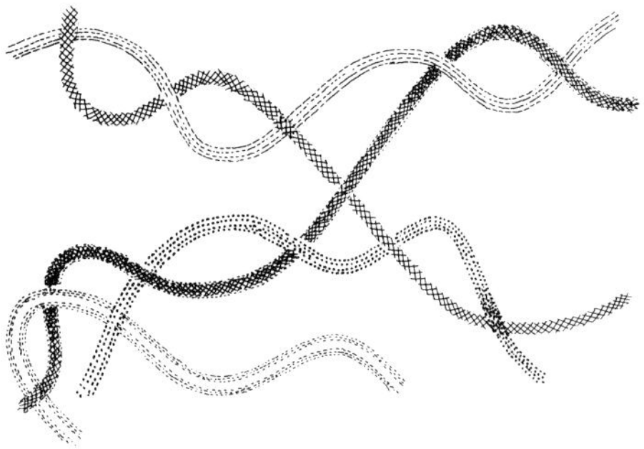

Betätigung der Freiheit in der *Mitte* zwischen den Gefahren der verführerischen Phantasterei und des starren Gesetzes: welch zeitgemäßes und zentrales Anliegen der Erziehung und Selbsterziehung! Genau das ist die innere Essenz der Flechtband-Bewegung.

»Nur das Gesetz kann uns die Freiheit geben« (Goethe).

Beim letzten Beispiel (Bild 92) ist zu empfinden, wie nur ein Schritt noch nötig ist, um aus den traditionellen Texturen der »ars lineandi« zu einem freien Setzen einer eigenen Regel, eines Motivs zu kommen, der dann in weiteren Stufen zu freiem, schöpferischem Schaffen führen kann.

Die übende Beschäftigung mit dynamischen Flechtbändern würde also dazu führen – so zeigt die Überlegung, so lehrt die Erfahrung –, auch im Übenden . . . *Mitte* zu bilden.

»Mitte« im Menschen ist die Kraft des *Ich*, die freie Individualkraft. Von diesem Zentrum aus, und nur von ihm aus, kann Freiheit zur Wirklichkeit werden, Freiheit unter Anerkennung der sittlichen Notwendigkeit, in Respektierung der Freiheit des anderen, Freiheit als Verwirklichung des »ethischen Individualismus« (Rudolf Steiner[1]).

Ein solches Üben fordert von dem Ausführenden innere Aktivität; die Formen wirken nicht »von selber«, auch sie lassen frei. Seit der Renaissance, seit Giotto hat sich der Mensch – wie Rudolf Steiner[2] in seinen Kunstvorträgen überzeugend nachgewiesen hat – die Möglichkeit der Unabhängigkeit gegenüber dem Bild, der Form erworben.

Bilder, Formen, Zeichen wirkten in früheren Zeiten viel unmittelbarer, tiefer in den Menschen ein. Ihre Wirkung war eine im eigentlichen Sinne magische. Das muß auch für die Zeit des 8. und 9. Jahrhunderts noch angenommen werden. Nur in Berücksichtigung dieser so völlig anderen Bewußt-

[1] Rudolf Steiner, Die Philosophie der Freiheit, Dornach 1973.
[2] Rudolf Steiner, Kunstgeschichte als Abbild innerer geistiger Impulse, Dornach 1939.

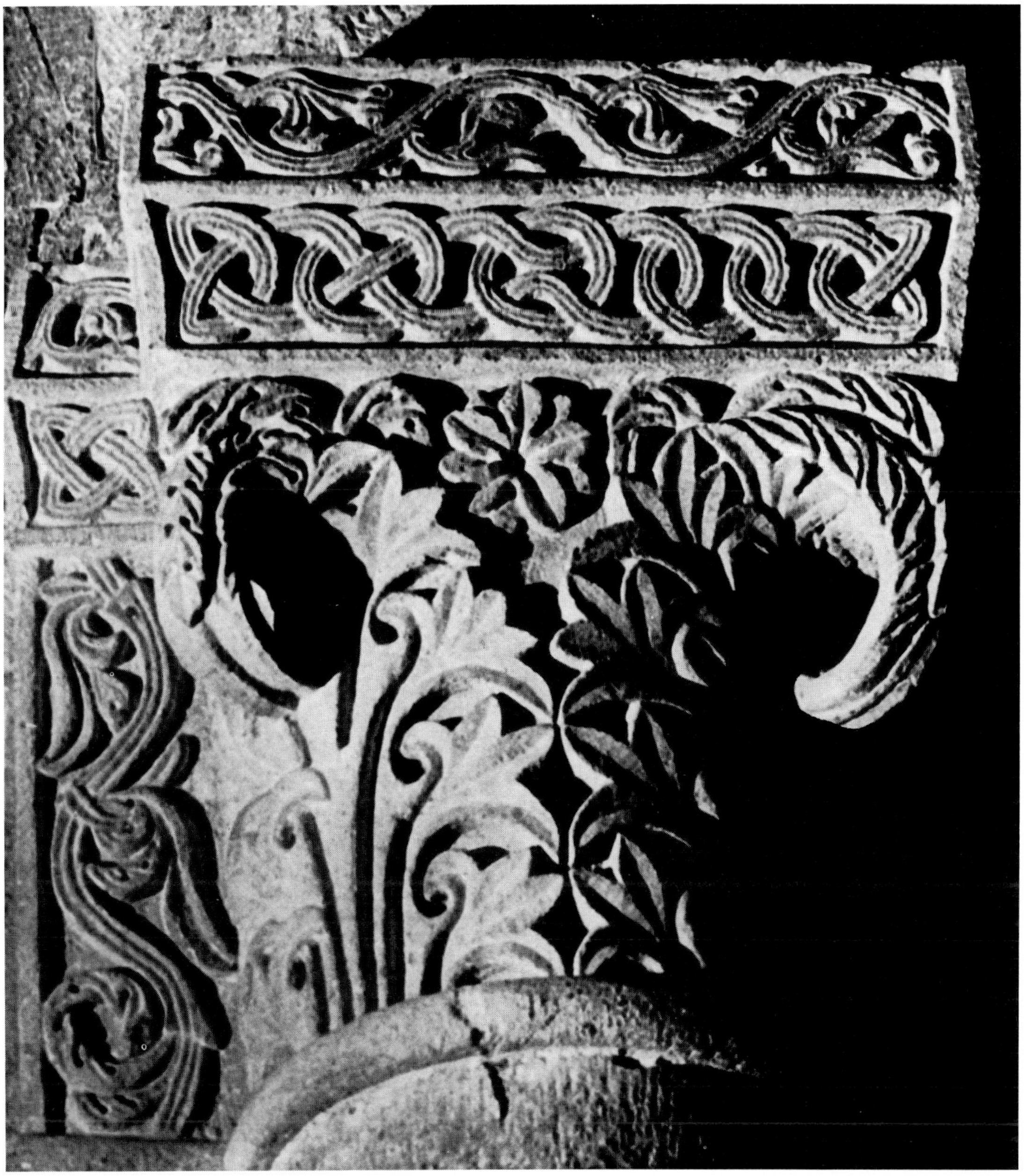

fig. 32

87 MONTEFIASCONE, S. Flaviano

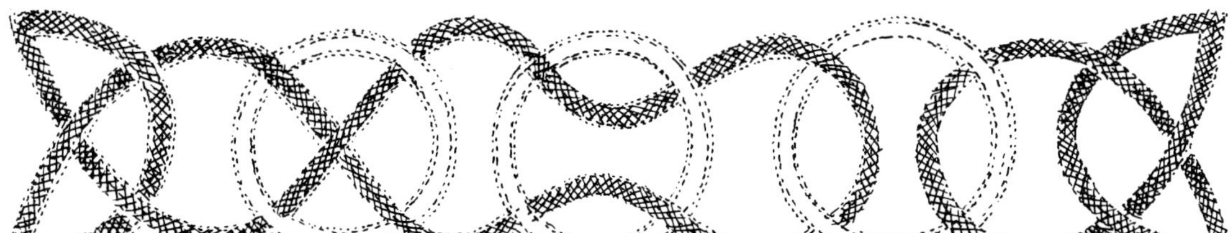

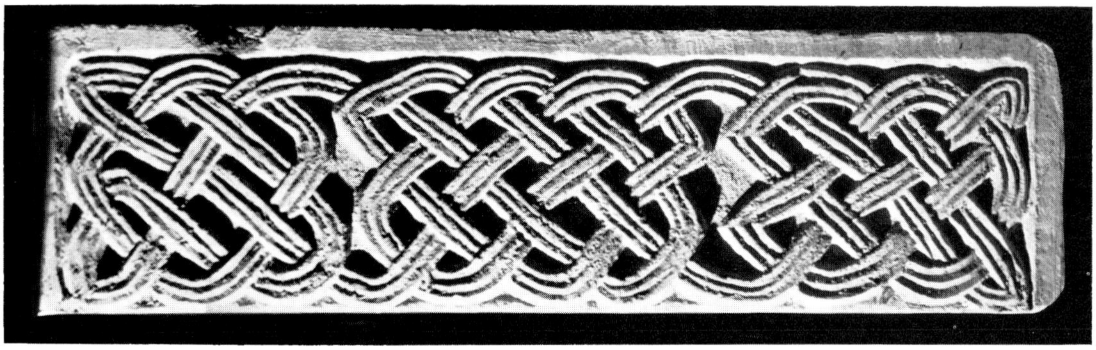

88 Orvieto, Badia

fig. 33

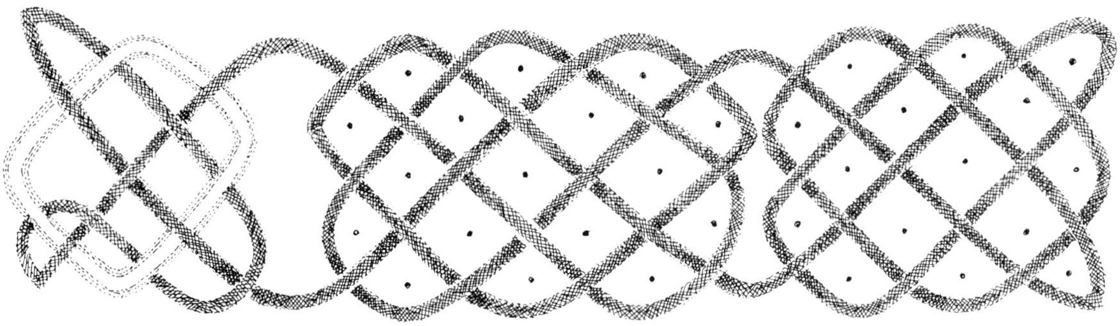

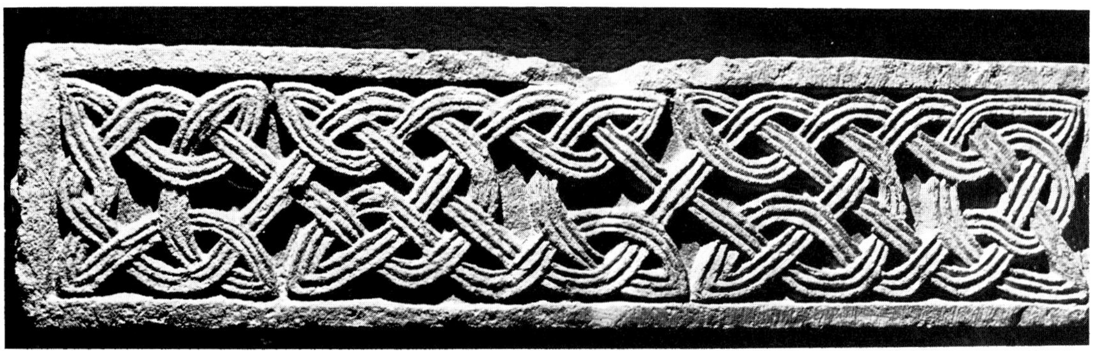

89 Split, Archäologisches Museum

fig. 34

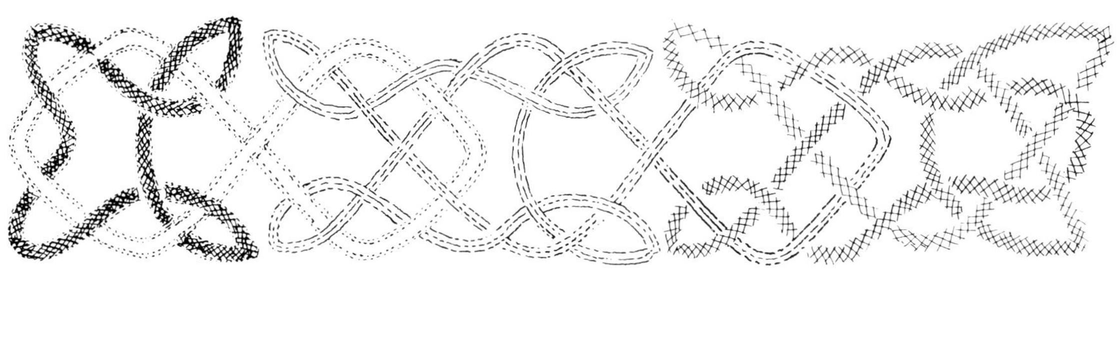

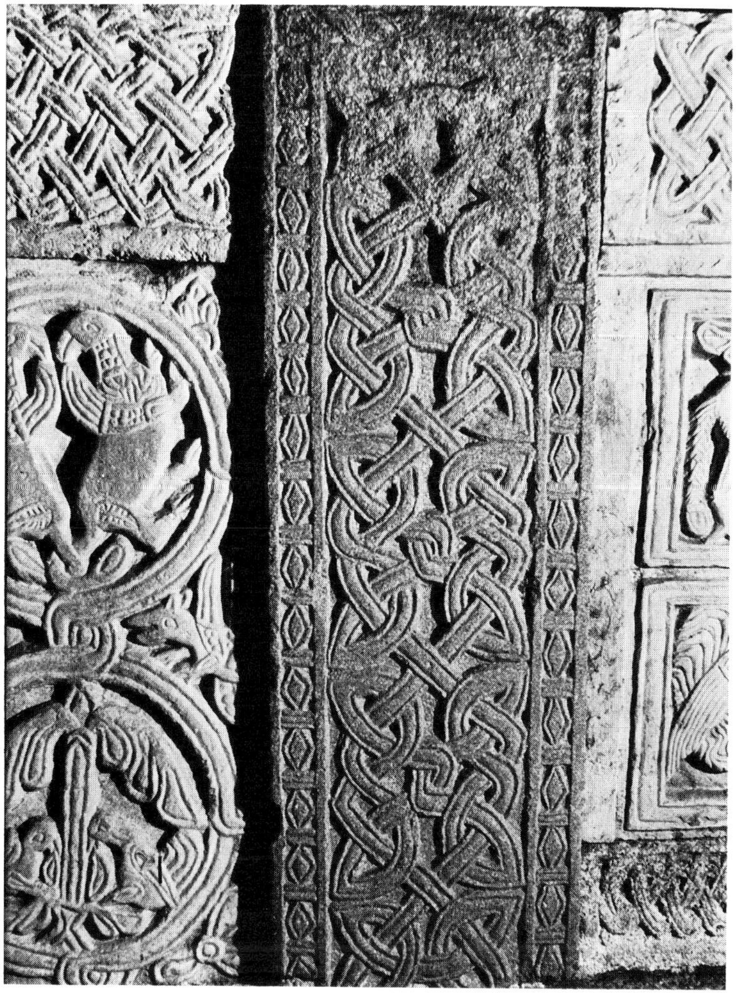

90 Aquileia, Dom

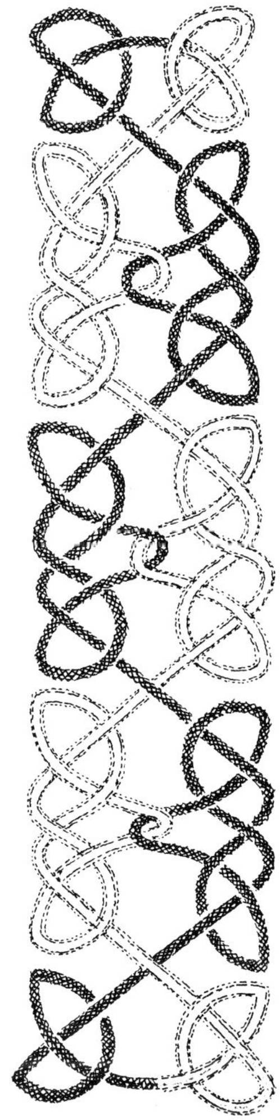

fig. 35

seinslage ist die Kunst dieser Zeit, ist das Verhältnis des Menschen zu ihr überhaupt verständlich. Nicht distanzierter ästhetischer Kunstgenuß und Kunstkonsum (wie es das Verhältnis wohl der Mehrheit der heutigen Menschen zur Kunst kennzeichnet, sofern sie überhaupt noch ein Verhältnis zur Kunst haben und insoweit deren Erzeugnisse nicht nur Objekte der Sensation und Profitgier eines pervertierten Kunsthandels sind) – sondern inniges Eingebettet-Sein in die geistigen Wirkenskräfte, in die Offenbarungssubstanz der Kunstwerke: das gilt noch für den mittelalterlichen Menschen. So können wir auch ahnen, welches der besondere Sinn des Auftretens gerade im 8. und 9. Jahrhundert der von uns gewürdigten Flechtbandkunst ist, welches ihre Wirksamkeit, ihre »Funktion« war. Wenn wir, im Umgang mit diesen Kunstwerken, solche Gedanken in uns bewegen, dann stoßen wir auf einen eigenartigen, aufschlußreichen Widerspruch.
Die Flechtbandkunst der Langobarden wirkt so, daß – wir wiederholen und betonen es – sozusagen Kraft der Mitte, Individualkraft, Kraft der freien Persönlichkeit sich veranlagt. In der Bewußtseinslage des Mittelalters, bei dem noch unmittelbaren, »unfreien« Verhältnis des Menschen zu Bild und

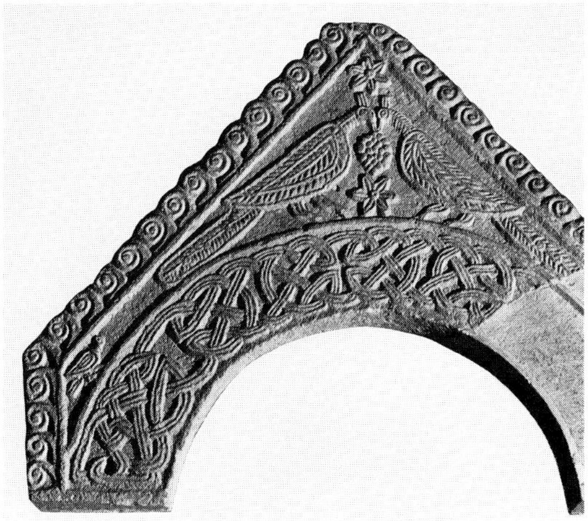

91 Split, Archäologisches Museum

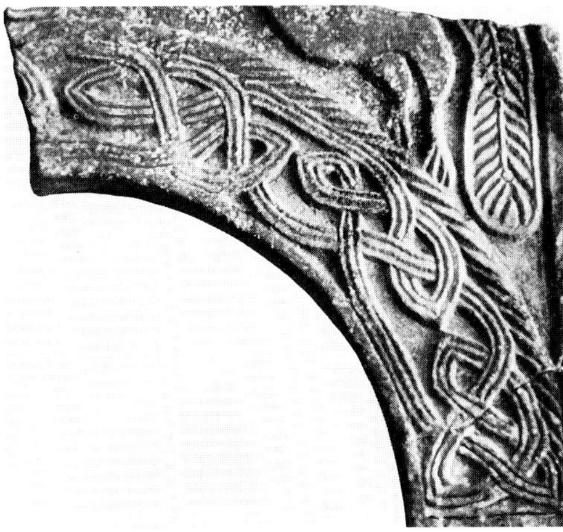

92 Rom, Museo Altomedioevale

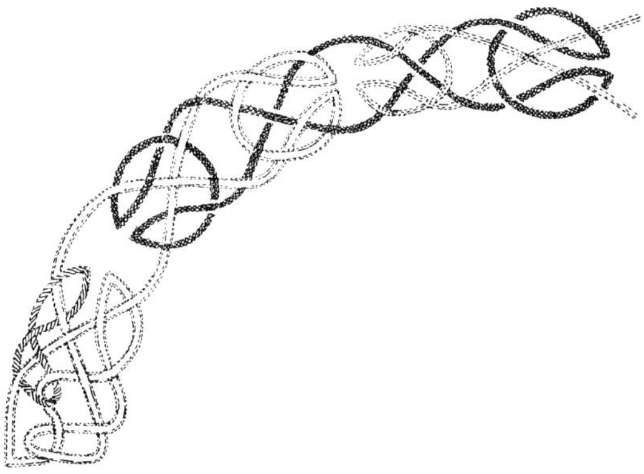

fig. 36

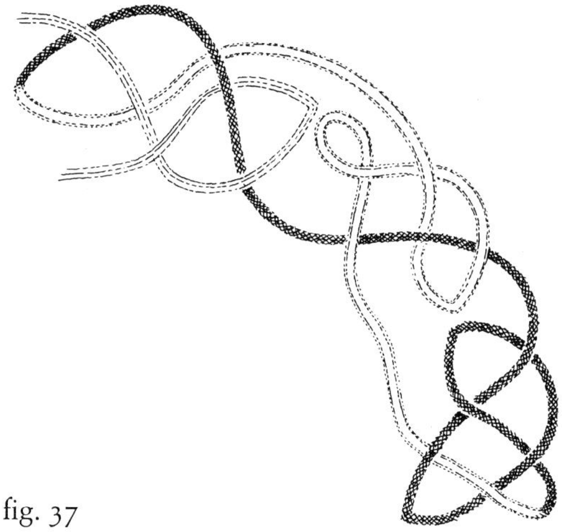

fig. 37

Form, in der Zeit der Autorität von Regnum und Sacerdotium, von blutgebundener Adelsherrschaft und Glauben an das Dogma, wirkt diese Kunst *mit den Mitteln dieser Zeit* so, daß Kräfte gebildet werden, die *diese Zeit überwinden*, die »Freiheit« veranlagen, die zur eigenen Urteilsfähigkeit freier Individualkraft, zur Unabhängigkeit von Fürsten- und Priesterherrschaft, zur Mündigkeit führen können!

Sollte es damit zusammenhängen, daß, wir sagen es noch einmal, fast alle diese Kunstwerke in der Folge zerstört worden sind – denn nicht alle Zerstörung kann dem großen Erdbeben von 1117 zugeschrieben werden! –, offenbar von Mächten, die an der Bildung von freier Ich-Kraft nicht interessiert waren, die verhindern wollten, daß eigene Urteilskraft, Kraft der Mitte sich bildete, die den Menschen in Abhängigkeit von der Autorität halten wollten? Also von Kaisern und Päpsten und ihren Helfern und Beauftragten?

Wir äußern diesen Gedanken ganz und gar unpolemisch. Es könnte ja sein – und das ist ernstlich zu bedenken –, daß es für diese Entwicklung noch zu früh war, daß dieser Zukunftsimpuls zunächst noch einmal unter die oberste Schicht des historischen Geschehens untertauchen mußte, um, ver-

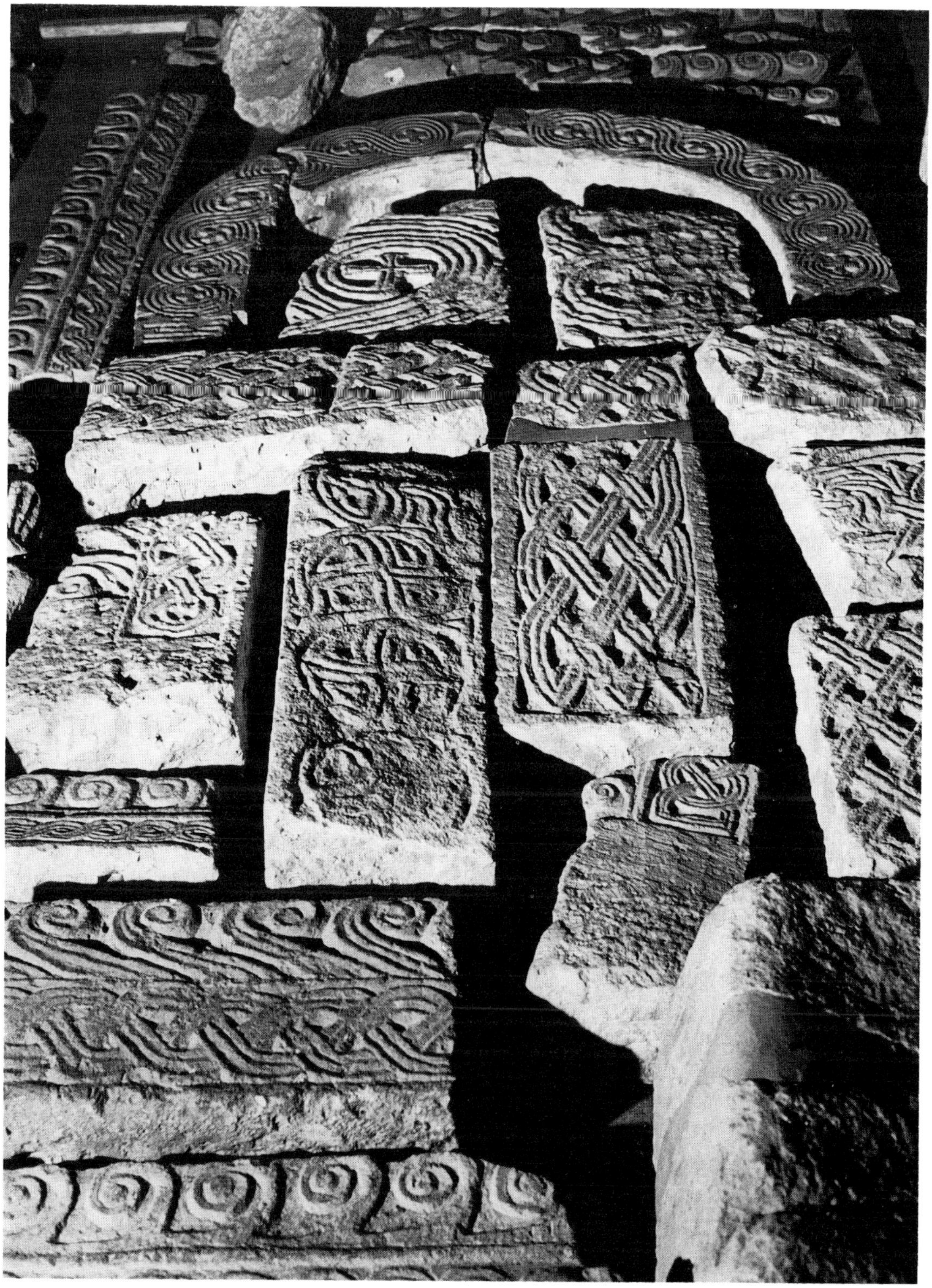

93 SPLIT, Archäologisches Museum

wandelt und gereift, erst in späterer Zeit neu zu keimen, es könnte also durchaus eine Mission von Sacerdotium und Regnum gewesen sein, den Menschen vor zu früher Verwirklichung der Freiheit zu schützen, unter Konservierung und Petrifizierung der alten Formen . . .

Die historische und zugleich »moderne« Dimension des Problems wird klar! Könnte es auch damit zusammenhängen, daß gerade heute, in grundlegend veränderter Zeit- und Bewußtseinslage, uns die Flechtbänder wieder so viel zu sagen haben?

Wir haben die Langobarden kennengelernt als ein Volk, in welchem historisch sich heranbildet, »was zum modernen Menschen führt« (FEDOR SCHNEIDER, a.a.O.); wir haben andrerseits in der Flechtbandkunst ihrer Zeit, aus dem Erspüren ihrer Formgesetze heraus, die gleiche Wirkung erkannt: das berechtigt uns, diese Kunst legitim als *langobardische Kunst* zu kennzeichnen.

Die Zerstörung dieser Impulse kann durch Zerstörung der Kunstwerke intendiert werden. Wir geben dazu zwei weitere signifikante Beispiele (siehe auch Bilder 45, 46, 47).

In den Magazinen des archäologischen Museums von *Split* liegen, sorgfältig vorgeordnet, vielsagende Trümmer (Bild 93) in beklemmender Zahl und Vielfalt; die fleißigen Restauratoren haben mit vorbildlicher Akribie schon eine bedeutende Anzahl von Fragmenten zu eindrucksvollen Chorschranken, Ziborien und anderen Teilen altkroatischer Kirchen wieder zusammengesetzt.

Das nächste Beispiel macht uns aber besonders betroffen (Bild 94): in der Kirche von S. Cristina in *Bolsena* haben eifrige Handlanger sämtliche Kapitelle der Säulen und Pfeiler weggespitzt. Warum wohl? Welche Formen haben sie wohl gehabt?

Aus Unachtsamkeit ist am vordersten Kapitell der Nordseite ein kleines Stück stehengeblieben: . . . es waren Flechtbandkapitelle, die da verschwinden mußten!

Die Zerstörung kann aber auch dadurch geschehen, daß man die Formen sozusagen »denaturiert«, zähmt, zu totem Ornament beruhigt und ordnet und damit ihres geistigen Gehaltes, ihrer Wirkungskraft beraubt.

Vielleicht wird unter diesem Aspekt ein eigenartiges historisches Phänomen verständlich. Wir haben in unserem geschichtlichen Exkurs schon angedeutet, auf welche Art das langobardische Königreich zu Fall gebracht wurde: durch einen Bund der zwei Gegenmächte, durch den konspirativen Handel der Päpste ZACHARIAS und STEPHAN II. mit PIPPIN, dem Hausmeier des fränkischen Reiches, der sich verpflichtete, die Langobarden zu bekämpfen, der dafür zum König erhoben und mit reichen Ländereien beschenkt wurde, über die der Papst gar nicht zu verfügen hatte. Pippins Sohn KARL stürzte 774 den letzten Langobardenkönig und wurde 800 vom Papst zum Kaiser gekrönt. Doch der Griff nach der Kunst setzt erst viel später ein. Zunächst erreichte sie erst ihren eigentlichen Höhepunkt und andrerseits so etwas wie eine modische Beliebtheit gerade an den Orten, die von den Langobarden nie oder nicht dauernd beherrscht wurden: in Venedig, im byzantinischen Ravenna, im päpstlichen Rom. Doch genau an diesen Orten können wir auch an deutlichen Beispielen feststellen, wie die spirituelle Flechtbandkunst im toten Kanon des Byzantinismus erstarb, in *Rom* z.B. an den Chorschranken von S. Sabina, die im 9. Jahrhundert unter Papst EUGEN entstanden; für *Venedig* zeigen wir zwei Beispiele: Bilder 179 und 180.

»Durch die Flechtbänder klingt die Schöpfergewalt der Engelchöre.« Wir haben diese gewaltige Formulierung noch präzisiert, indem wir auf die Paradoxie hinwiesen, daß diese »magische« Inspiration aus einer höheren Sphäre die Menschen so stimmte, so veranlagte, daß sie durch die Kraft der individuellen Mitte des »Ich« unabhängig davon werden konnten.

Genau dieselbe Individualkraft trägt aber die Möglichkeit in sich, aus eigenem Urteil, aus autonomer Einsicht, in Freiheit wieder Zugang zu den Sphären der »Engelchöre« zu gewinnen. Es wird sozusagen als Schritt einer zur freien Persönlichkeit zielenden Entwicklung dem Menschen selber etwas anvertraut, was eigentlich kosmische Weisheit, kosmische Intelligenz, kosmisches Licht ist; aus dem

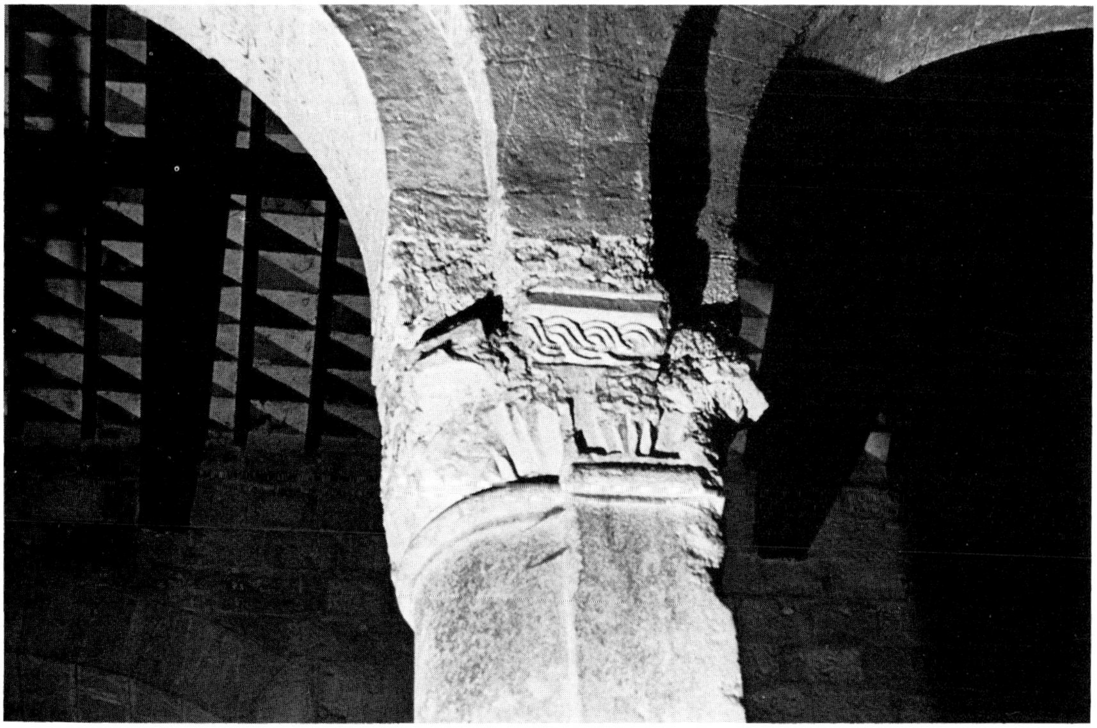

94 Bolsena, S. Cristina

Umkreis zieht es in des Menschen Innerstes ein. Alte, aus Weltenvergangenheit nachleuchtende Geistigkeit metamorphosiert sich zum Keim einer zukünftigen individuellen Spiritualität.

Emil Bock[1] hat ein hellwaches Empfinden für diesen Tatbestand, wenn er noch die romanische Kunst, die sich mindestens in Italien aus den Impulsen der langobardischen herausgebildet hat, in treffender Formulierung kennzeichnet als »das wunderbare magische Individualisieren«, »als seien die Bauten jener Epoche auf eine besonders kraftvolle und zukunftsträchtige Weise von der Wolke der Ichheit überschwebt«.

Uns muß die Frage im weiteren beschäftigen, *wie* denn die Künstler dieser Zeit die Formen *so* schaffen konnten, daß diese in der gekennzeichneten Weise wirken konnten; *wie* sie Zugang zur Inspiration, zum »geheimen Gesetz« bekamen.

Ein heller Einblick in dieses Geschehen wird uns gewährt durch einen Bericht des englischen Gelehrten Giraldus Cambrensis in seiner »Landeskunde von Irland« aus dem Jahre 1185 (wir zitieren nach Thiel).

Giraldus erzählt begeistert von den Werken der Flechtbandkunst, die er in Irland gefunden hat. Sie sind so wunderbar, daß sie eigentlich gar nicht nur von Menschenhand stammen können: »Dies alles ist mehr durch die Macht der Engel (angelica potius) als durch menschlichen Fleiß (humana diligentia) geschaffen.«

Wir dürfen diese schöne Formulierung mit vollem Recht auch für die Kirchen der Langobarden in Anspruch nehmen, wie Gertrud Bäumer[2] das getan und dem Meister Rothpertus in dichterischer Freiheit in den Mund gelegt hat.

[1] E. Bock, Das Zeitalter der romanischen Kunst, Stuttgart 1958.

[2] Gertrud Bäumer, Der Berg des Königs, München 1940.

Giraldus spricht dann von einem Künstler, der im Auftrag seiner Herrin Brigida ein Buch schreiben soll (das bekannte »Buch von Kildare«). In der Nacht, bevor der Skriptor das Buch beginnen soll, tritt ein Engel zu ihm, der dem Schlafenden eine Tafel mit den »Figuren«, den Flechtbändern zeigt. Doch der Schreiber traut sich eine solch feine Kunst, eine solch ungewöhnliche Sache nicht zu. Da fordert ihn der Engel auf, seine Herrin Brigida zu bitten, sie möge für ihn beten, daß ihm die Fähigkeit dazu erwachse. Nun schuf der Meister das Werk »mit dem Beistand göttlicher Gnade«.

Wir halten fest:
- die »Figur« wird ihm von einem Engel gezeigt,
- die Fähigkeit, sie zu schaffen, erwirkt er durch Gebet, durch »Meditation«;
- er schafft sie mit dem Beistand göttlicher Gnade.

Die Voraussetzung zu einem nach spirituellen Gesetzen richtigen (»rite«) Ziehen von Flechtbändern dürfen wir, in freier Übersetzung von Giraldus, so fassen:
»Versenke dich so lange in innigem Gebete in Meditation, bis der Herr dir die Augen deines Leibes und deines Geistes (mentis quam corporis oculos) öffne zu schärferem Betrachten (acutius intendum) und feinerem, höherem Verstehen (subtilius intelligendum), und daß der Herr deine Hände lenke zum richtigen Ziehen der Flechtbänder (ad recte potrahendum manus dirigat).«
Das Aufwecken feinerer Organe zur »Erkenntnis höherer Welten« (Rudolf Steiner) war das Anliegen aller Mysterienschulen aller Zeiten. Der relativ späte Text des Giraldus Cambrensis verwendet die exakten Termini der Einweihungspraxis; wir dürfen daraus mindestens auf den Nachklang einer Mysterienschulung der langobardischen Steinmetzen, wenigstens in der Frühzeit, schließen (darüber mehr im 7. Kapitel).
Wir möchten noch auf einen weiteren Aspekt des Schaffensprozesses dieser Epoche hinweisen. Man findet Werke langobardischer Steinmetzkunst, wenn man sie sich »in situ«, also am ursprünglich dafür bestimmten Orte vorstellt, oft an Stellen, die von einem Betrachter kaum oder gar nicht gesehen werden können. Das gleiche gilt ja auch noch für Werke der romanischen Epoche.
Sie waren also offensichtlich nicht in erster Linie dazu bestimmt, vom einzelnen Menschen gesehen oder gar gedeutet zu werden. Sie können schon gar nicht dazu dienen, etwa in ästhetisch-gefühlvoller Weise eine Art religiöser Stimmung beim Gemeindeglied zu erzeugen, dies um so weniger, als noch die romanischen Kirchen eigentlich gar keine Gemeindekirchen, kultische Versammlungsräume waren. Sie waren vielmehr – und das ganz konkret genommen – reine Gotteshäuser, Räume der Gegenwart des Geistigen.
»Der Künstler jener Zeit schuf nicht für ein menschliches Publikum, er rechnete nicht mit dem Blick und Urteil von Zuschauern: Sein Schaffen war im eigentlichen Sinn des Wortes Gottesdienst; seine Werke waren Weih- und Opfergaben . . . Offenbarung war die Gabe des Himmels an den Menschen, Kunst war bis in die romanische Zeit hinein ausschließlich Gegengabe des Menschen an den Himmel« (Emil Bock, a.a.O.).
Wir können darauf fußend heute die Akzente noch etwas deutlicher setzen und die Phänomene differenzieren.
Marius Schneider[1] findet den angedeuteten Aspekt auch in der vorchristlichen Kunst (folgende Zitate nach Schneider). Die brahmanischen Schöpfungsmythen erzählen, daß »die ersten Menschen durchsichtige, leuchtende und klingende Wesen« waren. Erst als sie sich zur Erde niederließen, verloren sie Leuchtekraft und Klang, »und das einzige, das von ihrer ursprünglichen Tonsubstanz übrigblieb, war ihre Stimme«. Jede Materie ist aus der Muttersubstanz (mater: Mutter) des Urklanges

[1] M. Schneider, Singende Steine, Kassel und Basel 1955.

entstanden. »Götter sind reine Klänge.« Schneider spricht dann von der Möglichkeit des Menschen, den »Sphärenklang« als Bild in den Stein zu graben; dadurch wird er zum »singenden Stein«. Er bietet damit der Götterwelt, die ihrem Wesen nach nicht bis in die physische Leiblichkeit heruntergestiegen ist, den entsprechend geformten Stein als Opfergabe dar. Göttliches kann im Physischen Fuß fassen und zur Erscheinung kommen. Im spanischen Volksmund versteht man unter dem Wort »canto« sowohl »Stein« als auch »Gesang«; »encanto« heißt »Beschwörung« *und* »Versteinerung«. Schneider nennt den »singenden Stein« einen »Opferaltar als kosmisches Kraftzentrum«; »Götter, die reine Lieder sind«, werden durch sie »buchstäblich ernährt«.
Im Lichte dieser Hinweise können wir das Wort des »Mönchs vom Berge Soracte« verstehen: »›Rite‹ gezogene Flechtbänder sind Speise der lichten Engel und bannen die dunkeln.«
Mit dem »Bannen« werden wir uns im Kapitel über die Knoten noch konkreter beschäftigen.
Wir möchten nun den ganzen Entstehungs- und Wirkensprozeß der Flechtbänder überschauen und in differenzierter Weise zusammenfassen in folgenden Thesen:

- Der Meister gelangt durch Initiation, durch Meditation, später durch geheime Schulung (Bauhütten) dazu, die Flechtbänder »rite« zu ziehen.
- Als Opfergabe schafft er sie so, daß die »Schöpfergewalt der Engelchöre« durch sie klingen kann.
- Durch das Ermöglichen und Erreichen der Realpräsenz eines spezifisch wirkenden Geistigen wirkten die Kunstwerke auf den Menschen so, daß »Ich-Kraft« veranlagt wurde.
- Und, die folgenden Ausführungen vorausnehmend: diese »spezifisch wirkende« geistige Führung erlebten die Langobarden im Bilde Michaels.

Dieses letzte wollen wir nicht nur im Gewande der Legende (Michaelserscheinung auf dem »Berg des Königs«) belassen; wir möchten vielmehr versuchen, wenigstens einige Hinweise zu einem konkreteren Verständnis zu geben.
Rudolf Steiner[1] schildert das 8., 9. Jahrhundert als einen tiefgehenden Einschnitt in die menschliche Gedankenentwicklung. In früheren Zeiten erlebten die Menschen die Vorstellungsbildung als Bilderwelt »in der Wärme des religiösen Bewußtseins«. Jetzt (vom 8. Jahrhundert an) fühlen die Menschen, wie die Kraft des Gedankenlebens in ihnen selbst erwacht, wie sie Gedanken »als ihren ureigensten Besitz betrachten können«.
Die »kosmische Intelligenz« (Steiner), deren Verwalter und Hüter – so schildert das Steiner in einem Vortrag[2] – im Bilde Michaels erschien (vor dem 8. Jahrhundert wird Michael in der Kunst ausschließlich als Hüter himmlischer Bereiche dargestellt, z.B. im Mosaik von S. Apollinare in Classe), ist nun »zur Erde niedergestiegen und beginnt, in dem Eigen-Denken der Menschen zu wirken«.
Diese Entwicklung, die schrittweise zur Freiheit des Menschen führen kann, trägt in sich aber den Keim zu ungeheuren Gefahren: zu einer völligen Loslösung vom Göttlich-Geistigen, die den Menschen in die Lage bringt, der *Verführung* zur Hybris und, auf der anderen Seite, der *Verknöcherung* im Nur-Irdischen oder gar Unter-Irdischen zu verfallen.
Nun setzt der Wirkensstrom der Flechtbandkunst wie eine michaelische Hilfe ein. Und von jetzt an wird Michael erstmalig als Kämpfer gegen den Drachen dargestellt, und Künstler aus langobardischer Schule waren die ersten, welche diese neue Bildform schufen. An den unzähligen langobardischen Michaelskirchen mag sie als Bild sichtbar gewesen sein.
Besonders stark ist das zu erleben an der Krönungskirche der langobardischen Könige in *Pavia* (Bilder bei F. Kayser a. a. O.). Wir zeigen zwei Beispiele, ein Michaelskapitell aus *Payerne* (Bild 95),

[1] Rudolf Steiner, Die Rätsel der Philosophie, Dornach 1968.
[2] Rudolf Steiner, Esoterische Betrachtungen karmischer Zusammenhänge, 6 Bände, Dornach.

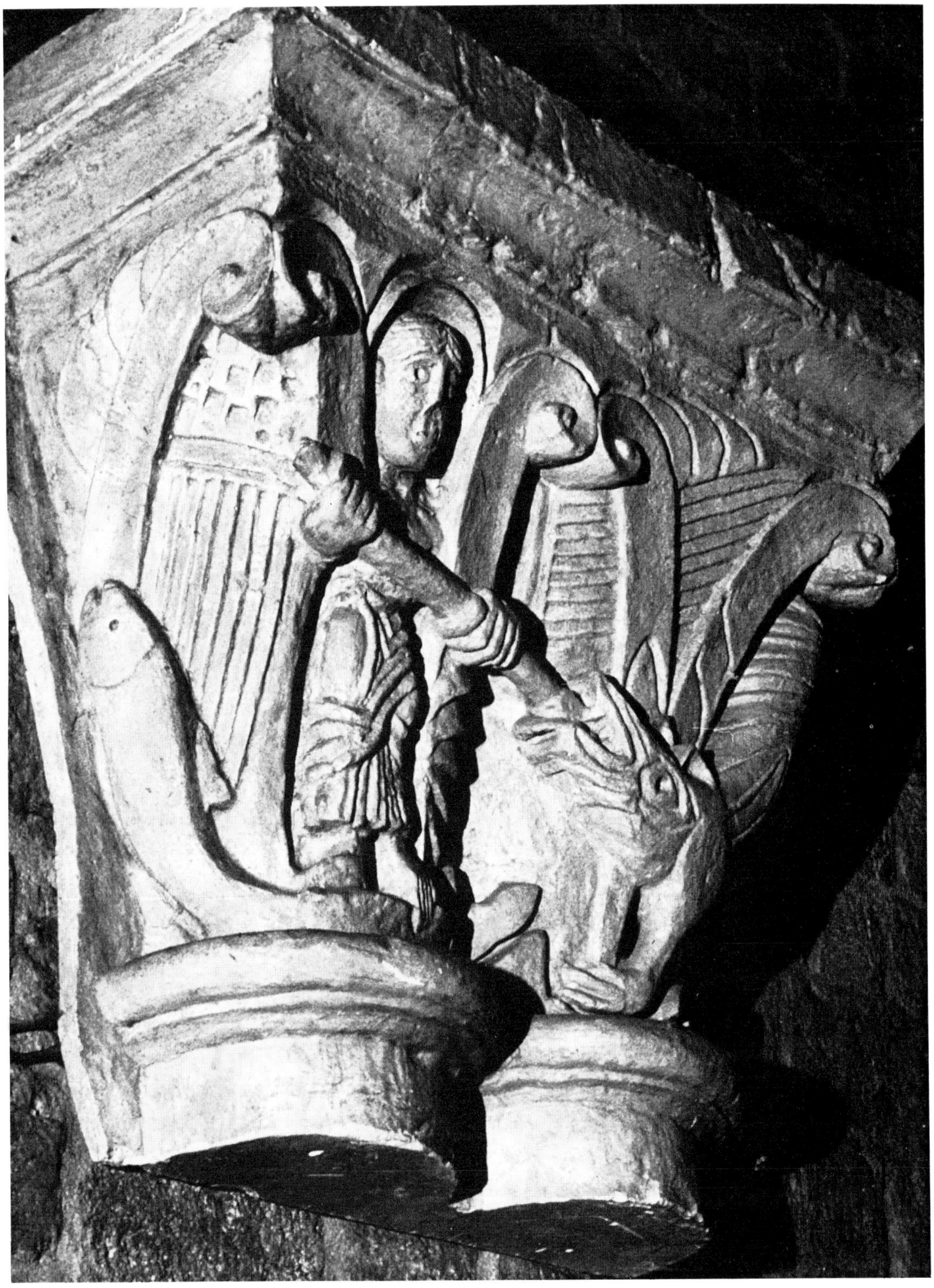

 95 Payerne, Abbatiale

von langobardischen Steinmetzen geschaffen; es zeigt den Erzengel, auf einem Fische stehend, wie er die Lanze in den Rachen des Ungeheuers stößt, ohne seinen Blick darauf zu wenden, – und eines der schönsten Michaelsbilder überhaupt, das Relief von S. Pietro (Bild 96) in der alten Langobardenstadt *Spoleto.*

Noch nicht in die Sphäre der Bilder hinuntergestiegen, direkt aus dem den Flechtbändern innewohnenden übermenschlichen Element, erleben wir sie selber als Formen »christlich gelenkter Ich-Kraft« (E. Bock, a.a.O.). Aus ihrem innersten Wesen »Mitte-schaffend«, halten sie in ihrem Formausdruck dynamisch die Mitte zwischen der unbändigen und wilden Naturmagie nordischer Tierornamentik und dem versteinerten, erstarrten Tod der byzantinischen oder islamischen Bänder. Auf den Menschen des frühen Mittelalters noch unmittelbar wirkend, können sie für uns Menschen einer Zeit, die wir in apokalyptischer Übersteigerung des Dürer'schen Bildes den Gefahren von »Tod und Teufel« ausgesetzt sind, Weckrufe sein zu einem unserer Zeit angemessenen michaelischen Kampf und Schulungsweg.

Aphorismen zur Flechtbandkunst:

- Durch die Flechtbänder klingt die Schöpfergewalt der Engelchöre.
- »Rite« gezogene Flechtbänder sind Speise der lichten Engel und bannen die dunkeln.
- (Der Engel spricht zum Künstler:)
  Versenke dich so lange in innigem Gebete in Meditation, bis der Herr dir die Augen deines Leibes und deines Geistes öffne zu schärferem Betrachten und zu feinerem, höherem Verstehen, und daß der Herr deine Hände lenke zum richtigen Ziehen der Flechtbänder.
- (Unsere Kirchen) sind weit mehr vom Fleiß der Engel als von Menschen geschaffen.

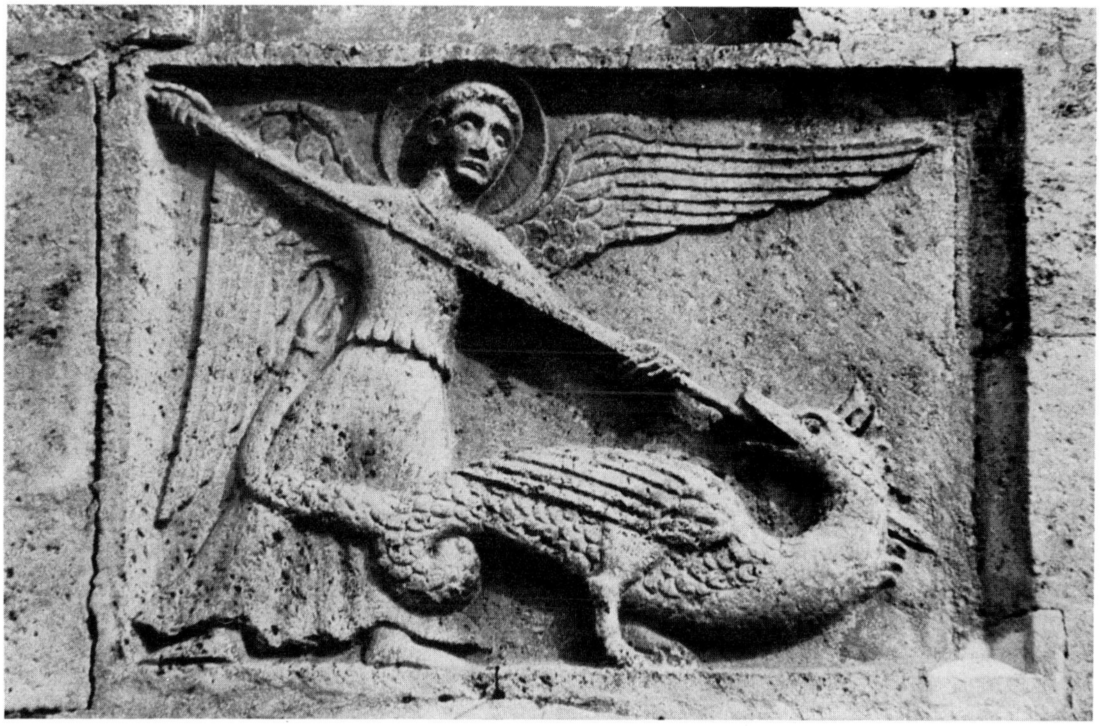

96 Spoleto, S. Pietro

7. Die Steinmetzenschule der »magistri comacini«

Wir konnten zeigen, daß die Werke der langobardischen Flechtbandkunst das Ergebnis einer Schulung sein müssen, einer Schulung »zu schärferem Betrachten«, zu »feinerem, höherem Verstehen«, einer Entwicklung höherer Erkenntnisorgane (»Augen des Geistes«), die den Meister erst befähigte »zum richtigen Ziehen der Flechtbänder«.

Das Schaffen der Flechtbänder war ein Ritual (»rite«), war Gottesdienst, erfüllt von höchster Verantwortung, denn von ihrem richtigen Duktus hing es ab, ob die Opfergabe »die Engelchöre« zum Klingen brachte, ob die richtige Geist-Präsenz beschworen, die »lichten Engel« gespeist, die dunklen Dämonen gebannt wurden. Man wird ohne weiteres verstehen, daß die Kunst des Flechtbandziehens, diese Kunst »höchster Würdigkeit«, ursprünglich den in die Geheimnisse eingeweihten Meistern vorbehalten war oder daß diese wenigstens die Ordnungen, die Texturen festsetzten und die Bandzüge ritzten. Darum sehen ja auch viele der schönsten Flechtbänder aus wie die direkte Spur einer sensiblen Handführung, in deren Bewegung die Resonanz des Geistimpulses kraftvoll und spontan zu spüren ist.

Die weitere Ausführung, aber auch das Bilden der figurativen Gestalten mag die Aufgabe der »discipuli«, der Gesellen, das Zubereiten der Steine und Platten Lehrlingswerk gewesen sein.

Wir nannten das innere Prinzip dieser Schulung, dieser »spezifisch wirkenden« geistigen Führung *michaelisch*. Im Bilde des drachenbezwingenden Erzengels erlebten die Langobarden den himmlischen Inspirator und Lenker ihres Volkes.

Entlassen aus dem verdämmernden Lichte Odins, des Gottes ihrer vorchristlichen Vergangenheit, waren sie durch die Verheißung Widars auf Michael gewiesen worden. In seinem Zeichen hatten sie, in der Götterdämmerung suchend, im Christentum einen neuen Sonnenaufgang, den Impuls morgenjunger Auferstehungs- und Lebenskräfte gefunden.

Getragen von diesem Impuls, zogen sie nach Italien. Als »ein Volk mit jungen Idealen« (»un popolo ancor giovane di ideali«; wir zitieren einen Italiener[1]), erfüllt von »jungfräulicher Kraft« (»vergine forza«) üben sie auf die dekadente Kunst, die soziale Fäulnis der in Agonie liegenden spätrömischen Antike einen segensreichen Einfluß aus (»benefici influssi«).

Was sie auf dem Felde der Kunst bringen, kommt allerdings noch nicht sofort in die Sichtbarkeit, es ist zunächst – eben – ein jungfräulicher Impuls, der erst einige Zeit später in den Formen der Flechtbandkunst erscheinen wird. Denn vor ihrem Eintritt in Italien haben die Langobarden wohl in Metall und Holz, aber noch nie in Stein gearbeitet.

Jetzt kommen sie in das klassische Land des Steins, in ein Land, wo sie Steinmetzen und Baumeister finden. Mit feinster Hand, in jahrhundertealter Tradition mit den Geheimnissen und Möglichkeiten des Materials vertraut, bilden diese römischen Künstler indessen Formen, die längst zum toten Schema erstarrt sind. In nahezu industrieller Produktion und Reproduktion wird immer wieder der gleiche klassische Akanthus gehauen. Die einstmals, vor tausend Jahren, geisterfüllte Form ist hohl und leer geworden. Kaum daß die erste kulturelle Berührung der sterbenden Antike durch ein germanisches Volk in der so kurzen Gotenzeit (THEODERICH 493–526) einen Lebenshauch gebracht hat. Im Kreuzgang von S. Vitale zu *Ravenna* sieht man nebeneinander in höchst aufschlußreichem Stu-

[1] Amelio Tagliaferri, I Longobardi, a.a.O., Mario Brozzi, Amelio Tagliaferri, Arte Longobarda, Cividale 1961.

fengang drei Kapitelle: ein römisches, eines aus der gotischen, das dritte aus der langobardischen Zeit. Das römische: der zum toten Kanon erstarrte korinthische Akanthus; das gotische: ein Akanthus-Kapitell, durch dessen Blätter etwas wie ein Windhauch weht, das uralt-greisenhafte Motiv leise bewegend; das langobardische: eine ganz neue Welt (Bild 59).
Daß Gruppen von solchen römischen Baumeistern und Steinmetzen vor allem in Oberitalien zur Zeit des Einzuges der Langobarden tätig waren, bezeugt auch PAULUS DIACONUS[1], wenn er die ausgedehnten und prächtigen Bauten der Königin THEUDELINDE beschreibt.
Jedenfalls wird nun, nach einer Art Inkubationszeit von gut hundert Jahren, aus dem uralt römischen Material des Steins eine neue Kunst geboren, eine »fruchtbare, originale langobardische Kunst mit einem eigenen, unverwechselbaren Stil« (»un arte longobardo, fecondo, originale, con un proprio, inconfondibile stile«).[2]
Die alten, klassischen Formen werden »mit expressiver Kraft und Originalität verwandelt« (»trasformate, con forza espressiva e originalità«)[2]. Neue Formen, Flechtbänder, werden in der uralten, für die Langobarden neuen Steintechnik gestaltet. Es äußert sich ein neues, präzis faßbares und von allem Ähnlichen unterscheidbares »Kunstwollen« in deutlicher Absetzung vom klassischen (»precisa e distinta ›volontà artistica‹ – TAGLIAFERRI übersetzt den RIEGL'schen[3] Begriff des Kunstwollens ins Italienische – »con tendenza anticlassica«).
Das alles berechtigt uns zu der grundlegend wichtigen These, daß ein gegenseitiger Befruchtungs-, ein beidseitiger Lernprozeß stattgefunden haben muß, dessen Resultat eine völlige Neuschöpfung war: die langobardische Kunst!
Wir dürfen uns vorstellen, daß langobardische Meister römische Steinmetzen heranzogen und sie die neuen Formen lehrten; aber auch, daß Langobarden von den römischen Handwerkern in der neuen Kunst der Steinbehandlung geschult wurden. Diese Vorstellung, diese Hypothese wird gestützt durch die Tatsache, daß die Langobarden – wie es die jüngsten Forschungen Tagliaferris[2] erhärten – nicht einfach pauschal Feind und Zerstörer alles Römischen waren. So stellt es lediglich die verleumderische fable convenue der klerikalen Historiographen dar. Nur das cäsarische »Roma«-Prinzip der kirchlichen und feudalen Großbesitzer und Machthaber wurde abgelehnt, bekämpft und durch neue, bessere Lebensformen ersetzt (»in marcia verso . . . un benessere«, Tagliaferri). Die römischen besitzlosen Kleinbauern, die Handwerker und Künstler (die ja seit altersher zur Plebs, zu den Plebejern gehörten!) werden befreit, unterstützt und zur Mitarbeit herangezogen. Dies zeigt auch die nicht selbstverständliche Tatsache, daß man in den gut zweihundert Jahren der langobardischen Herrschaft in Italien nie von einem Aufstand, einer Rebellion der unteren Schichten, weder der römischen noch der langobardischen, gehört hat (man vergleiche damit die Geschichte der römischen Republik).
Ein solches fruchtbares Zusammenwirken zwischen einer jungen nördlichen und einer alten südlichen Kulturströmung im Sinne unserer These anzunehmen und anzuerkennen, ist wirklich das Allernächstliegende.
In der Tat findet man auf langobardischen Werken bald römische, bald aber auch langobardische Meisternamen. So kennen wir einen Meister URSUS mit seinen Jüngern (»Discepoli«) IUVINTINUS und IUVANUS vom Ziborium von S. Giorgio in *Valpolicella* (712), einen Ursus von S. Pietro in *Ferentillo* (739), noch einen URSUS in S. Angelo d'Abruzzo, wobei nicht auszumachen ist, ob jeweils Ursus ein Römer oder Langobarde war; Langobarden pflegten ihren Namen oft zu latinisieren. Ferner ist

[1] Paulus Diaconus, Historia Langobardorum.
[2] A. Tagliaferri, a.a.O.
[3] Alois Riegl, Historische Grammatik der bildenden Künste, Graz 1966.

epigraphisch bekannt ein IULIANUS von S. Maria d'Aurora, ein IOHANNES in *Bobbio*, ein PAGANUS im Tempietto Longobardo in *Cividale*. Der langobardische König GRIMVALD[1] erwähnt einen Meister RODPERT, mit eindeutig langobardischem Namen. Auf der Tafel von *Gussago*, die wir noch genauer betrachten werden, signiert ein MAVI ORANS, also ein Mavius oder Mavinus, der sich durch Gebet auf sein Werk vorbereitet hat! Schließlich, aus der Zeit der Romanik, ist der Meister WILHELM VON ORTA als magister comacinus bezeugt.

In einer sachgemäßen Interpolation der zahlreichen Fakten und Phänomene, mit Berücksichtigung der Bewußtseinslage und der Gepflogenheiten des frühmittelalterlichen Menschen, wagen wir des weiteren die These aufzustellen, daß die Schulung der Meister, und nun nicht in erster Linie der Handwerksmeister, sondern derjenigen, welche die Formen »rite« zu entwerfen verstanden, von einem geistigen Zentrum in Oberitalien aus erfolgt ist.

Dieses Zentrum muß mindestens Züge einer Mysterienschule aufgewiesen haben. Daß eine solche Stätte in keinem Dokument erwähnt wird, spricht nicht dagegen. Einmal entsprach es dem »geheimen« Charakter einer solchen Institution, daß sie nicht ohne weiteres öffentlich erwähnt wurde. Sollten solche Dokumente trotzdem existiert haben, dann ist es leider höchstwahrscheinlich, daß sie den gezielten Zerstörungs- oder Verschweigungsaktionen von Kirche und Kaisern zum Opfer gefallen sind.

Wir haben schon darauf hingewiesen, daß die Langobarden hervorragende Gesetzgeber waren. Wir erwähnten die Gesetzessammlung des Königs ROTHARI (643), »eines der reichsten, aber auch reifsten Rechtsdenkmäler« (BEYERLE[1]), das in seiner geistnahen Menschlichkeit, seiner »konkreten Ordnungskunst« (Beyerle) in polarem Gegensatz steht zum toten Sachenrecht der Römer. In diesem Edikt, das durch Neusatzungen späterer Könige (GRIMVALD 622–671, LIUTPRAND 712–743, RATCHIS 743–749 und AISTULF 749–756) weitergeführt und ergänzt wurde, zu dem schließlich ein »Merkbuch für die Bauhandwerker«[1] gehört, das unter Grimvald, vielleicht aber erst unter Liutprand entstanden ist, wird mehrfach eine Art Bruderschaft, eine Genossenschaft von Steinmetzen und Baumeistern erwähnt, die *»magistri comacini«*.

Bei ROTHARI (Leges, Cap. 144) ist die Rede von »magistros commacinos«; Grimvald nennt sie »magistri comacinorum«). Diese Institution, diese Genossenschaft bestand ohne Zweifel schon vor den Langobarden; in ihr haben sich die römischen Bauleute gesammelt. Im Gesetz des Rothari taucht aber zum ersten Mal in der Geschichte, dokumentarisch festgelegt, etwas auf, was man später »Bauhütte« nannte; das Gesetz ist das älteste bekannte Bauhüttengesetz, vierhundert Jahre vor den Bauhütten der gotischen Dome.

Die Tatsache, daß die Angelegenheiten der »magistri comacini« durch Rothari und seine Nachfolger gesetzlich geregelt werden, beweist unumstößlich, daß diese Institution von den Langobarden übernommen, von ihnen ausgebaut und daß sie langobardischen Künstlern zugänglich gemacht wurde. Denn es ist mit aller Eindeutigkeit erwiesen, daß *langobardisches Recht nur für Langobarden galt*[2]; für Römer galt nach wie vor römisches Recht. Im Rahmen der magistri comacini vollzog sich also die durch uns postulierte Begegnung des langobardischen Kunstimpulses mit der römischen Handwerkskunst. Und: die Genossenschaft dieser Meister ist spätestens unter Rothari, also noch vor der Mitte des 7. Jahrhunderts *ihrer Substanz nach eine langobardische geworden!* Wir betonen diese Tatsache mit einigem Nachdruck, weil sie von der Mehrzahl der Autoren mit einer seltsam eifrigen Vehemenz totgeschwiegen oder bestritten wurde.

Selbstverständlich regelt das Recht nur die Belange des juristisch Erfaßbaren.

Die Gesetze des Künstlerischen, des Geistigen sind nicht seine Domäne. Die »Leges« tasten diese

[1] in F. Beyerle, Leges Langobardorum, Kirchzarten 1947.

[2] H. Conrad, Deutsche Rechtsgeschichte, Köln 1954.

Sphäre nicht an, sie lassen sie im Raume der Freiheit. Eine auf eine spirituelle Schulung gegründete Gemeinschaft lebt also in der genossenschaftlichen Form der Brüderlichkeit; die juristische Sphäre des Rechtes, der »Gleichheit« wird durch die Gesetze geregelt. Es ist aber eine wunderbare und erstaunliche Tatsache, daß auch die reine Rechtsprechung, daß dieses germanische Volksgesetz wie als Keim, als Hintergrund, als Stimmung, die auch das nur *Rechtliche* durchwebt, die Substanzen von *Freiheit* und brüderlicher *Liebe*, also den *ganzen Menschen* in sich enthält. TAGLIAFERRI[1] spricht das so aus: »die ganze langobardische Gesetzgebung enthält gleichsam in embryonaler Form die Ideale von *Freiheit, Gerechtigkeit, Nächstenliebe* (»liceità, giustizia, carità)!
Die magistri comacini sind also, jedenfalls im 7. und 8. Jahrhundert, die Schule der langobardischen Steinmetzen- und Baukunst. Ursprünglich in der Gegend von *Como* beheimatet, bilden sie vom 10. Jahrhundert an weitere Zentren, in den Tälern von *Intelvi*, in *Campione* (weshalb sie später gelegentlich auch Campionesi heißen), im Tessin, aber auch (Tagliaferri) in *Monza, Brescia, Pavia, Milano, Cividale*, dann in *Verona, Treviso, Bobbio, Modena, Ferrara*. Sie sind die Schöpfer der zahllosen einstigen, heute leider zerstörten langobardischen Bauten und ihrer Flechtband-Kunstwerke.
Von manchen Autoren wird eine eigenständige langobardische Baukunst bestritten. Wir zitieren hierzu CHIAPPELLI[2]: »Die Monumentalität der langobardischen Bauten trennt sich deutlich von den anderen germanischen Elementen in Italien. Weder Karl der Große und seine Nachfolger, noch die sächsischen Kaiser, auch nicht Barbarossa, schufen in Italien eine beachtenswerte monumentale Baukunst. Man muß bis zum Staufer FRIEDRICH II. heraufgehen, um wieder eine, der langobardischen Kunst ähnliche, grandiose Architektur auf italienischer Erde zu finden.«
An der Ausstrahlungskraft kann man die spirituelle Potenz dieser langobardischen Steinmetzenschule ermessen. Nach allen Seiten des damaligen Europa wandern Bautrupps von »magistri comacini«. Sie überdauern sogar die Zeit der eigentlich langobardischen Kunst, aus deren Schoß die Romanik herauswächst. In der Gotik sind sie führend, und noch im 17. Jahrhundert sind ihre letzten Nachfolger nachweisbar.
FRANCOVICH[3] hat ihre Spuren verfolgt und dokumentarisch belegt. Von ihm bringen wir eine Auswahl von Beispielen aus Italien:
Oberitalien:
Como, (S. Abbondio, S. Fedele, Dom u.a.), *Milano* (S. Ambrogio u.a.), *Orta, Pavia, Brescia* (S. Salvatore u.a.), *Verona, Bologna* (S. Stefano u.a.), *Ancona, Meran* (Schloß Tirol), *Pomposa*.
Toscana, Umbrien, Latium:
Gròpina, Lucca (S. Martino, S. Frediano, S. Michele), *Assisi* (S. Rufino, S. Francesco u.a.), *Montefiascone* (S. Flaviano), *Tuscania*.
Apulien:
Bitonto, Ruvo di Puglia.
Ein Strom ging über das Burgund zu den Pyrenäen und bis Spanien:
Charlieu, Cluny (I, II und III), *Vézelay, Aulnay, La Lande de Fronzac, Saint Vivien, Maillezais, Poitiers, Angoulême; Oviedo*.
Einen weiteren Zug können wir verfolgen über die Schweiz, nach Süddeutschland, von dort einerseits dem Rhein entlang, andrerseits nach Mitteldeutschland:
Chur, Schänis, Zürich (Großmünster), *Payerne, Grandson, Romainmôtier, Lausanne* (Vorläuferin

[1] A. Tagliaferri, I Longobardi, a.a.O.
[2] L. Chiappelli, Il senso d'arte in Paolo Diacono, Cividale 1929 (Zitat von Schaffran übersetzt).
[3] G. de Francovich, La corrente comasca nella scultura romanica europea, in: Rivista del Istituto d'Archeologia, Roma, Anni V e VI.

der jetzigen Kathedrale), *Genf* (St. Pierre), *St. Maurice; Basel; Hochelten* am Rhein, *Speyer* (Dom), *Mainz* (Dom); *Hirsau, Augsburg, Maria Laach, Quedlinburg*
und schließlich bis nach Schweden: Dom von *Lund*.
Wir finden die magistri comacini auch in England: *Glastonbury*.
Ein ausgeprägter Wanderstrom führt nach Istrien und Dalmatien; ein weiterer nach Osten über Polen, über Ungarn nach Rußland *(Nowgorod)* und sogar bis nach Armenien.
Wahrhaftig ein Impuls von ungeheurer Kraft und Lebendigkeit! Seinem Ursprung nach langobardisch, breitet er sich nach allen Himmelsrichtungen aus und verwandelt sich,ohne in einem »langobardischen Kanon« (was ein Widerspruch in sich selber wäre!) zu erstarren, zu einem Träger von Stilen der nachfolgenden Zeiten.
Die Spuren der langobardischen Meister lassen sich auch noch auf andere Weise exakt – also nicht nur stilkritisch – nachweisen. König LIUTPRAND hat in seinem Nachtrag zu dem Edikt von ROTHARI unter anderem auch ein einheitliches Längenmaß für die magistri comacini festgelegt: den »pes Liutprandi«, den langobardischen Fuß, der sich vom römischen Fuß unterscheidet. Die Länge des »Pes« betrug 28,5 cm; gebraucht wurde oft auch der »cubitus Liutprandi«, der das anderthalbfache des Pes maß.
Wenn sich nun an einem Bau zeigen läßt, daß seinen Maßen der langobardische und nicht der römische Fuß zugrunde liegt, dann ist damit die Tätigkeit der magistri comacini eindeutig nachgewiesen. ALBRECHT KOTTMANN[1] hat solche Untersuchungen mit Erfolg an einer Anzahl von Bauten und Kunstwerken in Italien gemacht *(Brescia, Sirmione, Valpolicella, Cividale)*. Wir können somit die Reliefplatte im Kastell von Sirmione, das Baptisterium von S. Giorgio in Valpolicella (der schon erwähnte Meister Ursus ist also unzweifelhaft, auch von dieser Seite belegt, ein magister comacinus) und das Callixtus-Baptisterium von Cividale zu den dokumentarisch exakt belegten Werken der magistri comacini zählen. Überraschender aber sind Kottmanns Forschungen in Deutschland.
Das älteste vollständig erhaltene Bauwerk Deutschlands ist die Königshalle KARLS DES GROSSEN (768–814) in *Lorsch*. Durch Urkunden ist bezeugt, daß Karl d. Große nach seinem Sieg über DESIDERIUS, den letzten König der Langobarden, im Jahre 774 langobardische Baumeister und Steinmetzen nach Deutschland gebracht hat. KOTTMANN hat nun nachgewiesen, daß bei der Königshalle von Lorsch nicht nur dem Grundriß, sondern auch den anderen Proportionen die langobardischen Maße zugrunde liegen! Dieser in vielen Hinsichten so wichtige Bau, 774 begonnen, ist also ein Werk von langobardischen Meistern.
Den Pes Liutprandi, und damit die unwiderlegliche Spur der magistri comacini, hat Kottmann überdies an der Einhartsbasilika zu *Seligenstadt* (831) am Main, an der Nazarius-Kirche (dem heutigen Fundament der späteren Aurelius-Kirche) von *Hirsau* (vor 830), an der Justinus-Basilika (vor 847) in *Höchst* bei Frankfurt a.M. und an der Johannes-Kirche (960) zu *Augsburg* nachgewiesen.
Noch 1158 wird in *Limburg* in Holland nach langobardischer Art gebaut (»scemate longobardico«, SCHAFFRAN a.a.O.).
Wo befand sich wohl ursprünglich das Zentrum, der innerste Kern, die »Mysterien-Schule« dieser Bewegung?
Da die Mysterienstätten aller Zeiten immer an geographisch besonders ausgezeichneten Orten gegründet wurden, könnte man hypothetisch versuchen, sozusagen als Übung exakter Phantasie, aus den Bedingungen, die in der Tiefe der Erscheinungen liegen, einen solchen Ort zu umschreiben. Wir wollen den Versuch wagen.
Das Material »Stein« und dessen Formung verlangt einen Ort in der Nähe eines Gebirges, vielleicht

[1] A. Kottmann, Das Geheimnis romanischer Bauten, Stuttgart 1971.

von markanten Bergformen umgeben. Die strömende Wellenform des Flechtbandes würde an die inspirierende Nähe des Wassers denken lassen; das Weben der ätherischen Bildekräfte vielleicht am ehesten sogar an eine Insel in einem See; der Mysteriencharakter der Stätte würde eine eher verborgene, abgeschlossene Gegend verlangen; die ausstrahlende Kraft eines solchen Zentrums aber gleichzeitig die Nähe, den Kontakt mit der Weite.

Gebirge, Insel in einem See, unweit des pulsierenden Lebens, aber doch relativ abgeschlossen, also etwa am Rande von Gebirge und Ebene: gibt es in Oberitalien Orte, die diese Bedingungen erfüllen würden?

Zwei der größeren, bekannten Alpenrandseen sind eigenartigerweise nach Süden nicht offen, wie es dem natürlichen Abfluß zur Po-Ebene hin eigentlich entsprechen würde, sondern durch Moränen oder Gebirgsausläufer ganz abgeschlossen. Es sind dies der Orta-See, der römische »Cusius«, und der westliche Arm des Comersees, des römischen »Larius«. Beim Orta-See fließt die Nogaglia nach Norden aus statt nach Süden; beim Westarm des Comersees ist kein Abfluß möglich, die Adda fließt durch den Ostarm und bei Lecco aus. So erscheinen diese beiden Seen paradoxerweise wie von hohen Gebirgen völlig umschlossen.

In beiden Seen liegt eine Insel, jede mit einer bedeutenden geschichtlichen Vergangenheit.

Der Insel *S. Giulio* im Orta-See werden wir uns später noch näher widmen. Auf ihr wirkte der »Meister der Kanzel von Orta«; der Meister Wilhelm von Volpiano, der auf S. Giulio geboren wurde, baute hier die dem Heiligen geweihte Kirche. Die Insel war der Sitz eines langobardischen Herzogs; vom 12. Jahrhundert an war sie eine freie Kommune. Völlig überbaut, zeigt sie heute noch den Charakter einer kleinen »civitas«.

Die andere Insel, im Gegensatz zu S. Giulio, liegt fast unberührt im Comersee. Die Ruinen und Grundrisse zahlreicher früherer Bauten sind von Buschwerk überwachsen. Hier liegen, der Lage nach, alle Bedingungen vor, die wesentlich wären für die geschilderte Schulungsstätte.

Die Insel heißt *Comacina.*

Sollte hier der geistige Mittelpunkt des länderweiten Strahlungsfeldes gewesen sein? Wir wollen nicht etwa nur mit dem Namen argumentieren, obschon der Gleichklang Comacina – magistri comacini etwas Bestechendes hat.

Guido Zangrando[1] bestreitet, daß die Meister ihren Namen von der Insel haben könnten. Er deutet ihn als Verballhornung von »magistri cum machinis«, also »Meister mit Werkzeugen«. Aber gibt es denn Handwerker dieses Faches *ohne* Werkzeuge? Uns scheint diese Deutung reichlich weithergeholt und nicht sehr glaubhaft. Aber selbst wenn sie richtig wäre: Hätte sich dann vielleicht der Name, statt von der Insel auf die *Meister*, . . . von den Meistern auf die *Insel* übertragen?

Die *Comacina* ist sehr klein (Bild 97). Leicht kann man im Ruderboot übersetzen; sie liegt nahe beim Ufer. An der Südspitze legt das Boot an, dort befindet sich auch das den Mailändern wohlbekannte Restaurant, das an Sonntagen oft sehr besucht ist. Ein schmaler Weg führt den Hügel hinan, an einem aus Bruchsteinmauern aufgebauten Stall vorbei. Doch fällt dem aufmerksamen Beobachter sogleich etwas auf: mit Staunen entdeckt er auch Partien allerfeinsten Mauerwerks, das den unteren Teil des Stalls bildet (Bild 98). Lisenen, schöne Blendarkaden, eine Apsis werden sichtbar! Der Stall ist auf der Ruine einer Kirche aus dem 10. Jahrhundert gebaut.

Steil geht es über eine Wiese zur Höhe hinauf. Von dort genießt man eine wahrhaft überwältigende Rundsicht. Das bewegte, ätherische Blau des Wassers auf allen Seiten, darüber steile Bergwände und markante Gipfel. Auf der nächstliegenden Landseite, unweit des originellen Campanile von Ossuccio, liegt in der Höhe eine Burg, ehemalige Hüterin der Insel auf dem »Festland«. Das Zusam-

[1] G. Zangrando, Die Magistri comacini, in »Merian«, 16. Jahrgang, Heft 7.

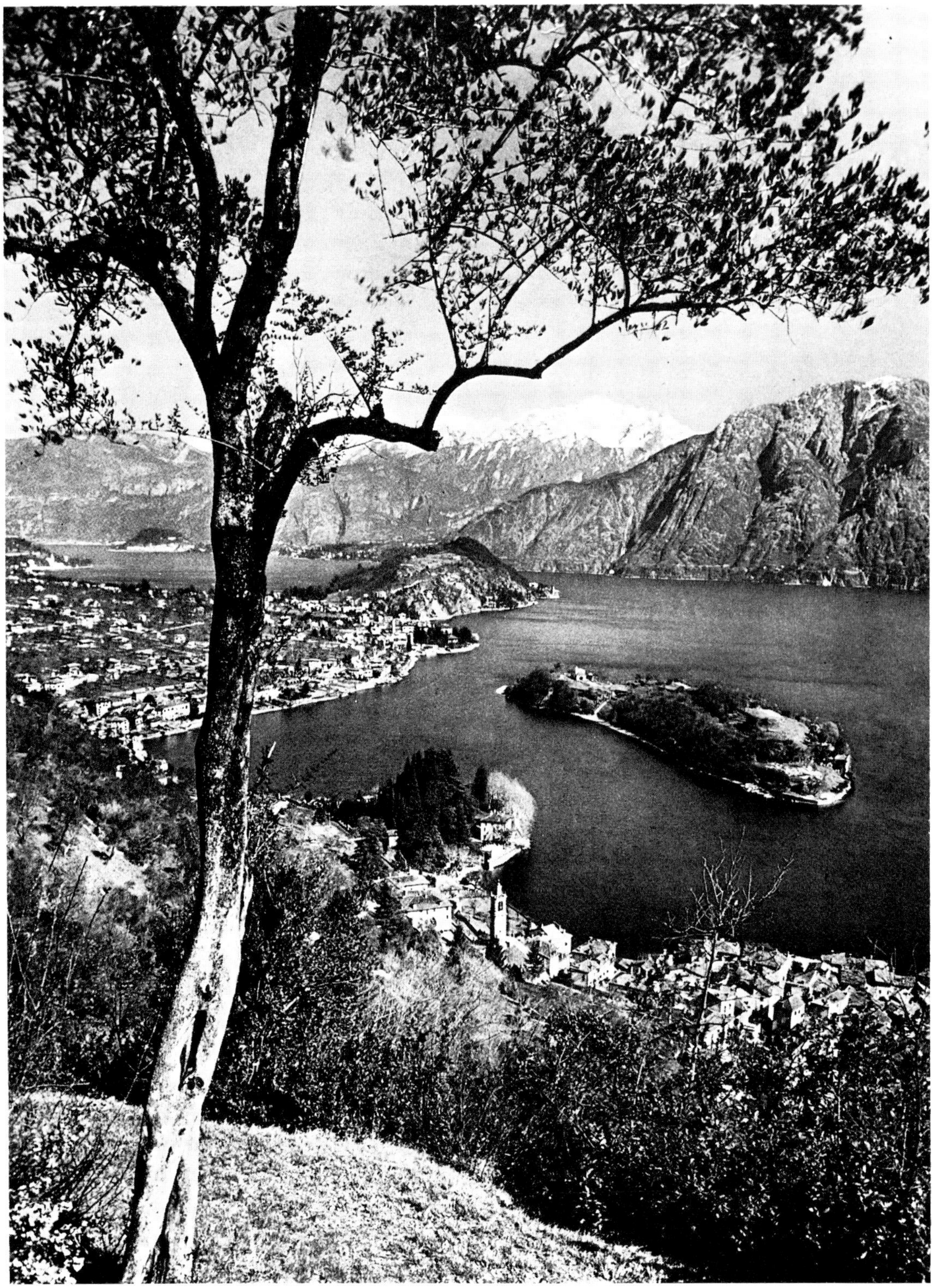

 97 Isola Comacina

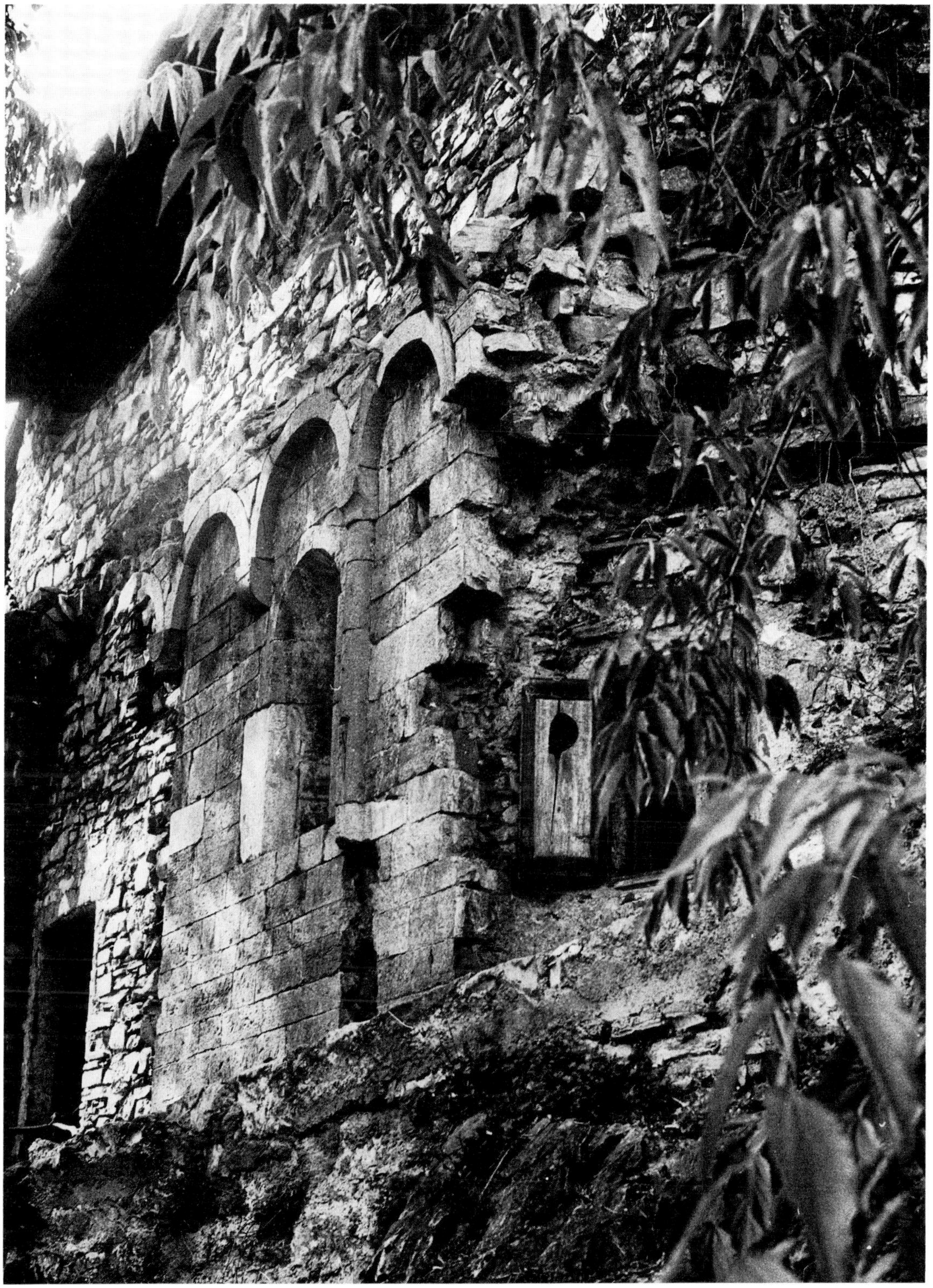

98 Isola Comacina

menwirken der Elemente, der Felsen, des Wassers und der Wolken, der durchlichteten Luft und der duftenden Wärme ist von einmaligem Zauber. Das Spiel der Formen, der Weite des Wassers zusammen mit der völligen Geschlossenheit des gegliederten Raumes prägt sich dem Erleben tief ein.
Oben, auf höchster Höhe der kleinen Insel, sieht man den freigelegten Grundriß – Schiff und Apsis – einer anderen Kirche; einige Schritte weiter entdeckt man einen dritten Kirchengrundriß. Durch duftende Gebüschgruppen führt der Weg zum nördlichen Ende der länglichen Insel. Beim Streifen durch die Wildnis kann man unzählige Mauerbruchstücke finden. Die Insel muß ja einmal mit einer Fülle von Bauten besetzt gewesen sein!
Nahe bei der Nordspitze steht ein Kirchlein aus dem 17. Jahrhundert mit Vorhalle. In dessen Innern hat man vor noch nicht langer Zeit die Reste einer Kirche des 5. Jahrhunderts entdeckt, nördlich daran anschließend frühchristliche Gräber und einen achteckigen Taufbrunnen.
Auf der südlichen Seite der Kirche aber findet man Grundrisse und Ruinen einer ehemals großen dreischiffigen Kirche. Eine in den Felsen gehauene Treppe führt zum Narthex, zur Vorhalle hinunter. Vor dem erhöhten Chorraum stehen noch die Reste des Altars, zu dessen beiden Seiten Treppen in die eingestürzte Krypta hinunterführen.
Durch die kleinen Fenster des einstigen Weiheraumes sieht man Ausschnitte der Landschaft, den tiefblauen See, Baumgruppen am gegenüberliegenden Ufer, ferne Berge.
Die heute fast völlig verlassene Insel, mit ihren zahllosen Trümmern einer großen Vergangenheit, in ihrer schönheitumwobenen Einsamkeit ist von einem herzbewegenden Geheimnis durchdrungen. Schon im frühen Christentum, spätestens im 5. Jahrhundert, war sie besiedelt. Zur Zeit des Einzugs der Langobarden muß die Comacina bereits eine besondere Bedeutung gehabt haben, denn sie wurde sehr zäh und erfolgreich von der römischen Besatzung verteidigt. Sie konnte sich über zwanzig Jahre halten; erst König Authari (586–592) gelang es, sie nach sechsmonatiger Belagerung zu erobern. Der tapfere Verteidiger, magister militum Francius, erhielt samt seinen Helfern einen ehrenvollen freien Abzug.
Es zeichnet sich also, sowohl von der Seite der Angreifer als auch der Verteidiger, schon jetzt eine besondere Bedeutung der Insel ab.
Diese Bedeutung bekam durch die Langobarden noch mehr Gewicht. Wir hören von dem nachhaltigen Interesse der baufreudigen Königin Theudelinde, der Gemahlin Autharis, die sich auf manchem Felde für eine Zusammenarbeit der Langobarden mit den Römern einsetzt, für die Comacina. Wir möchten annehmen, daß Theudelinde sich oft, von ihrem nicht fernen Palaste in Monza herreisend, den See hinauf zu der Insel rudern ließ.
Im Jahre 688 flieht König Kuninkpert vor dem aufständischen Gegenkönig Alahis auf die Comacina: sie war also ein befestigter langobardischer Stützpunkt, ein geschützter Ort. Die Geschichte gibt aber das Geheimnis der Insel nicht preis. Es kann indessen nicht der geringste Zweifel darüber herrschen, daß schon zur Zeit des langobardischen Reiches sich auffallend zahlreiche kirchliche und weltliche Bauten auf der Insel erhoben. Gewiß wurden alle Kirchen, deren Grundrisse man freigelegt hat, mit Ausnahme der einen frühchristlichen, erst im 9.–12. Jahrhundert, im Anschluß an die langobardischen Bauwerke errichtet, wie das überall in Oberitalien der Fall war. Ihre erstaunlich große Zahl (mindestens fünf, wahrscheinlich sieben Kirchen, nebst anderen Bauten, auf der winzigen Insel!) ist aber ein unübersehbares Zeugnis für eine ganz besondere, aus allem hervorragende Bedeutung des kleinen, auserwählten Erdenflecks! Sie wird noch erhöht durch ein weiteres Faktum: die einzigartige, unfaßbare Wut der Zerstörung, die an *einem* Tage grenzenlosen Furors alles Leben auf der Insel auslöschte, alle Gebäude dem Erdboden gleichmachte und ihre Kunstschätze, worunter wir uns mit gutem Grund vor allem auch langobardische vorstellen dürfen, in den See versenkte. Dies geschah im Jahre 1169.

Auf dem fruchtbaren Boden der langobardischen Kultur und des langobardischen Rechtes, angeregt durch den urchristlichen Impuls der Bogumilen aus dem Osten (die sich in der Lombardei Patarener nannten), hatte die Freiheitsbewegung der Stadtkommunen die Lombardei und die Toscana seit dem 11. Jahrhundert wie eine Grundwelle aus der Tiefe der mündig gewordenen Individualkraft mit einem mächtigen Elan der Begeisterung ergriffen. *Mailand* war eines der Hauptbollwerke der freien Städte, die sich als Eidgenossenschaften unmittelbar unter Gott, unabhängig von Kaiser und Papst stellten. Der Erzfeind dieser aus langobardischen Zweigen aufgeblühten Freiheitsbewegung war der Vertreter der althergebrachten Ordnungen, der Verfechter des cäsarischen »Roma«-Prinzips, der Kaiser FRIEDRICH BARBAROSSA, der die Städte der Reichsgewalt unterwarf und sie am Reichstag auf den Roncalischen Feldern bei *Piacenza* ausdrücklich wieder *unter römisches Recht* stellte! Er drehte damit barbarisch das Rad der Geschichte um ein halbes Jahrtausend in die Zeit vor Rothari zurück, Barbarossa, der sich schon 1154 mit der Eisernen Krone der Langobarden in *Pavia* hatte krönen lassen.
Mailand erhebt sich gegen die unerträgliche Knechtschaft; Barbarossa läßt die Stadt 1162 dem Erdboden gleichmachen. Während der Kaiser in Rom ist, bauen die mit *Mailand* verbündeten freien Städte, *zu denen auch Comacina gehört*, die Stadt aus den Ruinen wieder auf. Mailand ist nun nicht mehr zu bezwingen, aber nun erleidet Comacina 1169 dessen Schicksal. Der Kaiser läßt diese bedeutende Stätte aus der Geschichte für immer austilgen, sieben Jahre bevor er durch Mailand und seine Verbündeten die vernichtende Niederlage von Legnano (1176) erleidet und sich endgültig aus Italien zurückziehen muß.
Wir fassen unsere Thesen zusammen:

- Die Flechtbandkunst des 8. und 9. Jahrhunderts ist das Ergebnis einer geistigen Schulung, welche Züge einer Mysterieneinweihung trägt.
- Sie wurde geschaffen durch Meister, die herangebildet wurden aus einer Begegnung des langobardischen Kunstimpulses mit römischer Handwerkstradition. Das Resultat ist eine Neuschöpfung: die langobardische Kunst.
- Die magistri comacini sind die – der Substanz nach langobardischen – Träger dieses Impulses. Ihre Schulung erfolgte von einem Zentrum in Oberitalien aus.
- Gegründet auf eine Anzahl von Tatsachen, scheint uns die Annahme berechtigt zu sein, daß die Insel *Comacina* ursprünglich dieses geistige Zentrum war.

Das Jahr der grauenvollen Ausmerzung dieser Kulturstätte aus der Geschichte der Menschheit, 1169, der Tag, an dem die Flammen der niedergebrannten Kirchen sich im See spiegelten, könnte nach aller Wahrscheinlichkeit auch das Fanal zur endgültigen länderweiten Wanderung und Ausbreitung der magistri comacini gewesen sein.
In der Geburtsstadt FRANCESCOS, des Dichters des Sonnengesanges, in Assisi, ist heute noch ein Haus zu besichtigen, über dessen Eingangstor eine Rose mit einem Zirkel eingegraben ist. Es war dies das Haus der magistri comacini zur Zeit des Baus von S. Francesco. Und das war ihr Steinmetzzeichen: eine Rose als Sonnenzeichen, die von den Spitzen eines ausgebreiteten Zirkels eingefangen und getragen wird!

8. Das Erleben und Gestalten der Form
Bild und Wirklichkeit

Im 6. Kapitel – »Vom Werden der Form auf dem Stein« – machten wir den Versuch, an den Phänomenen abzuspüren, wie zur Zeit der Langobarden, also im 7. und 8. Jahrhundert, der Prozeß der Formwerdung verlief, wobei wir unter »Form« in einem engeren Sinne die Linienführung des Flechtbandstromes als Spur einer Bewegung verstehen. Wir versuchten zu zeigen, wie der im Bilde *gewordenen* Form eine Stufe des *Werdens*, der bewegenden Bildekräfte voranging und auf welche Weise diese Bewegung aus noch höheren Sphären inspiriert und geführt wurde, aus den Bereichen der Weltengesetze und schließlich der kosmischen Wesenhaftigkeit.
Oder, in umgekehrter Richtung geschildert: aus dem höchsten Bereich einer Geistigkeit des wesenhaften *Willens* stieg der Impuls durch die Stufen der gesetzhaften *Weisheit* über die bildgestaltende *Bewegung* bis zur steinernen *Form* hinunter, eine »catena aurea hermetis«, eine »goldene Kette« bildend, die den Himmelskräften Eingang in die Erdenwelt und Irdischem den Weg zum Geistigen eröffnete. Das ist die sozusagen objektive Seite des künstlerischen Geschehens.
Jetzt aber möchten wir versuchen, näher darauf einzugehen, wie wir jetzigen, heutigen Menschen

99 Palombara Sabina, S. Giovanni in Argentella

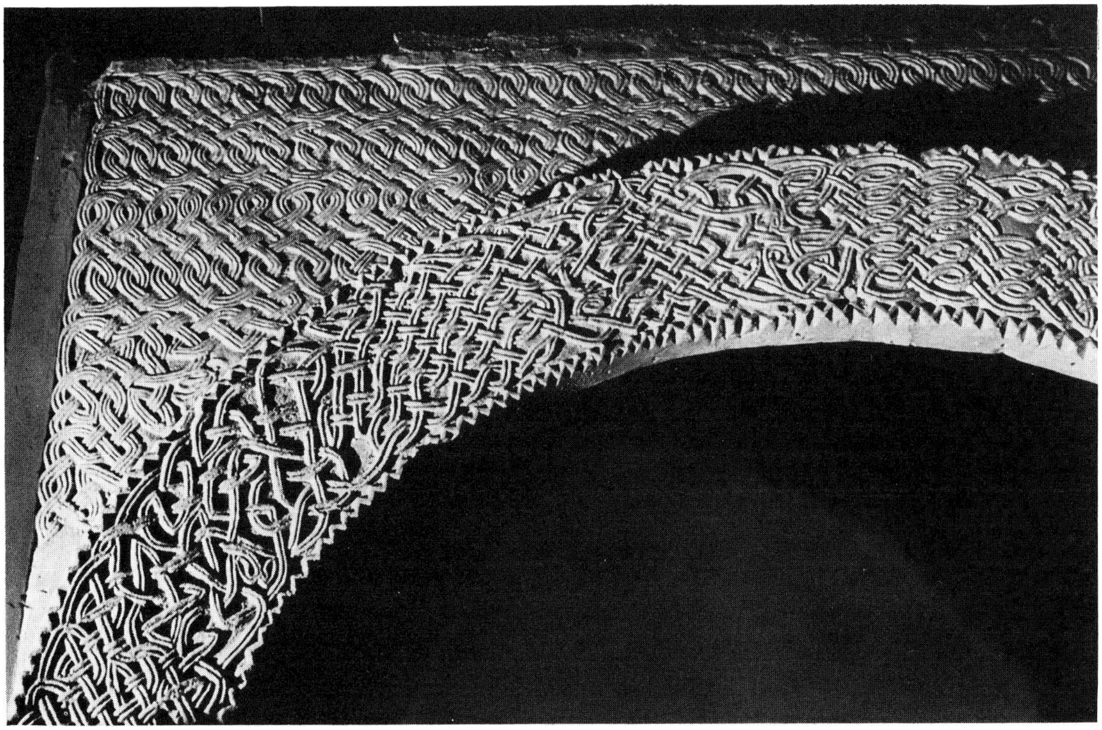

in subjektiver Weise die *Form* erleben. Dabei wäre das zu vertiefen, was wir in unseren Eingangskapiteln schon anlegten. Damit wollen wir uns wieder einigen Bildern zuwenden.
Das Ziborium (Bild 99) findet sich in einer abgelegenen Kirche in den Sabinerbergen nördlich von Rom. Auf der Straße nach *Palombara Sabina* zweigt man in einen schmalen Schotterweg ab, der einen nach kurzer Zeit zu der heute verlassenen Benediktinerabteikirche von S. Giovanni in Argentella führt. Schon von weitem fällt der außerordentlich schöne Glockenturm mit seinen lombardischen Säulenarkaden auf. Durch ein beinahe zerfallenes Westwerk betritt man den schönen Kirchenraum, von einer schlüsseltragenden Nonne begleitet. Lombardische Blendarkaden mit doppelten und dreifachen Rundbogen schmücken Hauptapsis und Schiff. Im Chor der Kirche sieht man das hochragende weiße Ziborium. Es ist auf allen vier Bogenseiten überzogen von einem zarten Flechtwerk aus Stuck. Beim näheren Betrachten zeigen sich nicht nur einfachere oder kompliziertere Flechtbänder, sondern teppichartige Linienkompositionen. Erst in harmonischem Chor fließend, steigert sich das Melos zu lebhaftem Kontrapunkt, beruhigt sich wieder zu rhythmischem Ostinato, variiert das Tempo und zeigt die symphonische Gliederung einer Komposition.
Dem Einwand, daß da einfach primitive Barbarei vorliege, muß entgegnet werden, daß es für einen supponierten naiven Nicht-Könner viel naheliegender gewesen wäre, ganz einfache Ornamente in Stuck zu arbeiten. Das Werk ist ja keine Skizze mit Entwurfs-Charakter, sondern zeigt einen reich differenzierten Aufbau und ein eindeutiges Kunstwollen, das allerdings nicht in das Schema eines klassischen Kanons paßt.
Uns ist wichtig: was sich dem oberflächlichen »Sehen« als Unordnung präsentieren mag, zeigt bei intensiverem Mitgehen ganz andere Seiten.

100 NIN, Museum

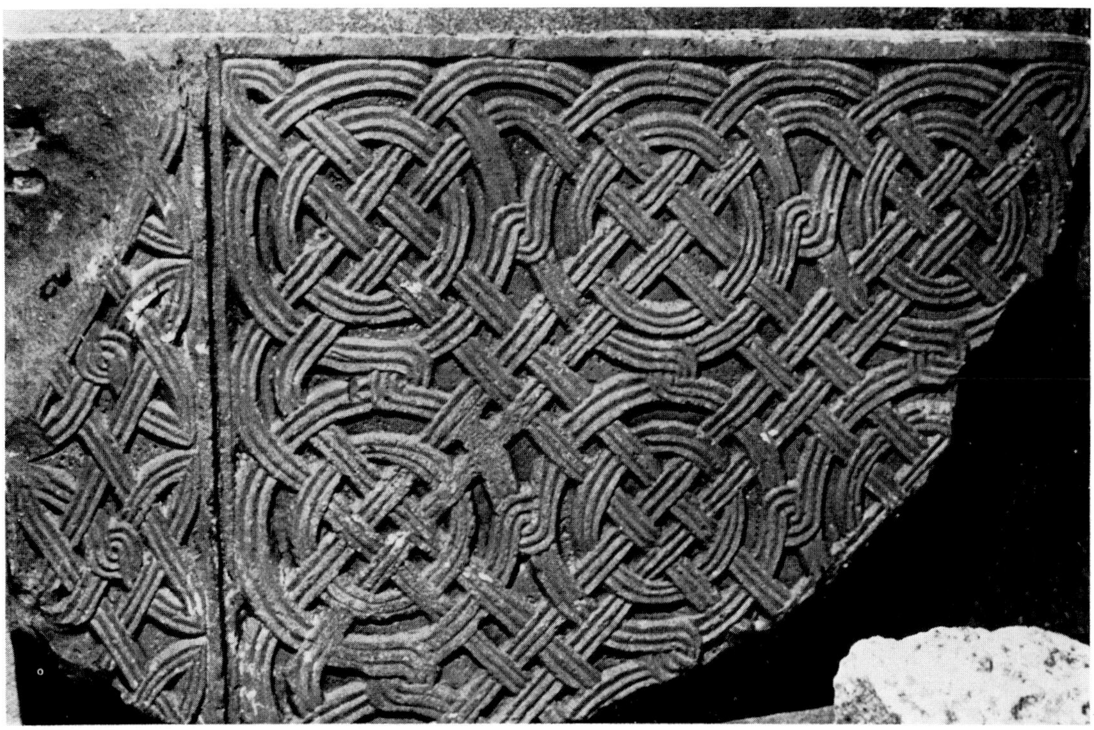

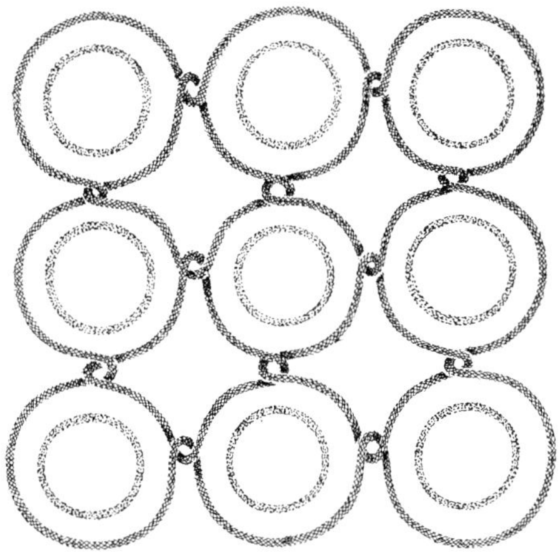

fig. 38

fig. 39

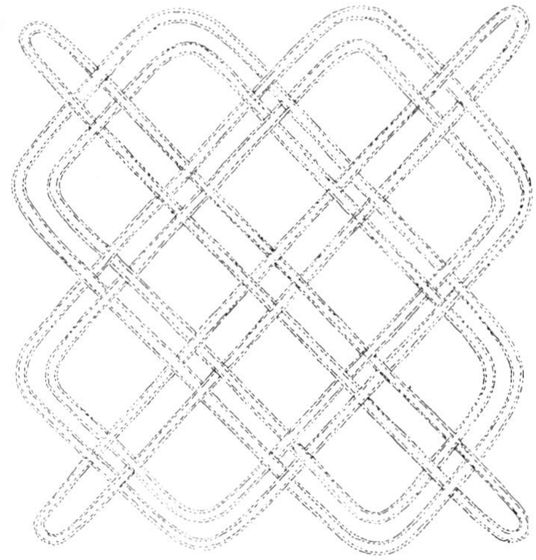

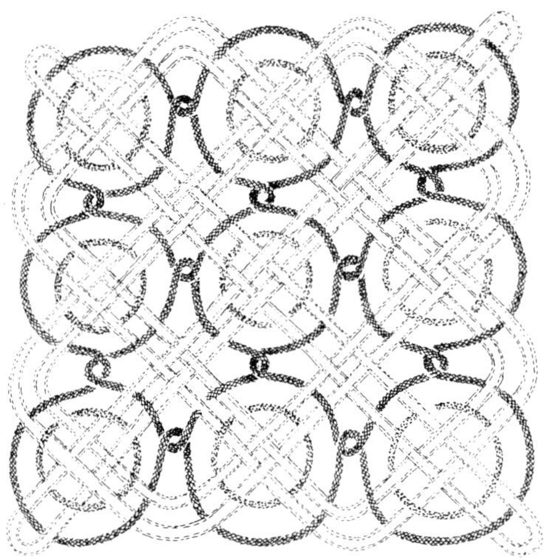

fig. 40

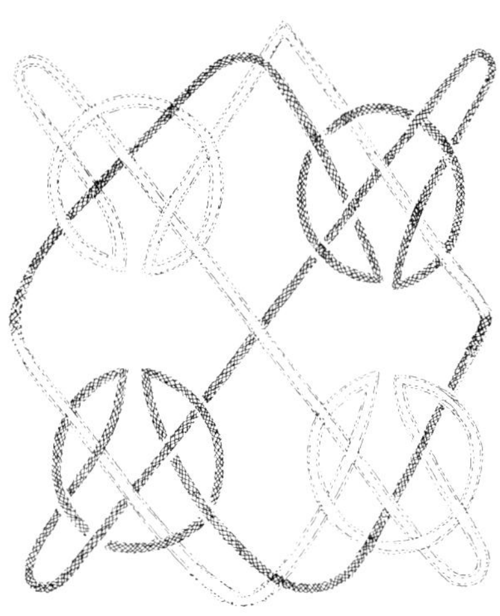

fig. 41

fig. 42

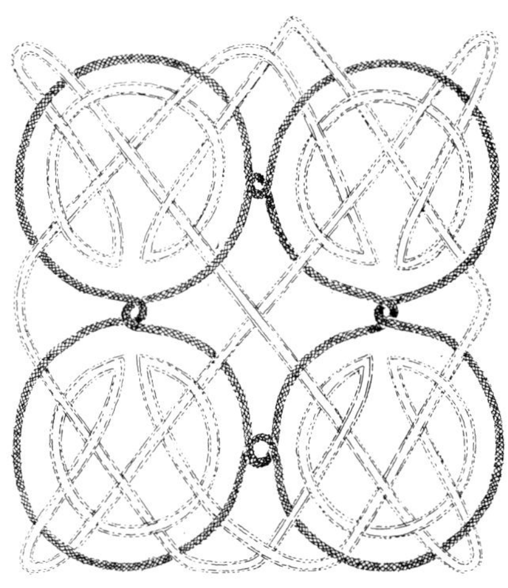

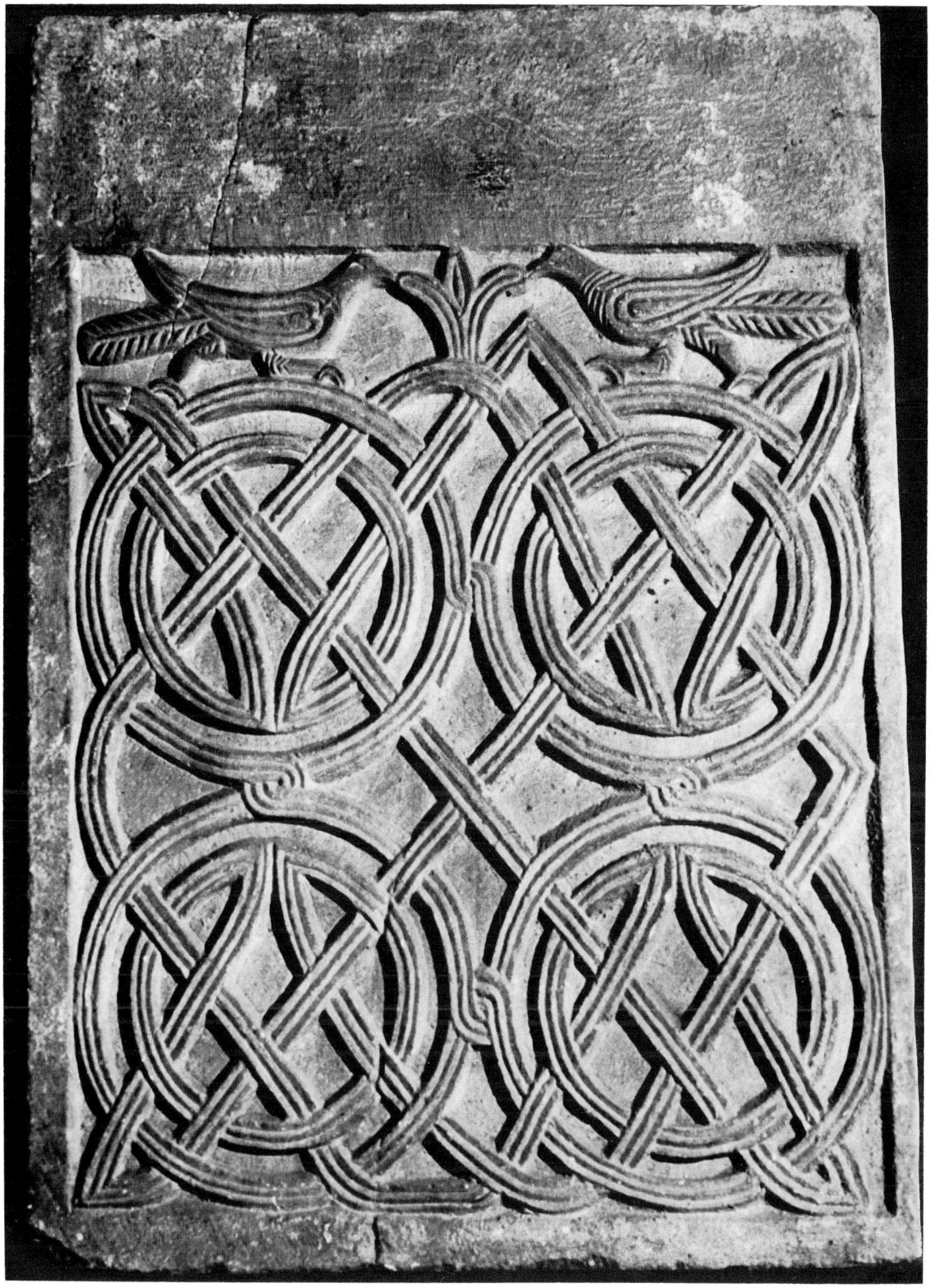

101 ZADAR, Archäologisches Museum

Bei der nächsten, viel einfacheren Tafel aus dem reizenden kleinen Museum der ehemaligen kroatischen Königsstadt *Nin* bei Zadar (Bild 100) können wir es verdeutlichen. Das Fragment ruft ja recht eigentlich nach Ergänzung; die Situation fordert zum Nachzeichnen unmittelbar auf. Beim Nach-Fahren wird es Er-Fahrung: es werden klare Motive erkennbar. Zuerst als Grundform die neun Doppelkreise, die äußeren miteinander verwoben (fig. 38). Und als Einschlag, innerhalb und außerhalb der Kreisfelder sich vierfach kreuzend, die doppelten, geraden Linienzüge (fig. 39). Und erst jetzt »sieht«, oder besser »hört«, »bewegt«, »tastet« man den Zusammenklang der Motive (fig. 40).
Komplizierter ist der Aufbau der Chorschrankenplatte von *Zadar* (Bild 101). Wiederum verbinden sich zwei Linienzüge zunächst zu einer Art Grundakkord, zu den vier Kreisen. In diese offenen, vom dreifaltigen Band umgrenzten Flächen hinein schwingt ein anderer Linienzug: von außen kommend, ballt er sich zu doppeltem Knoten, bald kreisend, bald sich spitzend und dann wieder gerade (fig. 41, 42). In charakteristischer Weise sind die Linien ganz dynamisch geführt; der strengen Symmetrie überlagert sich der vitale Strom, ein Lebensbaum wächst daraus hervor, Vögel nähren sich von ihm.
Immer deutlicher kommt uns zum Bewußtsein, daß wir die Form nicht erleben, wenn wir sie nur »sehen« (oder vielleicht gar, z.B. vom Fernsehen darauf hintrainiert, nur noch die passive Komponente des Sehprozesses spielen lassen, das »Glotzen«).
Was geschieht in Wirklichkeit, wenn wir Formen wahrnehmen?
Man kann nun leicht nachweisen, daß man Linien und durch Linien gebildete Formen paradoxerweise überhaupt nicht *sehen* kann!
Rudolf Steiner hat in vielen Zusammenhängen auf diese Tatsache hingewiesen, und Felix Kayser[1] hat diesem Phänomen eine lesenswerte Studie gewidmet. Unser Auge als Sinnesorgan des *Sehens* kann nämlich nur die Qualitäten von *Hell* und *Dunkel* und dann die *Farben*, nicht aber die *Form* wahrnehmen. Diese wird uns durch andere Sinne vermittelt. Ganz strenggenommen, kann man sogar aussagen, daß eine Linie, also ein Gebilde von nur *einer* Dimension, grundsätzlich nicht sichtbar sein kann; wir sehen erst dreidimensionale Gebilde, an denen wir die zweidimensionale Oberfläche mit dem Auge wahrnehmen. Die »Linien« unserer Kunstwerke sind natürlich (wie auch jede Bleistiftlinie) dreidimensional. Als solche sind sie aber nur *Bilder* der reinen »Linie«, die ihre Wirklichkeit nicht in der Welt des Sichtbaren hat. Diese zunächst vielleicht schockierende Tatsache müssen wir konsequent weiterverfolgen und vertiefen.
Zunächst aber wollen wir den Sinnesbereich aufsuchen, der uns die Qualität »geformte Linie« vermittelt. *Sichtbar*, im Bereich des Visuellen, sind Helligkeitsunterschiede an den Grenzen. Wir *sehen* Grenzen von Heller und Dunkler; dieses ist aber nicht die Form in ihrer Wirklichkeit; wir finden sie erst, wenn wir uns der Form als Spur einer Bewegung nach-bewegen. Unvoreingenommene Beobachtung zeigt uns, daß wir mit unserem *Bewegungssinn* die Form – nein, nicht »sehen«, wir müßten ein anderes Verb bilden: »bewegen«; wir bewegen sie, aber nicht im transitiven Sinne, wir bewegen uns innerlich mit, wir erleben sie *in uns* als Bewegung. Die Organe dieses Bewegungssinnes finden sich in unseren Muskeln als druck- und spannungsempfindliche Zellen (»Pacini'sche Körperchen«), und gewiß ganz besonders fein in unseren drei Paaren von Augenmuskeln. Das *ganze* Auge ist somit nicht nur ein *optisches* Sinnesorgan, sondern auch ein Vehikel des Bewegungssinnes.
Aber noch differenziertere Qualitäten sind im sensorischen Bereiche beobachtbar. Wir erleben nämlich die Bewegung des Bandstromes in der Fläche, durch die feinen Rhythmen des Kreuzens und Lösens, in der dynamischen Verteilung der Akzente auch mit unserem *Gleichgewichtssinn;* wir tasten innerlich den Duktus der Linie ab mit einer Art *Tastsinn;* wir verstehen schließlich die ganze Komposition mit tief innerlichem Behagen als sinnvolle Bilderwelt mit unserem *Lebenssinn.*

[1] F. Kayser, Von der Sinneswahrnehmung zur Kunst, Dornach 1970.

Gleichgewichtssinn, Bewegungssinn, Lebenssinn und Tastsinn bilden nach Rudolf Steiner[1] die Gruppe der Sinne, mit denen wir primär unsere eigene Leiblichkeit innerlich wahrnehmen. Sie gründen tief in einer Schicht unterhalb unseres eigentlichen Wachbewußtseins; Steiner nennt sie »Willenssinne«.

Also können wir präzisieren: die Form können wir nicht »sehen«, wenn wir unter »Sehen« richtigerweise den optisch-visuellen Sinnesprozeß verstehen, aber wir können sie »ertasten«, »aus-gewichten«, »mit-bewegen« und »mit-erleben«. Sie wird dadurch in eine viel tiefere, mit unserem Willensleben verbundene Schicht unseres Wesens eingeprägt.

Wir können die geformte Bewegung aber auch, in einem übertragenen Sinne, »hören«. Denn in geheimnisvoller Weise ist mit der Gruppe der vier »unteren« eine Vierergruppe »oberer« Sinne verbunden, die mit ihnen zusammenklingen. Beim Ohr ist es noch organisch evident: in ihm sind vereinigt die Organe des Gleichgewichts- und des Klangsinnes. Die Gleichgewichtsverhältnisse der Form kommen zur Resonanz als Hör-Erlebnisse. Und wie nahe sich Bewegungssinn und Wortsinn stehen, kann man beim Sprechen erleben, das von Gebärden begleitet wird. Jedes Wort hat einen Bewegungs-Gestus. Nun wird uns vom Erleben her deutlich, was wir im 5. Kapitel vom Wesen und Ursprung der Flechtbänder aussagen konnten: vom göttlichen Atemstrom, der zum Worte konfiguriert wurde und im Bilde des Flechtbandes erschien. Wir sprachen von »kosmischer Intelligenz«, von Gedankensubstanz, die zur Formenordnung wird, und schließlich von einem Anlegen freier Individualkraft durch die besondere, »Mitte« schaffende Dynamik der Form: »Ich« kann sich inkarnieren. Klang-Sinn, Wort-Sinn, Gedanken-Sinn und Ich-Sinn nennt Rudolf Steiner die »oberen«, die »Erkenntnis-Sinne«.

Das Wahrnehmen der Form geschieht also durch ein »Formenfühlen« (R. Steiner), ein außerordentlich komplexes, rhythmisches Zusammenklingen der oberen »Erkenntnis-Sinne« mit den unteren »Willens-Sinnen«. *Das Ergebnis dieses Rhythmus ist das reale Erleben der Existenz des eigenen »Ich«.* Indem ich wahrnehme, wird »Ich«, *bin Ich!* (Also nicht: »cogito, ergo sum«: ich denke, also bin ich, sondern: ich nehme wahr, also bin ich . . . und kann infolgedessen auch denken!). Dies gilt insbesondere für das Wahrnehmen von Formen.

Diese Überlegungen, aus einem unvoreingenommenen, vorurteilslosen Erleben geschöpft, sind, wie wir weiter sehen werden, von allergrößter Bedeutung.

Wir wollen sie aber vorerst prüfen an weiteren Bildern. In der Prothesis der frühchristlichen Basilika von S. Eufemia in *Grado*, am Ende des linken Seitenschiffes, sind einige sehr interessante Flechtbandwerke ausgestellt, darunter eine Chorschrankenplatte (Bild 102).

Wieder vermittelt uns das tiefinnerliche Mit-Spüren, z.B. im Nachzeichnen, das Wesen und die Aussage dieser Formenkomposition. Je zwei Paare von Motiven klingen und schwingen in den vier Kreisfeldern; indem wir uns innerlich mitbewegen, mittasten, die Gewichtsakzente auskosten und die Bildekräfte erleben, hören wir Liniensequenzen, erleben Gestus und Ordnung, das immer neue Veranlagen und Suchen und Bilden von »Mitte« zwischen Erstarren und Auflösen, zwischen Schwere und Leichte: den Spiel-Raum des »Ich«! (fig. 43, 44, 45, 46).

Der Reliefplatte von S. Sabina in *Rom*, die in dieser einzigartig schönen frühchristlichen Basilika auf dem Aventin noch »in situ«, also als Teil der noch intakten Chorschrankeneinrichtung vorhanden ist (Bild 103), kann man ansehen, daß sie schon einer späten Stilstufe angehört, sie ist schon formell erstarrt, sichtlich mit Zirkel und Richtschnur vorgezeichnet. Papst Eugen II. ließ 824 die Chorschranken durch langobardische Steinmetzen in den Bau des 5. Jahrhunderts einfügen. In ihr er-

[1] Wir verweisen auf die Sinneslehre Rudolf Steiners. Im Werke von Hans Erhard Lauer, Die zwölf Sinne des Menschen, Basel 1953, ist eine vollständige Bibliographie aufgeführt.

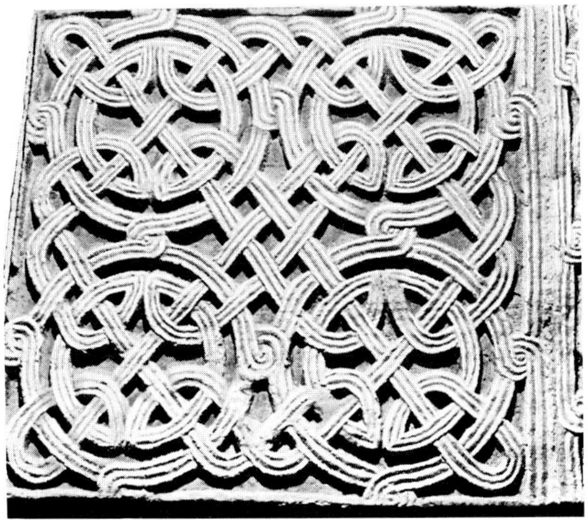

102 Grado, S. Eufemia

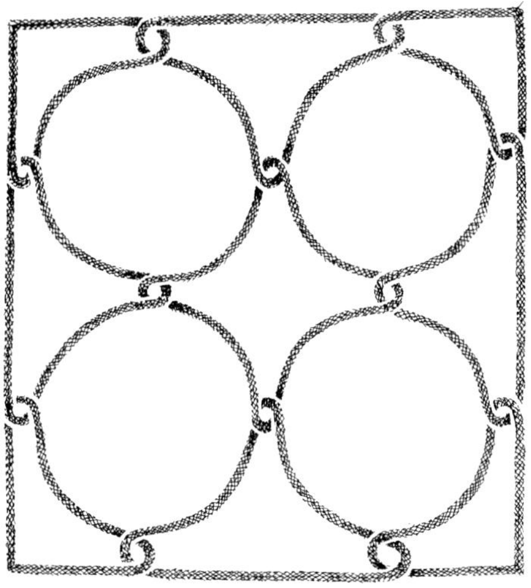

fig. 43

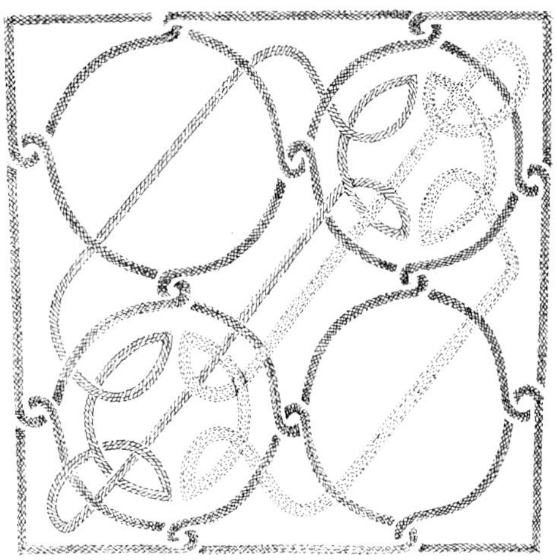

fig. 44

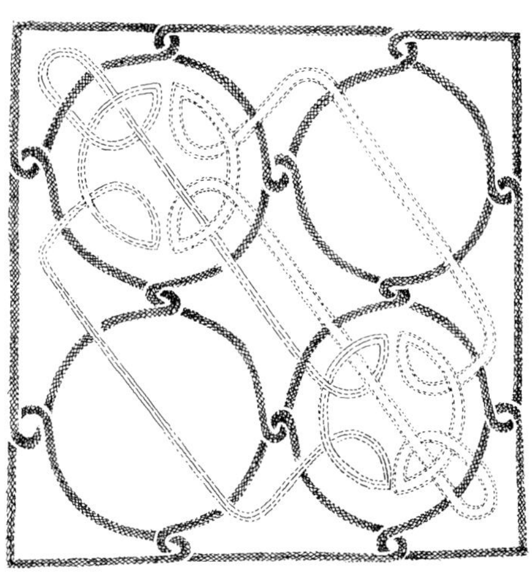

fig. 45

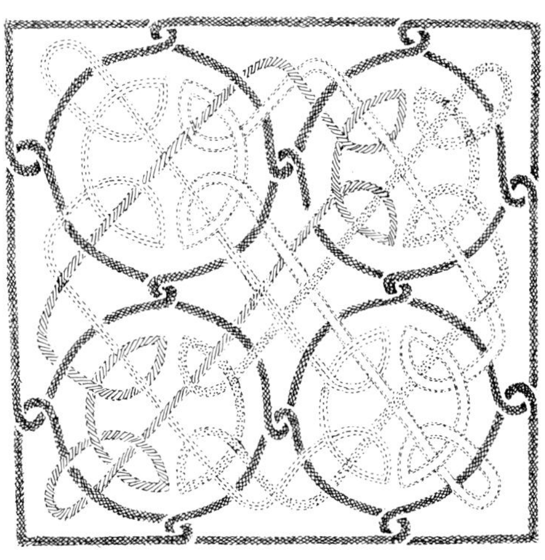

fig. 46

scheint die Komposition der Platte von Grado in gesteigerter, reicherer Form (fig. 47, 48, 49, 50). Beim vollmenschlichen Wahrnehmen einer Form können wir erleben, wie sie uns in unserem tiefsten Inneren berührt, bewegt, sich verbindet mit unseren Willenskräften, wie sie aber auch unser höchstes Geistiges zum Mit-Sinnen bringt.
Dieses Erlebnis kann noch gesteigert werden, wenn wir uns nicht nur wahrnehmend, rezeptiv verhalten, sondern zum aktiven Gestalten kommen, also wenn wir zum Beispiel, wie wir das schon öfter anregten, eine Form nachzeichnen.
Wenn wir uns dabei aufmerksam beobachten, so spüren wir bald, daß beim Zeichnen etwas *in* uns geschieht, was einen höheren Wirklichkeitscharakter hat als die außen gezeichnete Linie, die davon nur ein Abbild ist. Die »Wirklichkeit« der Linie ist eben durchaus etwas Unsichtbares; sie ist in der Umwelt nur in ihrem Bildcharakter zu erleben, die Realität aber liegt in unserem Inneren.
Rudolf Steiner[1] hat dieses Phänomen eingehend untersucht. Die Qualitäten von Bewegung, Form, Maß, Gewicht, Lage u.a. erleben wir real-wesenhaft in unserem Inneren; in der Außenwelt finden wir lediglich deren Bilder. Wir könnten das Bild eines Dreiecks nicht als solches erkennen, wenn wir dessen Realität nicht als Urbild in unserem Inneren erleben würden. Ganz anders aber verhält es sich z.B. mit der Farbe (und auch den Qualitäten Wärme, Geschmack, Geruch, die wir mit unseren mittleren Sinnen wahrnehmen). Die Farbe existiert als Realität in der Außenwelt; *in* uns erleben wir sie als Bild. *Farbe* und *Form* sind somit Polaritäten, sowohl in ihrem objektiven Wirklichkeitscharakter als auch in der Art unseres Wahrnehmens. Bei der Farbe nehmen wir (mit unserem Seh-Sinn) ein real Wesenhaftes wahr, das in uns zum Bilde wird; bei der Form aber nehmen wir (in dem Zusammenspiel unserer unteren mit den oberen Sinnen) *Bilder* wahr, deren Wesenhaft-Reales sich in uns selbst findet. Die gezeichnete Linie ist keine »Wirklichkeit«, sie ist ein in die Umwelt hinein gesetztes Bild einer im Inneren erlebten Realität.
Darum spricht sich das Wesen der Linie dann am reinsten aus, wenn sie nichts Sichtbares mehr nachbildet und auch nicht einmal etwas Symbolisches mehr ausdrückt. »Es gibt reine Formen, so wie es reine Gedanken gibt« (Carl Kemper[2]). Rudolf Steiner betont, daß man erst dann verstehe, was den künstlerischen Formen zugrunde liegt, wenn man nicht nach symbolischer Bedeutung suche. Über »reine Formen« spricht er in folgender Weise[3]: »Wenn Sie (in solche Formen) empfindend sich hineinleben, dann finden Sie dasjenige, was Ihr Empfinden so ordnet, wie es niemals geordnet werden könnte aus der sinnlichen Welt heraus, und was Ihnen einen Begriff verschaffen kann von der geistigen Musik der Sphärenharmonie.« Und an anderer Stelle[4], über das Erleben von Linienformen: »Doch nicht so erlebt man sie, daß man sie vor sich in irgendeinem Raume gezeichnet sähe, sondern so, als ob man in fortwährender Bewegung mit seinem Ich jedem Linienschwung, jeder Gestaltung selbst folgte. Ja, man fühlt das Ich als den Zeichner und zugleich als das Material, mit dem gezeichnet wird. Und jede Linienführung, jede Ortsänderung sind zugleich Erlebnisse dieses Ich. Man lernt erkennen, daß man mit seinem bewegten Ich hineingeflochten ist in die schaffenden Weltenkräfte.«
Wir werden uns also davor hüten, Linienzüge in äußerlicher Weise »deuten« zu wollen, ihnen Symbolisches unterzulegen oder beim Zeichnen Qualitäten aus anderen Bereichen gleichsam literarisch in sie hineinzulegen (»fröhlich«, »aggressiv«, »sehnsüchtig« etc.). Die Linie hat das nicht nötig. Die reine Form hat einen einzigen Inhalt: *sich selbst* (so wie der reine Gedanke sich selbst als Inhalt hat, Form und Inhalt decken sich völlig). Rudolf Steiner gibt dazu noch einen weiteren Aspekt, der

[1] Rudolf Steiner, Der Entstehungsmoment der Naturwissenschaft in der Weltgeschichte, 6. Vortrag, Stuttgart 1948.
[2] C. Kemper, Der Bau, Stuttgart 1966.
[3] Rudolf Steiner, Vortrag 19. 10. 1907, München, in: Bilder okkulter Siegel und Säulen. Dornach 1957.
[4] Rudolf Steiner, Die Stufen der höheren Erkenntnis, Dornach 1959.

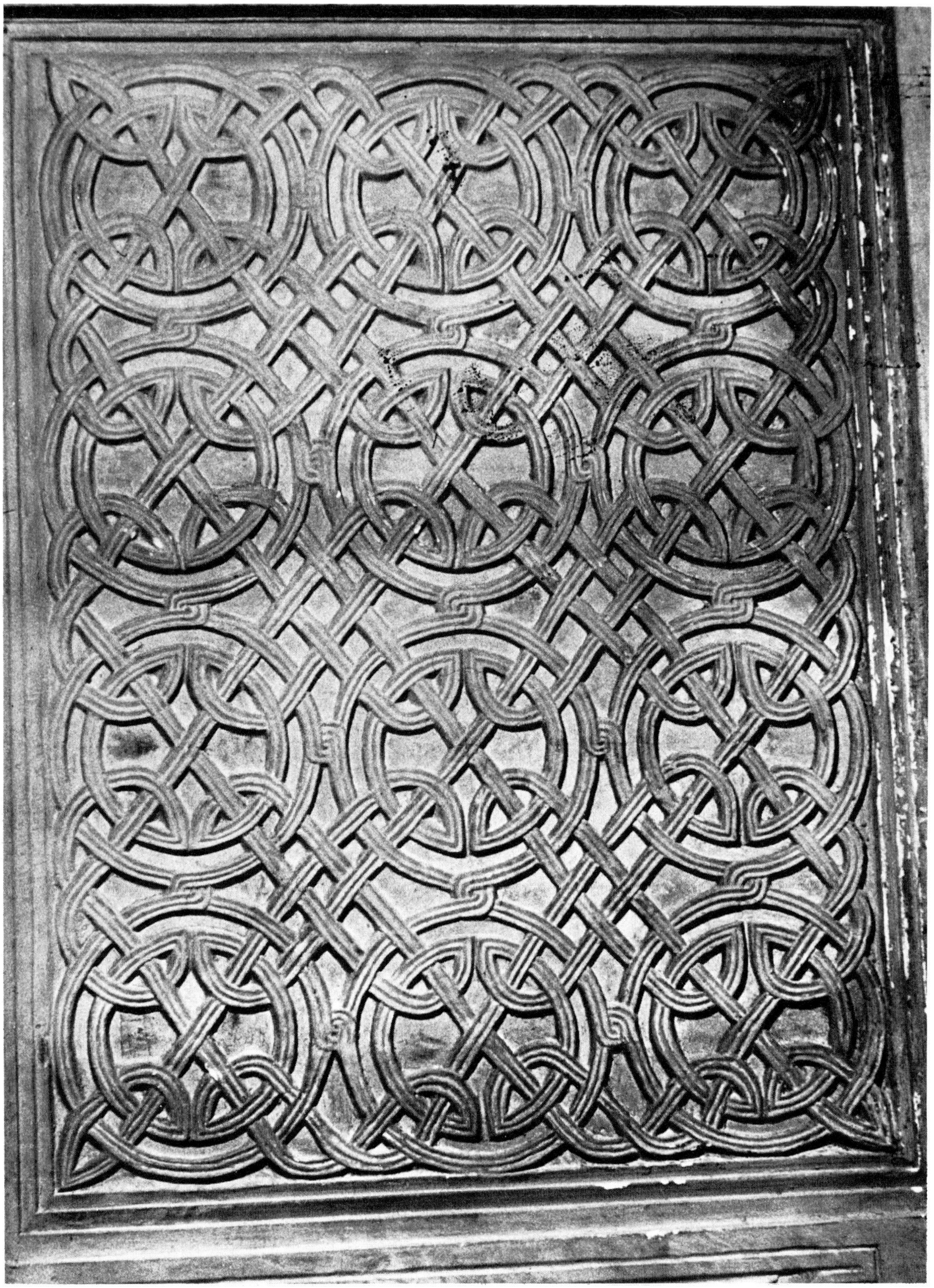

 103 ROM, S. Sabina

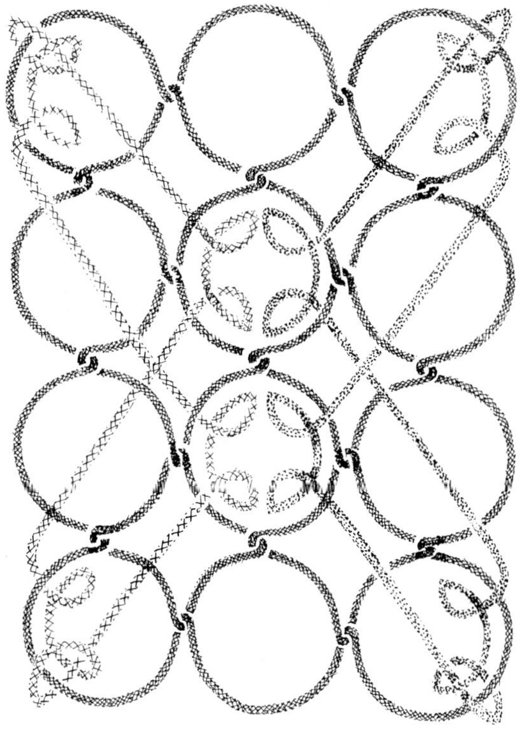
fig. 47

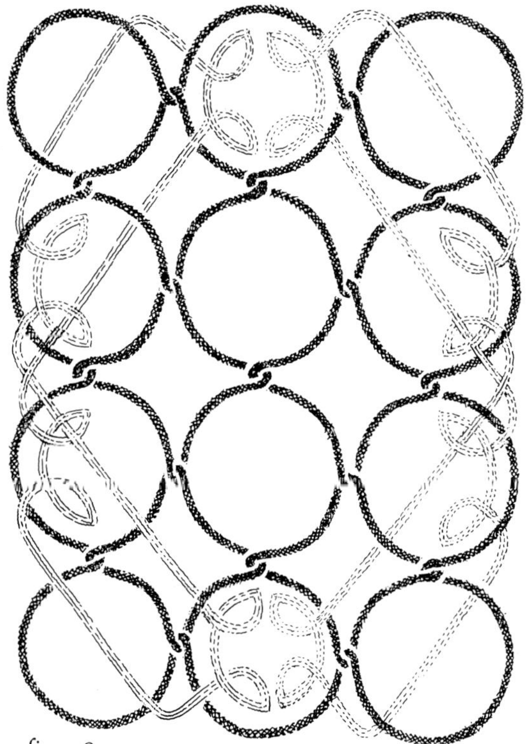
fig. 48

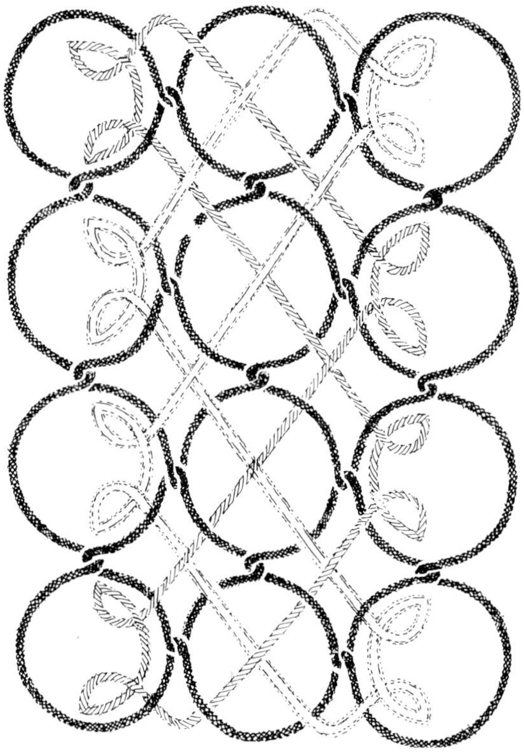
fig. 49

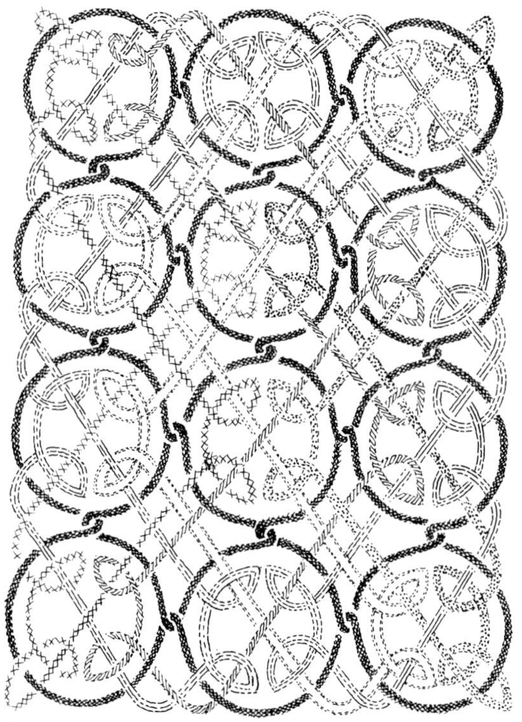
fig. 50

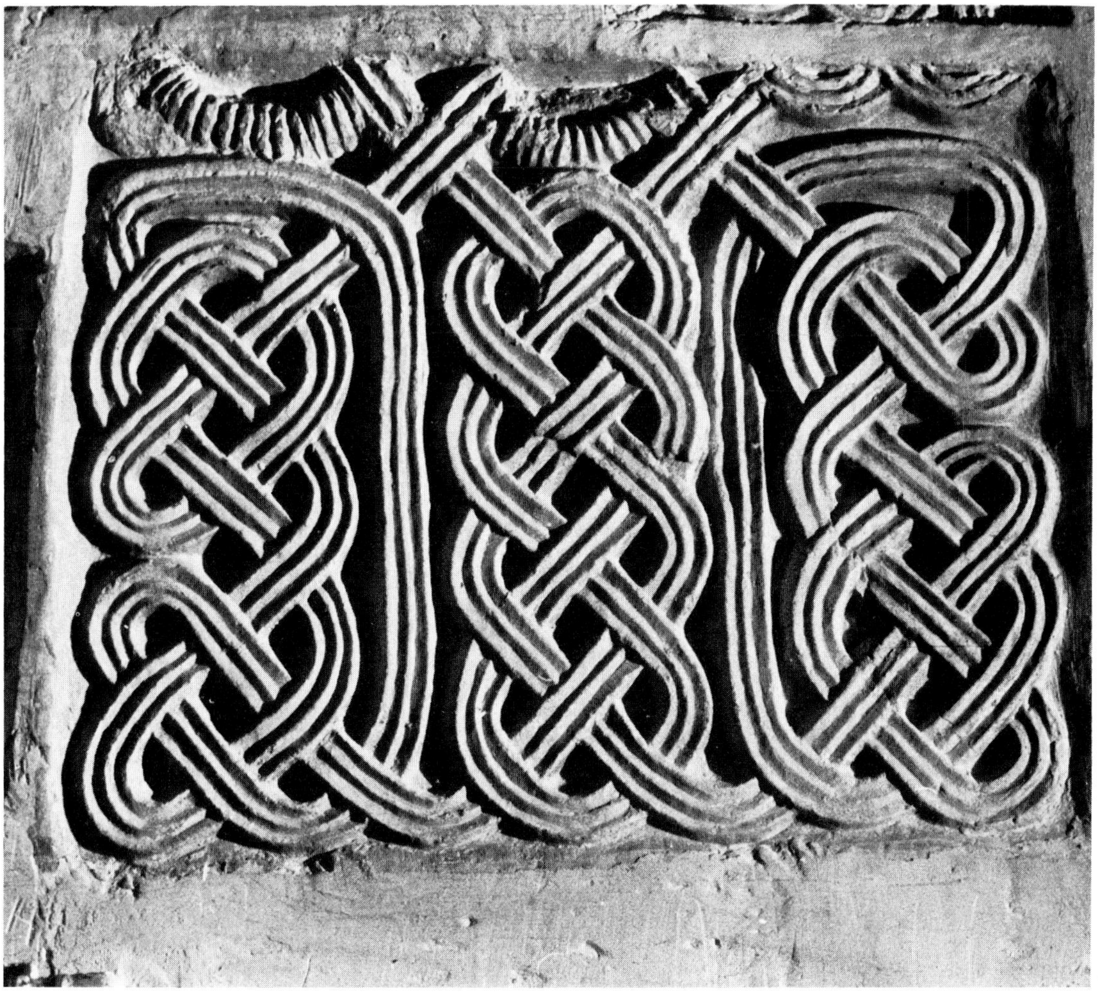

104 Chur, Kathedrale

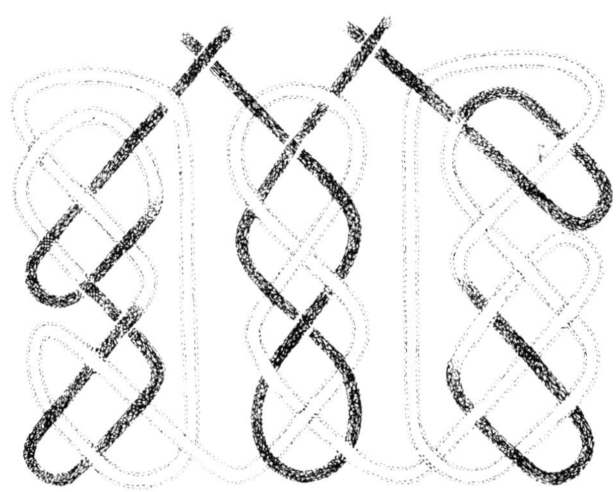

fig. 51

für das Erleben und Gestalten der Form von größter Bedeutung ist[1]: »Wenn Gedanken in reinem Gedankenfluß erlebt werden, wenn das Denken so weit geführt ist, daß es gar nicht mehr Denken genannt zu werden braucht, dann ist es im Handumdrehen – sagen wir, im Denkumdrehen – eben etwas anderes geworden. Es ist nämlich dieses mit Recht ›reines Denken‹ genannte Denken eigentlich zugleich reiner Wille geworden, denn es ist durch und durch Wollen . . . Dieser reine Gedanke ist ein Willensverlauf.«

Frank Teichmann[2] hat die Zusammenhänge zwischen den Gesetzen des geformten Bewegens und denen des Denkens von der Seite der Naturwissenschaft aus untersucht. Er findet in beiden die gleichen Gesten, dieselben Stufen; beim Denken: Fragen – Umgeben – Durchdenken – Einleuchten; beim Bewegen, in auffallender Parallele: Beweglichkeit – Anschmiegsamkeit – eigentliches Strömen – Stauen. In diesem Zusammenhang sei auch auf die strömungswissenschaftlichen Untersuchungen von Theodor Schwenk[3] hingewiesen.

Daß diese in Andeutung vorgebrachten Erfahrungsresultate und Gedanken von höchster Bedeutung für den künstlerisch-sachgemäßen Umgang mit Formen, im Erleben und Schaffen, sind, wird man unschwer erkennen. Man wird einsehen, in welch tiefer Weise die Welt der Formen mit dem Menschen, wie durch sie die geistige Welt mit ihm verbunden ist.

Im 8. und 9. Jahrhundert – wir wiederholen es – wirkte durch künstlerische Formen eine geistige Führung durch Mysterienschulen auf die Menschen in spezifischer Weise (Michael) ein.

Heute sind solche Wirkensmöglichkeiten in die Hände und in die freie Verwendung des Menschen gefallen.

Sie können mißbraucht und durch geschickte Handhabung als Triebfedern fremden Wollens eingesetzt werden. In der Werbung, in der In-formation, in der Politik, im Militär (Uni-form) können sie als ertötende Formeln oder als undurchschaute Verführer gebraucht werden, um den Menschen zu manipulieren, seine »Mitte«, sein Ich ausschaltend. Weil sie so tief – als »heimliche Verführer« – ins Unterbewußte wirken, sind sie so gefährlich.

Angesichts dieses Tatbestandes, für den unzählige Beispiele aufgezeigt werden könnten, erhebt sich die Forderung nach einer neuen »Formenschulung«, einem Üben im Erleben und Schaffen solcher Formen, welche die Mitte, das Ich des Menschen zu stärken vermögen. Ein bewußter, intensiver Umgang mit den Gesetzen der Form wird der einzige Schutz davor sein, ihrer möglichen »Magie« zu verfallen. Einen Ausspruch Rudolf Steiners aus seiner »Philosophie der Freiheit« variierend, könnten wir sagen: »Man muß sich der Form bewußt erlebend gegenüberstellen können, sonst gerät man unter ihre Knechtschaft.«

Es kann nicht die Aufgabe dieses Buches sein, eine solche geforderte Schule des Formenzeichnens systematisch von den gesetzmäßigen bis zu den freien Formen zu bieten; eine solche Arbeit ist vom Verfasser vorgesehen. Sie könnte zu einem modernen, michaelischen Schulungsweg »zu schärferem Betrachten«, »zu höherem Verstehen« (Giraldus) werden.

Dieses Buch möchte zeigen, wie vor tausend Jahren durch die Kunst der Langobarden etwas geschaffen worden ist, was heute, im freien Aufgreifen und schöpferischen Umgestalten, in Erziehung, Selbsterziehung und Therapie zu einer Not-Wendigkeit werden könnte.

Die folgenden Bilder möchten weitere Anregungen hierzu bieten. Schon beim ersten Üben der Formen wird man ihr wohltuendes Wirken spüren; weil sie immer von den Extremen zur Mitte führen, vermögen sie sowohl anregend als auch beruhigend zu wirken.

[1] Rudolf Steiner, Vortrag vom 12. 11. 1922, London, in: Geistige Zusammenhänge in der Gestaltung des menschlichen Organismus, Dornach 1972.

[2] F. Teichmann, Strömen und Denken, in »Die Drei«, Februar 1974.

[3] Th. Schwenk, Das sensible Chaos, Stuttgart 1962; Bewegungsformen des Wassers, Stuttgart 1967.

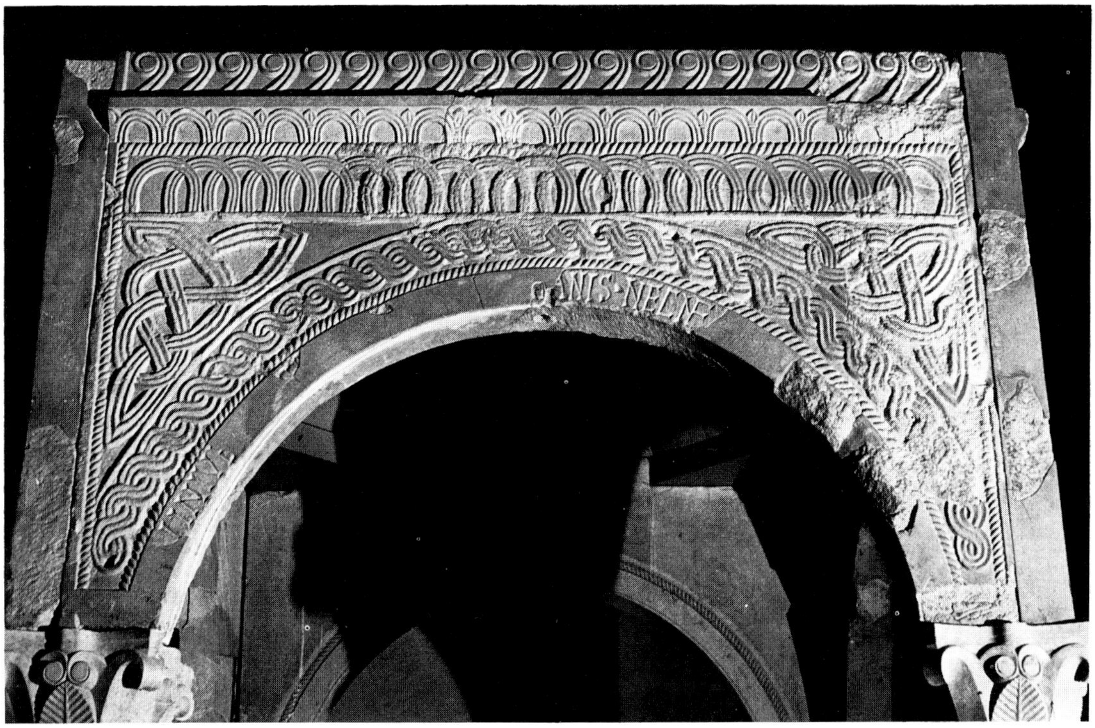

105 Split, Archäologisches Museum

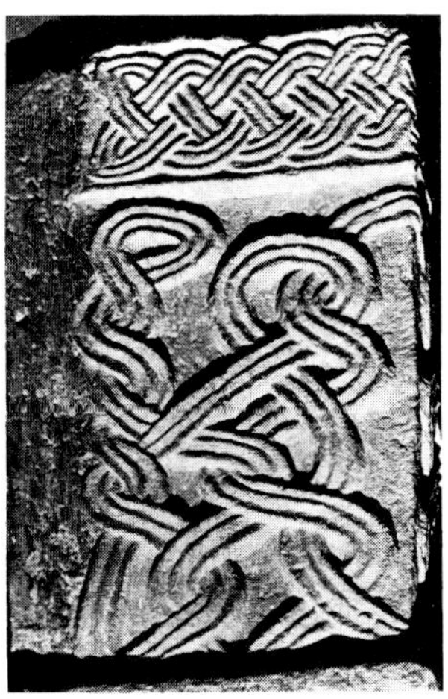

106 Mailand, S. Eustorgio

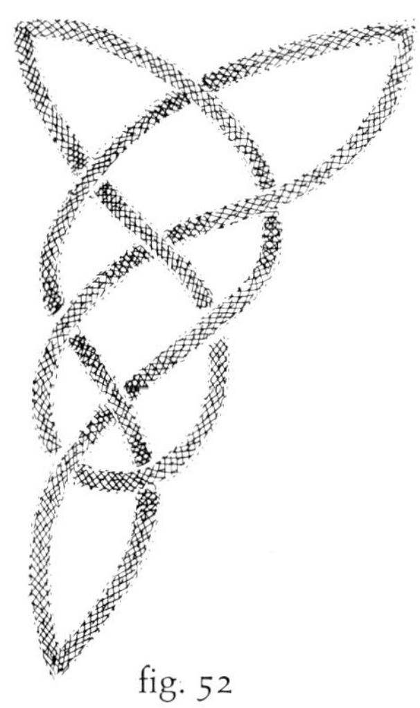

fig. 52

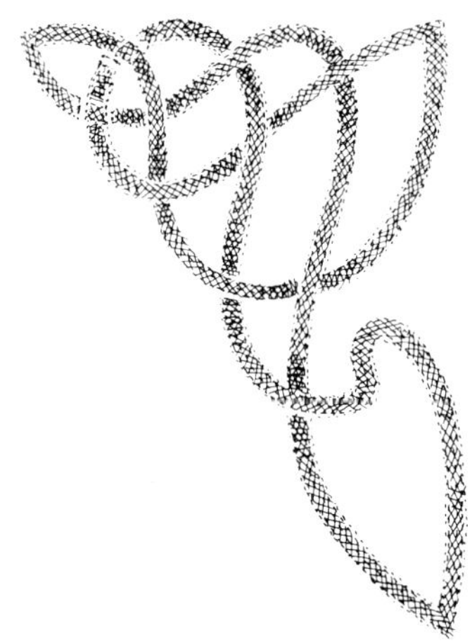

fig. 53

Bei der Reliefplatte von *Chur* (Bild 104, fig. 51) ist der Schritt zu einer freieren Linienführung bemerkenswert. Sie ist in einen Seitenaltar der Kathedrale eingemauert; die herrliche Kirche besitzt noch weitere Schätze der Flechtbandkunst. Der Fürstbischof von Chur unterhielt im Vintschgau, in der Nähe der Marmorbrüche von *Lasa*, eine eigene Steinmetzenschule, als Ableger der magistri comacini[1].

[1] Erich Egg, Die Vintschgauer Steinmetzen, im Jahrbuch des Südtiroler Kulturinstituts, Band V.

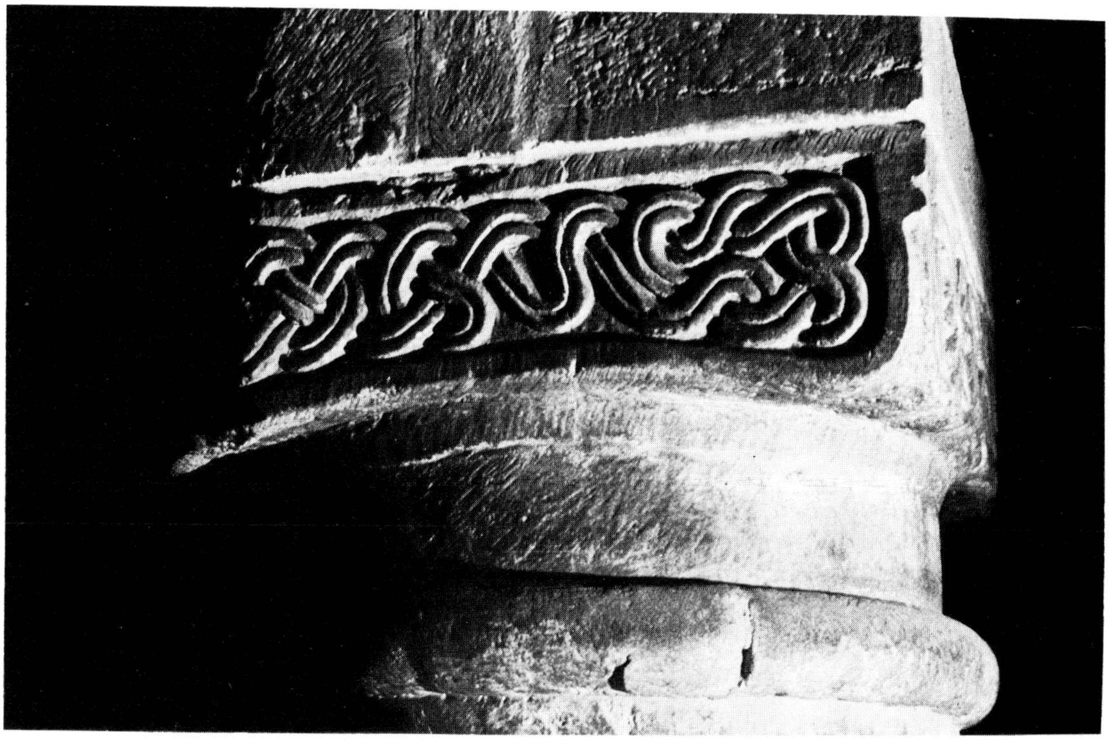

107, 108 Polenta, Pfarrkirche

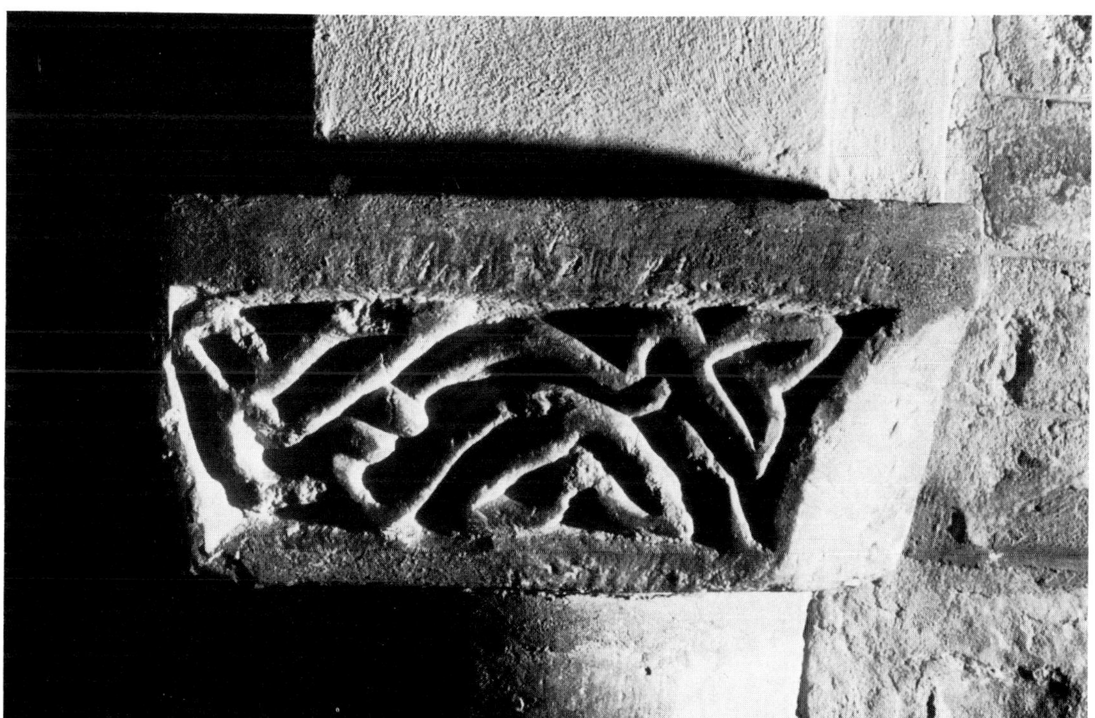

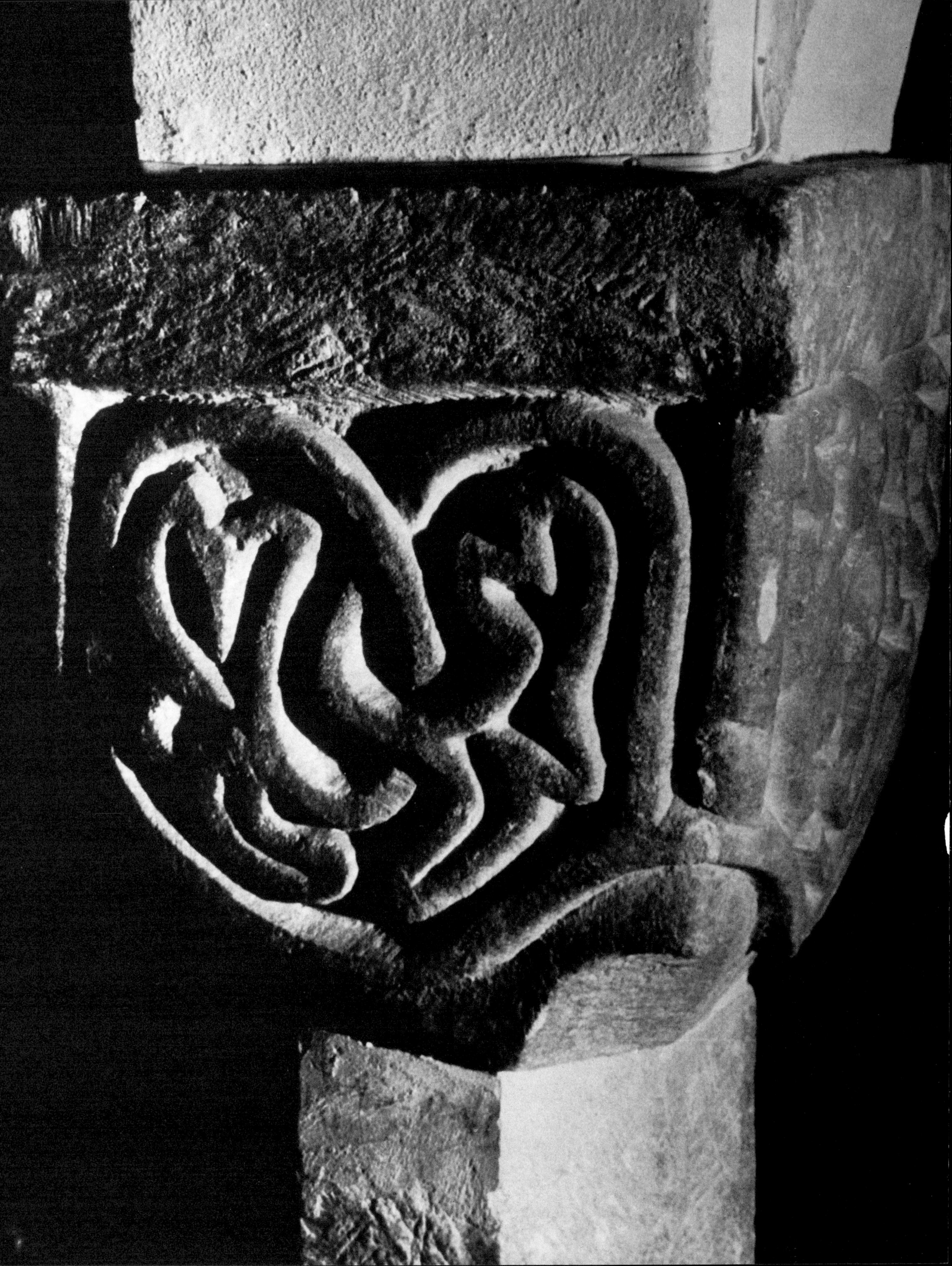

In der packenden Lebendigkeit der charakteristischen Asymmetrie der zwei Seitenteile strömt ein frischer Kreislauf spontaner Kraft. Die Asymmetrie spricht den Gleichgewichtssinn besonders an: es wird eben nicht ein statisches, sondern ein dynamisches Gleichgewicht gesucht, in dem das Leben pulsieren kann.

Ein ähnliches, weiter differenziertes Erlebnis vermitteln die zwei köstlichen Seitenmotive am Ziborium in *Split* (Bild 105, fig. 52, 53) und eine Spolie in S. Eustorgio in *Mailand* (Bild 106). Die Motive bedürfen keiner Deutung, sie sprechen völlig frei für sich, wie Melodien eines zu Stein gewordenen sphärischen Klingens.

Freie Kompositionen finden sich in reicher Fülle in der stimmungsvollen Kirche von *Polenta* in der Romagna. In Polenta besaßen die Herren von Ravenna ein Schloß. Hier lebte auch Francesca da Polenta, deren schreckliches Schicksal von Dante[1] so ergreifend besungen wird. Dante Alighieri, der in seinen letzten Lebensjahren (1318–1321) Zuflucht bei Guido Novello da Polenta in Ravenna gefunden hatte, war oft aus der Ebene und den Pinienwäldern am Meer in die nahen Berge nach Polenta gezogen. Hier mochte er einen Hauch seiner toskanischen Heimat gespürt haben, aus der er verbannt war. Dante, der aus altlangobardischem Geschlecht stammte (Alighieri: Aligern, der Speergewaltige, ist ein langobardischer Name), kannte die Kirche mit ihren Spolien aus langobardischer Zeit, und wir möchten annehmen, daß er gern in ihr weilte. Die Formen auf den Kapitellen und in der Krypta sind höchst originelle, eigenwillige, herrlich freie Schöpfungen der Flechtbandkunst (Bilder 107, 108, 109).

[1] Dante Alighieri, Göttliche Komödie, Inf. V.

109 Polenta, Pfarrkirche

9. Der Knoten und seine Verwandlungen

In der kleinen frühchristlichen Basilika von S. Maria delle Grazie in *Grado*, aber auch in der benachbarten Kathedrale von S. Eufemia befinden sich Fragmente von Skulpturen der zerstörten, einstmalig arianischen – also langobardischen – Kirche von Grado, deren Grundmauern an der Piazza Vittoria ausgegraben worden sind.

In die zum Teil frühchristlichen Chorschranken eingemauert, ist in S. Maria delle Grazie ein auffallend schöner Pilaster zu finden, der mit einer ganzen Kette von Flechtbandknoten in typisch langobardischem Stil überzogen ist. Das strömende Band richtet sich auf sich selbst zurück, kreuzt sich dreimal und knüpft so einen Knoten in vierfacher Wiederholung (Bild 110).

An der südlichen Außenwand der Kathedrale von *Pula* in Istrien sieht man ein ähnliches Motiv, als Spolie aus einer langobardischen Baustufe des Doms (Istrien war ein Teil des langobardischen Reiches; Bild 111).

Das Knotenmotiv findet sich auffallend oft in der langobardischen Kunst. Haben die Langobarden also heidnische Zeichen in den Bereich des christlichen Kultus übernommen? Sind sie etwa doch die halben Heiden, als die sie von den kirchlichen Historiographen dargestellt werden?

Der Knoten ist auch in zahllosen anderen Kulturen nachweisbar. In einem sehr umfangreichen Schrifttum hat sich die Forschung intensiv damit beschäftigt.[1] Wir finden Knoten in manchen Totenkulten als Schutz vor bösen Geistern, zum Versiegeln der Gräber. Knoten werden in die Mähnen der Pferde geflochten, um Unheil von ihnen abzuwenden. Aus manchen Ländern ist bekannt, daß man Gebäck in Knoten- (Brezel) oder geflochtener Form buk, damit dessen nährende Kraft zuträglicher wirken konnte.

Aber auch in christlichen Bereichen findet sich der Knoten, allerdings bald als Heilszeichen, bald als zu verfolgendes heidnisches Relikt. Von Olaf dem Heiligen wird berichtet, daß er Anfechtungen des Teufels durch Knüpfen von Knoten abzuwehren versuchte. Auf einer Kreuzigungsdarstellung im Folchard-Psalter der Stiftsbibliothek St. Gallen ist der Gekreuzigte in Bänder eingeknotet. Auf dem Grabstein zu Jellinge, der um das Jahr 983 für Harald Gormssohn errichtet wurde, sieht man auf einer seiner Reliefseiten den Gekreuzigten, der von vielfach geschlungenen und geknoteten Bändern umwunden ist. In dem Museum katalonischer Kunst in Barcelona trägt ein Kruzifixus mit langem Gewand – vermutlich aus Olot in der Provence stammend – einen Achterknoten im Gürtel.

In vielen Bußbüchern (Poenitentialen) des Mittelalters wird aber das Knotenknüpfen mit Strafen belegt. Es wird darüber berichtet, daß Bauern zum Schutze ihrer Tiere in Wiesen, Bäumen oder im Futter Knoten verbergen. In einem Brief an Papst Zacharias aus dem Jahre 741 beklagt sich der hl. Bonifatius, daß in Rom heidnische Knotenamulette am Körper getragen werden. Und zur Zeit Karls d. Gr. mußte der karolingische Täufling dem Knüpfen von Knoten ausdrücklich abschwören.

Karl-Heinz Clasen[2] hat sich um die Deutung des Knotensymbols bemüht; er hat dazu auch zahlreiche Beispiele aus der langobardischen Kunst herangezogen. Wir gehen mit ihm weitgehend einig, wenn er darin ein Sinnbild der Überwindung des Bösen erblickt. Allerdings glauben wir, im folgenden zeigen zu können, daß in dem Zeichen eine noch viel reichere, umfassendere Aussage zu lesen

[1] Siehe Bibliographie: Strzygowski, Weigert, Schmitz, Scheftelowitz, Jung u.a.

[2] Karl-Heinz Clasen, Die Überwindung des Bösen, Hamburg 1959.

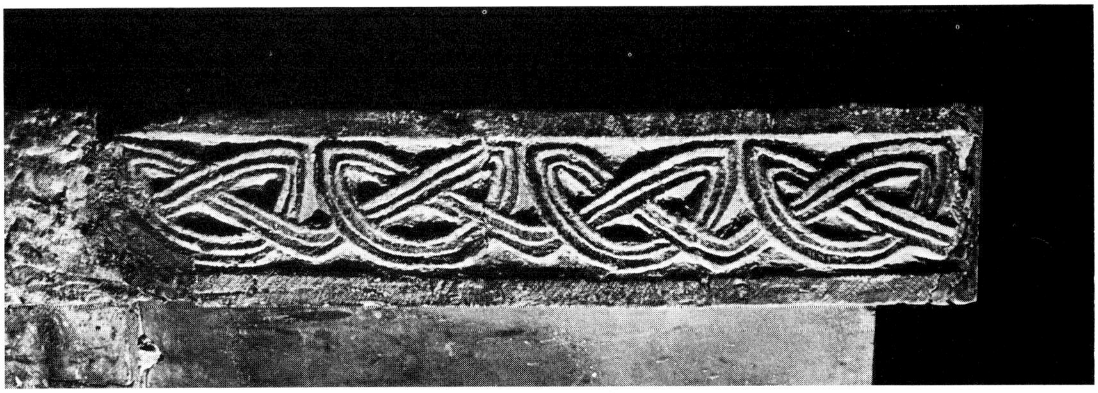

110 Grado, S. Maria delle Grazie

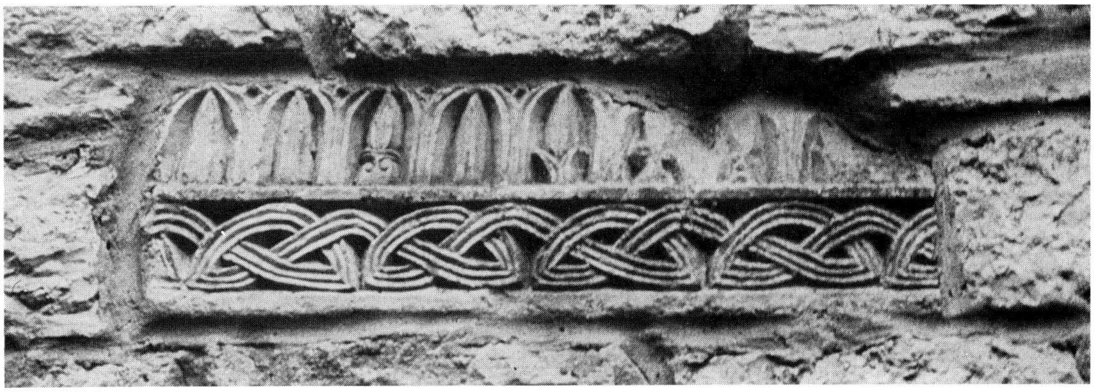

111 Pula, Kathedrale

ist. Wir werden uns dabei hüten, irgendwelche vorbedachten Vorstellungen hineinzudeuten; vielmehr wollen wir versuchen, die Form ganz für sich selber zum Sprechen zu bringen.

Lassen wir zunächst einen geraden Strom in Form einer Linie auf uns wirken (fig. 54). Er fließt von sich aus immer weiter, in der gleichen Richtung, ohne Form, ins Unendliche. Was geschieht z.B. mit einem Wachstumsimpuls, der sich immer gleichförmig weiterentfaltet?

Er verliert sich ins Formlose, er bildet ein Krebsgeschwür. Die eine Tendenz von der Mitte weg, der Sonderweg in die Auflösung, nimmt Überhand. Sie zeigt sich als eine der zwei Weltenkräfte, die man als das Böse schlechthin bezeichnen kann. Ihr Gegenpol, das andere Böse, wäre die Tendenz zur Erstarrung, zur Verknöcherung. Ihr Bild wäre der im zu festen Knoten erstarrte Strom. Das Gute hält die Mitte. Dürer zeigt es im Bilde des Ritters zwischen Tod (Verknöcherung) und Teufel (Verführung). In einer gewaltigen Holzplastik hat Rudolf Steiner den Menschheitsrepräsentanten geschaffen, der aus seiner Mitte heraus die zwei Repräsentanten der Abirrung, Luzifer und Ahriman, in ihre Bereiche verweist und damit überwindet.

Wenden wir uns zu unserer Linie zurück. Was müßte geschehen, um der geschilderten Gefahr zu begegnen, das »Böse zu bannen«? Wir prägen der Linie einen Willensimpuls als Formführung auf. Nun verliert sie sich nicht mehr in ihrer Einseitigkeit; sie wendet sich zu sich selbst zurück, sie berührt, ergreift und kreuzt sich selbst. Im Miterleben kann man den Bewußtseinsstoß, das Aufwachen erleben, das in dieser, in jeder Kreuzung liegt. Dem einseitig dumpfen »nährenden« Strom ist von

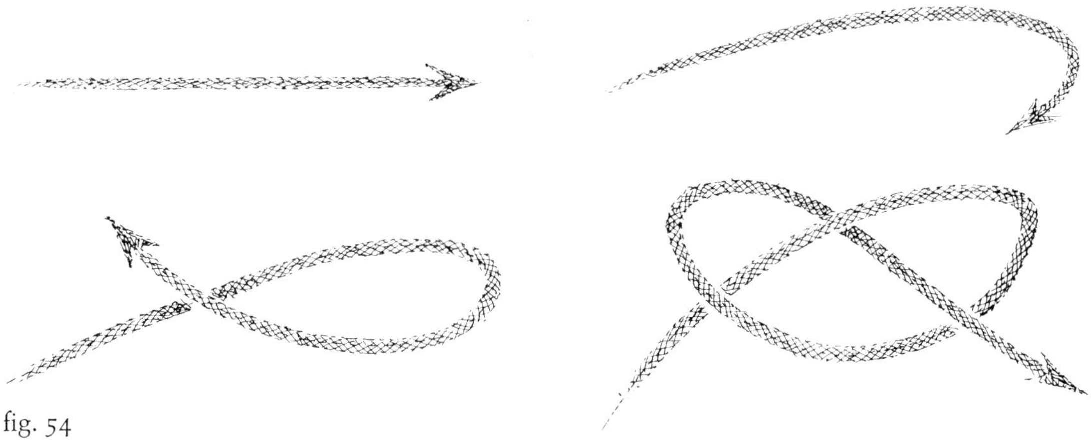

fig. 54

einem höheren Bewußtsein aus eine Form aufgeprägt worden. Ein »Ich«-Moment liegt in jeder Kreuzung. Bei der spontanen Geste »Ich« berühre ich mich selber (fig. 54).
Diese eine Kreuzung kann aber leicht wieder aufgelöst werden. Sie ist erst dann endgültig festgelegt, wenn ich ein zweites und ein drittes Mal kreuze. Die Form des einfachen Knotens entsteht. Ziehe ich ihn aber zu fest zu, so komme ich zur polaren Gegenkraft, dem »anderen Bösen«: der Erstarrung. Der locker, harmonisch gezeichnete Knoten ist also ganz real das *Bild der Mitte* zwischen *Lösen* und *Binden*, zwischen Auflösung und Erstarrung; in ihm wirken harmonisch die Kräfte des *Nährens* und *Bannens*, vom *Ich* aus geführt. Wenn man bereit ist, dieses Halten der Mitte als die eigentlich zentrale christliche Kraft zu erkennen, dann darf man den Knoten als deren Realsymbol, als deren Wirkensform bezeichnen.
Was spricht sich darin aus, daß jemand das Knüpfen, das Bilden von Knoten verbietet und unter Strafe stellt? Das kann nur von einer Seite aus geschehen, die ein Interesse daran hat, daß im Menschen *nicht* die selbstständige Individualkraft des »Ich« sich heranbildet, die den Menschen lieber in Führung, in Abhängigkeit behalten möchte!
Aus unseren Darstellungen der Geschichte und des Kultur- und Kunstimpulses der Langobarden wird wohl mit aller Deutlichkeit erkennbar, daß für sie der Knoten ein nicht nur die Mitte des Menschen stärkendes, sondern auch aus der Mitte des Christentums heraus wirkendes Zeichen war. Wir verstehen nun auch, daß er in den Kirchen an heiligster Stelle, am Altar, auf dem Taufbrunnen, an den Chorschranken, auf dem Ziborium als Wächter, als nährende »Speise der lichten Engel«, die Dämonen bannend, künstlerisch gestaltet wurde.
Das Zeichen des Knotens ist für die Langobarden kein »heidnisches« Zeichen. Für sie war das Christentum kein Gegensatz zum »Heidentum«, sie mußten nicht »bekehrt« werden. Die Vorzeit war für sie Vorbereitung, Verheißung, das Christentum Erfüllung.

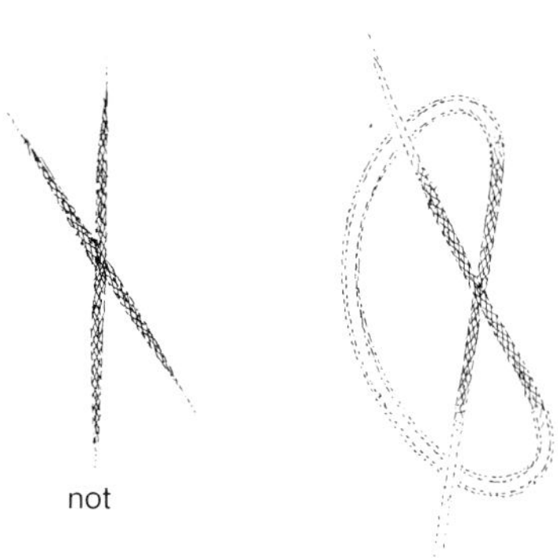

fig. 55

not

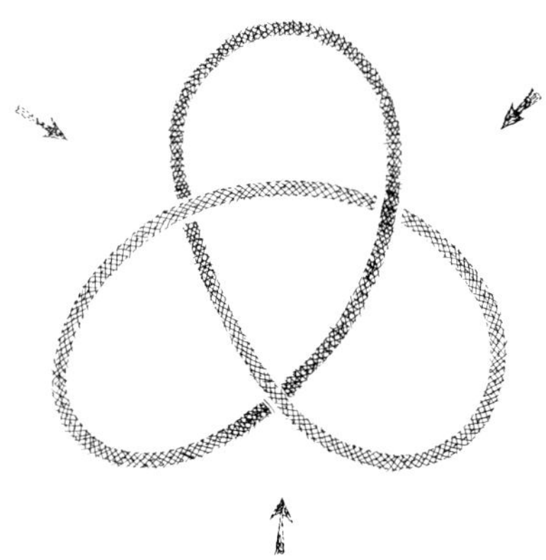

fig. 56

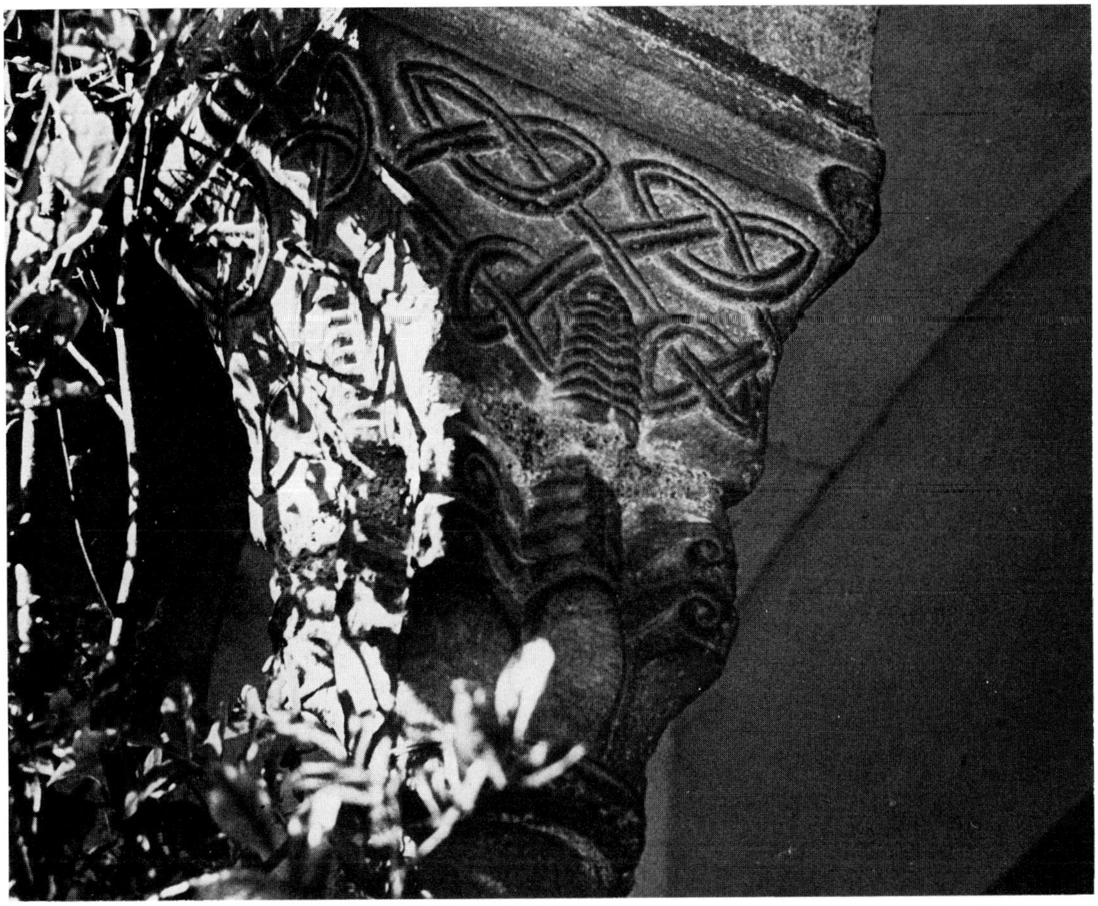

112 Millstatt

So bekommt für sie das uralte Heils- und Bannzeichen im Christentum eine höhere Bedeutung. Sie kannten es schon als Rune. Die Not-Rune (fig. 55) konnte Not wenden[1]; wir vermögen es ihrer Form, der einfachen Kreuzung, glaubhaft abzulesen. Der Knoten enthält als Form die Not-Rune der vorchristlichen Zeit. Und nicht nur als Form: auch das Wort »Knoten« enthält den außerordentlich interessanten Stamm NOT (K-NOT-en). Arnold Wadler[2] zeigt die etymologischen Verwandtschaften auf: NOT findet sich schon im lateinischen nodus: Knoten; NAT heißt koptisch: Gewebe; die Göttin NATura hängt wohl auch damit zusammen. N-TT heißt altägyptisch: fesseln; ANAD hebräisch: binden; H-N-T semitisch: einbalsamieren. NUT heißt altgermanisch: Jungfrau, als Bild behüteter, noch gebundener Fruchtbarkeitskräfte; HANAT ist hebräisch: Knospen treiben; HANAT arabisch: reifen. Der Frucht-*Knoten* birgt in seiner Hülle die nährenden Kräfte von Blüte und Frucht. Man erkennt deutlich die zwei Bedeutungen des Knotens:

bannen – nähren
binden – lösen
Erstarrung – Mitte – Auflösung

[1] Werner Bohm, Von der Wesenheit der Laute und dem Sinn der Alphabete, Freiburg i. Br., o.J.
[2] A. Wadler, Germanische Urzeit, Basel 1936.

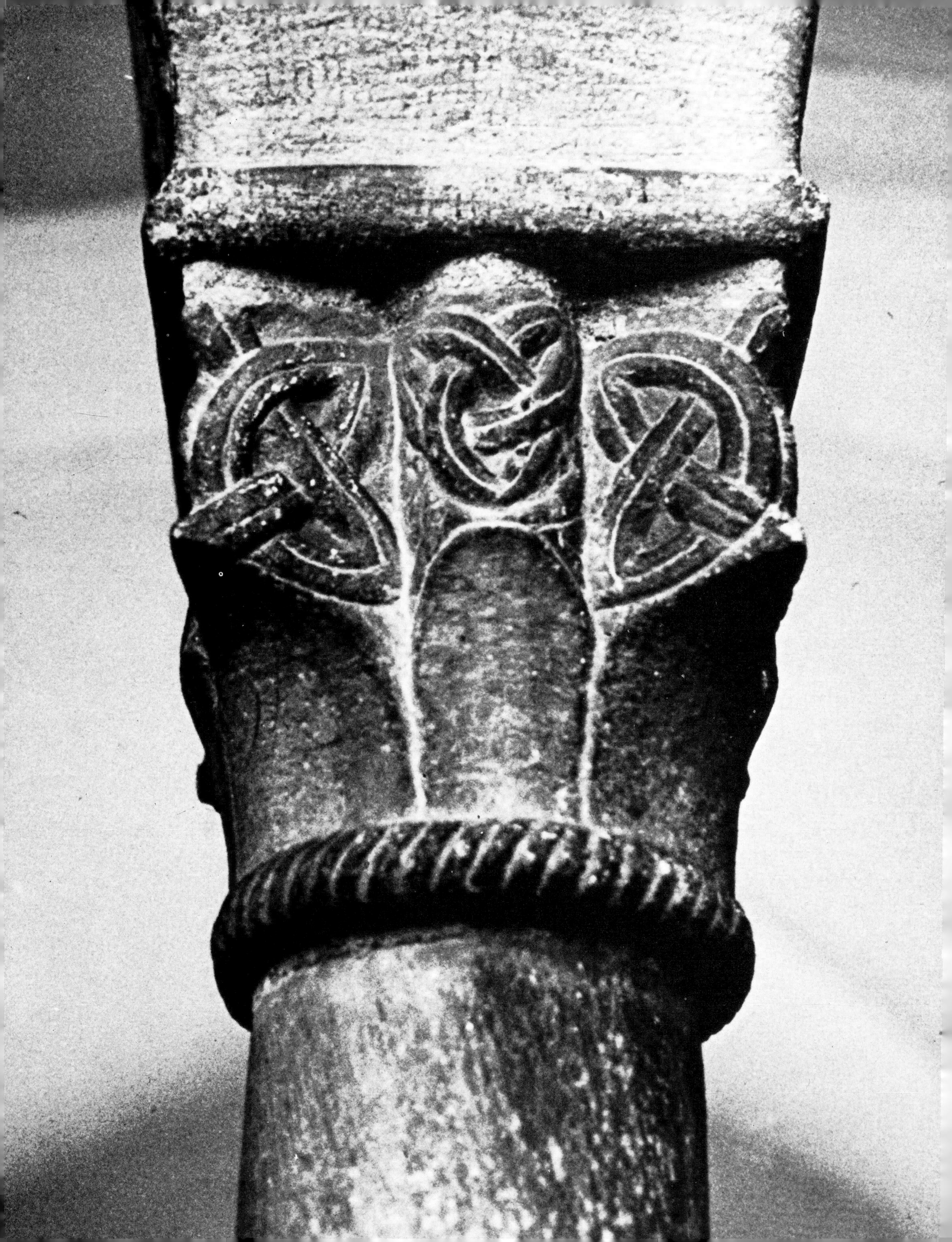

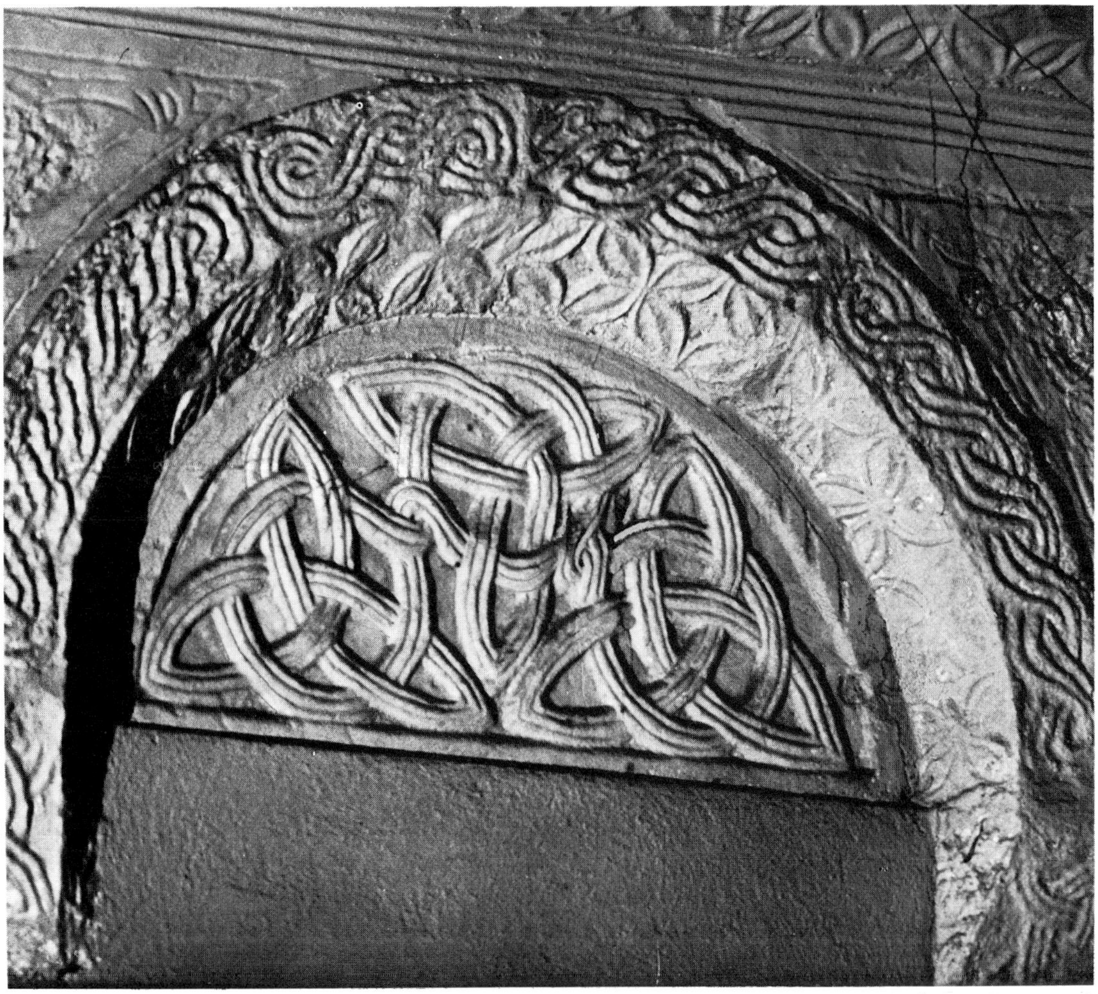

114 Volterra, Palazzo Guarnacci

fig. 57

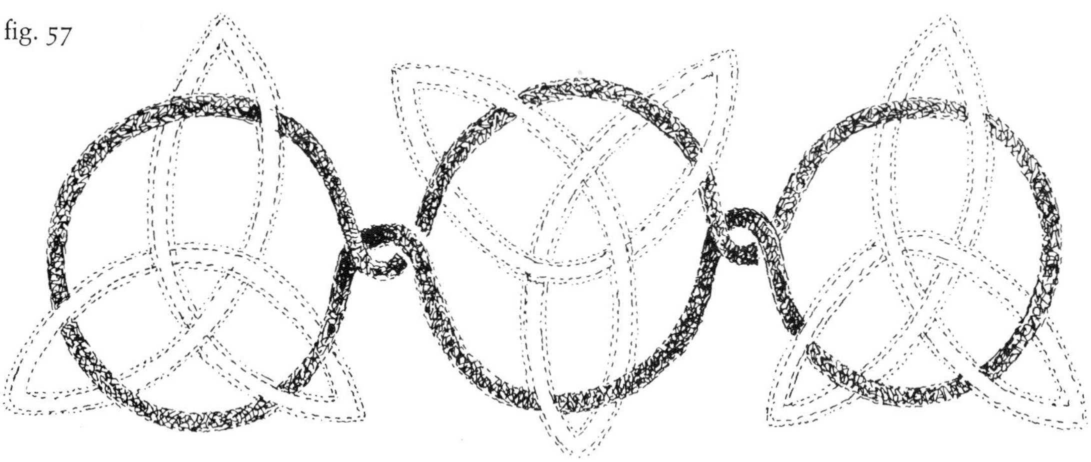

113 Millstatt

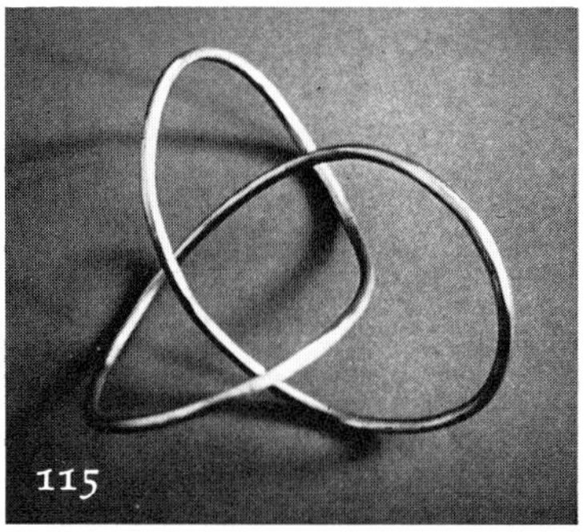
115

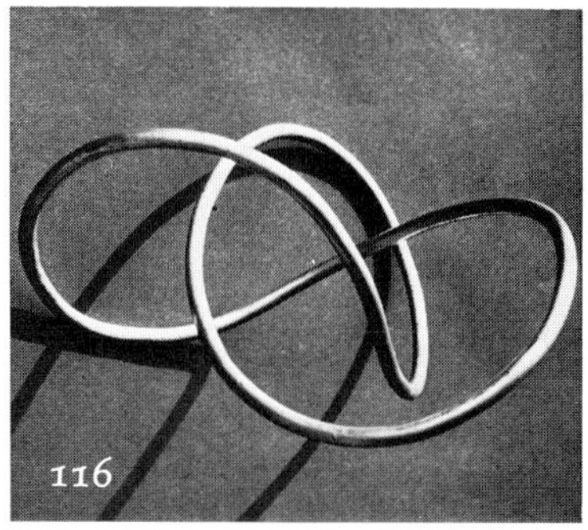
116

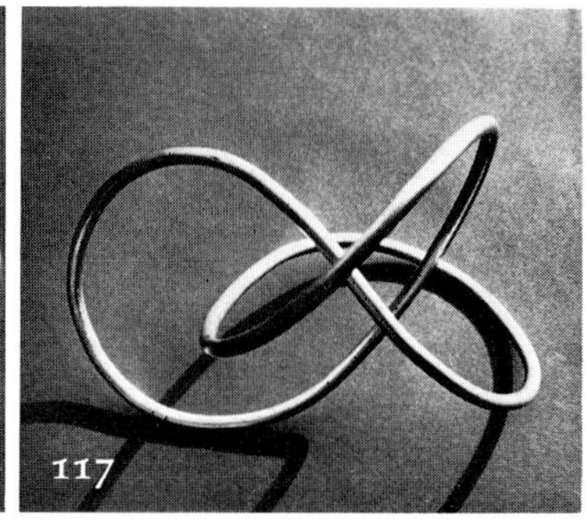
117

Welch herrliche Entdeckung, wenn man daraufhin den Knoten in der Mitte zwischen Aufsteigen und Lasten am Kapitell einer Säule findet! (Bild 112). Das Kapitell ist ja selber so etwas wie ein architektonischer Knotenpunkt der tragenden und lastenden Kräfte. Bei dem Kapitell von *Millstatt* kann man das Empfinden haben, daß der Knoten gleichsam wie von selbst auf dem Stein entstanden ist, so richtig erscheint er in seiner doppelten Formgeste: nach oben und nach unten sich wendend.
Beim nächsten *Millstätter* Kapitell (Bild 113) stehen die zwei Knoten wie Wächter rechts und links. Und in der Mitte bildet sich eine neue Form: der Knoten hat sich selber zu einem dreifachen, in sich selbst geschlossenen Gebilde verschlungen, das deutlich sichtbar drei Knoten in sich enthält. Es ist eine einheitliche, einzügige Schlinge, die eine Dreiheit in sich enthält (fig. 56). Aus der Lage dieser dreigegliederten Schlinge an besonders bedeutenden Stellen kann man vermuten, daß diese Form für die Langobarden – rechtmäßig – als Zeichen der göttlichen Trinität, als Dreiheit in der Einheit stand.
Dieses Motiv finden wir, dreifach gesteigert, auf einem sehr merkwürdigen Tympanon im Palazzo Guarnacci in *Volterra* (Bild 114, fig. 57). Im Treppenhaus dieses Palastes sind, zualleroberst, an die zwanzig solcher Tympana, sichtlich von einer langobardischen Kirche stammend, eingemauert. Die Kirche S. Salvatore ist längst in die »Balze« abgestürzt, in die Abgründe, die sich auf der südwestlichen Seite der alten Etruskerstadt so unheimlich der Tiefe zu öffnen; zahllose Gebäude von Volterra sind schon das Opfer dieser seltsamen Naturerscheinung geworden. Man hat – wir wissen nicht, wann – Fragmente dieser langobardischen Kirche gerettet und hier aufgemauert.
Über den Bogen des Tympanons fließen schön bewegte Zweierflechtbänder, in der Leibung strahlen lauter Sonnen-Blüten. Und im Bogenfeld, in die drei Kreise einverwoben, die drei Dreierknoten, vollendet schön ins Halbrund hineinkomponiert. Zwischen den Tympanonbögen: das gleiche Motiv. Und unten, beim Zusammenstoß der Arkaden: eine Viererschleife im Kreisfeld.

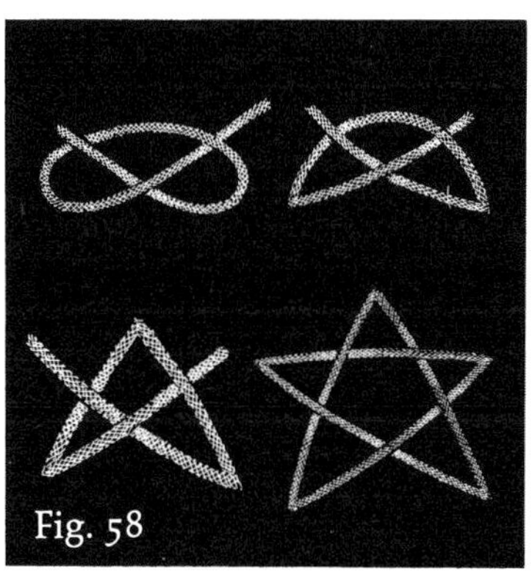
Fig. 58

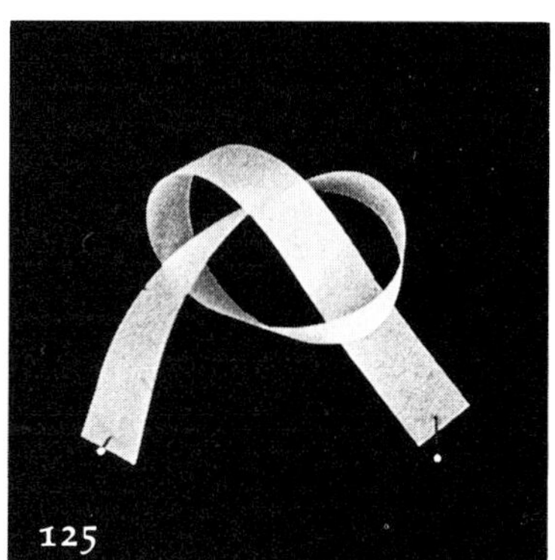
125

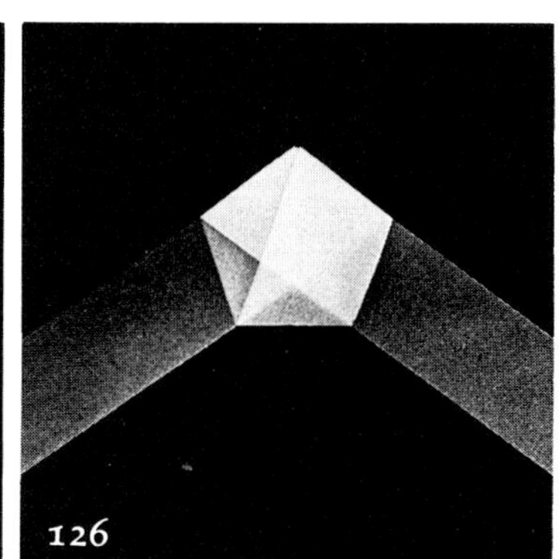
126

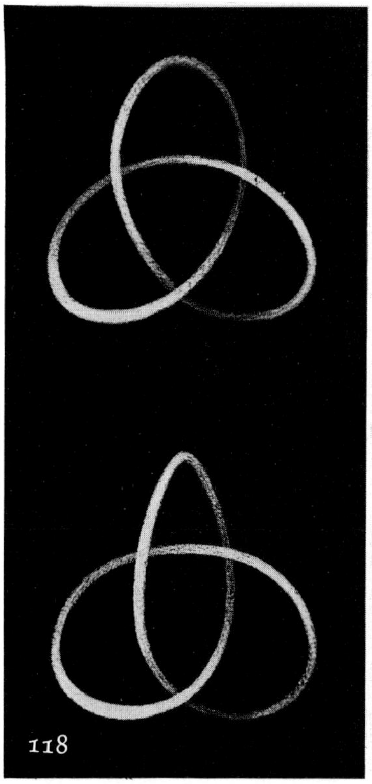
118

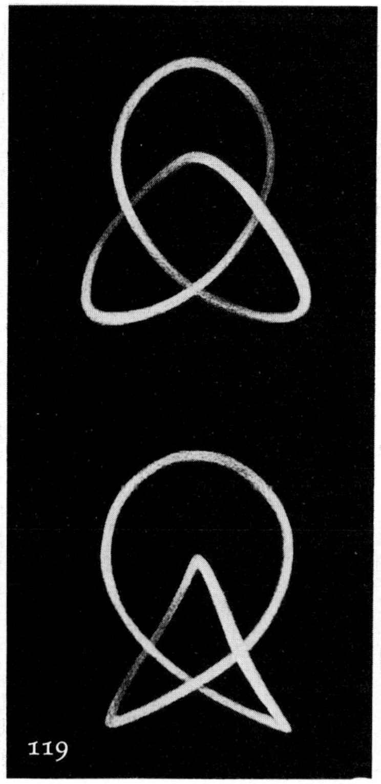
119

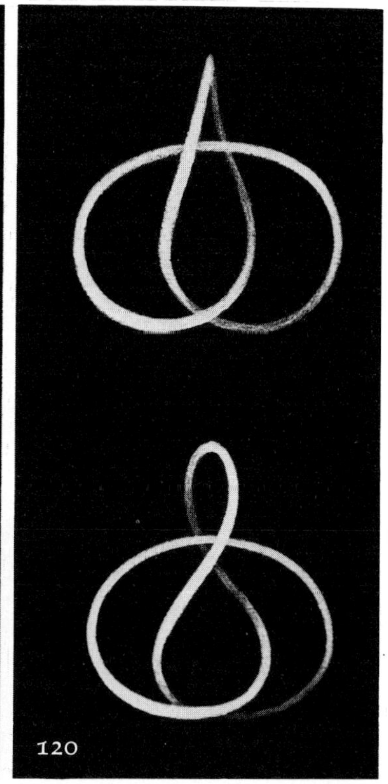
120

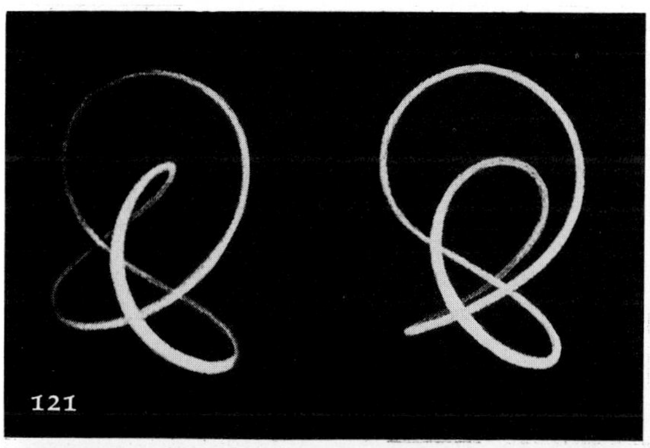
121

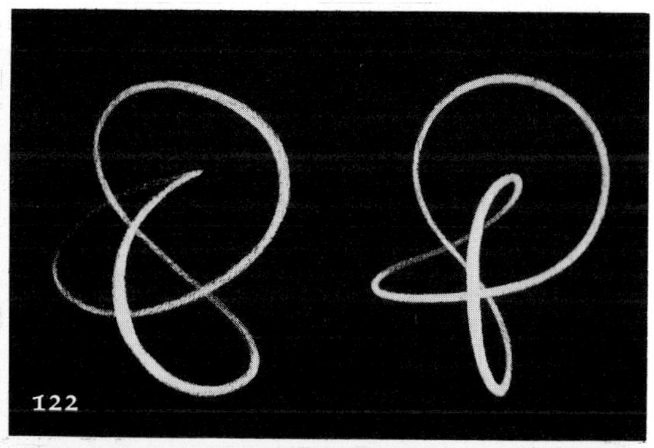
122

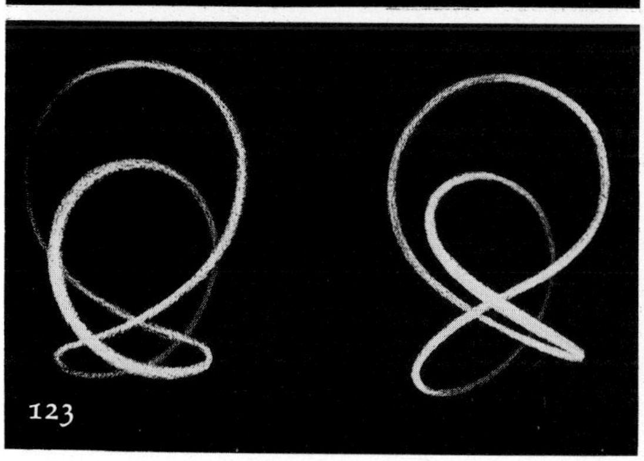
123

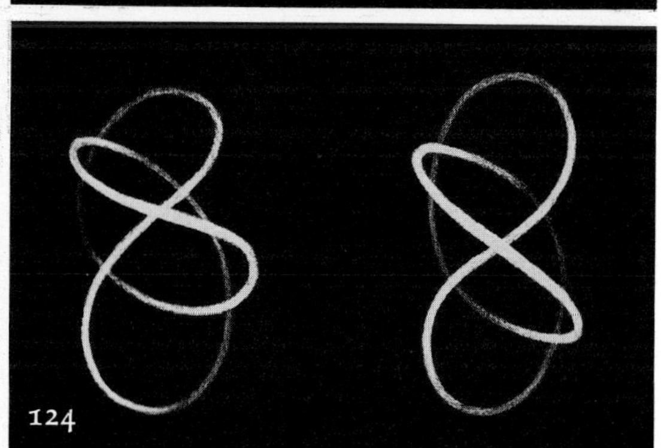
124

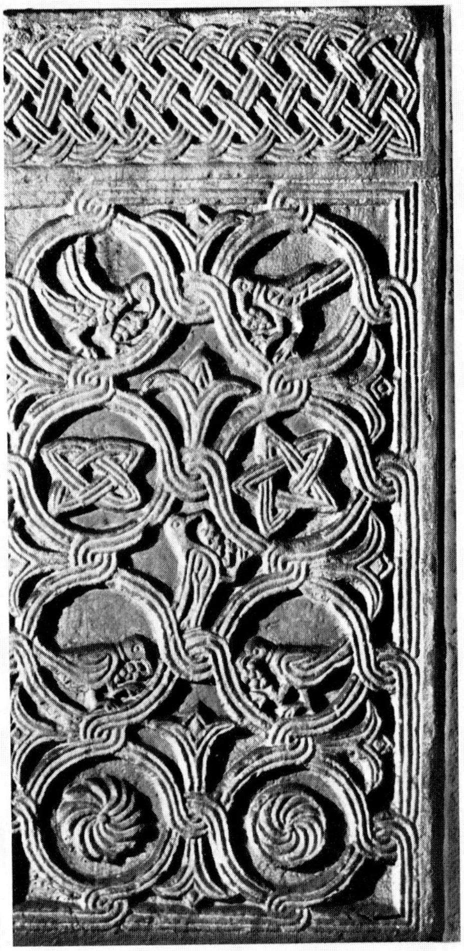

127 Como, Museo Civico

Man kann einen solchen dreifachen Knoten mit einem Seil knüpfen und dessen Enden fest miteinander verbinden. Dann wird man eine große Überraschung erleben: ist das Seil einigermaßen fest, vielleicht mit einem Metalldraht versteift, dann orientieren sich die drei Schleifen des Knotens von selber in die drei Raumesebenen ein: die Horizontalebene, die Vertikalebene und die Sagittalebene. Das Band selber fließt, in kontinuierlicher Richtungsänderung, von einer Ebene in die andere: ein vollkommenes Bild eines räumlichen Gleichgewichtes!
In den Bildern 115 bis 117 sieht man ein kupfernes Modell dieses »Raumknotens« in verschiedenen Lagen. Sind die drei senkrecht aufeinander stehenden Koordinatenachsen ein skelettartiges, abstraktes Bild des toten Raumes, so ist unser *Raumknoten* ein faszinierend schönes, vollendetes *Bild des lebendigen Raumes! Raum* war bei den alten Hebräern das gleiche Wort wie *Gott*[1]: Der Raumknoten kann in seiner erhabenen Formensprache durchaus ein Zeichen des dreifaltigen, wesenhaft im Raume wirkenden Gottes werden.
Das Gleichgewichtsorgan in unserem Ohr ist ganz ähnlich gebaut!

[1] Rudolf Steiner, Vortrag 20. September 1918, Dornach, in: Die Polarität von Dauer und Entwicklung im Menschenleben, Dornach 1968.

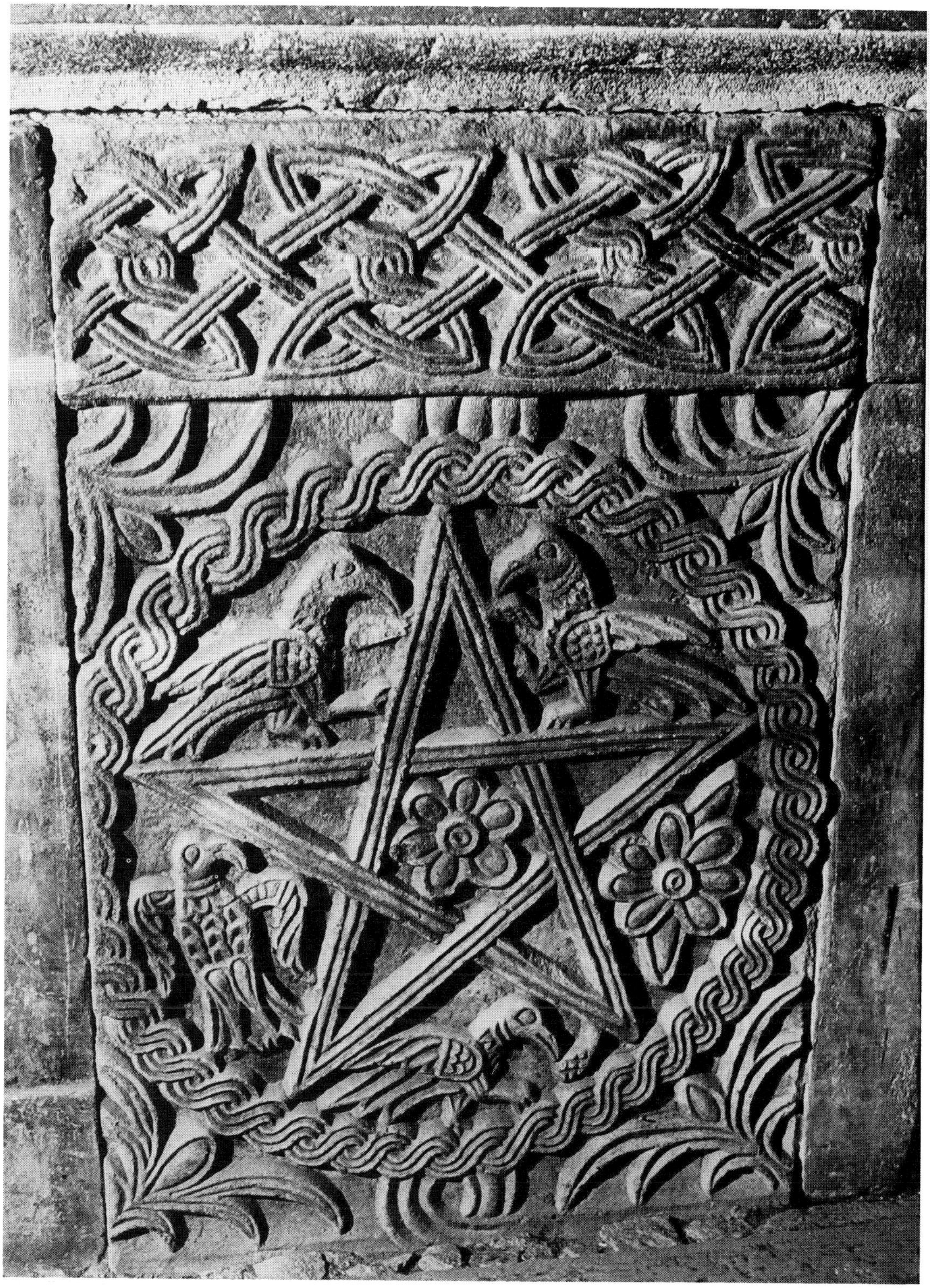

128 Split, Baptisterium im Jupitertempel

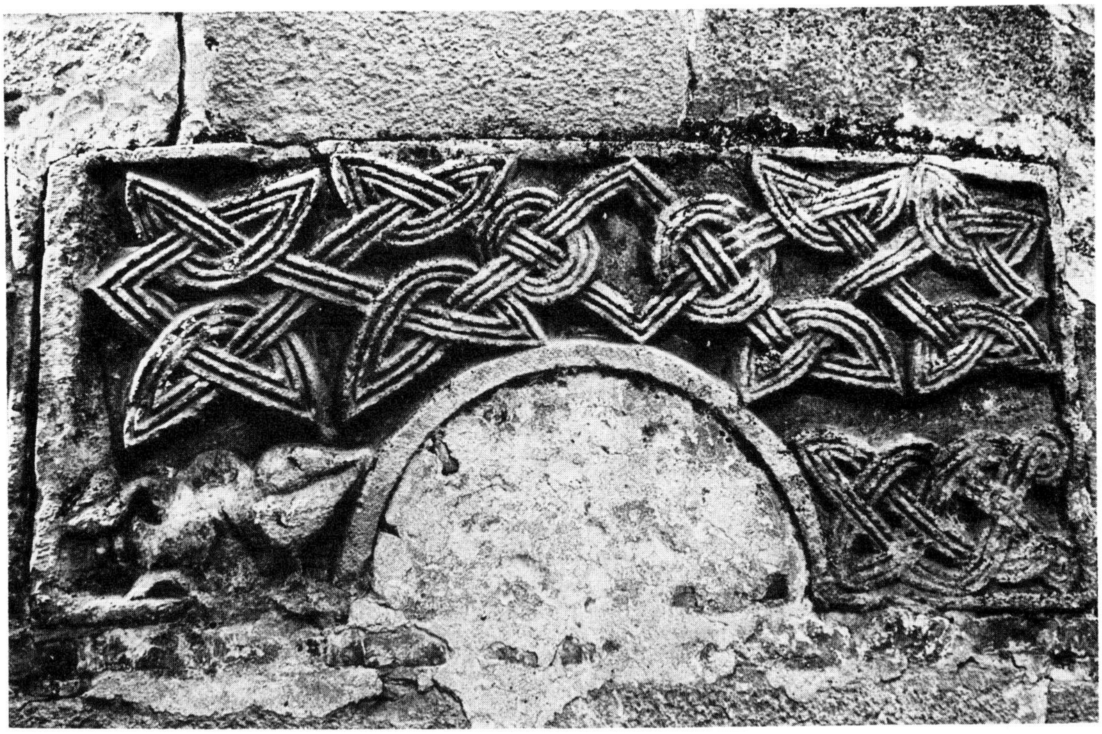

129 Calci, Pfarrkirche

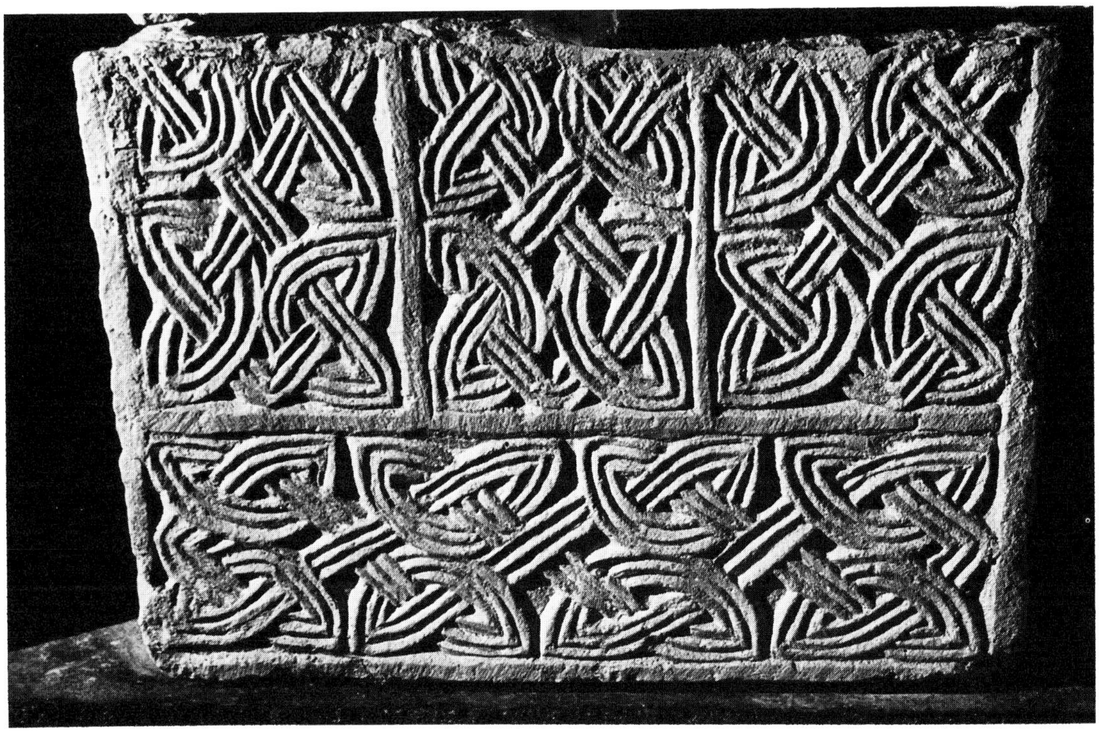

 130 Ston, Sv. Mihovil

Die folgenden Zeichnungen (Bilder 118 bis 124) sind alles Bilder desselben Raumknoten-Motivs, in den verschiedensten Lagen. Wenn man diese Anregung zum Formenzeichnen aufgreift, kann man im tätigen Üben erleben, wie man – wir können es nicht anders ausdrücken – damit einen seelischen Fluß, eine ungeordnete Bewegung »in den Griff« bekommt. Zugleich nährend und bannend, anregend und beruhigend ist Kraft der Mitte tätig, kann »Ich« sich bilden, sich inkarnieren!
Man betrachte nun die Figur 58, noch besser: man zeichne mit! Sie zeigt eine Verwandlung des Knotens in der Weise, daß diesmal durch ein Schließen des Bandes ein Fünfstern, ein Pentagramm entsteht. Das Pentagramm ist in der Tat ein fünffacher Knoten. Es kann erlebt werden – und so findet man es in der langobardischen Kunst! – als ein Zeichen höherer Ich-Kräfte, als Zeichen Michaels!
Wenn man ein papierenes Band knotet (Bild 125) und dann den Knoten ohne Zwang glattstreicht, dann entsteht *immer* ein Fünfeck mit eingeschriebenem Fünfstern (Bild 126)! *Jeder Knoten* enthält sozusagen geheim in sich das Zeichen, das Gesetz des Pentagramms!
Auf einer Chorschrankenplatte im Museo Civico von *Como* (Bild 127) erscheint das Pentagramm in einem der Flechtband-Kreisfelder. Auch eine Viererschleife, Wirbel, sich nährende Vögel sind sichtbar. Zuoberst ein breites Sechserflechtband.
Am Taufbrunnen in der Cella des römischen Tempels im Diokletianspalast in *Split* ist ein mächtiges Pentagramm in einen strömenden Umkreis, in das Zeichen des Kosmos eingeschrieben (Bild 128). Eine Sonne ist im Zentrum, ein weiteres Sonnenzeichen im rechten Feld. Weintrauben, Symbole Christi, wachsen aus dem fünffach verschlungenen Flechtbandstrom, Vögel speisen davon. Zuoberst ein doppeltes Knotenband. Eine zugleich frohe und feierlich-erhabene Wirkung geht von diesem erstaunlichen Kunstwerk aus, dessen Formenschrift wir lesen gelernt haben.
Aus der kaum zu übersehenden Fülle langobardischer Knotenmotive können wir nur eine ganz kleine Auswahl zeigen. Man suche sie auch in den übrigen Bildern dieses Buches auf.
Bild 129: In *Calci*, nördlich von Pisa, ist ein einzigartig dynamisch-lebendiges Doppelknotenband als Spolie an der Außenwand der Kirche eingemauert. Man beachte die freie, unsymmetrische Linienführung und übersehe auch das Motiv rechts unten nicht.
Wir kehren zum Michaelsberg von *Ston* zurück. In herrlicher Regelmäßigkeit erhebt er sich aus der Ebene. Die Blütenwiesen unter den Ölbäumen! Bei der Michaelskirche oben findet man eine Platte (Bild 130), die in der lebendigsten Art ganz von Flechtbandknoten bedeckt ist.
Die Knoten der Platte von *Como* (Bild 131) sind schon komplizierter. Beim Zeichnen (fig. 59) erlebt man den schönen Zusammenklang der rhythmisch knotenden Flechtbänder.
Ein zweifacher Bandstrom verbindet sich in doppelten Knoten auf einem Chorschrankenpilaster im Museo Civico von Como (Bild 132).
Eine weitere Verwandlung eines Doppelknotenmotivs zeigt der Pfeiler von *Split* (Bild 133). Man kann das hochinteressante Gebilde erst einmal nachzeichnen (fig. 60); dann aber sollte man versuchen, »gestaltend – umgestaltend« (Goethe), weitere Variationen auszuprobieren.
Das nächste Bild (134) zeigt ein Fragment einer Chorschrankenplatte, die bei einer Rekonstruktion des sogenannten Callixtus-Baptisteriums mit hineingemauert wurde; durch das Einmauern ist das Relief der Rückseite nicht mehr sichtbar. Ein Abguß davon ist im gleichen Raum zu sehen, einem kleinen, aber überaus köstlichen Museum, das vom rechten Seitenschiff des Doms von *Cividale* aus zu betreten ist. Außer dem Callixtus-Baptisterium ist dort auch der berühmte Pemmo- (oder Ratchis-) Altar aufgestellt (Bilder bei Kayser a.a.O.).
Das Plattenfragment (Bild 134) zeigt uns zwei rechteckige Flechtbandfelder: in dem einen ist der Adler des Johannes, in dem anderen, in besonders bemerkenswerter Darstellung, nämlich zugleich frontal und im Profil, der Stier des Lukas abgebildet. Von großem Interesse ist aber zunächst das darüberliegende doppelte Knotenband. Beim Mitbewegen der Form entdeckt man, daß z.B. der erste

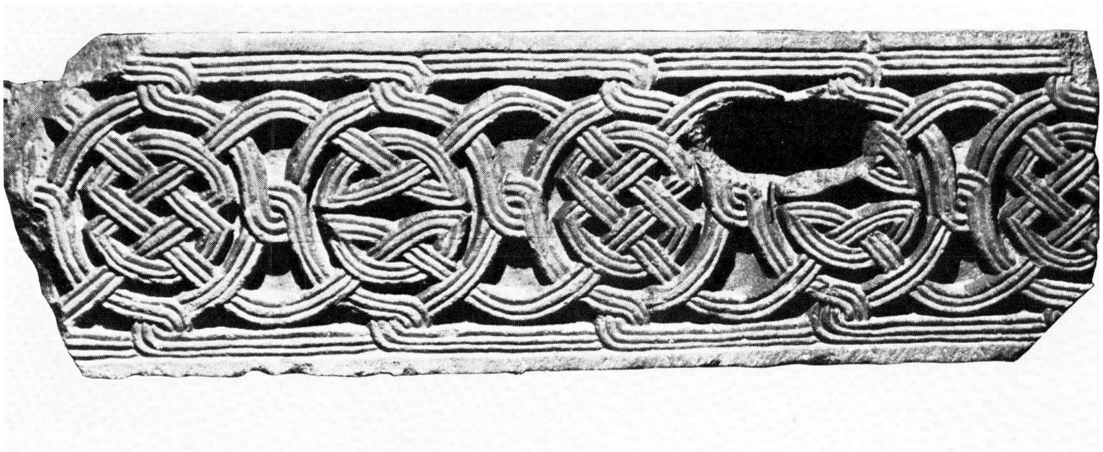

131 Como, Museo Civico fig. 59

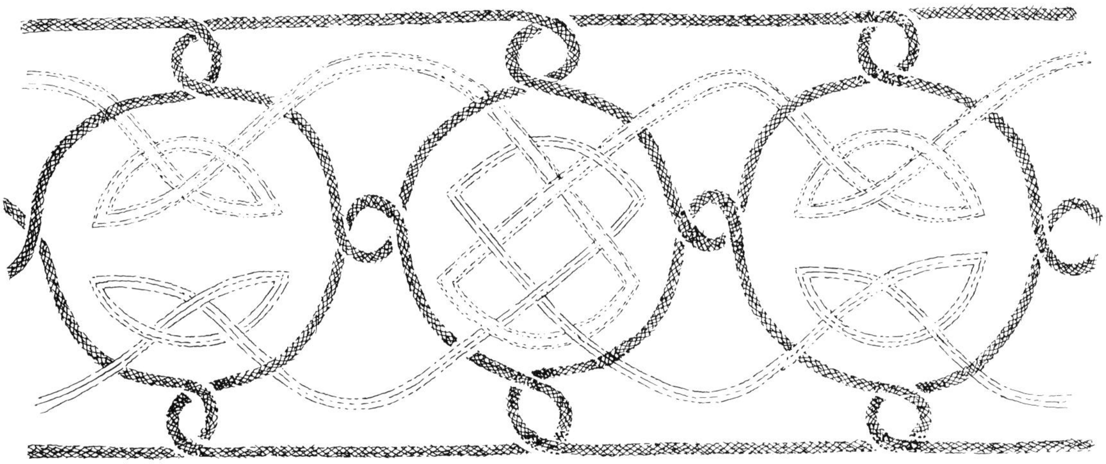

132 Como, Museo Civico

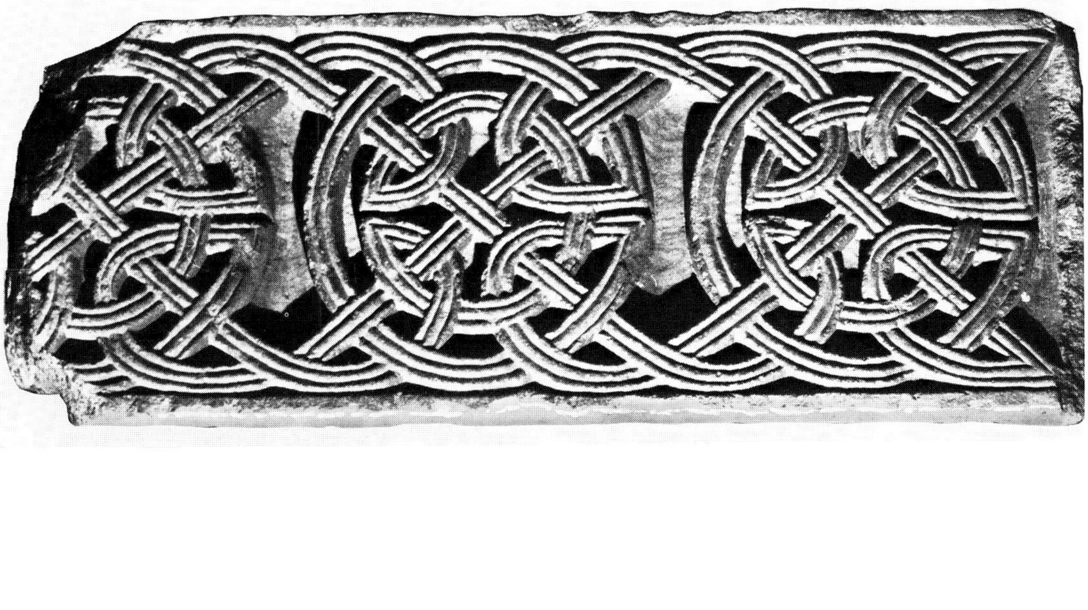

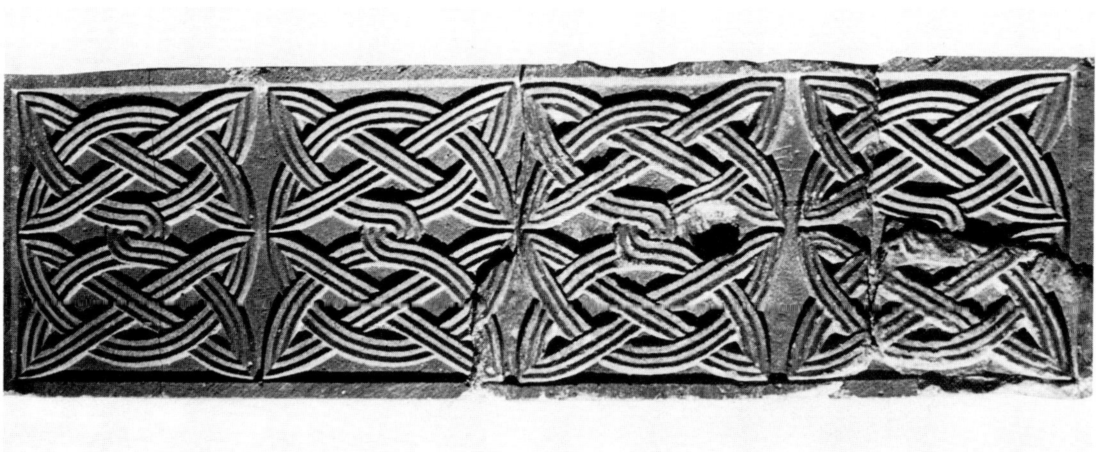

133 Split, Archäologisches Museum

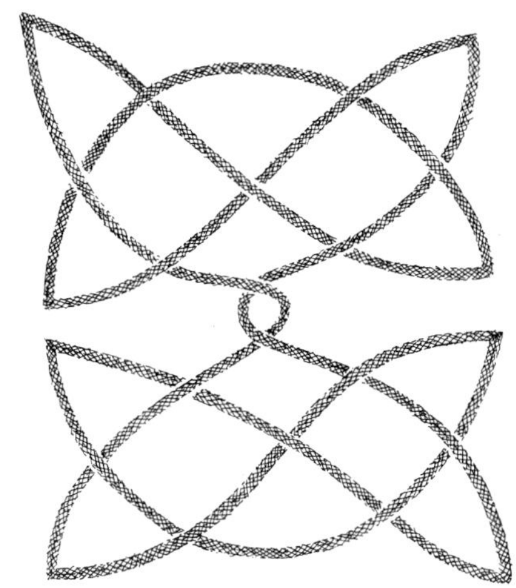

fig. 60

Knoten links oben sich nicht mehr selber ganz schließt; er überläßt das einem anderen Bandstrom. Er selber schwingt oben hinüber zum zweiten Knoten, durchdringt ihn und bildet den dritten Knoten der unteren Reihe usw. Also wird je ein Knoten durch zwei Bänder gebildet, das eine legt ihn an, das zweite schließt ihn. Diese Art von Knoten bildet die Grundform einer ganzen Familie von Formgebilden; wir nennen ihn, nach diesem Vorkommen an bedeutender Stelle, »Callixtus-Knoten«. Erst das Nachzeichnen (fig. 61, 62, 63) gibt vollen Aufschluß über den wundervoll differenzierten rhythmisch-melodischen Bau dieses »Callixtus-Knotenbandes«.

Das Pilasterstück von *Grado* (Bild 135), das im Garten hinter der Kirche von S. Eufemia liegt, zeigt uns ein weiteres Beispiel eines »Callixtus-Knotenbandes«.

Man wird beobachten können, welche Kraft der Gedankenkonzentration, aber als Willensführung, dazu notwendig ist, ein solches Band schließlich nach längerem Üben frei, ohne Vorlage zu zeichnen. Man lasse sich von der anfänglichen Schwierigkeit des Zeichnens nicht entmutigen. Nachdrückliches Üben wird bald zu dem überraschenden Erlebnis verhelfen, wie die Form bald flüssiger aus der Hand strömt, wie man »den Rang findet« und auch schließlich »den Faden nicht mehr verliert«. Eine große Hilfe liegt auch darin, eine Form oft groß »in die Luft« zu zeichnen, erst der Vorlage nachfol-

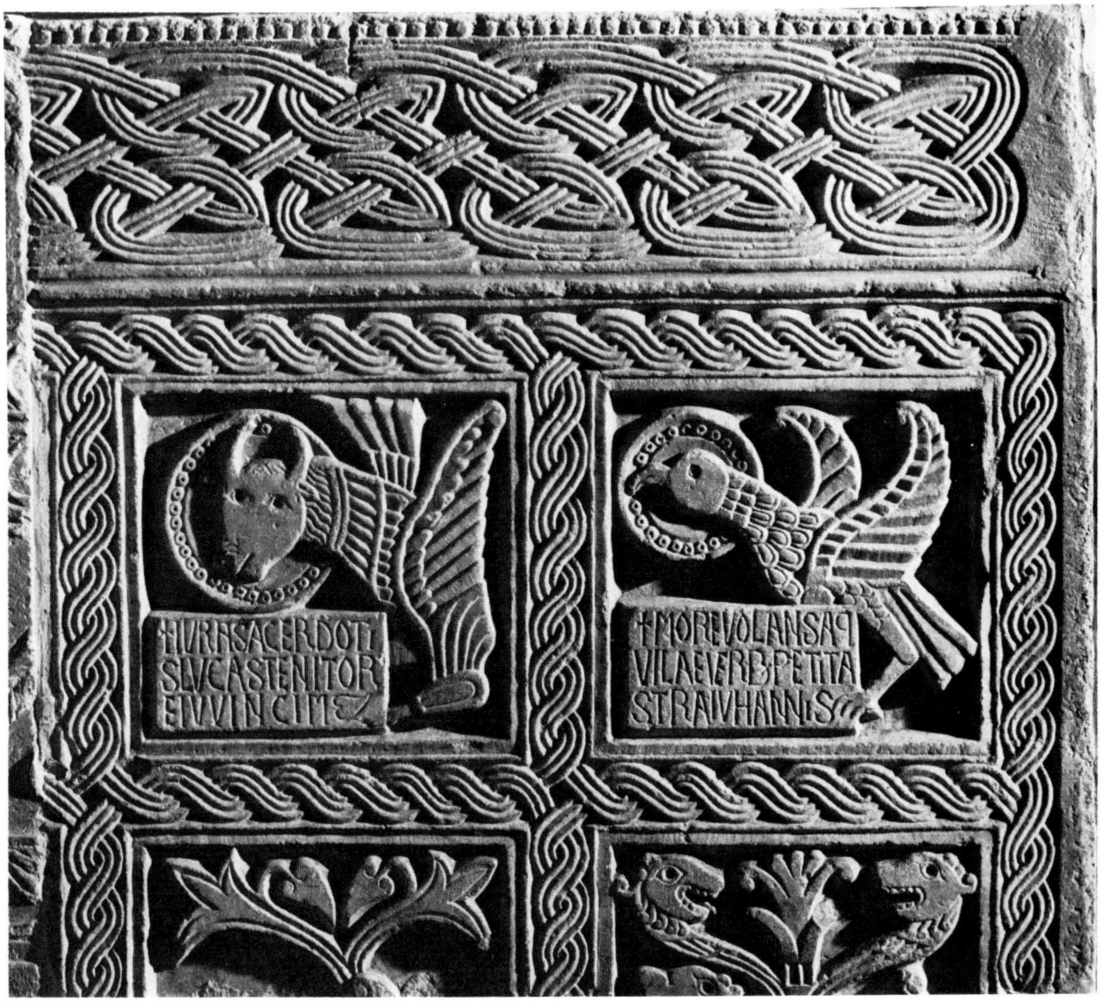

134 CIVIDALE, Dommuseum

gend, dann mit geschlossenen Augen, gleichsam nach Innen lauschend. Eine höchste Steigerung besteht darin, der Form gar nicht mehr durch eine äußere Bewegung nachzufolgen, sondern, äußerlich unbewegt, sie nur rein innerlich zu schaffen und wahrzunehmen. Geordneter Überblick der Zusammenhänge, innerliche Beweglichkeit, Beruhigung und Anregung sind die Frucht solchen Übens. – Im frühchristlichen Museum zu *Aquileia* ist als besondere, überaus seltene Kostbarkeit ein durchbrochenes Fenster einer zerstörten langobardischen Kirche ausgestellt (Bild 136). Es gibt nur ganz wenige Beispiele von langobardischen Fenstern; dasjenige von Aquileia ist weitaus das schönste, und wir wundern uns, daß es noch kaum Beachtung gefunden hat. Es muß aus der Zeit des Patriarchen MAXENTIUS (811–842) stammen, wobei nicht auszumachen ist, zu welcher Kirche es ursprünglich gehörte. Am ehesten kann man annehmen, daß es einer langobardischen Baustufe der sogenannten Monastero-Basilika angehörte. Als anonymes, aus mehreren Stücken wieder zusammengesetztes einsames Überbleibsel eines unbekannten langobardischen Baus finden wir es in dem kleinen, aber außerordentlich sehenswerten Museo Paleocristiano. Mit seiner Hilfe können wir wenigstens eine Ahnung von der geisterfüllten Majestät eines solchen Gotteshauses gewinnen. Durch vielfache Knotenformen wird das äußere Licht in den Raum geleitet, gleichsam gereinigt durch die speisende und

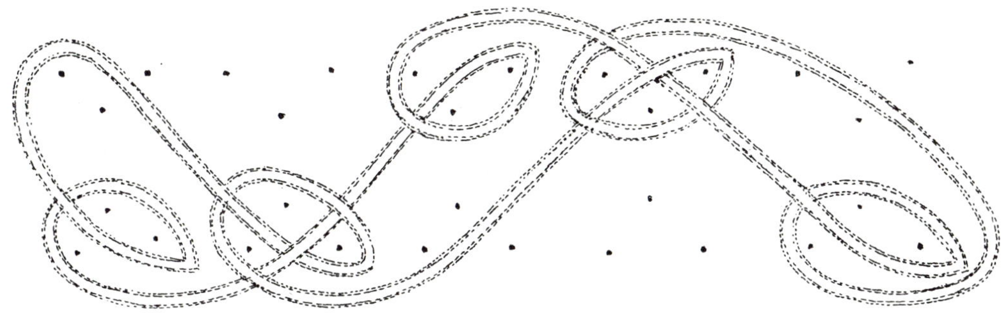

fig. 61

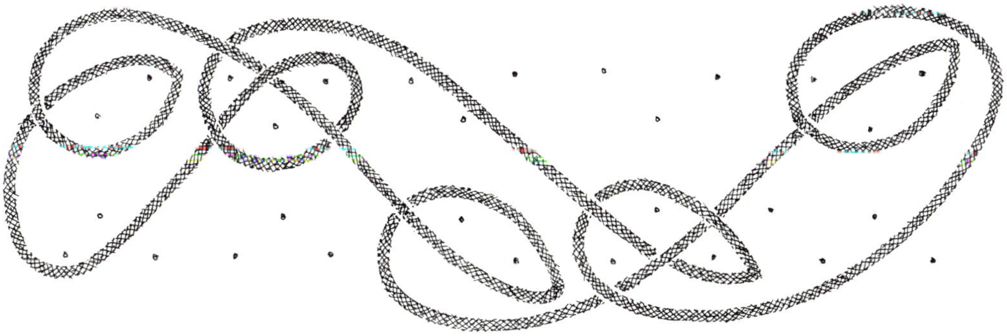

fig. 62

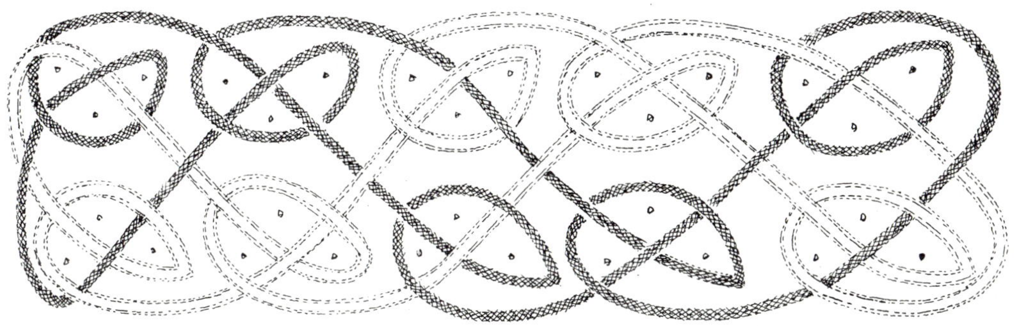

fig. 63

bannende Gebärde der Formen; im Innern spielt es über die Flechtbandformen und entzaubert das bewegte Hell-Dunkel der Kapitelle, der Chorschranken, der liturgischen Kanzeln, der Altar-Antependien und der Ziborien, erweckt in ihnen Ströme des Lebens und erfüllt den Raum mit urbildlicher Substanz des Wortes, des Logos.

Wir stellen dem Fenster von Aquileia eine andere durchbrochene Steinplatte gegenüber, die bekannte Transenne von S. Apollinare nuovo in *Ravenna.* Sie ist ein charakteristisches Beispiel byzantinischer Kunst (Bild 137). Ein Vergleich der beiden Werke zeigt mit nicht zu überbietender Deutlichkeit die weltenweite Verschiedenheit des Stils, der Formensprache – die lebendige Dynamik der langobardischen und die vergleichsweise starre, steif-stilisierte Ornamentalform der byzantinischen Platte. – Beim Nachzeichnen entdecken wir die geistvolle Komposition der Fensterform. Aus einem kleinen Kreis ganz zuunterst entspringt eine Form mit einer öffnenden Gebärde nach oben (fig. 64). Ihr antwortet eine ähnliche Geste von oben; die beiden verbinden sich zu zwei Knoten (fig. 65). Das gleiche Motiv wiederholt sich noch einmal auf höherer Stufe (fig. 66). Das oberste Motiv aber zieht die zwei Knoten in einem Zug, fügt sich schön in den Rundbogen ein und endet mit einer Spitze, die nach oben weist (fig. 67).

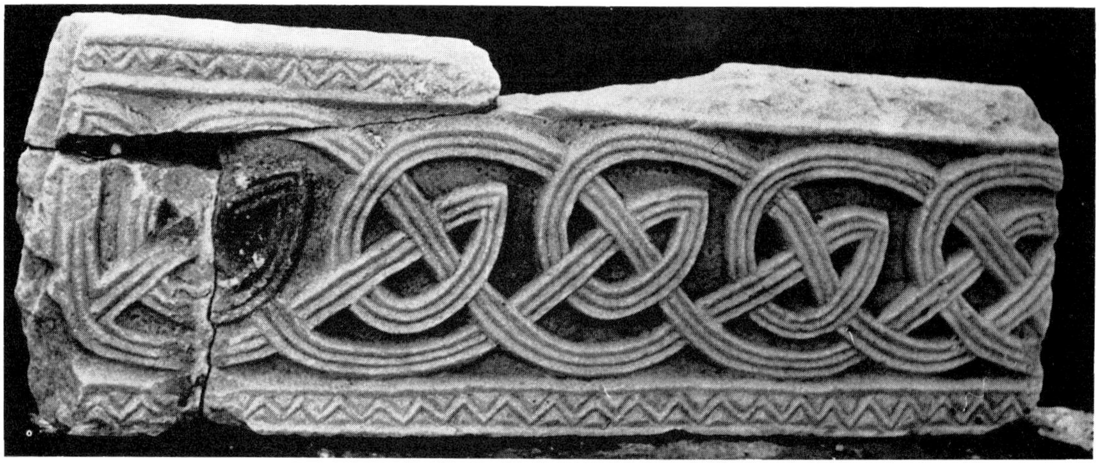

135 GRADO, S. Eufemia

Das Fenster von Aquileia ist ein köstliches Beispiel für eine Formenkomposition, der wir keinerlei »Bedeutung« aufprägen müssen und sollen; der reine Klang der Formen spricht für sich selber; wir können ihn tasten, mitbewegen, hören, zutiefst wahrnehmen in unserem Inneren.
Der Knoten prägt in gesteigerter Gestalt das aus, was den langobardischen Flechtbändern von ihrem Ursprung her innewohnt: die doppelte Wirkung der Überwindung des Bösen, der nährenden Förderung des Guten.
Ein Detail aus einer Chorschrankenplatte im frühchristlichen Museum zu *Aquileia* (Bild 138) zeigt es deutlich: das geflügelte, drachenartige Untier ist in den Flechtbandkreis hineingebannt; gleichzeitig aber leckt es behaglich an dessen nährendem Strom.

136 AQUILEIA, Museo Paleocristiano

fig. 64

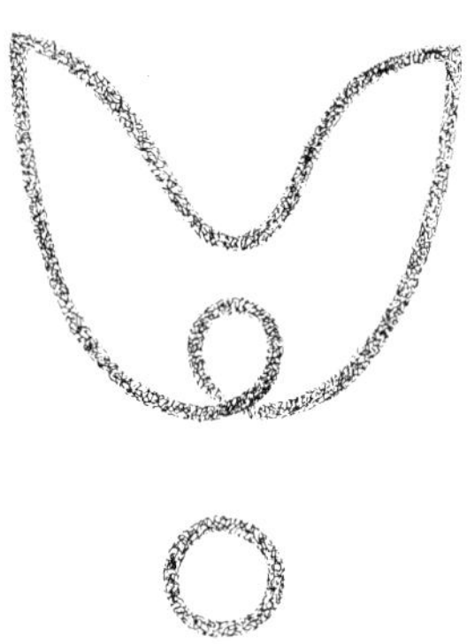

fig. 65

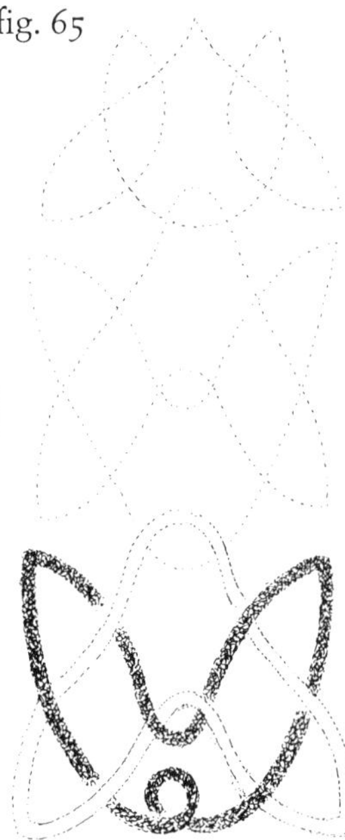

fig. 66

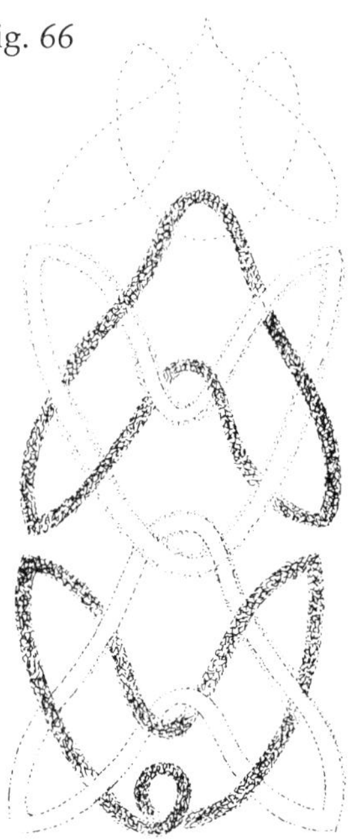

fig. 67

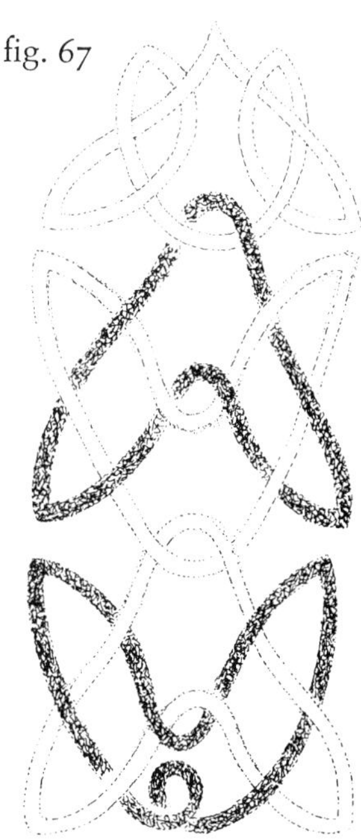

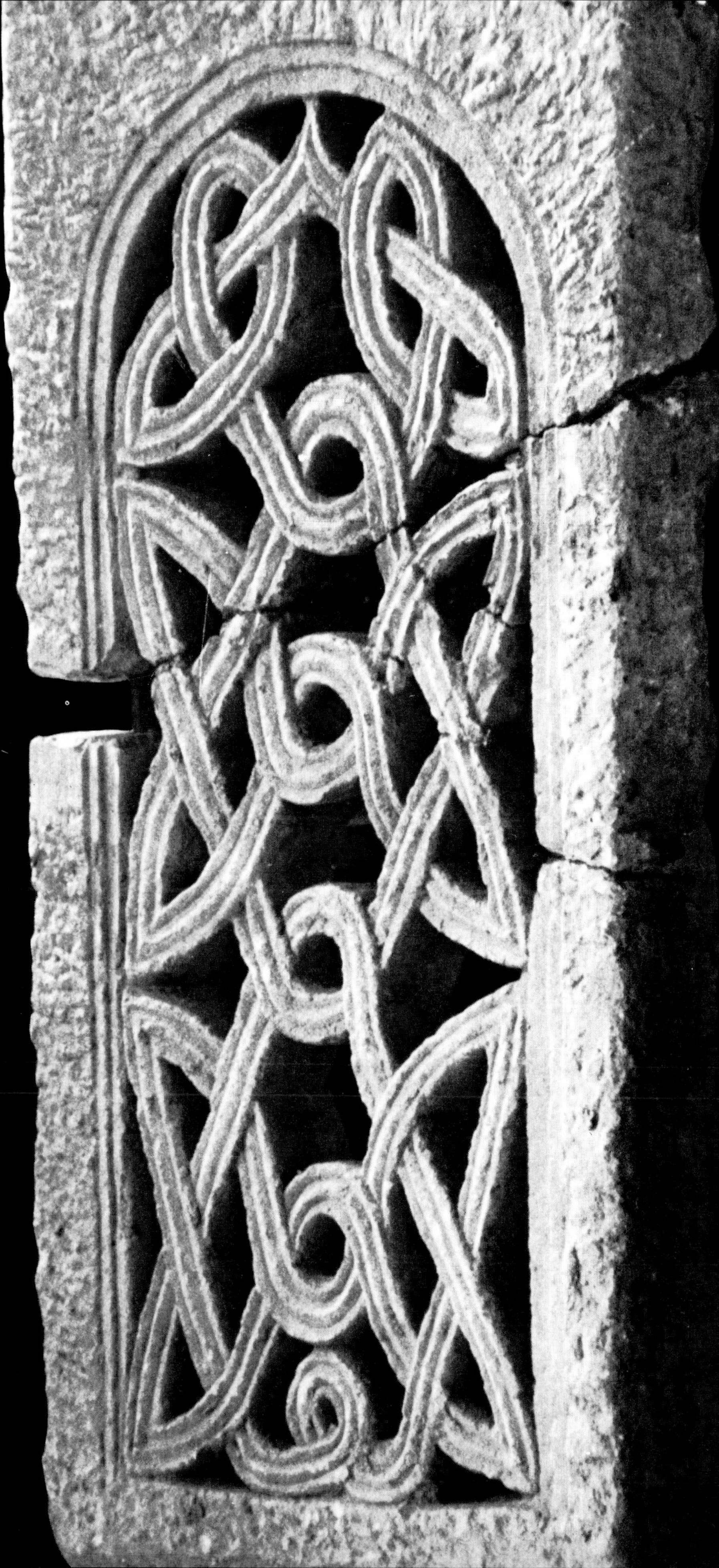

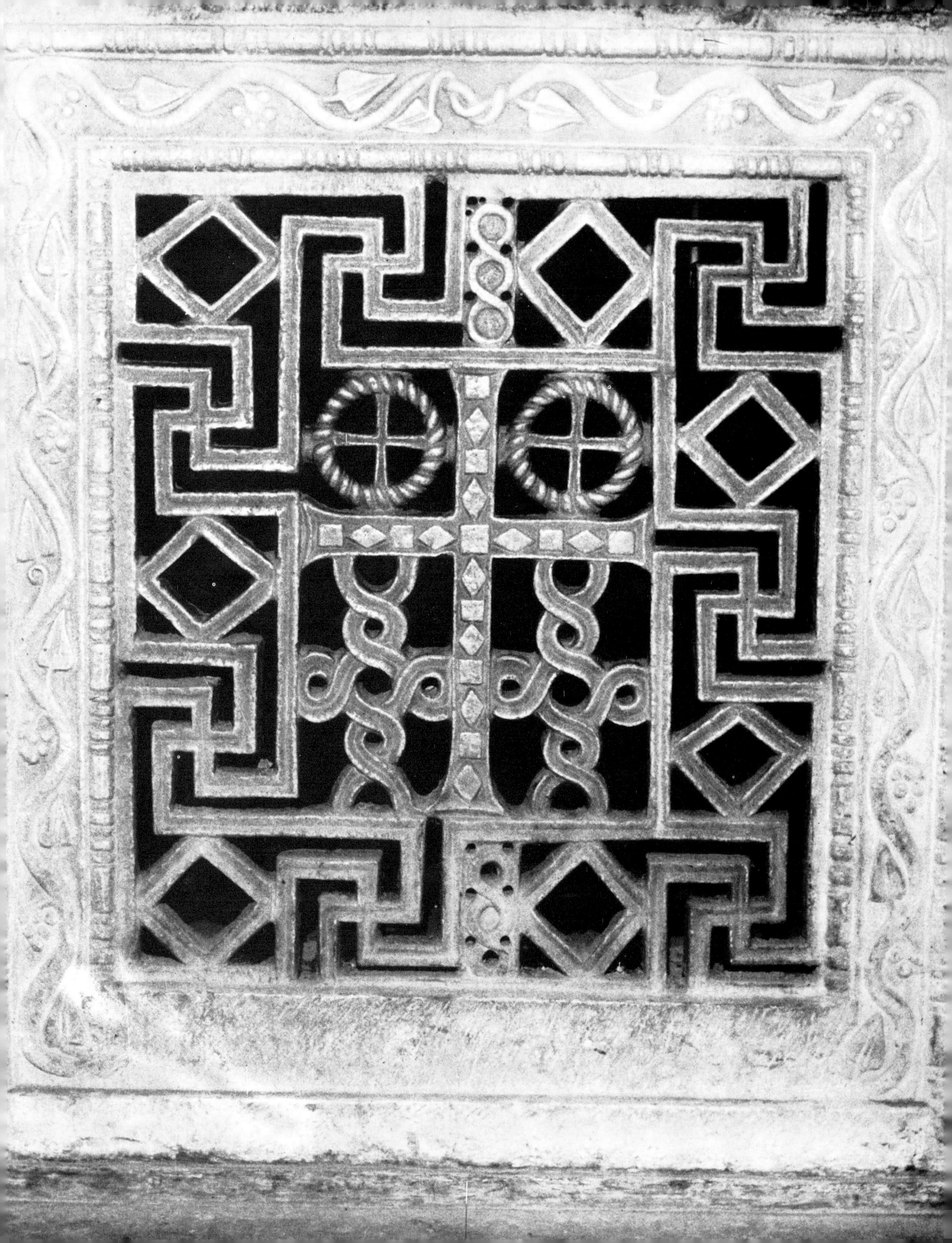

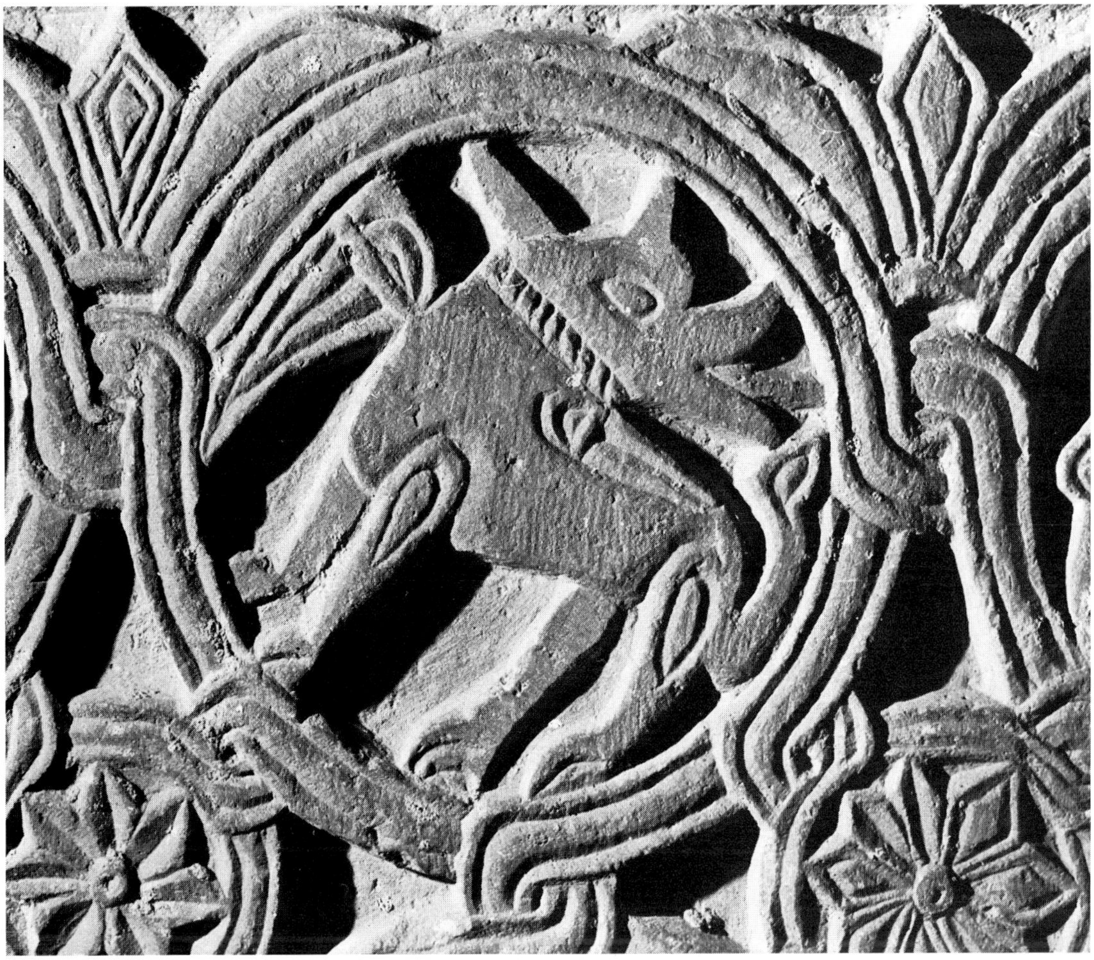

138 Aquileia, Museo Paleocristiano

Die wundervolle Komposition auf dem goldenen Eucharistie-Kästchen in der Kathedrale von *Chur* (Bild 139) bringt Reminiszenzen an den nordischen Tierstil. Das Band formt sich oben zu zwei Knoten, dann fährt es nährend durch das Maul des Drachen und knotet sich schließlich, zum Leib der Drachen selber werdend und sie bannend.

Das Motiv von *Split* (Bild 140) zeigt die Wirkung der Flechtbänder nicht ohne Humor. Aus dem Knoten auf der rechten Seite, mit seiner Essenz sozusagen angereichert, strömt das Band, nährend und bannend, zum Maul des Tieres hinein, stracks durch seinen Körper hindurch und kräftig wieder hinten heraus.

Vielleicht das erstaunlichste Zeugnis ist aber das Drachenmotiv eines Pfeilerkapitells im Atrium der Kirche von S. Ambrogio in *Mailand* (Bilder 141, 142). Wir sehen ein Flechtband, das von Lebensbäumen begleitet ist und aus dem ein Lebensbaum herauswächst. Es steigert sich zu drei Knoten, zuunterst und oben an den zwei Seiten. Dann aber fährt es kraftvoll durch den ganzen Drachen hindurch und bewirkt, daß das Ungeheuer seinen eigenen Leib zum Knoten schürzt. Ernährt von dem Lebensstrom des Bandes, wird es in Knotenform gebannt.

137 Ravenna, S. Apollinare nuovo

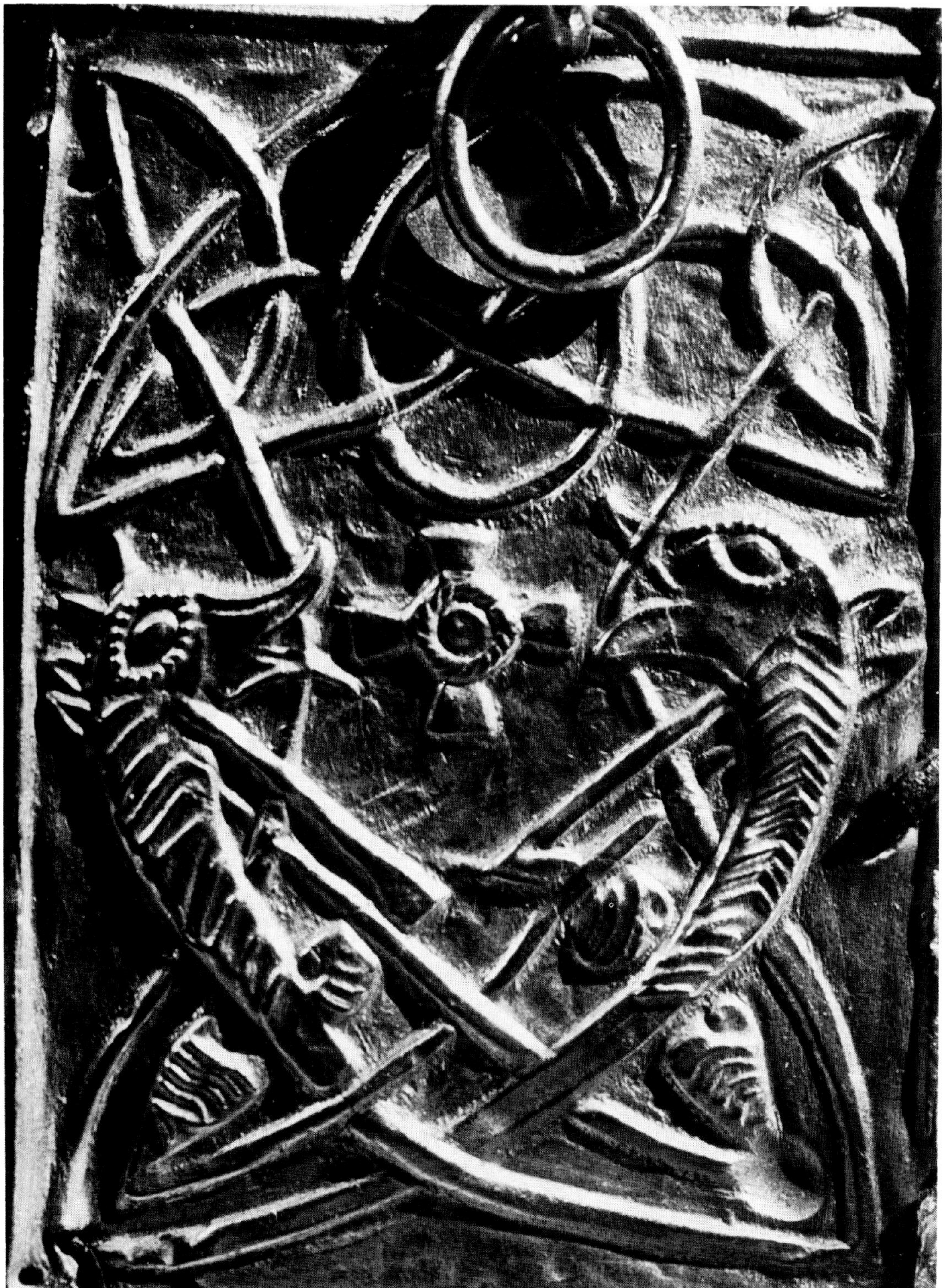

 139 CHUR, Domschatz

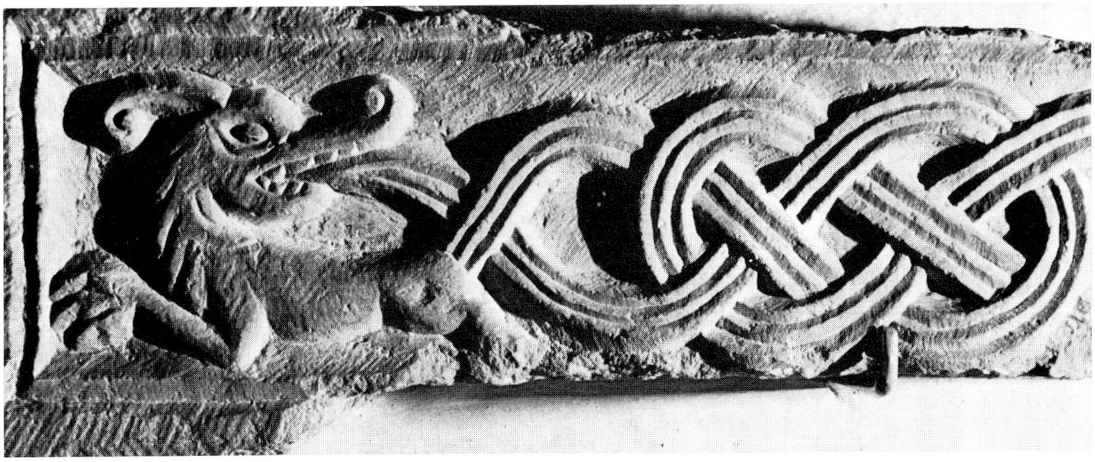

140 Split, Archäologisches Museum

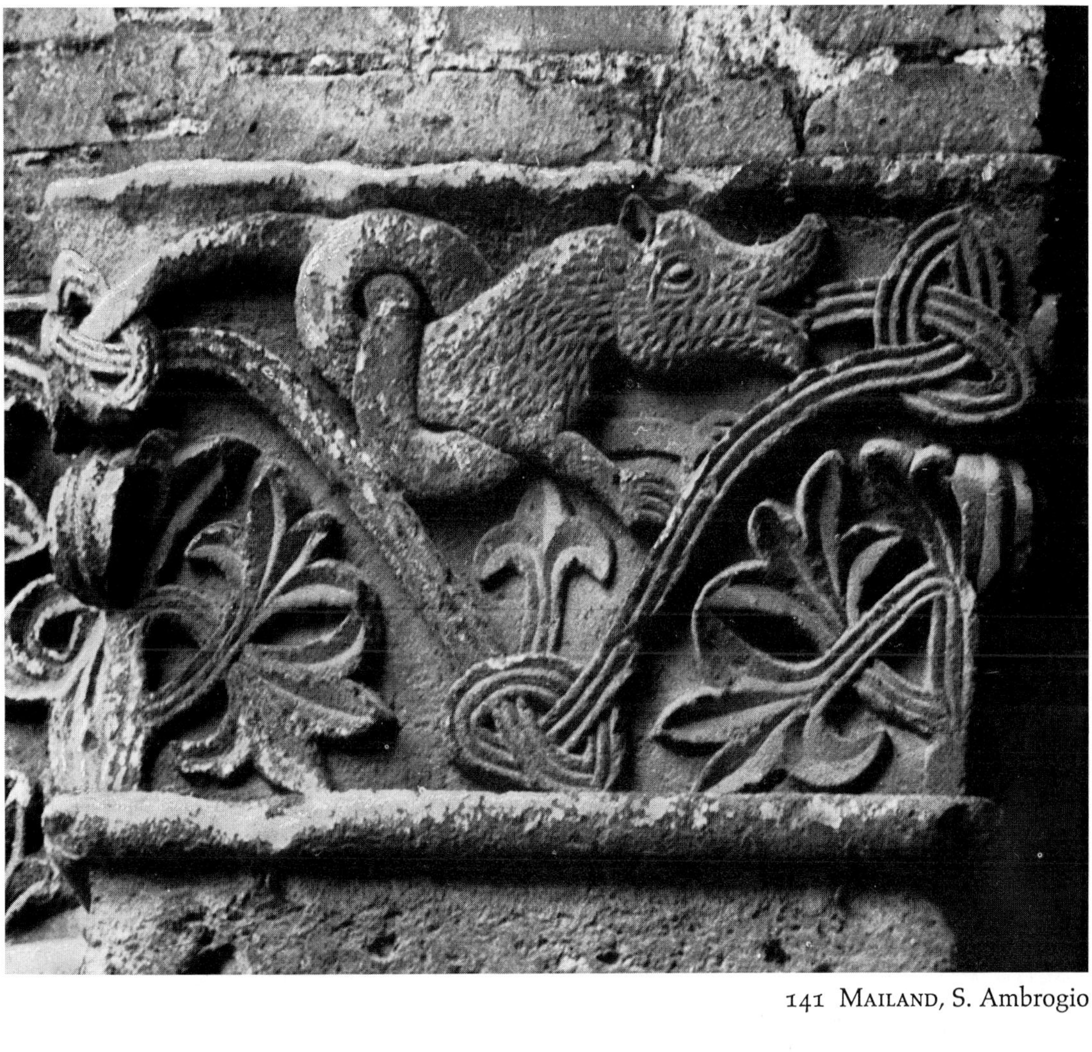

141 Mailand, S. Ambrogio

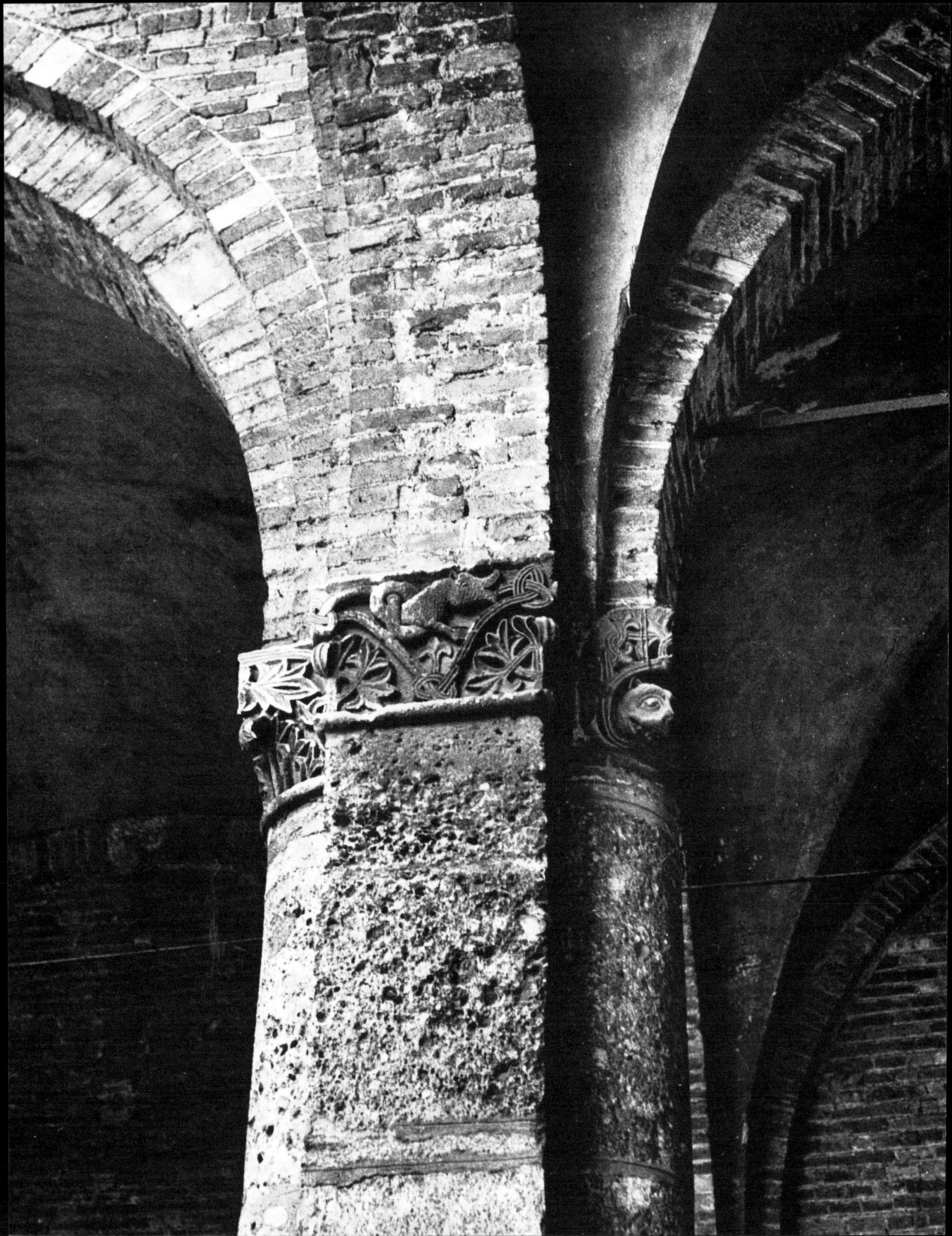

10. Weitere Elemente der Formensprache langobardischer Kunst

Es ist kaum möglich, einen Zugang zur langobardischen Kunst zu gewinnen, ohne sie als Ergebnis eines Vertrautseins des damaligen Menschen mit einer real erlebten kosmisch-göttlichen Welt verstehen zu können. Durch das Bildekräftefluten der Flechtbänder hindurch wirken höhere Sphären geistigen Daseins in die Menschenwelt hinein. Ihre Zeichen, aus uralter Vergangenheit übernommen, weisen, neu verwandelt, in die Zukunft: sie bilden an der werdenden Individualkraft des Menschen. Aber auch die figürlichen Elemente, die in der langobardischen Kunst auftauchen, übernommen aus den verschiedensten Bereichen, vom Norden, vom Süden, vom Osten, werden völlig verwandelt. Sie werden gleichsam von der Leitgestalt des Flechtbandes ergriffen, durchpulst, aus der Stufe des Gewordenen, des fertigen, vollendeten Bildes hinaufgehoben auf die höhere Stufe des Bildes, das noch im Werdeprozeß bleibt. Ein junger, frischer Wind durchweht die schon vorhandenen Formen, durchwirkt sie mit einem Kreislauf neuer spiritueller Kraft. Figürliche Szenen spielen sich meist in der Fläche, im Zweidimensionalen ab; die dreidimensionale Räumlichkeit der diesseitigen Welt wird noch nicht betreten. Wir erleben eine ähnliche Geistesnähe wie bei den Werken der frühchristlichen Kunst.

Die Kunst des frühen Christentums, die nach einer relativ kurzen Blüte im feierlich-steifen Kanon der byzantinischen Kunst oder in der diesseitig orientierten Ungeistigkeit des offiziellen Römertums erstarrt und erstickt ist (wir denken an die späten ravennatischen Mosaiken in S. Apollinare in Classe u.a.), ersteht ein zweites Mal, nunmehr befruchtet und gestaltet aus dem Norden. In der langobardischen Kunst zeigt sich ein spätes, weites Urchristentum.

Einige Beispiele von weiteren Elementen ihrer Formensprache wollen wir in den folgenden Bildern zeigen. Im Museo Civico von *Como* ist ein *Lebensbaum* (Bild 143) zu sehen. In ihm ist kein bekanntes Gewächs botanisch zu erkennen, er ist keineswegs das Abbild eines Baumes. Vielmehr vermögen wir, seinem Wachsen von unten her folgend, in der Entfaltung der tropfenartigen, opulenten Blätter, die »symmetrisch-asymmetrisch« ausgebildet sind, nichts weniger als den Strom des quellenden Lebens selber zu empfinden.

Der Lebensbaum ist ein uraltes Sinnbild, das in unzähligen Kulturen vorkommt.[1] Allen indogermanischen Völkern ist er eigen; man findet ihn in schwedischen Felsenritzungen der Vorzeit, auf Denkmälern nordischer Bronzekunst wie auch in der altiranischen Hwarenah-Landschaft (Strzygowski a.a.O.). Er erscheint im Paradies als Baum des Lebens, begleitet vom Baum der Erkenntnis. Aber auch in der Kunst der Assyrer, der Phöniker auf Zypern, in sassanidischen Zellenschmelzarbeiten und in der Kunst des Islam ist er eine wichtige Gestalt.

Die Langobarden haben ihn vielleicht in der Erinnerung an die Weltenesche Yggdrasil aus dem Norden mitgebracht, vielleicht haben sie ihn aus dem Osten übernommen. Er ist aber bei ihnen zu etwas Neuem geworden. Die Begegnung mit den Auferstehungskräften des Christentums, aus uralter Ver-

[1] Richard Karutz, Sinn und Bild der Paradiesesbäume, Stuttgart 1930.

142 Mailand, S. Ambrogio

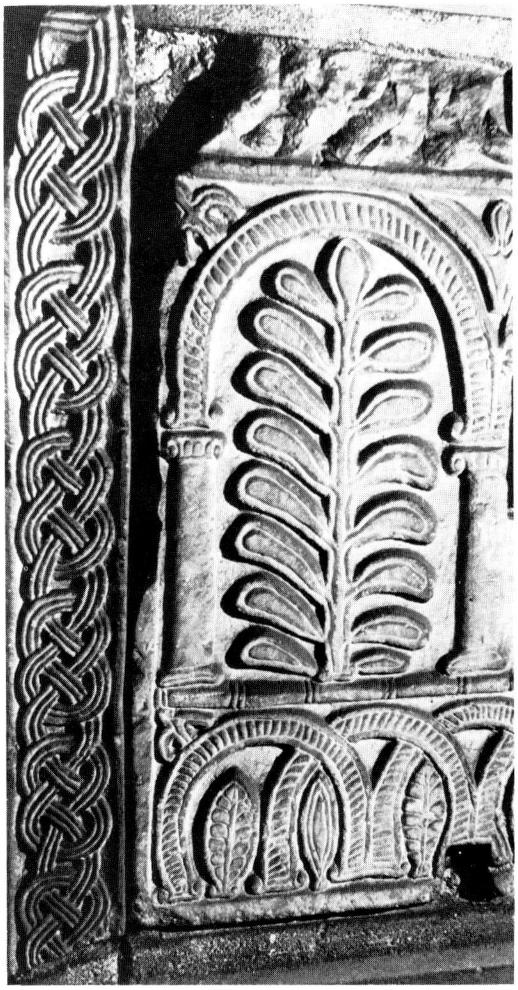

143 Como, Museo Civico

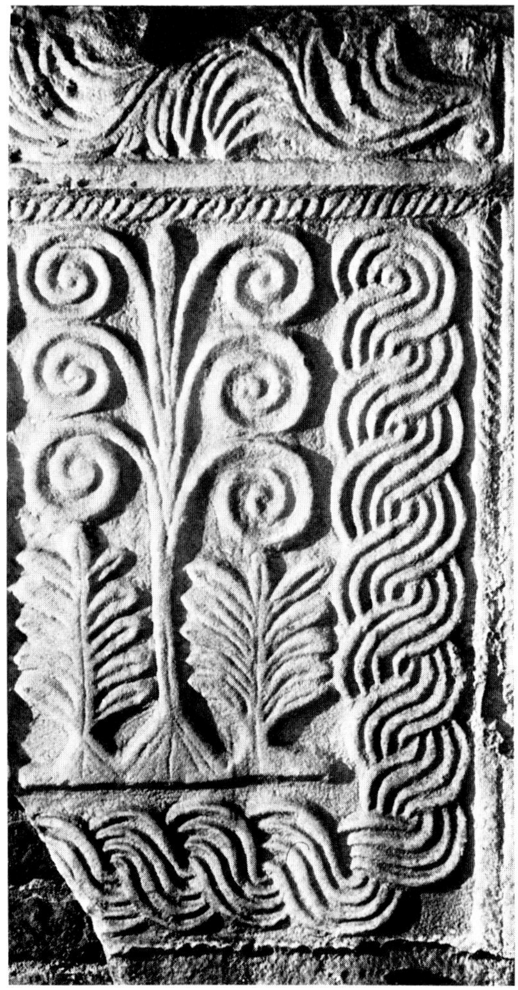

144 Gazzo Veronese

heißung her mit jugendkräftigem Enthusiasmus aufgenommen, erfüllt das alte Bild mit neuem Leben, mit dem »Leben« schlechthin.

Auf der Platte von *Gazzo Veronese* (Bild 144) erkennt man es mit Staunen: Im Schoß der Flechtbänder geborgen, wachsen zunächst zwei charakteristisch ungleiche Lebensbäume, und dann quillt es in der Mitte empor wie ein Sturm; ein Strom nach oben entfaltet sich, breitet sich aus und bildet mit seinen sechs Spiralen wirklich eine Urform, ein Urbild, nicht ein Abbild, des Wachsens, Sprießens, Quellens.

Auf dem Pfeiler von *Cividale* (Bild 145) ist die gleiche Form in einem wieder anderen Duktus zu sehen. Dazu aber finden wir noch ihren Ursprung: eine Sonne, deren Kräfte wie gesammelt, eingefangen und als Essenz der Bewegung zugeführt werden; die Sonne, Quelle alles Lebens!

In der Krypta des ehemaligen Klosters von S. Maria in Silvis zu *Sesto al Reghena* im Friaulischen steht ein Sarkophag, aus den herrlichsten Marmorplatten einer früheren Kathedra zusammengesetzt. Das Kloster ist eine langobardische Gründung; drei langobardische Edle: Anto, Erfo und Maro, die Söhne einer Fürstin (?) Peltrudis (Piltruda Domina et genetrix nostra)[1] hatten die Abtei am

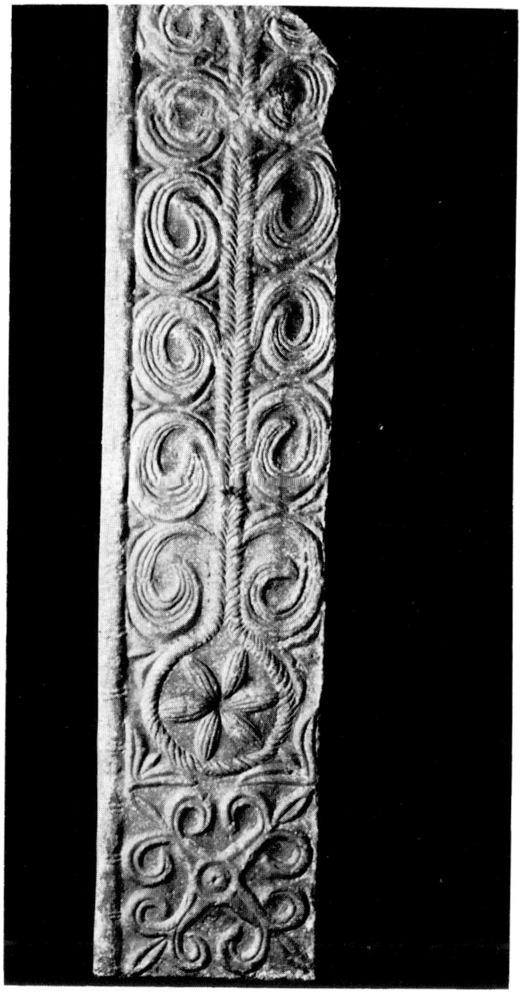

145 Cividale, Dommuseum

fig. 68

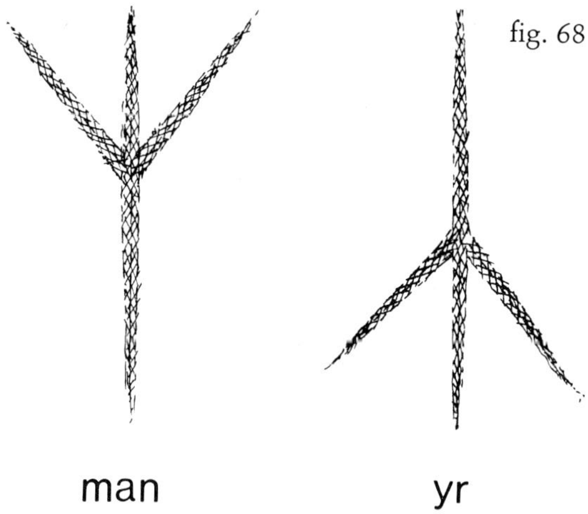

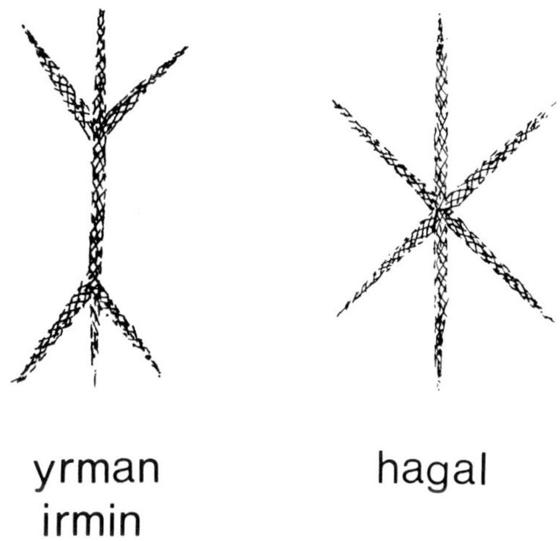

fig. 69

15. Mai 762 gestiftet; es ist wohl die gleiche Peltrudis, deren Sarkophag im Tempietto Longobardo in *Cividale* zu sehen war; dessen Platten sind heute an der Wand des hervorragend restaurierten Gebäudes aufgestellt, sie waren ursprünglich steinerne Türflügel oder gehörten einer älteren Kathedra an.

Die Krypta von Sesto al Reghena läßt trotz späterer Veränderungen den ursprünglich langobardischen Raum noch erkennen. In ihrem Halbdunkel, zwischen den Säulen der drei Schiffe, schimmert der Sarkophag der Hl. Anastasia; er ist eines der bedeutendsten und schönsten Werke langobardischer Kunst (Bild 146). Das Kreuz auf seiner Oberseite ist von einer Blattranke durchzogen; unterhalb der Kreuzesarme wachsen Lilien, die nichts anderes sind als einfachste Formen des Lebensbaumes, wie Strahlen einer Sonne aus kleinen Kreisen heraus. Im untersten Felde erkennen wir unter dem rechtsseitigen Bogen einen merkwürdigen, ganz elementaren Lebensbaum; unter dem linken Bogen sich entfaltende, nach oben quellende Spiralen und, man beachte genau: auf der zweiten Stufe

[1] E. Degani, L'Abbazia benedittina di S. Maria di Sesto in Silvis, Venedig 1908.

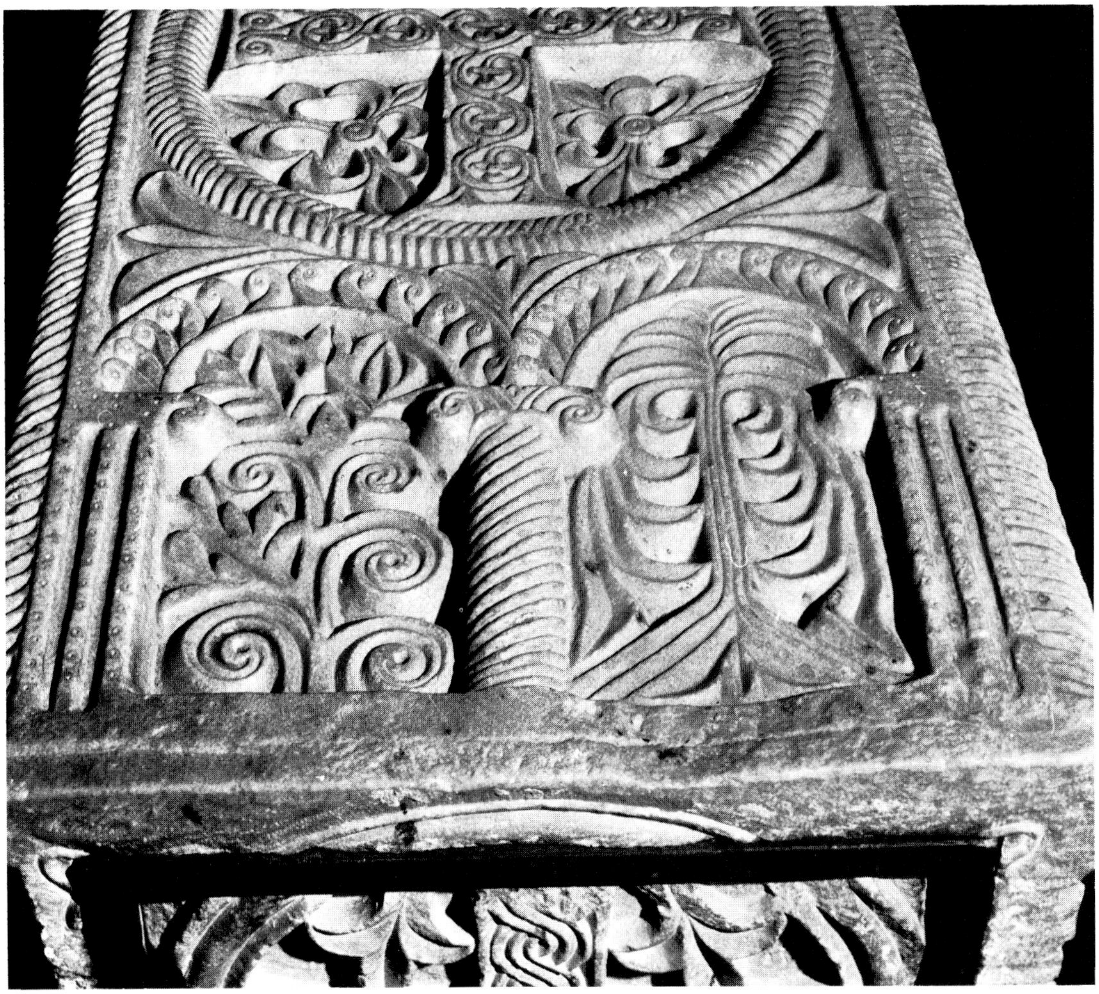

146 Sesto al Reghena, S. Maria in Silvis

rechts eine Spirale, links ein Blatt! Spontane, keimkräftige Bildepotenz des Lebens! Nichts könnte unbyzantinischer sein als diese Asymmetrie, die den Griechen verhaßt war. Es ist wirklich unbegreiflich, wie man solche Werke langobardischer Kunst byzantinisch nennen kann (Cecchelli u.a.[1]).
Aus dem Hofe des Museo Correr am Markusplatz in *Venedig* haben wir schon zwei prachtvolle Brunnen gezeigt (Bilder 1 bis 3). Dieser Brunnen (Bild 147) ist viel einfacher gearbeitet. Zunächst ist man vielleicht sogar geneigt, die »primitive« Ritzzeichnung zu übersehen. Wenn man aber nicht nur »sieht«, sondern sich tiefer mit dem Bild verbindet, vermag just diese Einfachheit durch ihre lapidare Geistgewalt geradezu überwältigend zu wirken. Unmittelbare Spur einer ätherischen Bewegung, wächst links des Kreuzes ein Bildestrom in die Höhe; und rechts vom Kreuz? Das gleiche Motiv, aber von oben in die Schwere, nach unten sinkend. Lebensbaum und Todesbaum?
Die zeichenhaft vereinfachten Formen lassen an Runen denken. Die Rune MAN (fig. 68) des älteren Futhark[2] ist die Rune der Auferstehung, das Symbol des Aufgangs, des aufsteigenden Jahres, der

[1] C. Cecchelli, in: »Memorie Storiche forogiuliesi«, Cividale 1920.
[2] Karl Spiesberger, Handbuch der Runenkunde, Berlin 1968.

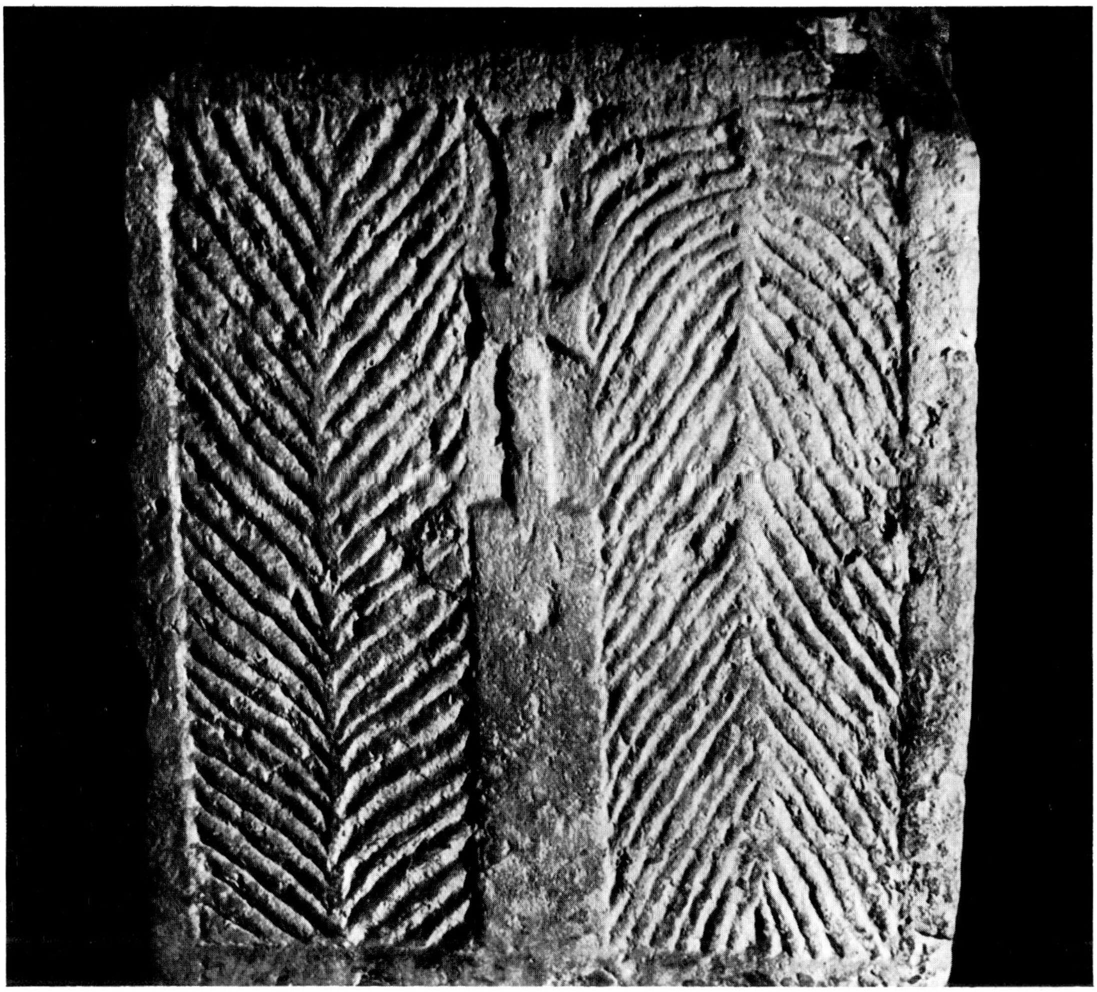

147 VENEDIG, Museo Correr

zeugenden Kraft, des Geistes (»Manas«). Ihr Gegenstück ist die Rune YR; sie weist auf den Niedergang, das absteigende Jahr, das weibliche Prinzip des Empfangens, der mütterlichen Materie (fig. 68). Die Geste der beiden Runen kann man unmittelbar aus ihrer Form verstehen: die nach oben steigende Lichtkraft, die nach unten lastende Schwere. Die Geheimnisse (Runa heißt in der gotischen Sprache Geheimnis, mysterion) von Leben, Tod und neuer Auferstehung sind in ihnen wirkend. Beide Runen vereinigt ergeben das YR-MAN oder YRMIN-Zeichen (fig. 69), die Vereinigung der Gegensätze, ihr Sich-Finden auf höherer Ebene, die YRMIN-Säule. Man findet diese Binderune z.B. auf einem Balken im Tempietto Longobardo in *Cividale* (Bild bei KAYSER a.a.O.). Beide Runen, ganz vereinigt, ergeben die HAGAL-Rune (fig. 69), das Zeichen für »heilig«, für den Zusammenklang zwischen Mikrokosmos und Makrokosmos, von Himmel und Erde, von Geist und Stoff. Umgeben von einem Kreis, wird die Hagalrune zum Sonnenrad, zum Monogramm Christi. [Wie seltsam, daß die jungen Kämpfer gegen den Vietnam-Krieg, gegen die Atombombe, für eine bessere Welt des Friedens nicht das Lebenszeichen (fig. 68 links), sondern das nunmehr weltweit verbreitete Todeszeichen (fig. 68 rechts) gewählt haben! Unwissenheit oder undurchschautes Wirken finsterer Mächte?]

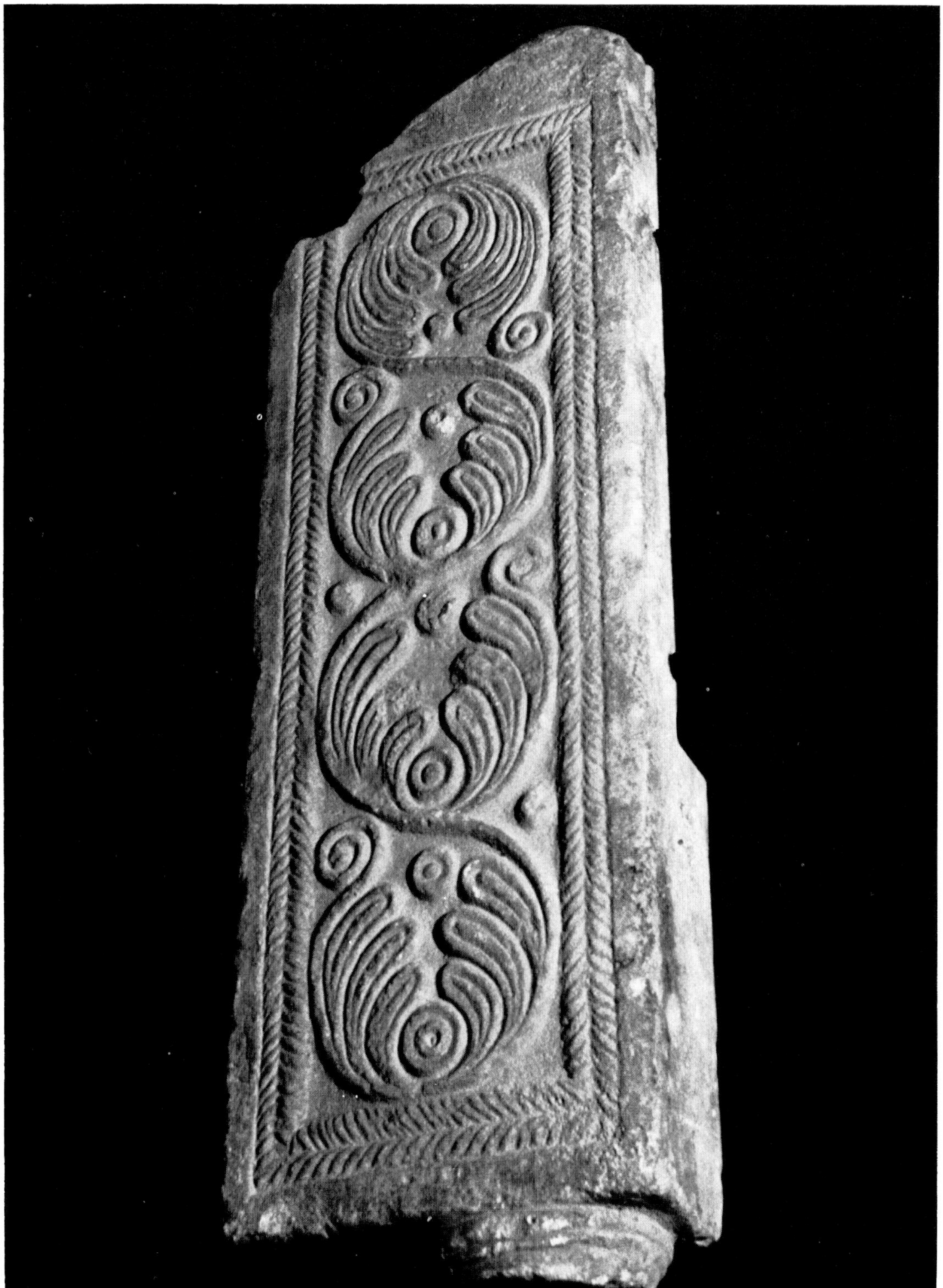

 148 Aquileia, Museo Paleocristiano

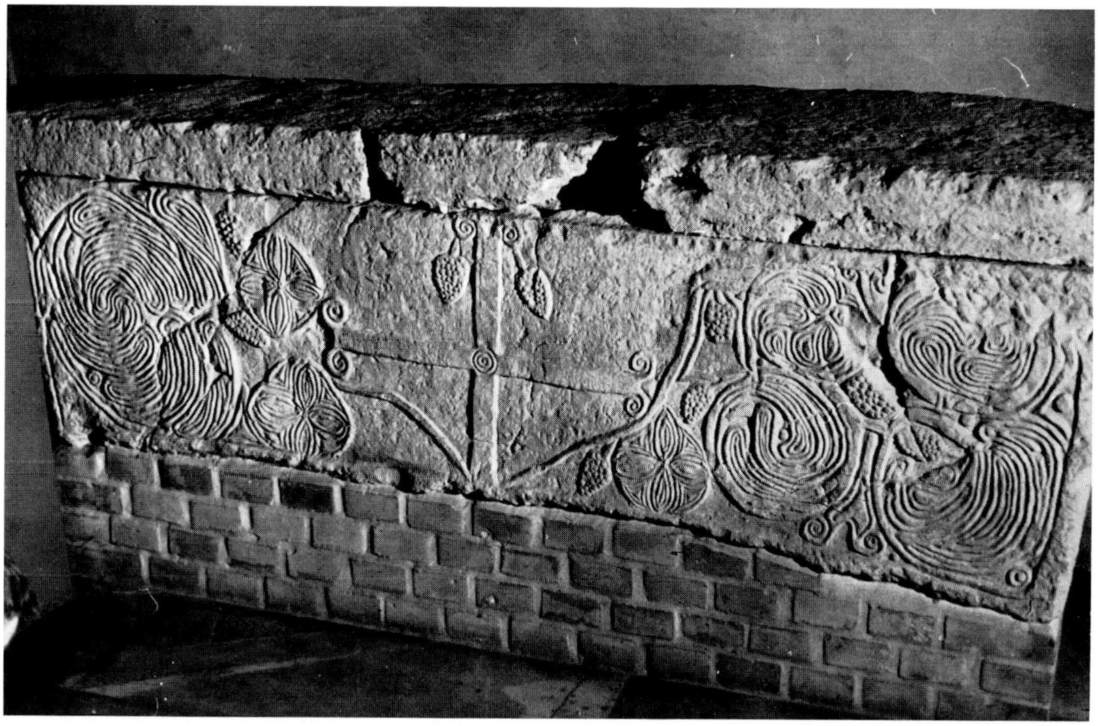

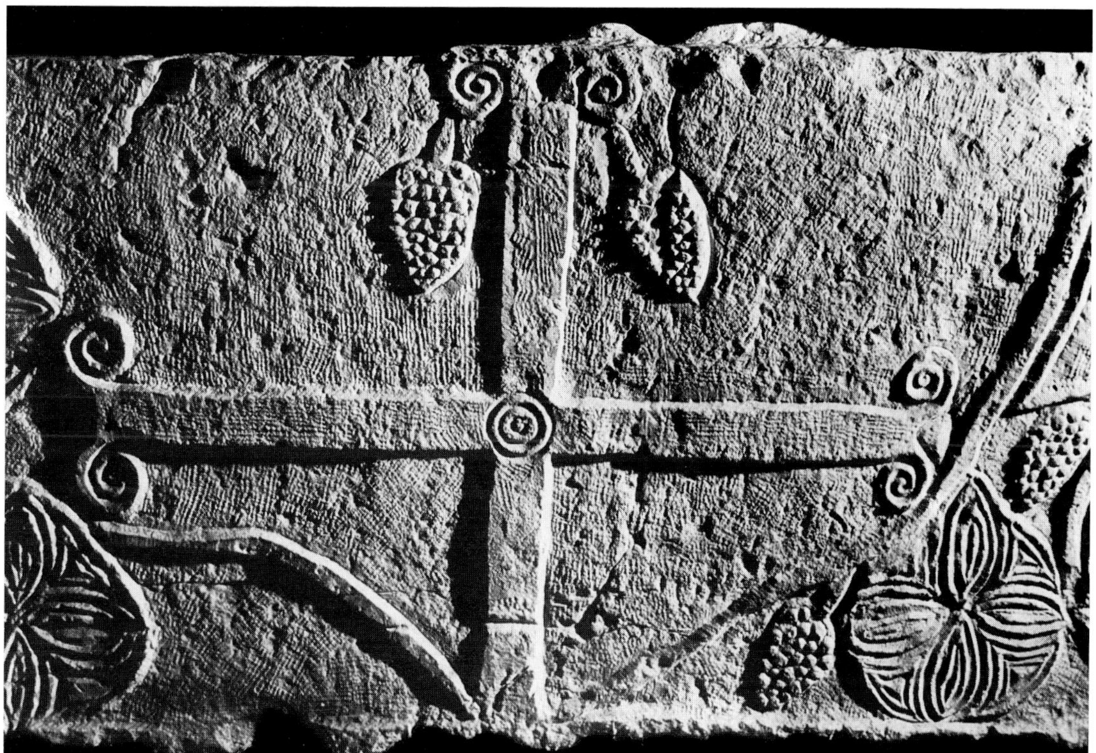

149, 150 Assisi, S. Maria maggiore

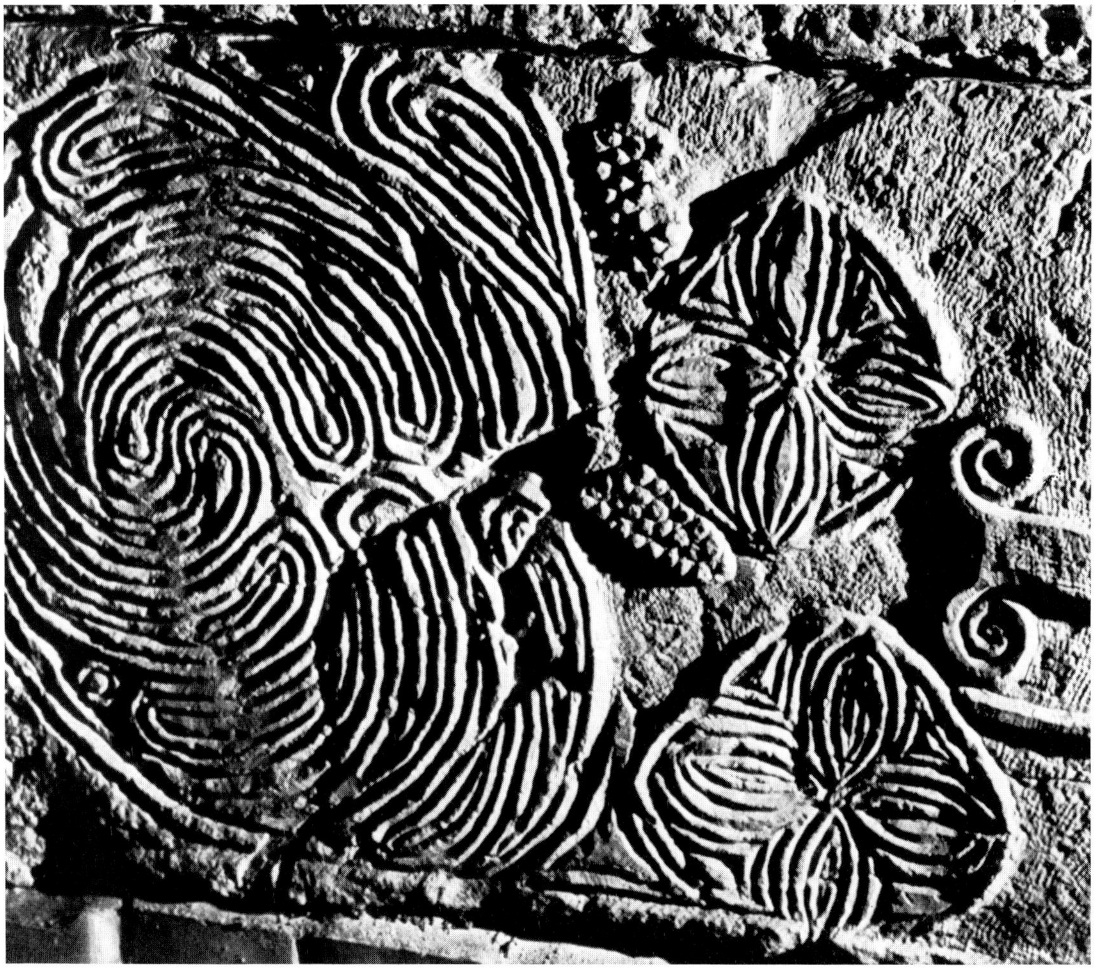

151 Assisi, S. Maria maggiore

Rhythmus ist die primäre Äußerung alles Lebendigen. Im Zusammenziehen, in der Entfaltung impulsiert er den Strom der Flechtbänder. Das Motiv wird aber noch in anderer Gestalt vielfältig sichtbar. Auf einem Pfeiler im frühchristlichen Museum zu *Aquileia* – welches also ein Museum des ersten und des »zweiten Frühchristentums« ist – sieht man ein Urbild alles Rhythmischen (Bild 148): aus dem Umkreis dringen tropfenartige Formen ballend nach innen, lösen sich wieder, wie ein Kreis brütender, keimender, fruchtender Gebilde.

In überwältigender Form zeigt sich das gleiche Motiv auf einem Sarkophag (Bild 149), der vor einigen Jahren aus der langobardischen Krypta der Kirche von S. Maria Maggiore in *Assisi* ausgegraben wurde und der wohl eines der interessantesten Werke langobardischer Kunst ist. Soviel wir wissen, wird er hier zum ersten Mal publiziert; er trägt unverkennbar die charakteristischen Stilmerkmale langobardischen Schaffens: dynamische Lebendigkeit und freie Entfaltung der Formkräfte; allerdings ist er innerhalb dessen, was wir von langobardischer Kunst kennen, einzigartig. Das Spiralenkreuz trägt im Schnittpunkt seiner Arme drei konzentrische Kreise: ein Sonnenmotiv. Aus den Spiralen des oberen Kreuzesarmes wachsen Weintrauben, als Symbole Christi. Und aus dem

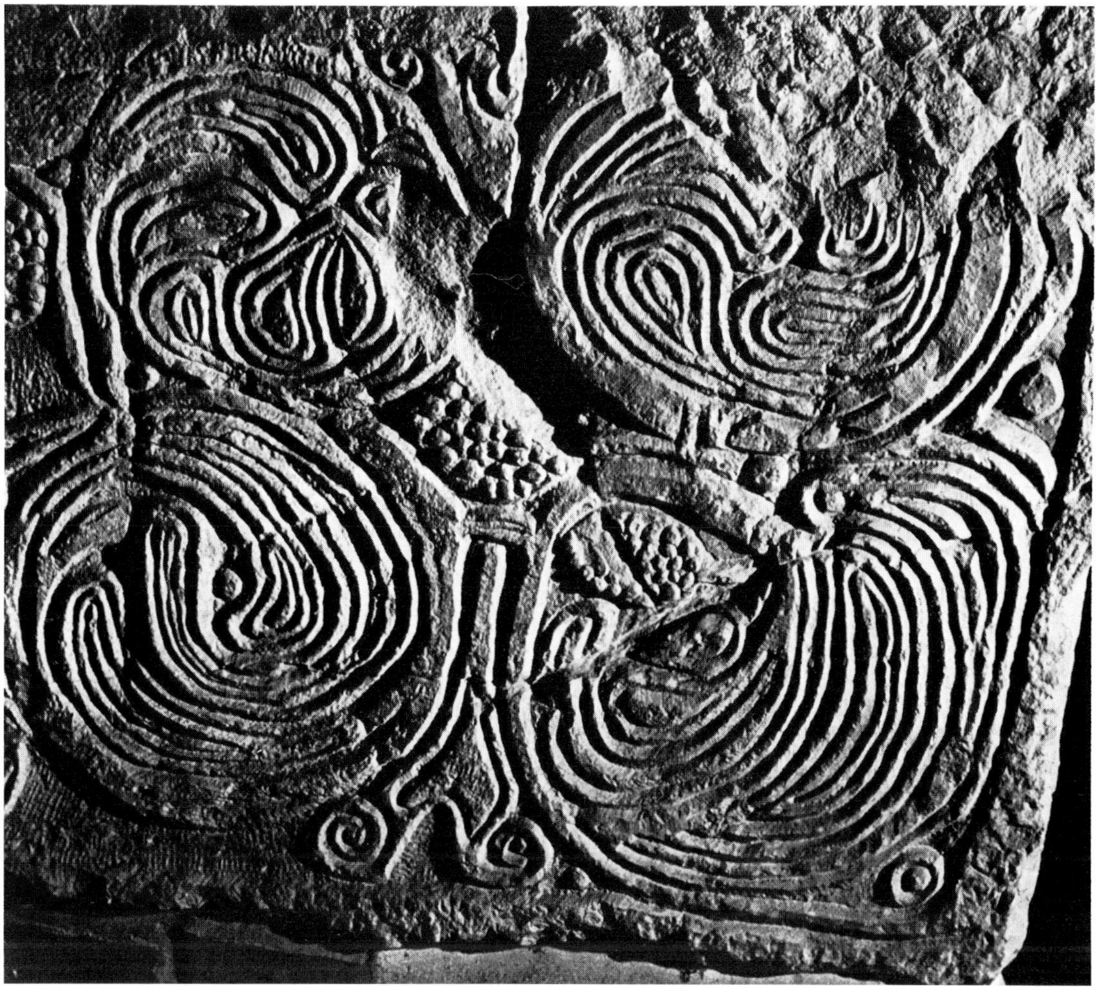

152 Assisi, S. Maria maggiore

Wurzelgrund des Kreuzes entfalten sich nach beiden Seiten mächtige Weinreben (Bild 150). Und nun wird die Bildfläche überzogen von quellender Fruchtbarkeitskraft. Neben den Trauben sind noch Blüten sichtbar; die rhythmisch sich bewegenden, großen Spiralgebilde sind aber wirkliche Wunder: es ist, wie wenn man aufgenommen würde in den Muttergrund, in innerste Geheimnisse keimhaft schaffenden, ätherisch sich bildenden Lebens (Bilder 151, 152).
Die Quelle alles Lebens ist die *Sonne*, der Herr der Elemente ist der kosmische Christus. So sprechen zu uns die Sonnenbilder der Langobarden. An die Außenwand der Kirche von *Gazzo Veronese* ist eine leider sehr zerstörte Spolie gemauert (Bild 153): große, bewegte Flechtbänder behüten die Zone, in der, aus einem inneren Kreise wie kosmische Protuberanzen nach allen Seiten mit überwältigender Kraft hervorschießend, Sonnenpfeile strahlen, die sich an ihren Enden zu Lebensbäumen umbilden. Im einführenden Kapitel wiesen wir darauf hin, daß der Achter, die sogenannte »Lemniskate«, eine Sonnenform ist (Bild 29). Wir finden sie auch auf den beiden Querarmen des Kreuzes von *Romainmôtier* (Bild 154). Durch den senkrechten Arm wächst ein Lebensbaum (»Arbor vite crucifixe Iesu«: Das Kreuz Christi ist der wahre Lebensbaum: so hörte es noch Dante um 1288 von seinem Lehrer,

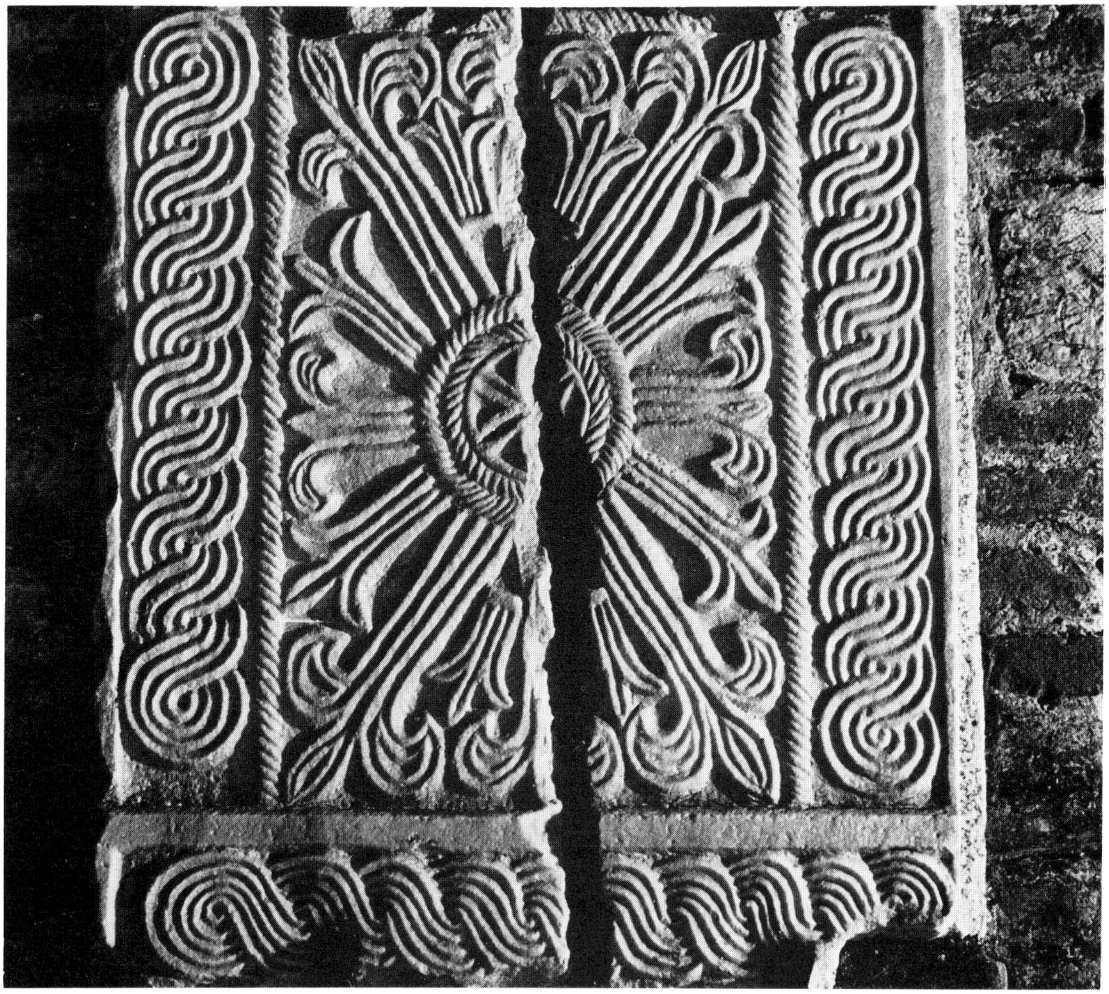

153 Gazzo Veronese

dem Franziskaner-Spiritualen Ubertino von Casale[1]). Im Schnittpunkt der Kreuzesarme strahlt eine Sonnenblüte. Das schöne langobardische Relief findet sich auf einem Ambo, einer liturgischen Kanzel des frühen Christentums; das Kreuz ist von einem dynamischen Viererflechtband umhegt. Über dem Eingangstor zu dem kleinen, altkroatischen Kirchlein der Sveta Barbara in *Trogir* (Dalmatien) haben wir diesen wunderschönen Querbalken gefunden (Bild 155). Wir sehen ganz rechts eine strahlende Sonnenblüte. Sie ist umkreist von einem Flechtband; dieses nimmt gleichsam die Sonnenkräfte in sich auf; es strömt weiter, sich in Kreuzesform ordnend; noch einmal entfaltet es sich, um eine Sonne in sich aufzunehmen, ihre lebenspendende Kraft, ihr Licht, ihre Wärme gleichsam als einen Extrakt in sich anreichernd, und erfüllt dann einen Vogel, der sich mit gespreizten Flügeln dem mittleren Flechtbandkreuz zuwendet. Und von der linken Seite, in lebendiger Symmetrie ein gleiches Motiv. Kosmische Sonnenkraft konzentriert sich in großartigem Rhythmus auf das Kreuz, aus welchem »das Lied der Gnade« (Augustin) in bewegter Wellenform klingt.

Die Strömungsforscher (Schwenk, Teichmann, a.a.O.) beschreiben den *Wirbel* als eine Form, die

[1] Robert L. John, Dante, Wien 1946.

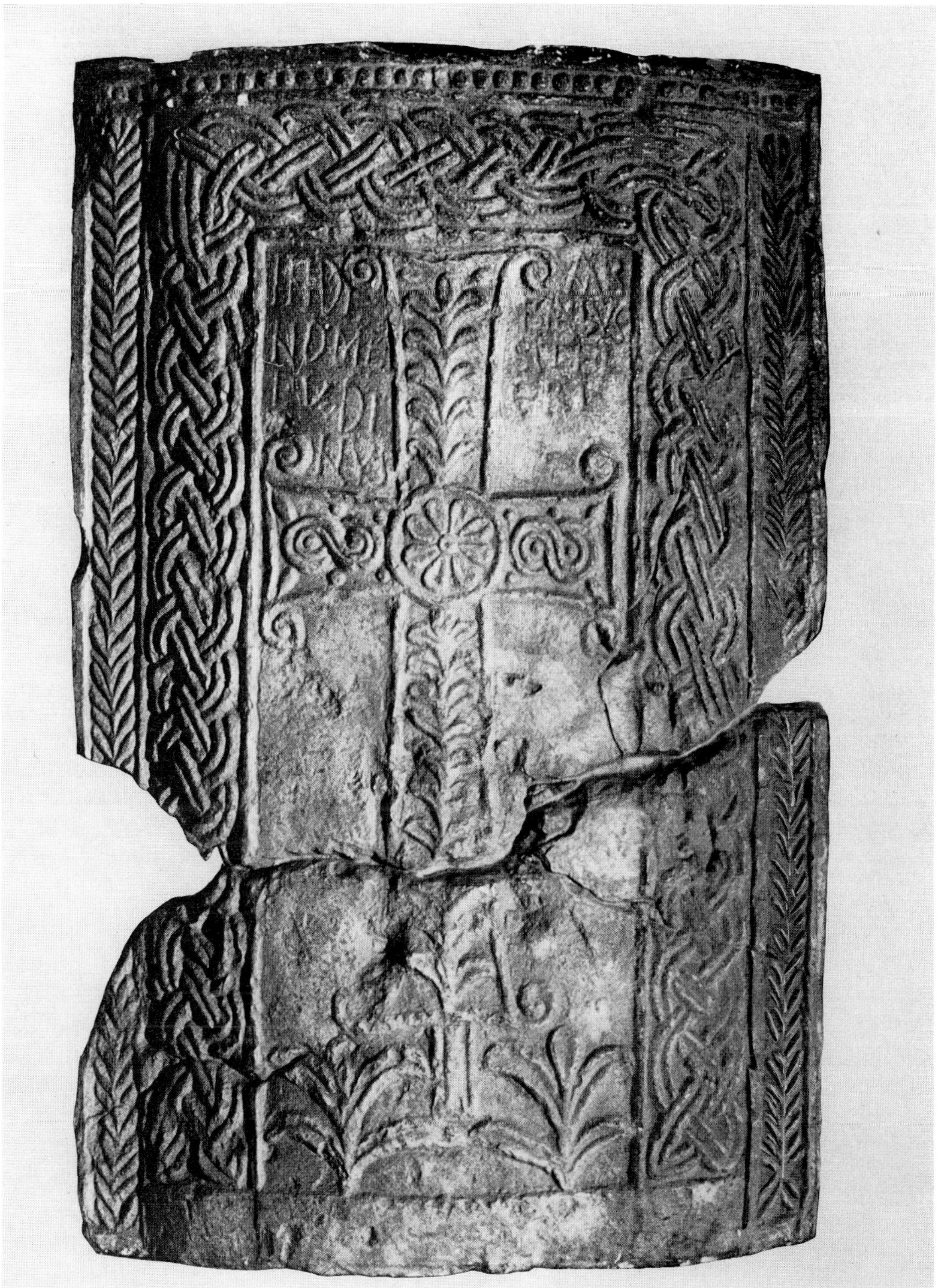

154 Romainmôtier

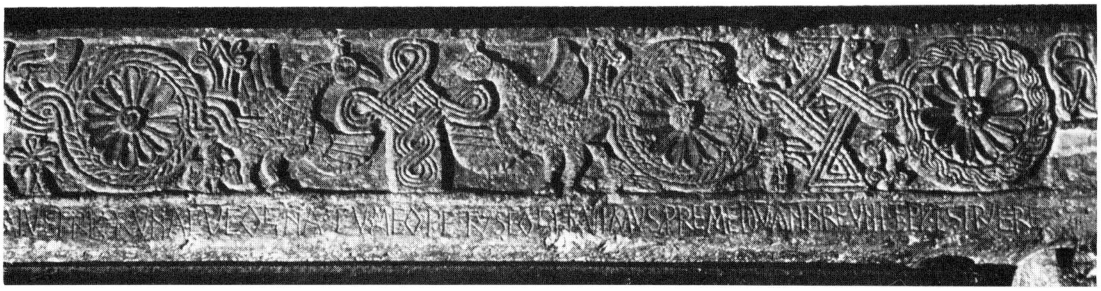

155 Trogir, Sv. Barbara

dann entsteht, wenn sich – naturwissenschaftlich gesprochen – eine festere Phase in eine feinere auflöst oder wenn eine feinere Phase sich verfestigt. Allgemein gesprochen, können wir seine Form so empfinden, daß er sichtbar macht, wie Höheres in Tieferes hineinwirkt, wie Niederes sich zu Höherem steigert, kurz: »wie Himmelskräfte auf- und niedersteigen« (Goethe, Faust). Er ist ein Urmotiv alles Vitalen; in vielfältigster Gestalt ist der Wirbel in der Natur zu finden, im strömenden Wasser, in der bewegten Luft, in organischen Gebilden.

In der langobardischen Kunst tritt der Wirbel richtigerweise dort auf, wo höhere Daseinsformen in Irdisches hineinwirken, wo Irdisches empfänglich, transparent wird für Geistiges, wo der Mensch sich zum Überirdischen erheben will: am Altar, an der Chorschranke, am Ziborium. Ein überwältigend schönes Beispiel ist der Pilaster von *Gazzo Veronese* (Bild 156). Aus einer kreisenden Bewegung verdichten sich schwerer werdende Tropfenformen nach innen, in kleineren Spiralen sich wiederum nach außen lösend und in der Welle sich weiterbewegend.

Auf einer Platte bei S. Michael in *Ston* (Bild 157) steigern sich umschlingende Flechtbandranken zu rechts- und linksdrehenden Wirbeln.

Die Wirbel auf dem nächsten Bild (158) wachsen aus einem Lebensbaum heraus, der in freier Weise die ganze Platte bedeckt. Sie ist ein Teil des Altar-Antependiums von *Schänis,* auf das wir später noch zurückkommen werden. Ein ganz kleiner Lebensbaum ist links oben noch zu sehen. Auf dem Querpfeiler zuoberst breitet sich ein wunderbares Sechserflechtband aus.

Zentrales Motiv jeder christlichen Kunst ist selbstverständlich das *Kreuz,* und so finden wir es in charakteristischer Weise auch bei den Langobarden. Wir erinnern an das Kreuz von *Ravenna* (Bild

156 Gazzo Veronese

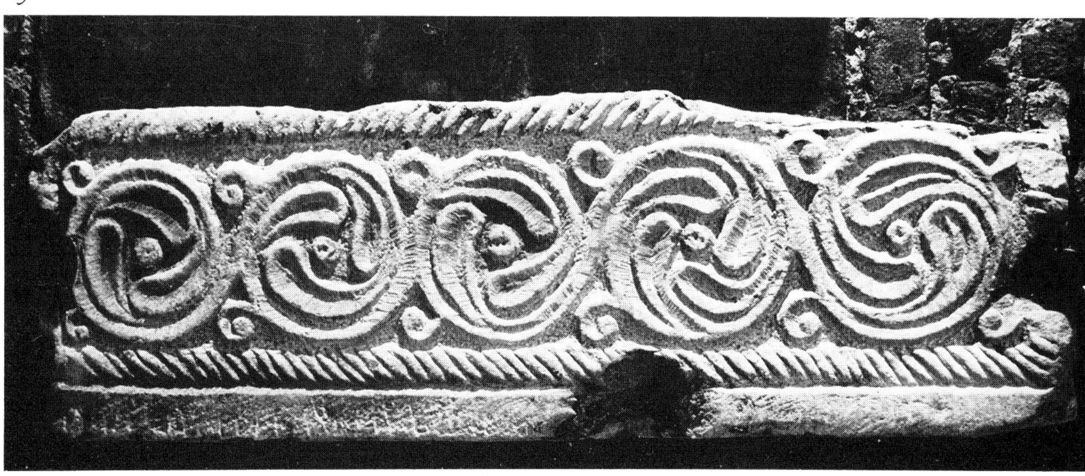

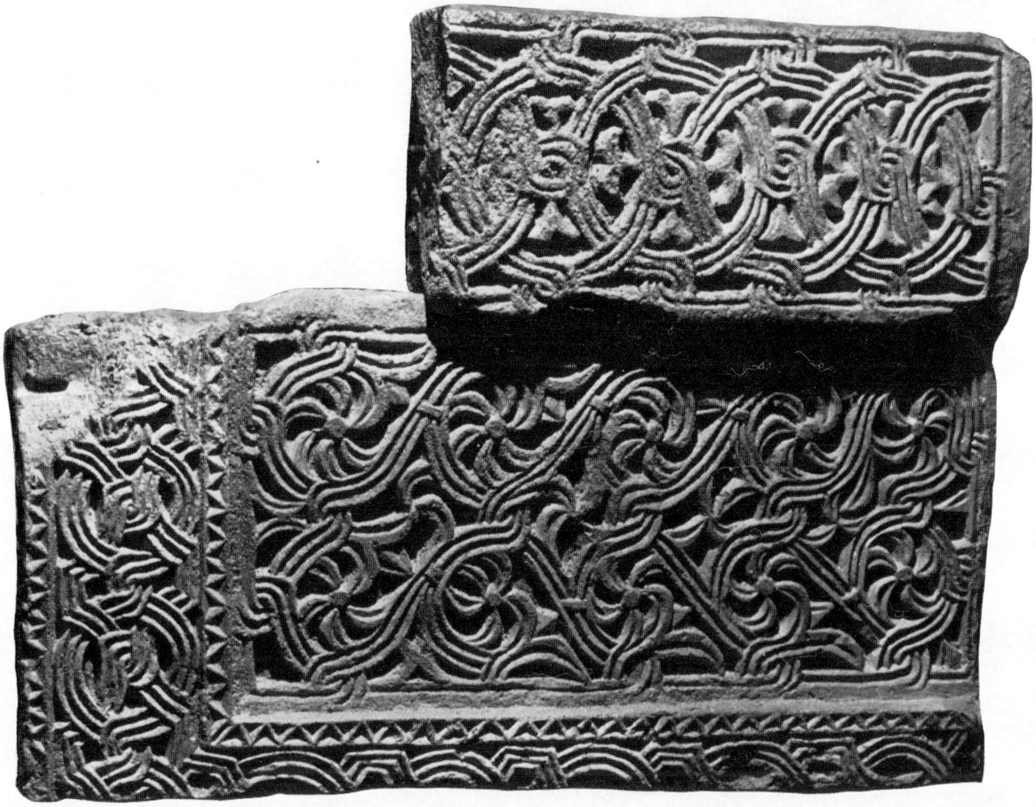

157 Ston, Sv. Mihovil

13). Die Platte von *Brescia* (Bild 159) im Museo Cristiano der alten langobardischen Herzogsstadt ist ein weiteres Zeugnis typisch langobardischer Kunst, und zwar einer sehr frühen Stufe. Es könnte der langobardischen Michaelskirche angehört haben, die in Brescia inmitten römischer Tempelruinen schon im 7. Jahrhundert bestand (Schaffran). Diese frühe Kirche wurde 753 infolge einer Stiftung der Königin Ansa, der Gemahlin des letzten Langobardenkönigs Desiderius, umgebaut, erweitert und dem Erlöser geweiht. Diese Kirche, S. Salvatore, ist in wesentlichen Teilen noch vorhanden, sie wird jetzt in trefflicher Weise restauriert. Eine Tochter des Desiderius, Ansilperga, war 756 hier Äbtissin, und bald darauf nahm das Kloster eine andere Tochter des Königs, die Gemahlin Karls des Grossen, die von ihm verstoßene unglückliche Irmingard, auf. S. Salvatore ist zur Grabeskirche des langobardischen Reiches geworden.
Das Kreuz von *Brescia* ist von eindrucksvoller Feierlichkeit. Im Mittelpunkt kreist eine Sonne; die Lemniskate als Sonnenzeichen, überhöht von einem Lebensbaum, steht auf der rechten, ein großer Lebensbaum auf der linken Seite. Weitere Sonnen- oder Sternzeichen sind über den Kreuzesarmen, zusammen mit sich ein- und auswickelnden Spiralen.

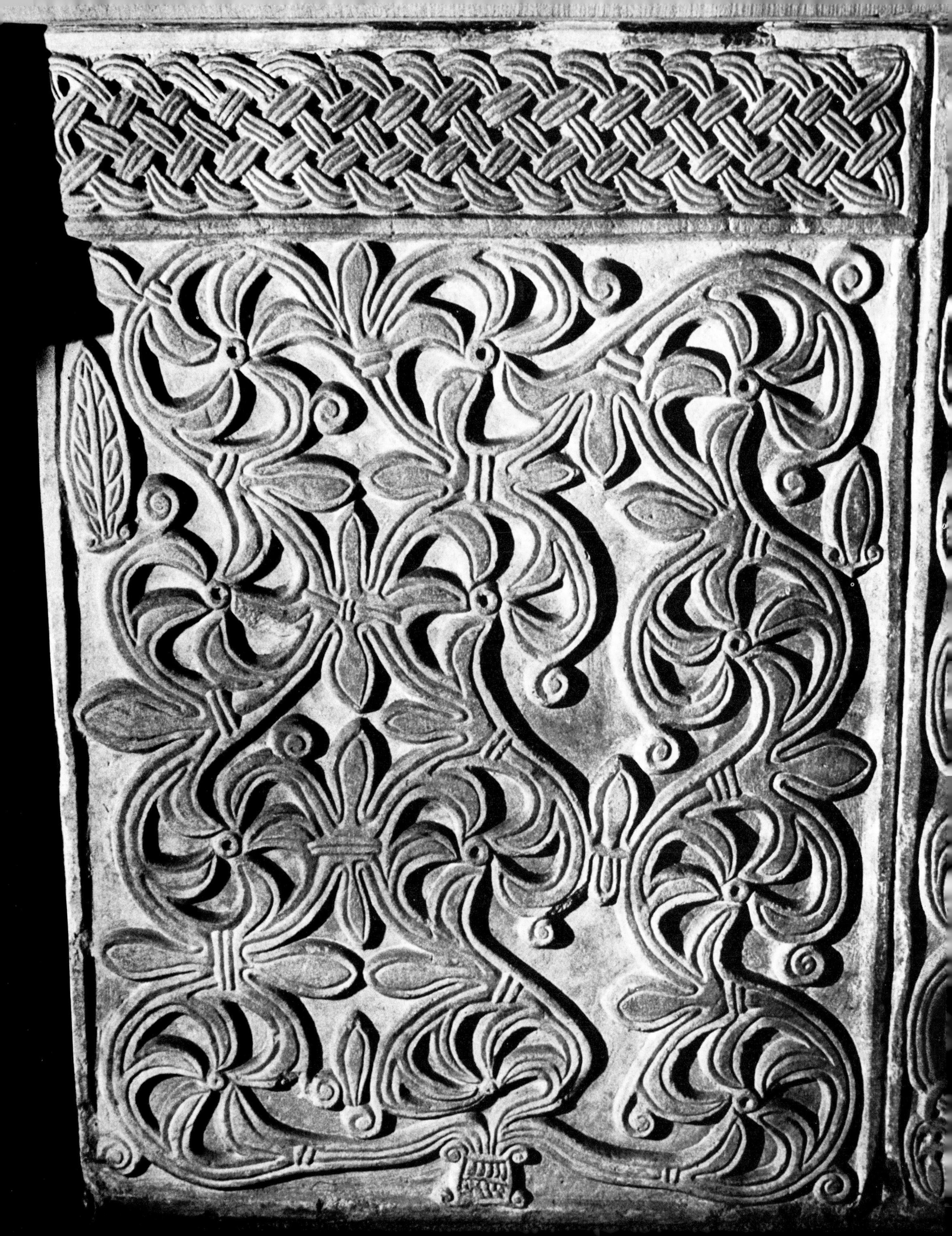

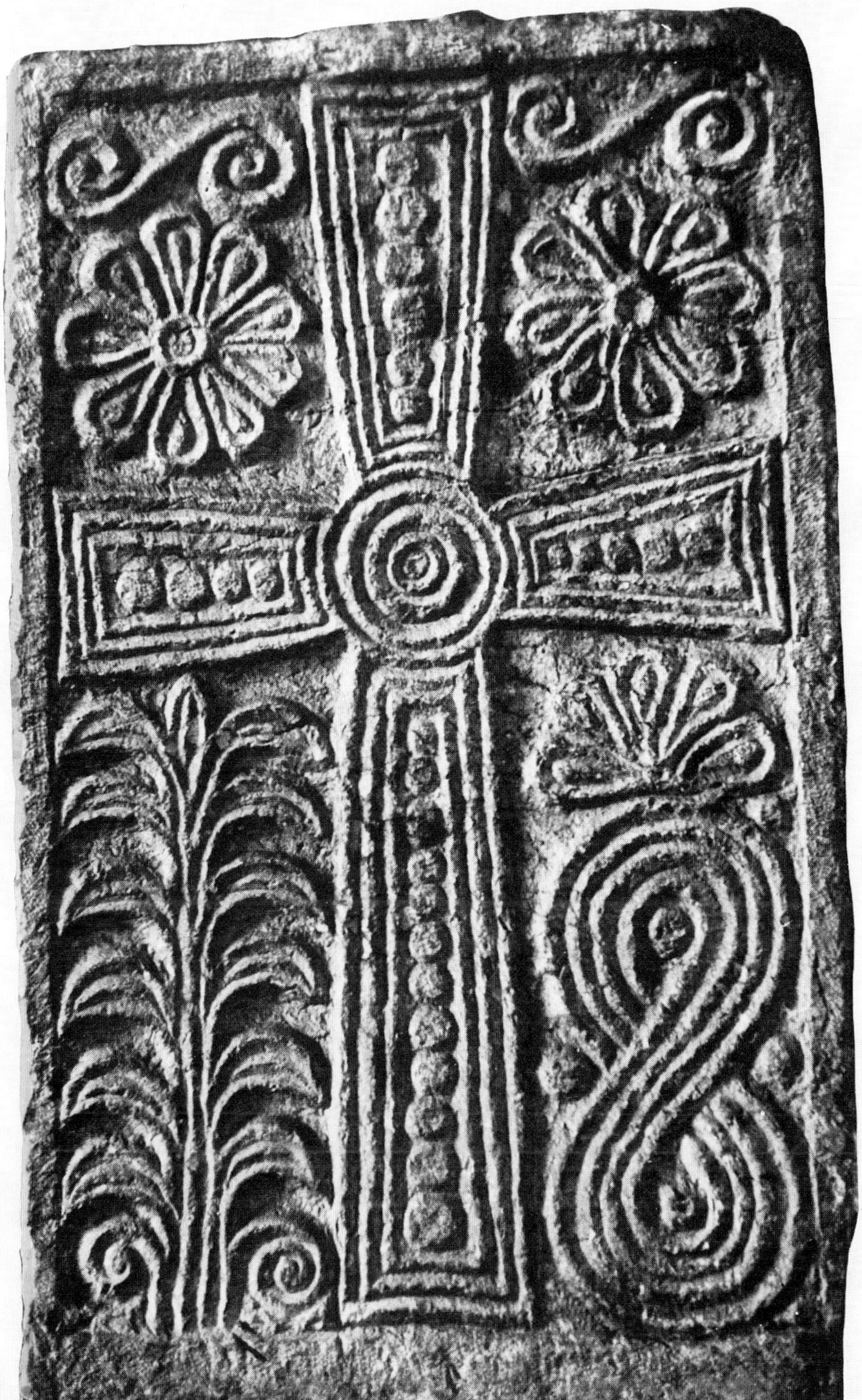

158 Schänis, Pfarrkirche, Krypta

159 Brescia, Museo Cristiano

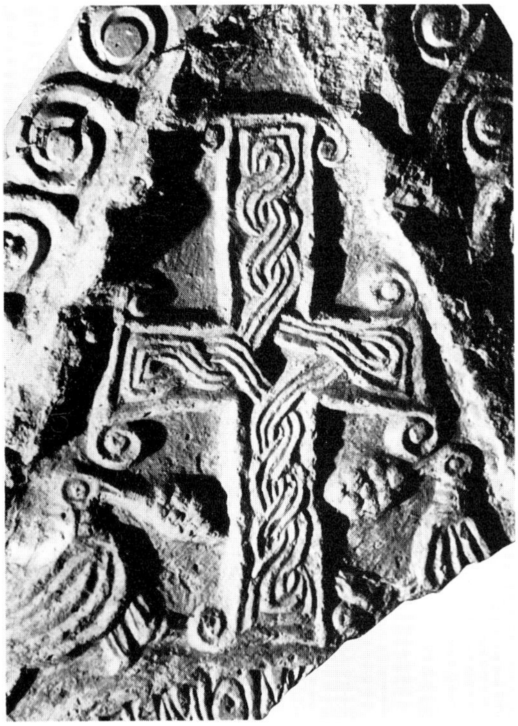

160 SPLIT, Archäologisches Museum

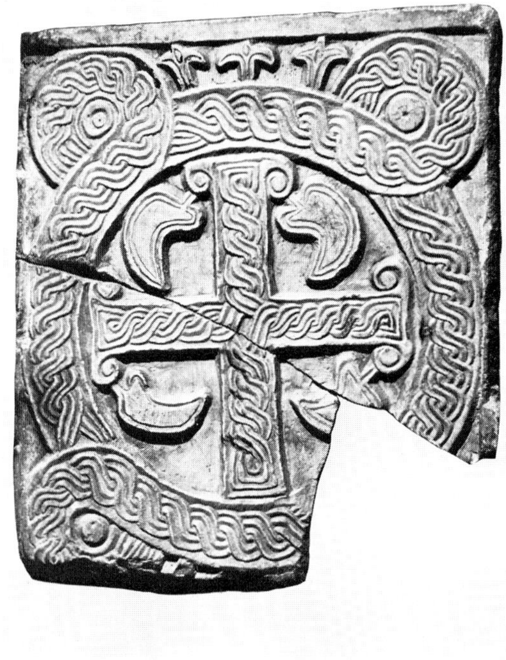

161 ORVIETO, Museo Civico

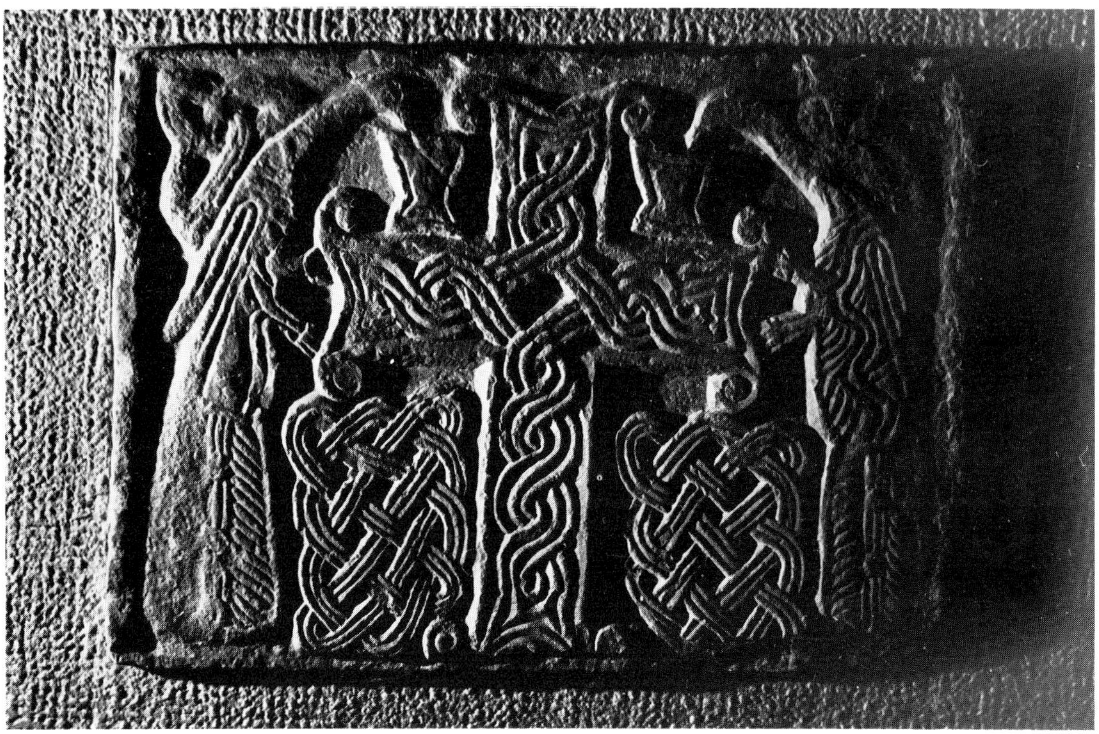

 162 BERCETO, Klosterkirche

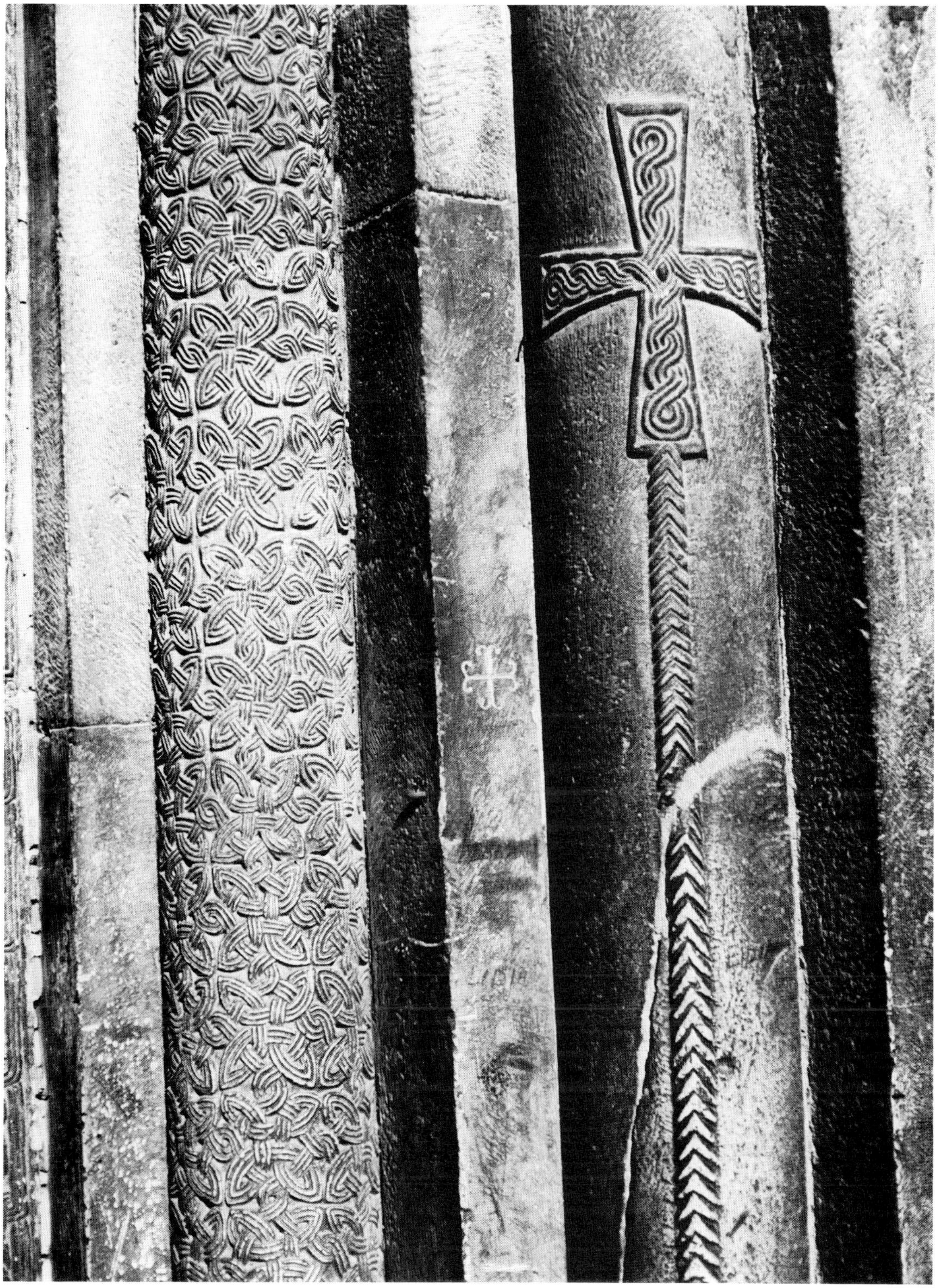

163 MAILAND, S. Ambrogio

Auf dem Fragment eines Spitzgiebels, der den Eingang zum Sängerchor überhöhte, erblicken wir ein Kreuz, das von Flechtbändern durchströmt ist (Bild 160). Es befindet sich im archäologischen Museum zu *Split.* Man beachte die charakteristisch asymmetrische Führung des Zweierflechtbandes. Vögel nähren sich von Weintrauben; der Giebel ist mit lauter Spiralen besetzt.
Das Kreuz von *Berceto* (Bild 162), als kleine Spolie am Chor der Kirche am Cisa-Paß eingefügt, ist noch auf den Seiten von breiten Flechtbändern begleitet. Immer ist es die Christustat der Überwindung des Todes, die Auferstehung, das neue Leben aus dem kosmischen Sonnenursprung, was in den Kreuzen zur Sichtbarkeit kommt. Das wird besonders deutlich im nächsten Beispiel, der Platte von *Orvieto* (Bild 161). Das spiralenbesetzte Flechtbandkreuz ist einem Umkreis eingeschrieben; der Flechtbandstrom dieses Kreises bildet als ganzer noch einmal vier Schlingen; kleine Lebensbäume sprießen hervor.
Am Portal der ehrwürdigen Kirche von S. Ambrogio in *Mailand* ist auf einer Halbsäule ein besonders schönes Flechtbandkreuz als Vortragekreuz zu sehen (Bild 163).
Ein hervorragend schönes Kreuzes-Antependium befindet sich in der Kirche von S. Pietro von *Tusca-*

164 TUSCANIA, S. Pietro

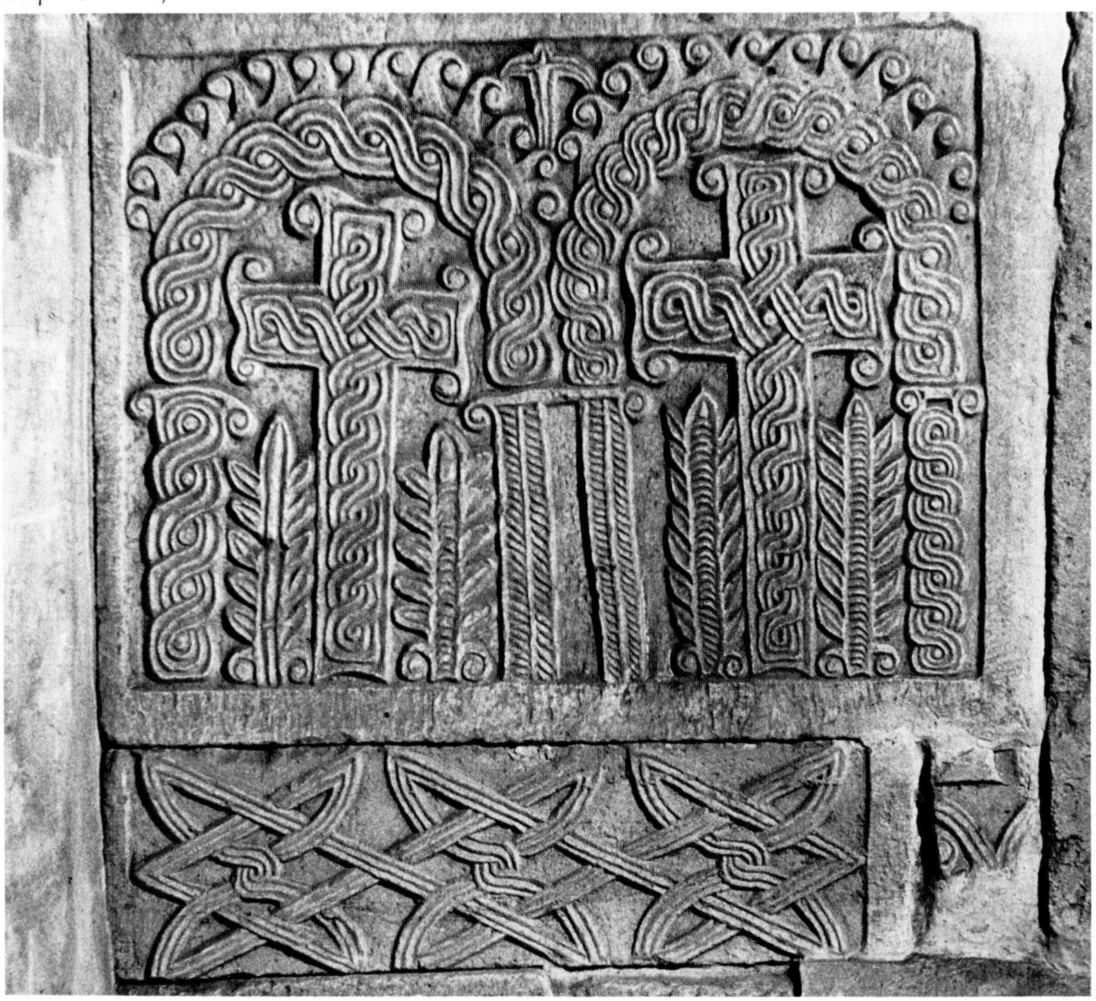

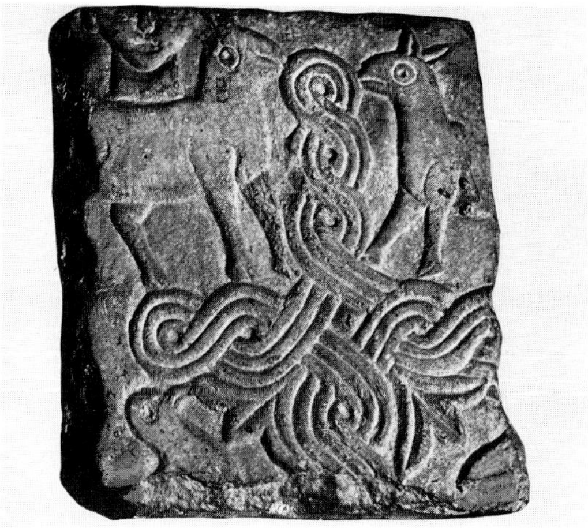

165 Ravenna, S. Vitale, Kreuzgang

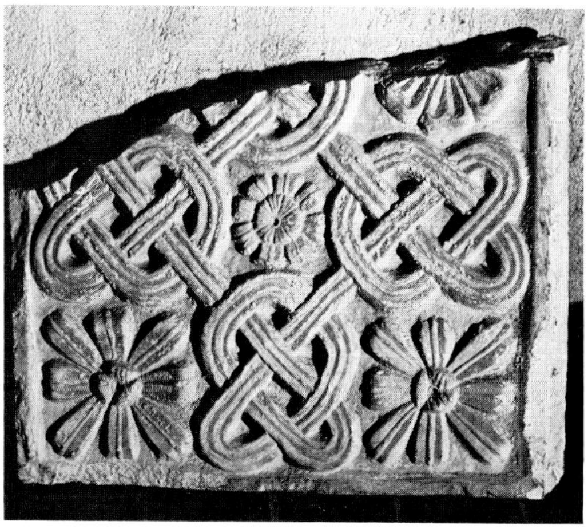

166 Müstair, Lapidarium

nia (Bild 164). Der herrliche, mehr als tausendjährige Bau ist im Februar 1971 durch ein Erdbeben weitgehend zerstört worden; die Kreuzestafel ist nebst anderen seltenen Zeugnissen langobardischer Kunst aber erhalten geblieben. Die doppelten Kreuze sind wie leicht bewegt, und auch ihre Flechtbänder zeigen unübertrefflich die direkte, inspirierte Führung durch Meisterhand. Ganz archaisch wirkende, absolut unbyzantinische Lebensbäume stehen zu seiten der Kreuze. Es ist erfreulich, daß auch Harold Picton[1] die Platte von Tuscania zu den besten Schöpfungen langobardischer Kunst zählt; wir können diese Feststellung nur unterstreichen. Bei intensiverem Eingehen auf die Formensprache dieser Tafel wird man zutiefst beeindruckt von ihrer spontanen, ätherischen Lebendigkeit und Geist-Nähe. Wir würden das Werk mit Schaffran auf spätestens 740 datieren.

In vielen Beispielen ist gar kein besonderes Kreuz zu sehen, sondern die Bänder selber flechten sich in Kreuzesform, z.B. auf dem archaisch anmutenden, ganz kleinen Fragment im Kreuzgang von S. Vitale in *Ravenna* (Bild 165). Zwei Lebensbäume wachsen nach unten heraus, seltsame Tiere trinken vom quellenden Strom. Über dem Tier links oben ist ein Teil eines rätselvollen Menschenantlitzes zu sehen.

Das Kreuz von *Müstair* (Bild 166) verlockt zum Zeichnen. Es liegt zusammen mit anderen sehenswerten Bruchstücken in einem Nebenraum der fürstbischöflichen Wohnung in St. Johann.

Ein wahres Wunderwerk ist das Flechtbandkreuz von *Chur* (Bild 167). Es ist ganz abgeschliffen; offenbar ist es lange Zeit als Bodenplatte gebraucht, mißbraucht worden. Welch herzbewegendes Phänomen: achtlos treten Menschen späterer Zeiten Formen mit Füßen, die früher als Ausdruck der »Schöpfergewalt der Engelchöre« erlebt worden waren!

Die Zeichnungen (fig. 70, 71, 72) geben Aufschluß über die höchst kunstvolle Komposition des Bandstromes. Das weit sich entfaltende Kreuz wächst hoch heraus aus einer unteren Schicht, in der die Bänder wie Keimquellen, wie Wachstumskräfte innig verbunden hin und her, auf und ab weben. In das obere Kreuz flechten sich zwei kreuzende Begleitmotive ein. Das Ganze ist ein selten schönes Beispiel lebendig-geisterfüllter Formenkunst!

Der Kruzifixus von *Chillon* (Bild 168) stammt aus viel späterer Zeit. Graf Peter II. von Savoyen (1204–1268), der in der ersten Hälfte des 13. Jahrhunderts die gotische Schloßkapelle bauen ließ, hatte einen geheimnisumwobenen Freund, den Maler Jakob, der nach den einen ein Hybernier, nach

[1] Harold Picton a.a.O.

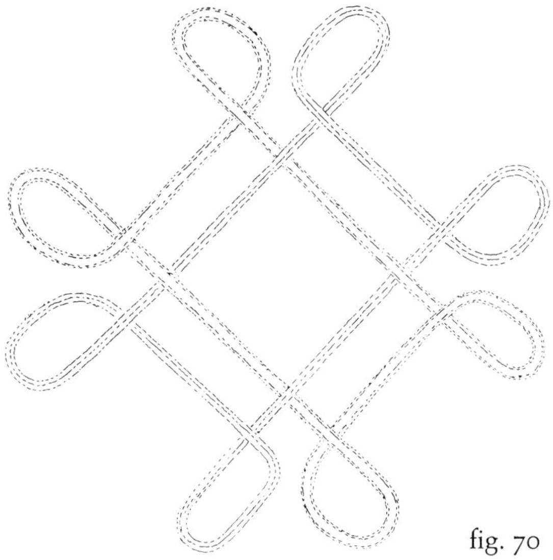

fig. 70

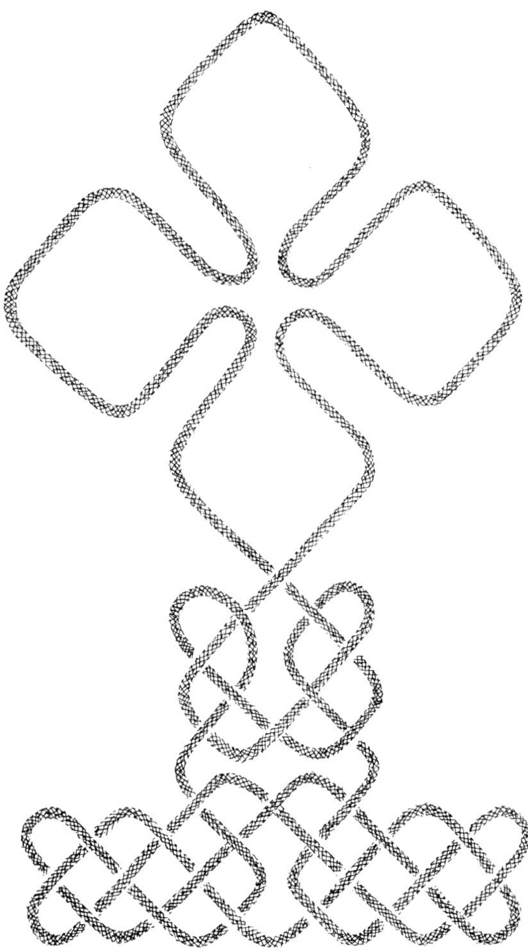

fig. 71

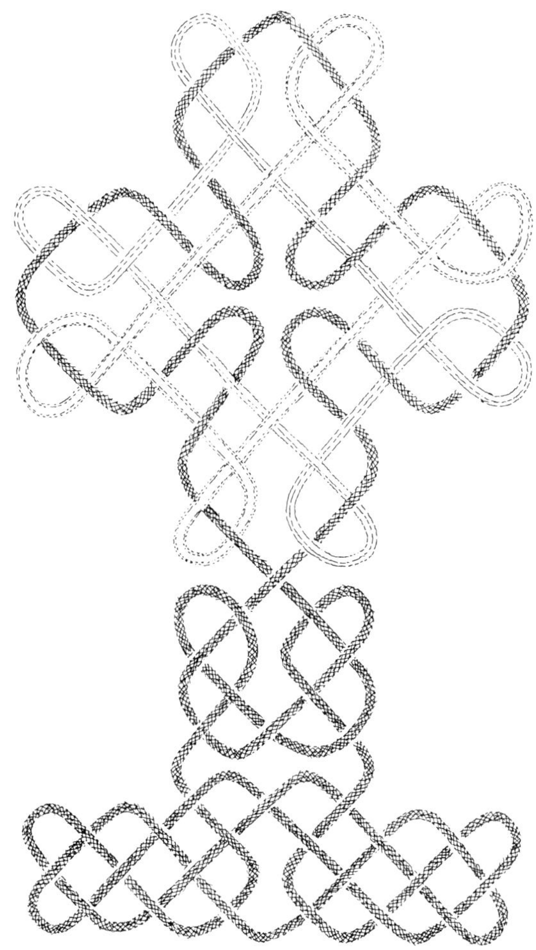

fig. 72

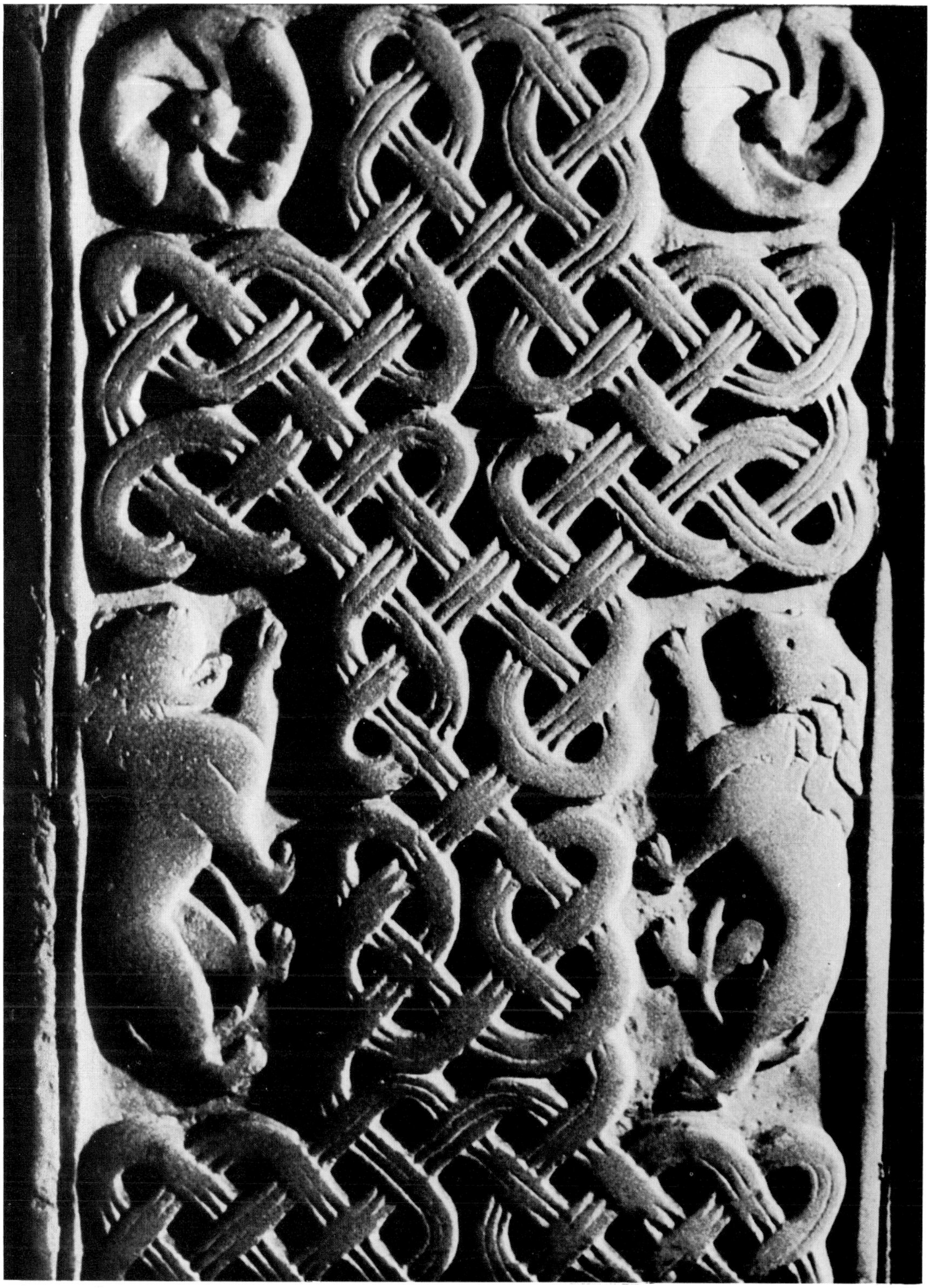

167 Chur, Kathedrale

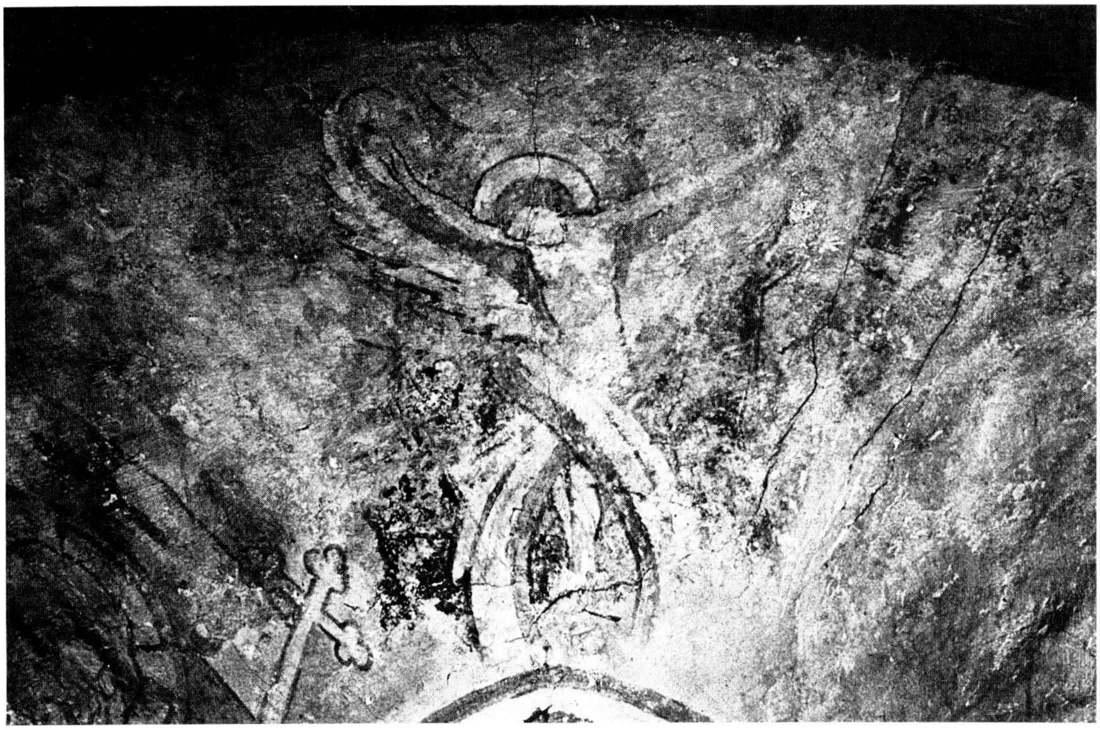

168 Schloss Chillon

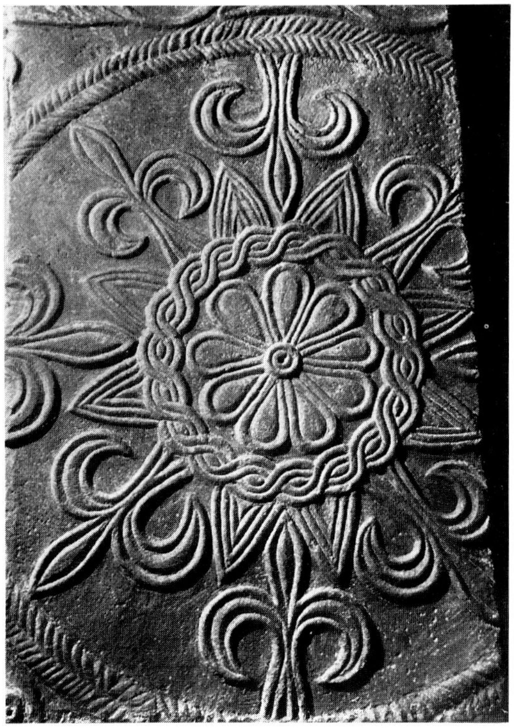

169 Cividale, Dommuseum

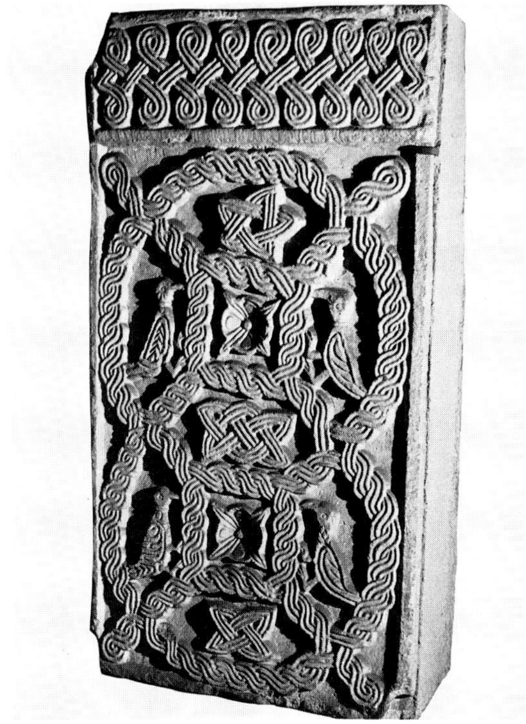

170 Como, Museo Civico

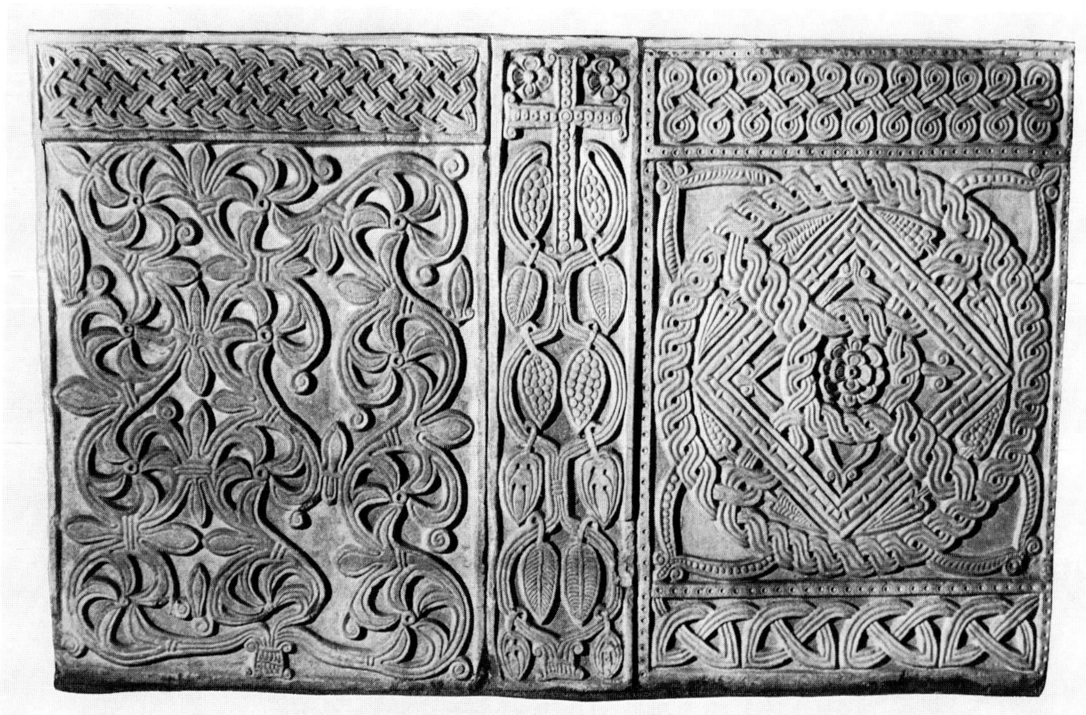

171 SCHÄNIS, Pfarrkirche, Krypta

den andern ein Manichäer gewesen sein soll.[1] Von diesem Maler stammt das leider nur noch sehr schlecht erhaltene Fresko in einer Fensterleibung der Kapelle. Das ikonographisch ganz einzigartige Bild zeigt, als späten Nachklang der spirituellen Flechtbandkunst, einen Gekreuzigten, die ausgestreckten Arme von Flügeln getragen, umschlungen von einem Flechtband, das aus himmlischen Höhen herunterströmt.

Das nächste Motiv ist auf einer Platte des Callixtus-Baptisteriums von *Cividale* zu finden (Bild 169). Leider ist nur ein Bruchstück des ganzen Reliefs vorhanden, das übrigens erst nachträglich, anläßlich einer Rekonstruktion, dem Taufbrunnen eingefügt worden ist. Es ist aber so einzigartig und wichtig, daß es besondere Beachtung verdient. Glücklicherweise läßt es sich einwandfrei formal ergänzen. Wir sehen einen großen, strömenden Umkreis. Aus ihm strahlen, wie aus kosmischen Fernen, vier Lebensbäume dem Mittelpunkt zu. In der Mitte des großen Kreises, wie als zentrales Spiegelbild des Umkreises, wird ein kleiner Kreis durch ein Flechtband gebildet. Von ihm aus strahlen ebenfalls vier Lebensbäume, aber zum Umkreis hin. Außen und Innen, Umkreis und Mittelpunkt, in gegenseitiger Befruchtung, in zusammenklingender Harmonie! Der Inkreis wird ausgefüllt durch eine neunblättrige Blume; Sonnenkraft ist ins Innerste eingedrungen und wirkt von dort nach außen.

Aus den Elementen der Formensprache erleben wir sachlich-objektiv, ohne aufgeprägte, deutende Legende, den *Zusammenklang des Makrokosmos mit dem Mikrokosmos* und damit die zentrale, geistgewaltige Aussage eines Christentums, das in polarem Gegensatz stand zu den petrifizierten Institutionen und Dogmen der römischen Staatskirche, eines Christentums, das noch von seinem Urbeginn im Logos wußte – durch dessen Kunst der lebendige Ausdruck dieser göttlichen Schöpferkraft: das Flechtband formgestaltend wirkte.

[1] L. Wurstemberger, Die Geschichte Peters II., Graf von Savoyen, Bern 1856.

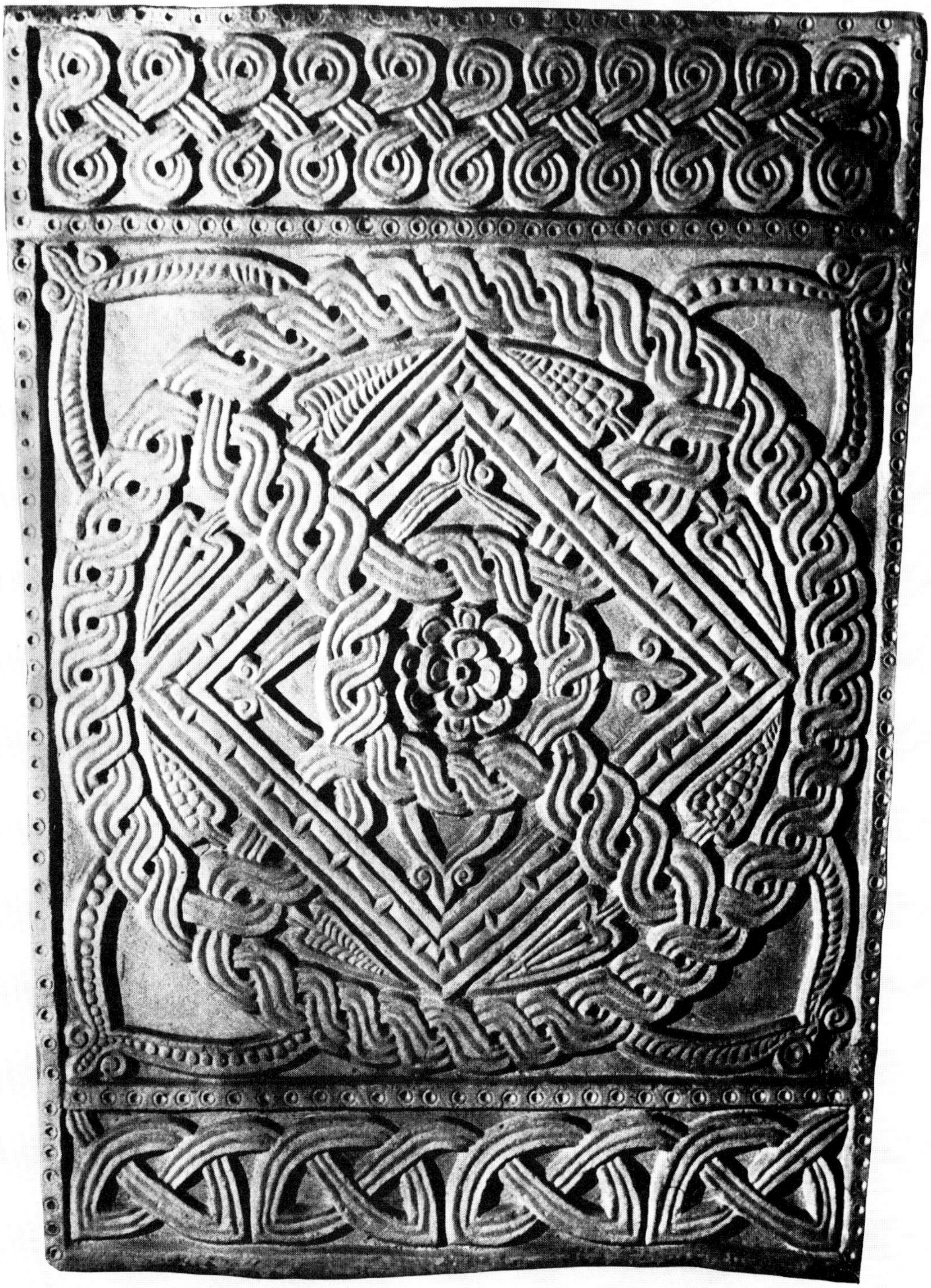

 172 SCHÄNIS, Pfarrkirche, Krypta

Noch mächtiger wirkt das nächste Bild (170). Es ist, wie das vorhergehende, in der langobardischen Kunst ohne Beispiel. Ursprünglich wohl einer Chorschranke oder einem Antependium angehörend, steht es jetzt in einem kellerartigen Raum im Garten des Museo Civico von *Como*.
Wir erblicken zwei große Flechtbandkreise, die sich gegenseitig durchdringen. Jeweils der eine bildet dem anderen ein Viereck ein, in das die Flechtbänder in Kreuzesform einströmen. Das kosmische Rund, das irdische Viereck durchdringen sich im Gleichgewicht. Mit erschütternder Eindringlichkeit erleben wir, »wie alles sich zum Ganzen webt, eins in dem andern wirkt und lebt«: das vielzitierte Wort des Faust, das er beim Anblick des Zeichens des Makrokosmos ausspricht, ertönt so quellfrisch, als hörten wir es zum ersten Mal.
Die Motive von *Civitá Castellana* (Bild 40) und S. Elia (Bild 190) erscheinen auf der Platte von Como in gewaltiger Steigerung.
Im Innern der Vierecke sehen wir die Sonnenmotive; Vögel speisen von dem Lebensstrom. Zuoberst, Oberes und Unteres harmonisch verbindend, läuft zeichenhaft das doppelte Lemniskatenband. Und drei siegelhafte Zeichen regen unser innerstes Aufmerken an: eine Vichererschlinge in der untersten Region, in der Mitte die wundervoll pulsierende Herzschlinge, und zuoberst . . . das Pentagramm! Eine paradiesische Vision!
Aber es ist kein Blick zurück in ein längst verlorengegangenes Paradies, in eine Welt hierarchisch festgelegter, statischer Ordnungen des Kosmos; die klassische Kunst der Antike legt solche Bilder fest, in denen *noch* etwas sichtbar wird aus erhabener Mysterienvergangenheit. Diese Bilder existieren außerhalb von uns; ihre Figuren zeigen vergangene Geschehnisse aus Mythos und Götterwelt. Das langobardische Bild – wir wiederholen und unterstreichen es im Anblick unseres Beispiels – hat keine Real-Existenz außerhalb von uns; wir nehmen es in uns hinein als etwas, das in uns selber lebt. Es zielt auf die Erschließung einer neuen Wirklichkeit, um etwas *schon* zum Vor-Schein zu bringen, was erst in ferner Zukunft Daseinskraft haben kann. Es ist ein Wurf ins Kommende, es legt uns nicht fest, fixiert kein Dogma, sondern erschließt sich erst in uns selbst; es ist nicht voll-endetes Ziel, sondern keimkräftige Anregung zu einem Weg – zu uns selbst! Nicht ein verlorenes, sondern ein zukünftiges Paradies, ein erst kommendes, noch fernes Reich des Geistes, des neuen Einklangs des Menschen mit der Welt des Schöpferischen, wird Ahnung und kühne Vision.
Genau hier erklingt der Ruf dieser michaelischen Kunst des frühen Mittelalters dem modernen Menschen, hier bietet sie sich ihm als Übung, als Schulung, als Heilung an; dem modernen Menschen, der sich auf gar nichts Vergangenes berufen und stützen kann und soll, sondern der die Motivation seines Handelns einzig und allein in der mündigwerdenden Individualkraft seines autonomen Gewissens, in der vollen Verantwortung einer Ethik der Freiheit finden muß.[1]
Und nun kommen wir zu dem weitaus interessantesten Motiv der langobardischen Kunst, dem sogenannten »Korbboden«. Diese dürre Bezeichnung wurde von Ernst Stückelberg[2] geprägt, der glaubte, daß diese Form ein Abbild eines Korbgeflechts sei. Diese Annahme ist von den meisten Kunsthistorikern, insofern sie überhaupt der langobardischen Kunst einige Aufmerksamkeit widmeten, übernommen worden und gilt noch heute als Fachterminus. Selbst Schaffran hat sich nicht gefragt, wieso denn ein diesfalls so primitives, banales Motiv ausnahmslos an heiligster Stelle, meistens am Altar angebracht worden war.
Gerade dieses Motiv kann kein Abbild eines äußerlich Gegenständlichen sein. Selbst im Figürlichen stellt die Flechtbandkunst niemals fertige Erscheinungen – die »natura naturata« – dar, sondern sie schafft im lebendigen Werdeprozeß der »natura naturans«; die Schöpfung des Werks klingt zusammen mit den schöpferischen Impulsen der Welt, Werkschöpfung wird selber Weltschöpfung.

[1] Rudolf Steiner, Die Philosophie der Freiheit, Dornach 1973.
[2] Ernst A. Stückelberg, Langobardische Plastik, Kempten 1909.

Wir wollen versuchen, uns dem Kunstwerk in der Weise zu nähern, die es selber fordert. Möglichst lange wollen wir in der reinen Wahrnehmung bleiben, ohne vorschnell uns in die Sicherheit von Vorstellungen retten zu wollen, die nur allzuleicht Vorurteile sein könnten. Die Wahrnehmungen aber müssen wir vom Nur-Visuellen lösen und in umfassendere Bereiche vertiefen. Wenn wir nicht *unsere* Vorstellungen, *unsere* Deutungen auf das Bild stülpen, sondern, zur möglichst reinen Wahrnehmung, die dem Bilde adäquate Bewußtseinssituation der Schöpfer und Zeitgenossen des Bildes aufsteigen lassen, dann sind die Bedingungen da, die zu objektiv-richtigen Vorstellungen führen.
Einer der schönsten »Korbböden« – wir müssen eine andere Bezeichnung finden! – befindet sich in der Krypta der Dorfkirche von *Schänis* im Kanton St. Gallen. Aus den Zeiten der iroschottischen Mission stand in Schänis eine alte Gallus-Kirche; der Zug COLUMBANS nach Italien hat Schänis berührt. Von dieser Kirche ist noch ein zylinderförmiger Glockenturm mit viereckigem Sockel übriggeblieben. Im Jahre 814 gründete HUNFRIED, Markgraf von Istrien, hier ein Kloster. Zweifellos ist um diese Zeit eine neue Kirche gebaut worden, von der die Spolien in der Krypta stammen; wahrscheinlich gehört sogar die ganze Krypta ihrer Grundsubstanz nach in diese Zeit. Schänis gehörte zum Bistum *Chur*. Schon spätestens 720 wirkte im Vintschgau, das ebenfalls zum Bistum Chur gehörte, eine langobardische Steinmetzenschule[1] im Zusammenhang mit dem Zentrum von *Comacina*, in der Gegend von *Laas*. In Laas wird heute noch ein schöner weißer Marmor gebrochen. Die Schäniserplatte ist Laaser Marmor, sie ist ohne Zweifel ein Werk der Vintschgauer Steinmetzen.
Die motivische Ungleichheit der linken und rechten Seite ist typisch langobardisch (Bild 171). Auf der linken Seite drehen sich die Wirbel; wir haben sie schon betrachtet. Die Mitte bildet eine Flechtbandwelle als wachsende Weinrebe, oben steht ein Kreuz.
Die rechte Platte (Bild 172) zeigt unten ein Knotenband als »Hüter« und oben einen laufenden Achter. Im mittleren Viereck umströmt ein Flechtbandkreis, in den vier Ecken wie von Klammern gehalten, das ganze Feld. In den Umkreis ist ein auf der Spitze stehendes Viereck eingeschrieben.
Und nun dringt in Kreuzesform der Strom aus dem Umkreis ins Innere des Vierecks ein, den Umkreis im Innern abbildend. Über die spirituelle Substanz dieses Stroms kann kein Zweifel herrschen: Weintrauben und -Blätter, eindeutige Symbole des Christlichen, wachsen aus ihm hervor. Im Innersten des Kreises aber strahlt eine Sonne. Was im Umkreis war, ist jetzt, in der Kreuzesform Christliches zeugend, ins Innerste eingezogen. So und nicht anders sprechen die Formen in ihrer erhabenen Reinheit zu uns.
Wir haben schon mehreres über das Christentum der Langobarden erwähnt. Sie waren Arianer. Für sie war Christus nicht eine ferne Gottheit, zu der ein gewöhnlicher Mensch nur durch die sakramentale Vermittlung der Priester, durch die Schlüsselgewalt der petrinischen Kirche einen Zugang gewinnen konnte. Die Arianer erlebten Christus als Sonnengeist, der früher aus kosmischen Weiten gewaltet hatte, in der Zeitenwende Mensch geworden war und der seither nicht mehr aus Himmelshöhen, sondern als Gottessohn und Menschenbruder im Erdendasein wirksam war.[2] Christus als Herrn des Erdenschicksals, als Führer eines neuen Zeitalters konnte der Arianer als Lichtkeim in seinem Innern, unabhängig von der Gnadenhilfe der römischen Kirche, empfinden. Der Sinn des Lebens ist die aktive Teilnahme an einem großen »Erziehungsgang der Menschheit, dessen Schauplatz jetzt die Erde ist«. »Die Geistesmacht, die der Erlöser ausübt, seit er durch Tod und Auferstehung seine Erdenherrschaft angetreten hat« (SCHAAFHAUSEN), begriff der Arianer als den Heiligen Geist; auf ein zukünftiges Zeitalter des Heiligen Geistes hinzuarbeiten, das war das Anliegen des arianischen Christen.

[1] Erich Egg, Die Vintschgauer Steinmetzen, im Jahrbuch des Südtiroler Kulturinstituts, Band V; Aus der Geschichte des Bauhandwerks in Tirol, Innsbruck 1957.

[2] F. W. Schaafhausen, Der Eingang des Christentums in das deutsche Wesen, Jena 1929.

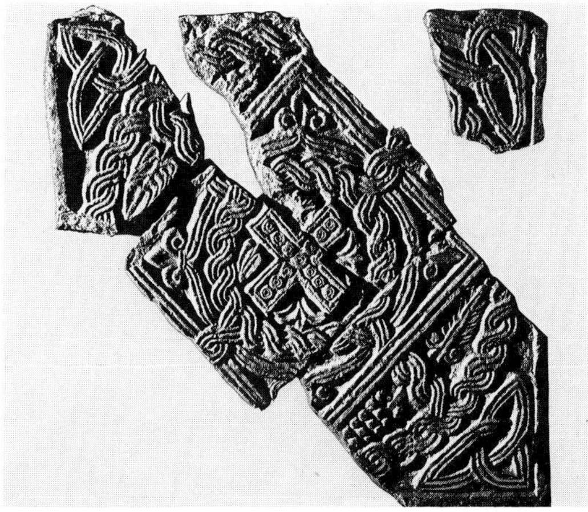

173 SIRMIONE, Kastell

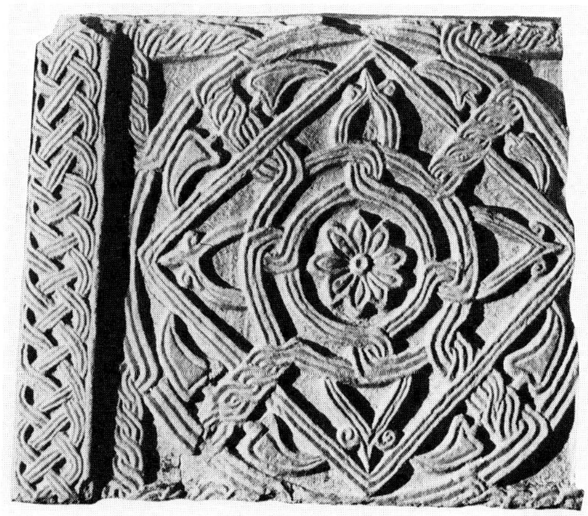

174 FERENTINO, Pfarrkirche, Sakristei

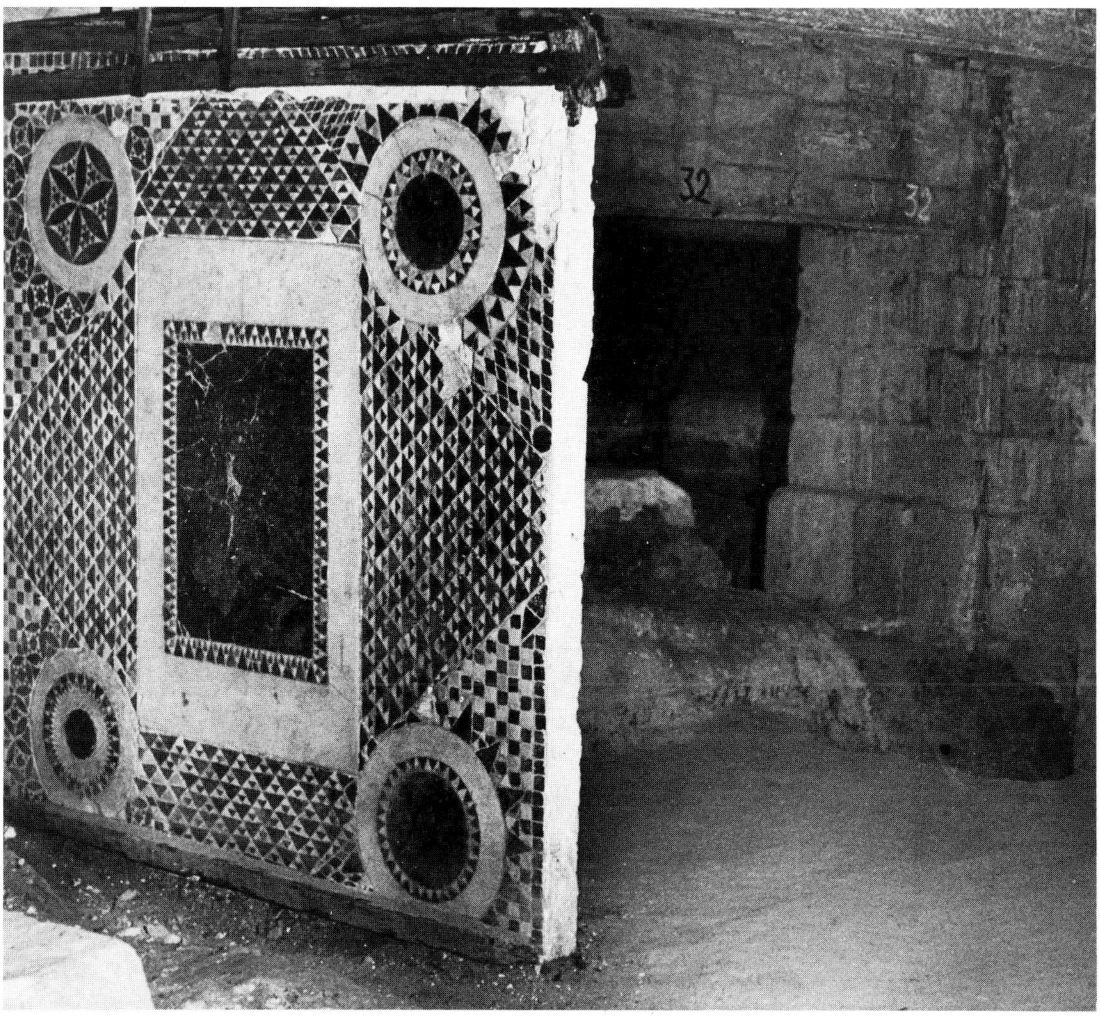

175 ORVIETO, S. Andrea

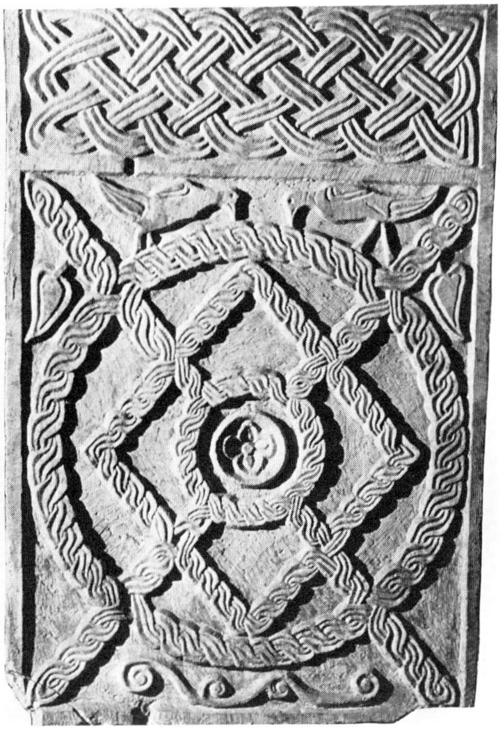

176 Orvieto, S. Andrea

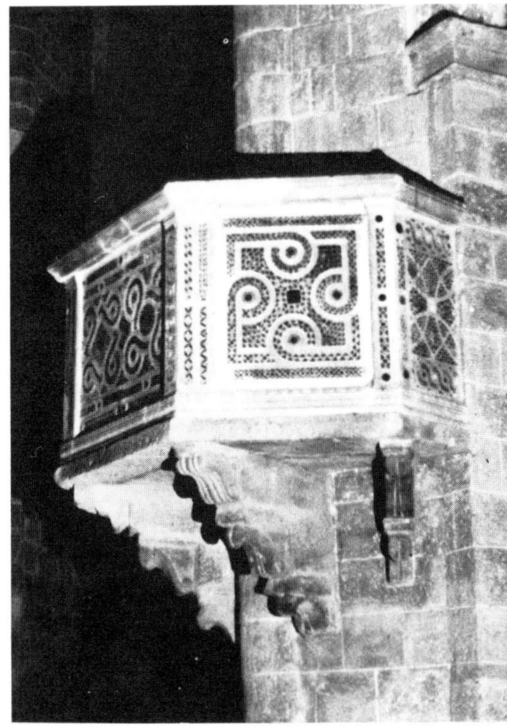

177 Orvieto, S. Andrea

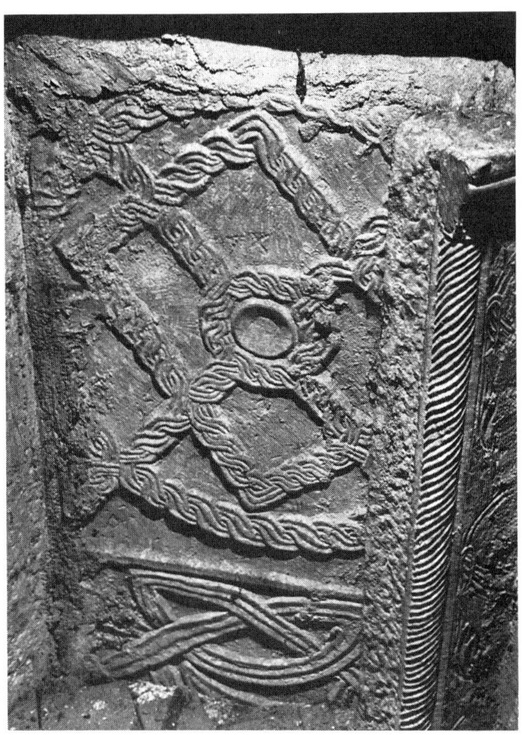

178 Orvieto, S. Andrea

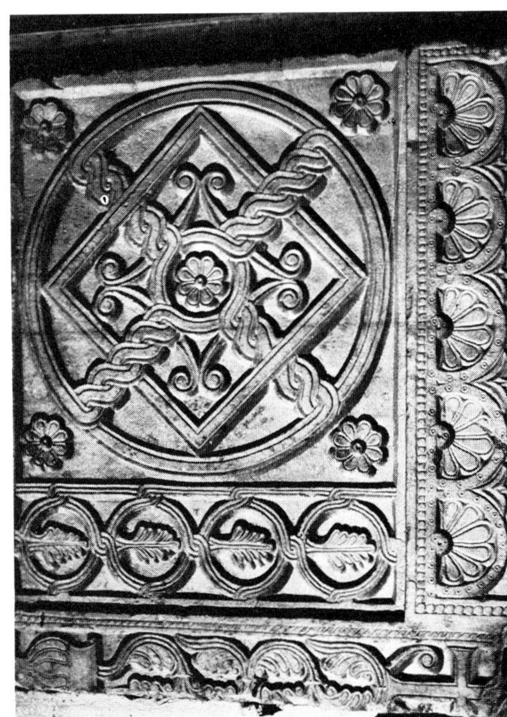

179 Venedig, Museo Correr

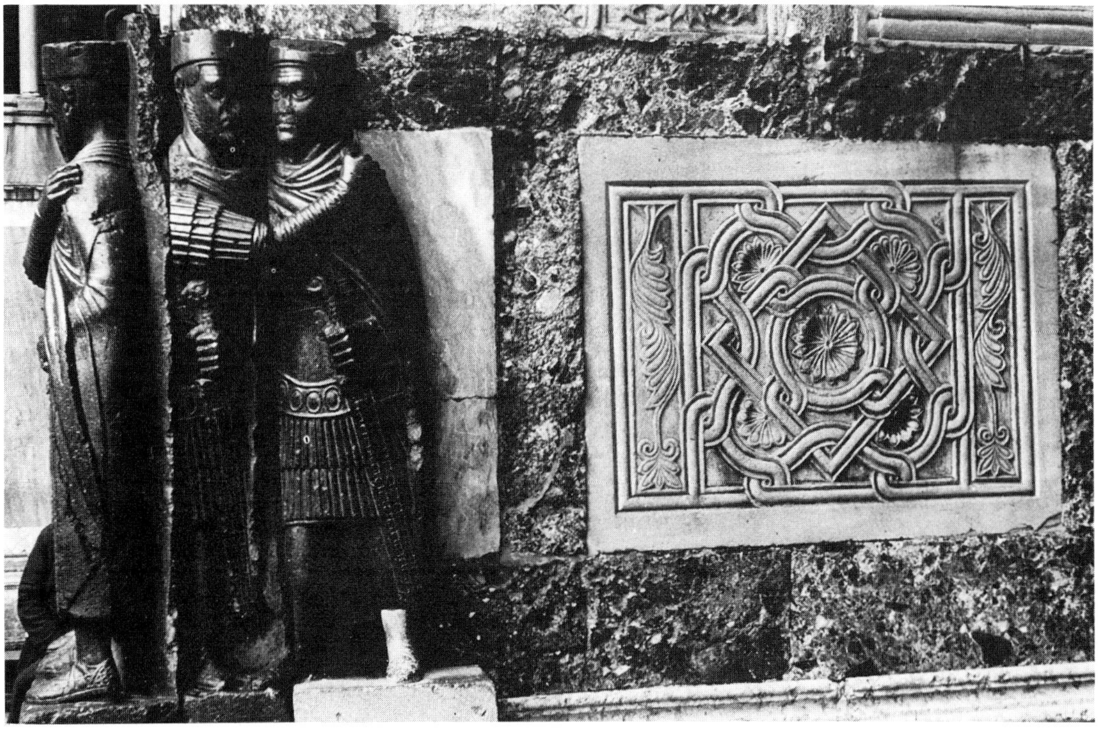

180 Venedig, S. Marco

Damit stand er in absolutem Gegensatz zur römisch-cäsarischen Machtkirche, die urchristliches Leben längst zu Dogmen hatte erstarren lassen. »325 hatte (die Kirche) den Christus aus der zentralen Stelle des Glaubens verdrängt (Konzil von Nizäa, gegen die Arianer). 589 in Toledo hatte man ein Dogma formuliert, das dem Heiligen Geist keinen Raum mehr ließ« (Schaafhausen).
Der Einzug eines Göttlichen, das vordem aus dem kosmischen Umkreis gewirkt hatte, durch das Kreuzesereignis, »in Kreuzesform« in das Innerste des Menschen, der Erde, fortan von diesem Zentrum aus wirkend – das ist arianischer Glaube, Kernsubstanz arianischen Christentums.
Würden wir versuchen, diesen Inhalt durch ein Zeichen ausdrücken zu wollen . . . : wir kämen genau zum »Korbboden«!
Dürfen wir nun noch »Korbboden« sagen? Dieses Motiv spricht das Zentralereignis des Christentums aus, so wie es die Arianer verstanden, es muß für sie – darüber kann kein Zweifel mehr walten – ein Siegel höchster Heiligkeit gewesen sein. Für den mit der modernen Geisteswissenschaft Vertrauten eröffnet das Zeichen noch weitere Tiefen.[1] Wir schlagen vor, das Motiv »Kreis-Viereck-Siegel« zu nennen.
Als höchste Schöpfung langobardischer Kunst haben wir es an vielen Orten gefunden: in *Rom* in S. Maria in Trastevere, als Bodenplatte geschändet, in S. Prassede, in S. Sabina; im Museo Civico in *Como*, in *Mals* in Südtirol, in Castel S. Elia (Bild 188), im Dom zu *Aquileia*, in *Bordeaux*, in *Dubrovnik*, in *Novigrad* in Istrien, einzigartig in der winzigen altkroatischen Kirche von *Sumpetar* in Dalmatien, weil noch als Chorschranke »in situ«; 1973 wurde eine Platte mit einem Kreis-Vier-

[1] Rudolf Steiner, Vortrag 13. Oktober 1923, Dornach, in: Mensch und Welt. Das Wirken des Geistes in der Natur, Dornach 1965.

eck-Siegel auf der *Reichenau* gefunden; wir haben es noch nicht gesehen. Einige weitere Funde möchten wir noch zeigen.
In der Scaligerburg von *Sirmione* befinden sich die Fragmente eines Kreis-Viereck-Siegels (Bild 173); die Platte wurde, wie schon erwähnt, von magistri comacini geschaffen. Statt der vier »Klammern« außerhalb des Umkreises sehen wir hier herrlich trinitarische Knoten und statt der Sonne im Zentrum ein Kreuz, aus welchem Lebensbäume wachsen.
In der Etruskerstadt *Ferentino* im Süden von Rom ist ein Kreis-Viereck-Siegel in die Innenseite der Chorschranke als Spolie eingemauert (Bild 174). Ein ganz dynamisches Flechtband krönt die Platte. Die »Klammern« sind aus Flechtbändern gebildet, und der innere Kreis ist ein doppelt verschlungenes Band.
Eine besonders überraschende Entdeckung machten wir in der Kirche von S. Andrea in *Orvieto*. Unter der Kirche des 11.–14. Jahrhunderts hat man Grundmauern von früheren Bauwerken gefunden. Man kann zu den hochinteressanten Ausgrabungen hinuntersteigen; dort sieht man Teile einer Kirche des 9. Jahrhunderts mit Flechtbandsteinen, den Boden eines frühchristlichen Baus des 6. Jahrhunderts, alles auf den Trümmern der etruskischen Stadt, von der man Straßenzüge, Hausmauern, einen Brennofen erkennt.
Unter anderem findet man auch eine Tafel mit dem typischen Intarsienmosaik der Kosmaten, einer römischen Künstlerfamilie des 12. Jahrhunderts (Bild 175). Doch welche Überraschung zeigt sich auf der Rückseite: ein schönstes langobardisches Kreis-Viereck-Siegel! (Bild 176). Auch das Viereck wird durch ein Flechtband gebildet; ganz oben flutet ein bewegtes Sechserflechtband. Man wird die besondere, auffallende Sensibilität der Meißelführung, die ausdrucksvolle Kraft gerade dieses Werkes mit lebhafter Freude bemerken!
Was liegt hier vor?
Die Kosmaten des 12. Jahrhunderts haben die damals schon 300 Jahre alte langobardische Tafel lediglich als Unterlage für den Grund ihres Mosaiks verwendet! Während Hunderten von Jahren lag sie unter dem Kosmatenboden verborgen. Bei der Ausgrabung ist das kostbare, edle Werk wieder zum Vorschein gekommen, ohne aber bisher angemessen gewürdigt zu werden. Immer noch ist das schematisch-starre Kosmatenmosaik die Vorderseite . . .
Beim Verlassen der Krypta bemerkten wir die Kanzel der Kirche (Bild 177). Kosmatentafeln! Wie sieht wohl die Rückseite aus? Ein unrechtmäßiges Besteigen der Kanzel ließ sich nicht vermeiden und, in der Tat: ein zweites, gleiches Motiv, mit einem schönen Knoten, fand sich auf der Innenseite der Platte (Bild 178). In der Folge untersuchten wir kosmatische Mosaiken mit besonderer Aufmerksamkeit – auf der Rückseite! – und haben auf diese Weise z.B. in der Kirche von Aracoeli auf dem Kapitol in *Rom* langobardische Flechtbänder gefunden.
Das Motiv ist von römischen und byzantinischen Steinmetzen als Schmuckform übernommen worden. Sein geistiger Gehalt konnte von ihnen nicht verstanden werden, und so ist es zum bloßen Ornament degeneriert und erstarrt, wie zwei Beispiele aus *Venedig* zeigen (Bilder 179 und 180).

11. Einige wenig bekannte Fundstätten langobardischer Kunst

11.1 S. Elia bei Nepi

Nach dem frühen, jähen Tod ihres Gatten AUTHARI ehelichte Königin THEUDELINDE den Herzog von Turin, AGILULF, und erhob ihn damit zum König der Langobarden. Die Hochzeit zwischen dem arianischen Herzog und der katholischen Königin wurde im Oktober 590 gefeiert; im November des gleichen Jahres wurde Agilulf gekrönt.
Auf dem Stuhle Petri saß seit dem 3. September 590 der große Gegenspieler der Langobarden, der natürliche Feind des arianischen Christentums, GREGOR I. DER GROSSE, ein Römer aus dem altadeligen Geschlecht der Anicier. Er war ein weitblickender, kluger Diplomat und Politiker und als ehemaliger Stadtpräfekt von Rom ein echter Vertreter von ROMA. Welche Gedanken mögen ihn wohl bewegt haben, angesichts der Tatsache, daß eine Katholikin mit auf dem langobardischen Thron zu Pavia saß?
Es kam schon 591 zu einem Zug AGILULFS gegen Rom, zu einem konzentrierten Angriff mit Hilfe der Herzöge von Spoleto und Benevent.
Und nun hören wir von einem geheimen Treffen des Papstes mit der Königin. Nach einer alten Tradition soll diese Zusammenkunft in einer Eremitenhöhle stattgefunden haben, in einer der vielen Höhlen im Tuff-Felsen einer der tiefen Schluchten, die dort das Land durchziehen und in denen schon die Etrusker ihre Grabstätten anlegten.[1]
In *Castel S. Elia* besaß der Papst eine Burg, die Rocca S. Anna, steil über den Felswänden eines Tuffgrabens. Ihr gegenüber, aber auf der gleichen Seite der Schlucht, ragt ein Felsen, der den Namen des Erzengels Michael trägt; in diesem Felsen finden sich mehrere große Höhlen, deren eine später durch ein Marienwunder hochberühmt wurde (Maria SS. ad Rupes[2]).
Hat wohl in einer dieser Eremitengrotten die historische Verhandlung stattgefunden?
Wir wissen nichts von dem Inhalt dieser Gespräche, kennen aber sehr wohl die Resultate und Folgen: Es kam zu einem Waffenstillstand; Agilulf verzichtete auf die Eroberung der päpstlichen Stadt. Der König erlaubte in der Folge den Bau katholischer Kirchen; neben dem arianischen Bischof durfte ein katholischer amtieren, der aber auf Besitz, Machtanspruch und politische Einflußnahme verzichten mußte, und . . . zehn Jahre später, im Jahr 603, wurde ADALWALD, der Sohn Agilulfs und Theudelindes, katholisch getauft!
Theudelinde wurde vom Papst reich beschenkt; sie erhielt kostbare Bücher, eine silberne Henne mit Küken[3], eine Ampulle mit Tropfen von Christi Blut und einen Nagel vom Kreuze Christi, der dann zum Reif der Eisernen Krone der Langobarden umgeschmiedet wurde. Hat Theudelinde, vielleicht zusammen mit dem Papst, an dem Ort auch eine Kirche gestiftet oder mit Stiftungen bedacht?
Der Name des Felsens »S. Michele« deutet auf eine langobardische Herkunft; oben an der Felswand steht eine Kirche, die dem Erzengel geweiht ist.

[1] D. Cecconi. La Basilica di S. Elia, Foligno 1890.
[2] G. Ranocchini, Il santuarion di Maria SS. ad Rupes, Rom 1959.
[3] Heute zusammen mit der Eisernen Krone im Domschatz von Monza zu sehen.

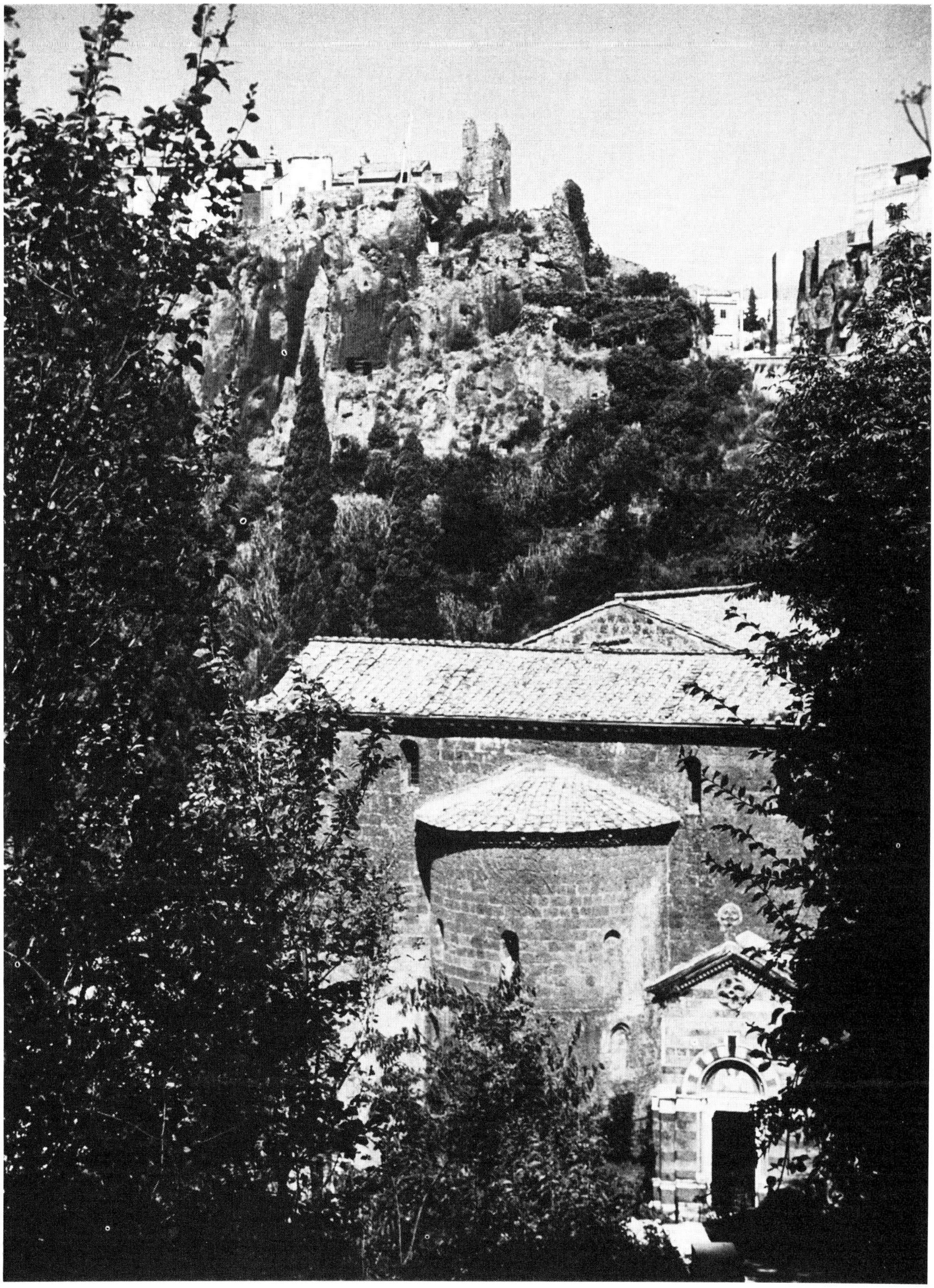

 181 Castel S. Elia, S. Elia

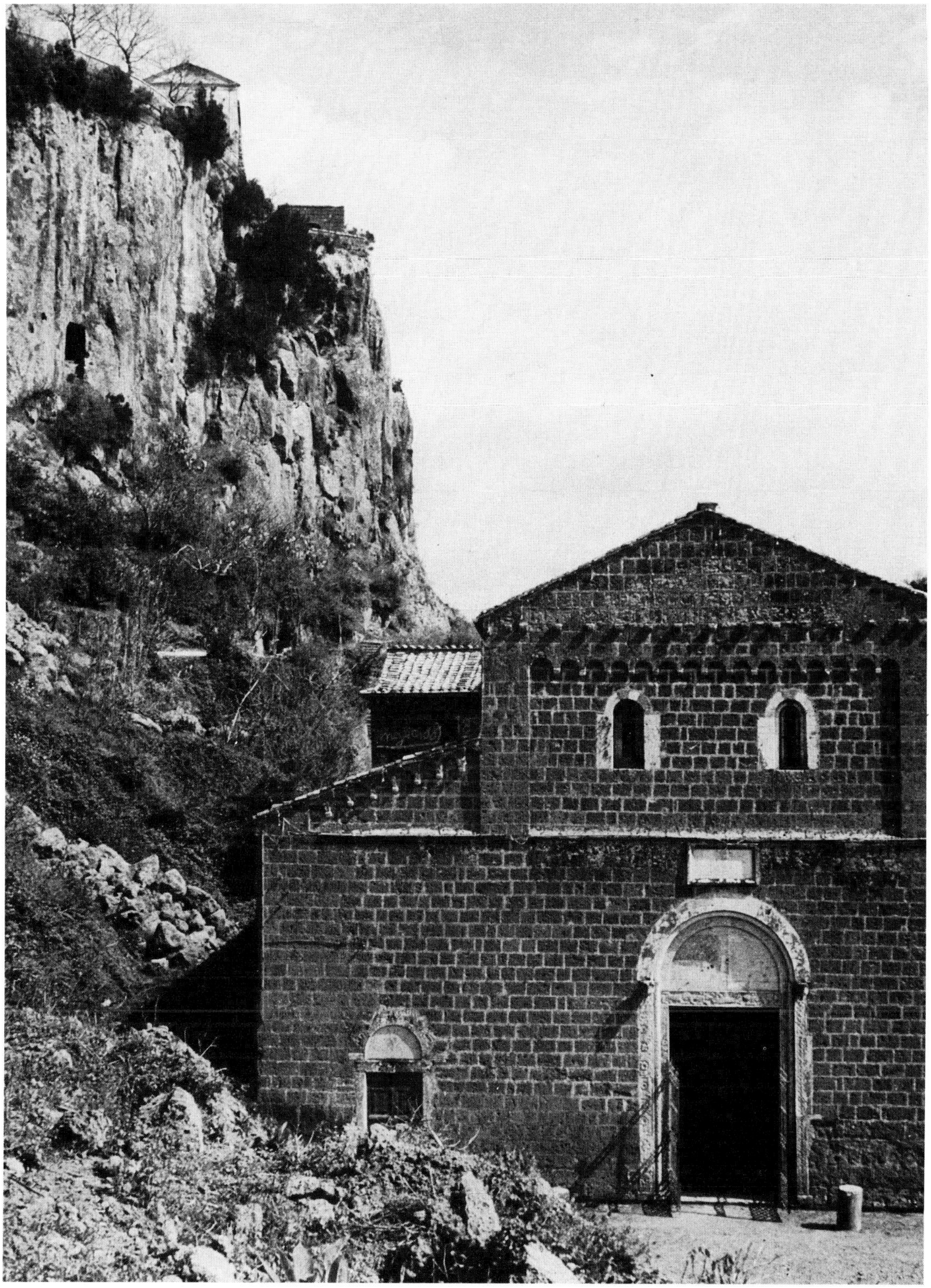

182 Castel S. Elia, S. Elia

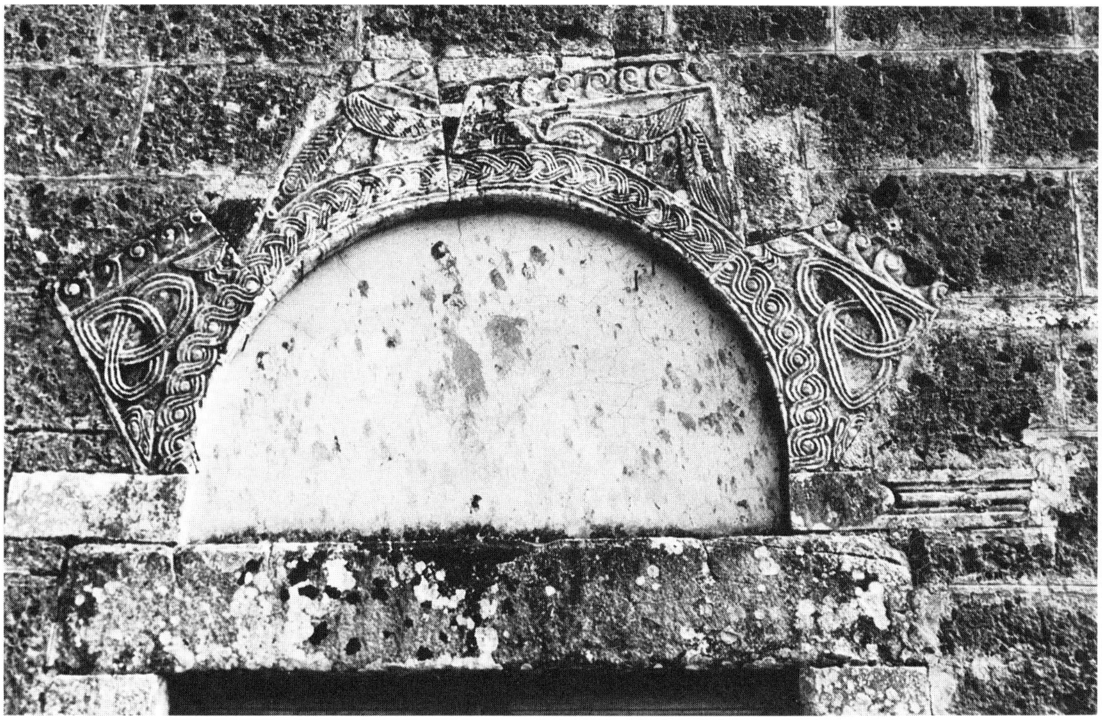

183 Castel S. Elia, S. Elia

Aus diesen Gründen, bewegt von diesen Fragen, suchen wir die Gegend von S. Elia auf. In der Kirche auf dem Michaelsfelsen finden wir nichts, was uns eine Spur gegeben hätte. Nach dem Verlassen des Raumes aber schauen wir über eine Mauerbrüstung in die Tiefe des Tuffgrabens. Auf halber Höhe, nahe bei der Felswand, sehen wir eine sehr alte Kirche (Bild 181). Einst führte noch nicht, wie jetzt, eine geteerte Autostraße vom Kastell ins Tal hinunter. Vom Franziskanerkloster bei der Michaelskirche geht ein im Innern des Felsens ausgehauener Treppengang an der Mariengrotte vorbei zu der in romanischen Formen aus Tuffblöcken gebauten Kirche hinab (Bild 182).
Und nun erleben wir eine große Überraschung: Über dem linken Kirchenportal erblicken wir einen Bogen, der aus Bruchstücken schönster Flechtbandsteine zusammengemauert ist (Bild 183). Es ist deutlich zu sehen, daß die Steine von einem anderen, früheren Bau stammen: links und rechts sind zwei mächtige, trinitarische Dreierknoten mit kleinen Spiralen, zweifellos von einem Ziborium stammend. Das Zweierflechtband geht in ein Dreierflechtband über: Die Steine gehörten ursprünglich in einen anderen Zusammenhang, der aber zerstört worden ist. Man vermag noch zwei Pfauen und weitere, krabbenartige Spiralen zu erkennen.
Das große Mittelportal muß uns noch mit einem großen, alten Schlüssel aufgeschlossen werden, die Kirche ist nicht mehr benutzt und sehr vernachlässigt. (Später ist sie, wie so viele altehrwürdige Kirchen in Italien, zu einer Hochzeitskirche für zahlkräftige Paare geworden.) Auch hier sieht man deutlich den Spoliencharakter der langobardischen Steine: links (Bild 185) eine frühere Chorschrankenbrüstung mit flechtbanddurchflossenen Arkaden, senkrecht statt waagrecht angebracht, daneben ein Löwe, der vom Flechtband »ernährt und gebannt« wird; ganz innen ein besonders interessantes, auf dem Kopfe stehendes Motiv: eine Gestalt wird von einem Ungeheuer verschlungen (Odin und der Fenriswolf?).

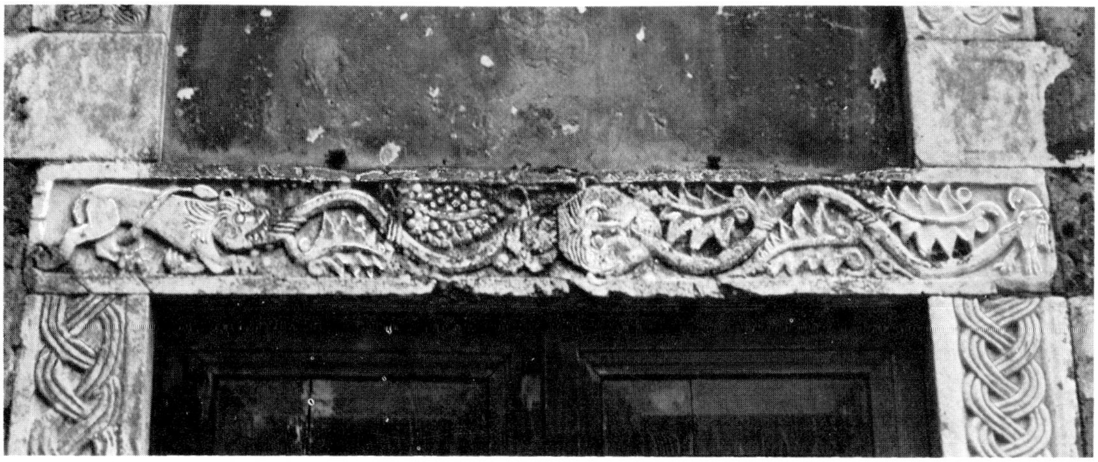

184, 185, 186 Castel S. Elia, S. Elia

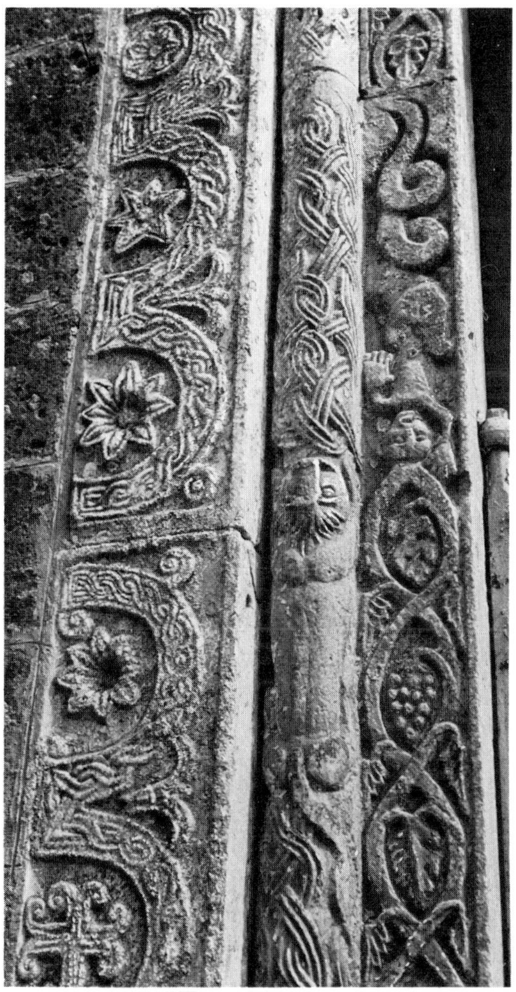

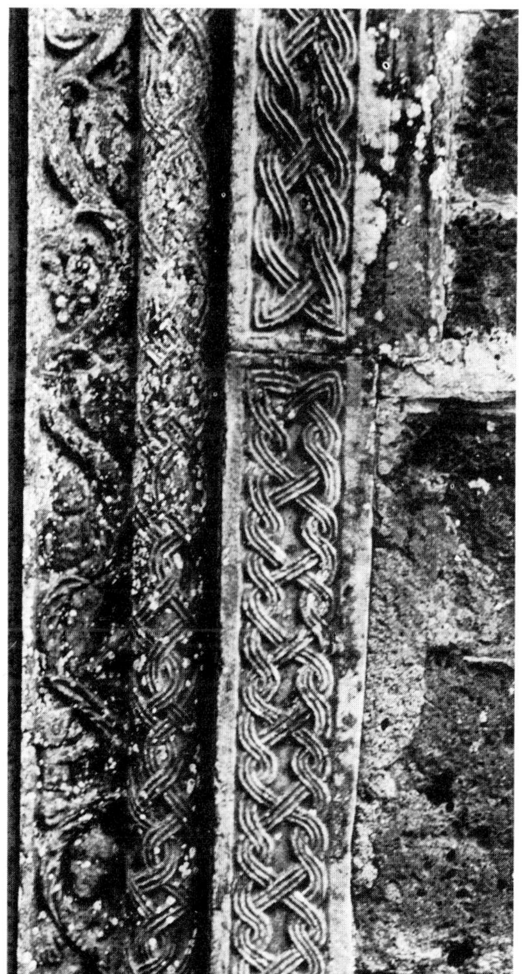

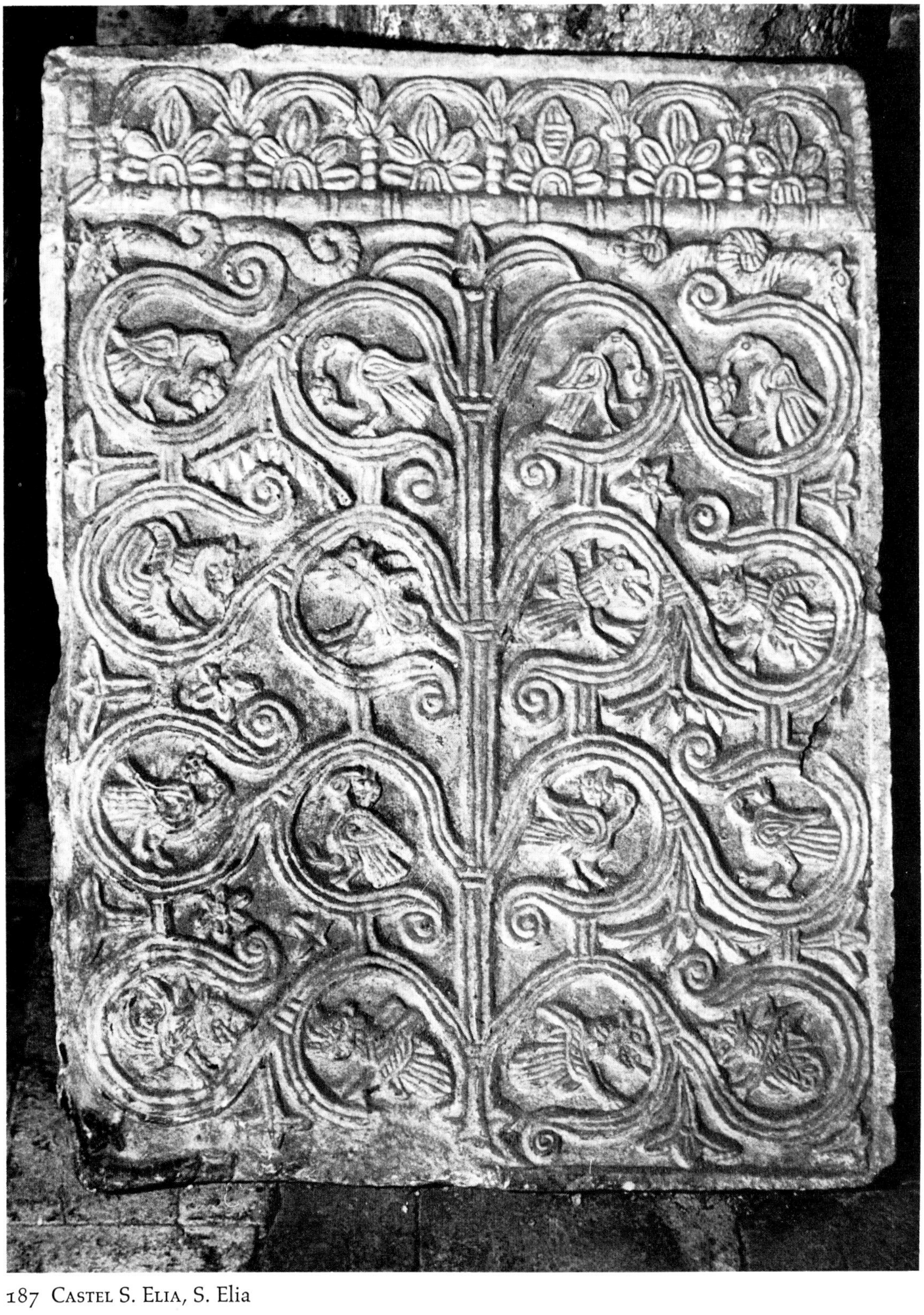

 187 Castel S. Elia, S. Elia

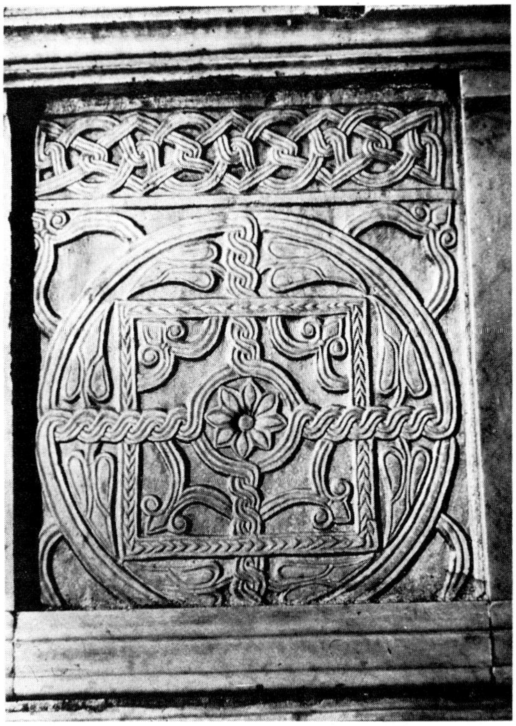

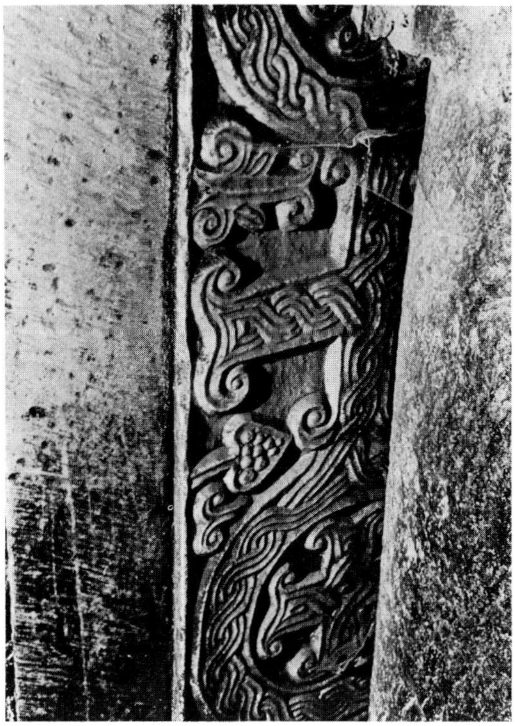

188, 189 Castel S. Elia, S. Elia

Auf der rechten Seite des Mittelportals (Bild 186) finden wir ein Flechtband, das uns an ein ähnliches von S. Vitale in *Ravenna* erinnert (Bild 34).

Auch der rechte Kircheneingang ist mit schönen Flechtbandspolien versehen: zwei ganz verschiedene Dreierflechtbänder an den Pilastern; und auf dem Querbalken (Bild 184): eine Wellenranke, aus welcher Weintrauben wachsen, strömt aus dem Munde einer Gottheit (Odin?), ein Löwe nährt sich davon.

Wir betreten den schönen romanischen Kirchenraum: er zeigt eine dreischiffige Säulenbasilika mit Querschiff, aus Tuff gebaut. Die Säulen sind prachtvolle Monolithe aus köstlichem Stein: Granit, Marmor, Cipollino, zweifellos einem früheren römischen Tempel entnommen. Der Fußboden weist größere Teile eines Kosmatenmosaiks auf. Über dem Altar steht ein romanisches Ziborium; in der Apsis und im Seitenschiff sehen wir kostbare Fresken des 11./12. Jahrhunderts. Zwischen den klassischen Säulenkapitellen fällt eines ganz aus dem Rahmen; man findet es über einem Pfeiler rechts vom Eingang: eine Reihe von Menschen reichen sich die Hände so, daß ihre Arme ein Flechtband bilden.

An den Wänden sind zahlreiche Spolien angebracht, darunter eine Platte mit einem herrlichen Lebensbaum voller Tiere und Vögel (Bild 187). Auch Reste eines Ambo mit bemerkenswerten Flechtbändern befinden sich dort. Eine andere Platte zeigt eine römische Zirkusszene, wohl aus dem 1. Jahrhundert n. Chr.; auf der Rückseite aber finden die tastenden Finger Flechtbandformen: Langobarden hatten die Rückseite der römischen Platte behauen! Wir drehen natürlich die Platte um, damit die langobardische Seite nach oben kommt. Anläßlich von Besuchen in folgenden Jahren müssen wir die Prozedur mehrere Male wiederholen, da die Platte immer wieder auf die römische Seite gedreht worden war. Jetzt ist sie mit Eisenhaken an der Wand befestigt, und oben zeigt sie . . . einen römischen Zirkus!

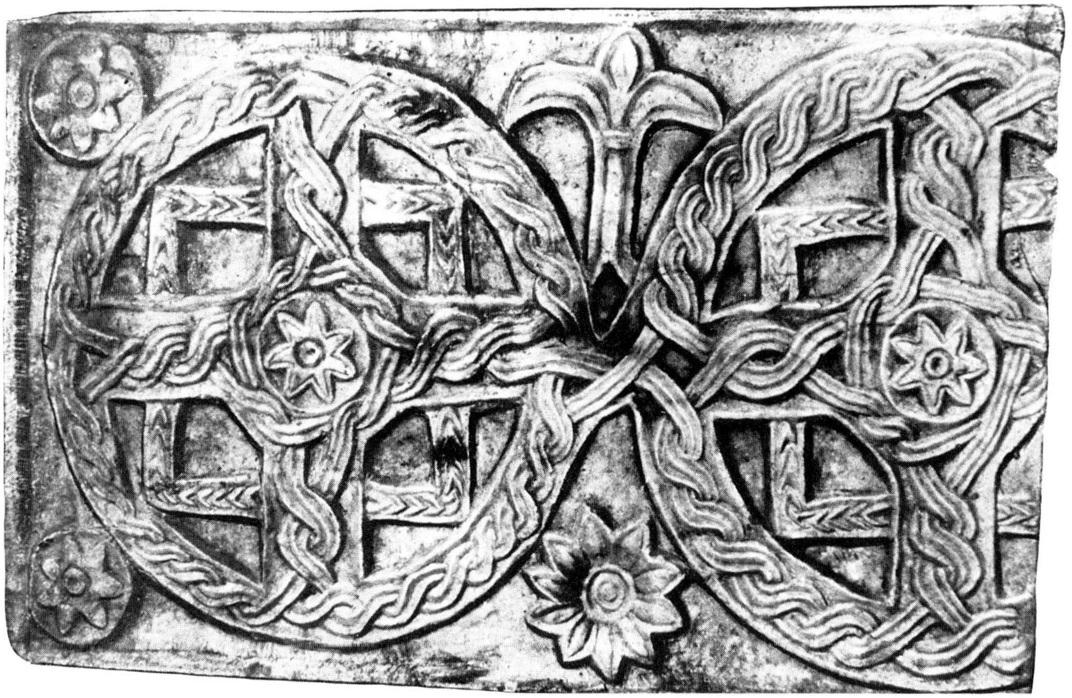

190 Castel S. Elia, S. Elia

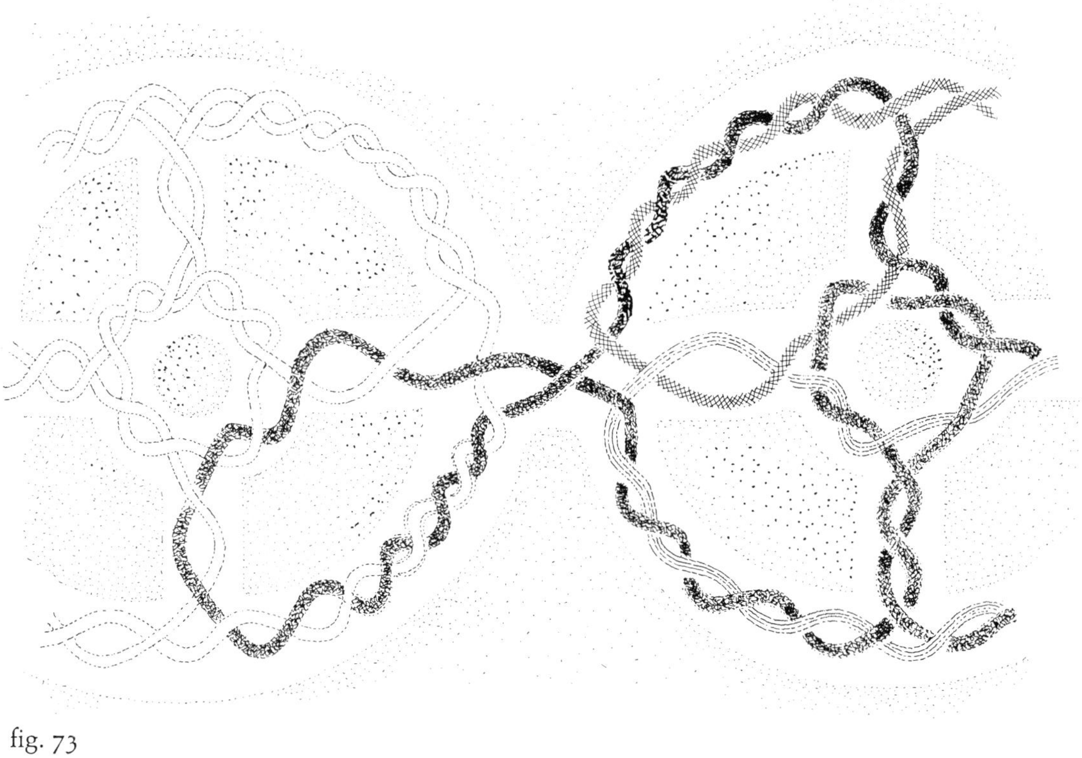

 fig. 73

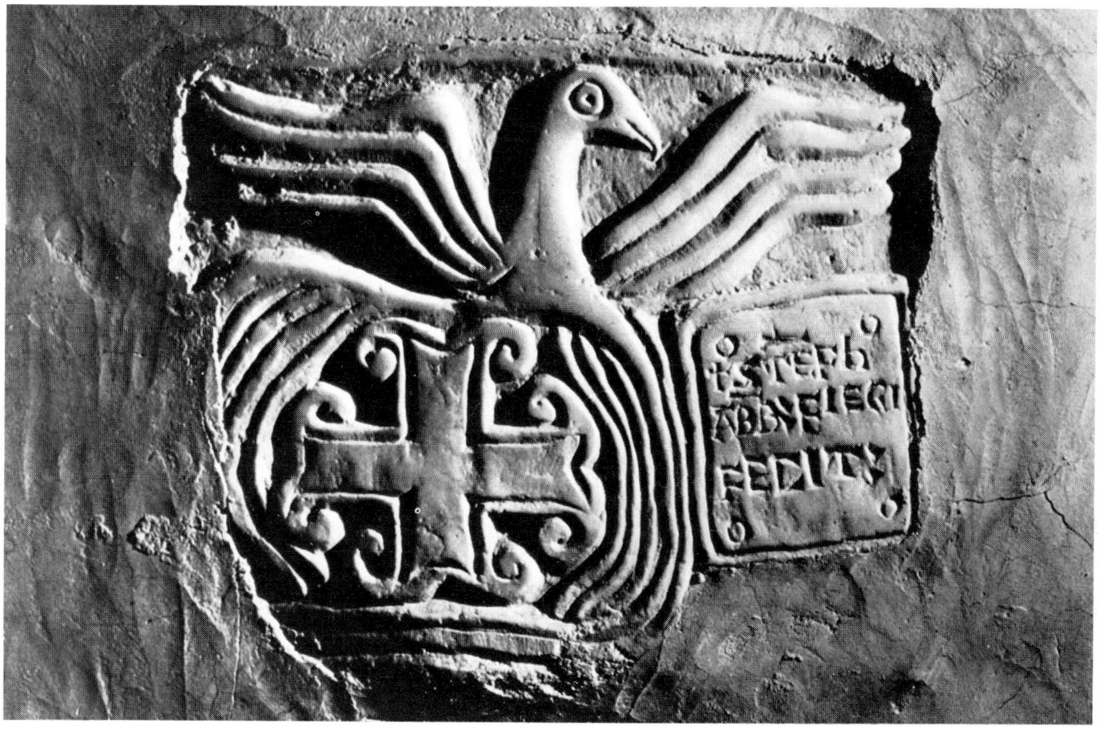

191 Castel S. Elia, S. Elia

An der linken Seite des Mittelschiffs ist aus Flechtbandspolien eine Kanzel aufgebaut. Man entdeckt dort eine seltene Köstlichkeit: ein langobardisches Kreis-Viereck-Siegel (Bild 188), vermutlich dem früheren Altar abgenommen. Weitere hervorragend schöne Platten sind in die jetzige Chorschranke eingemauert; man sieht, daß sie offenbar nur noch als statische Elemente, als reine Bauplatten verwendet wurden; ihre Formensprache hat man nicht mehr vernommen.
Halb hinter einer Säule versteckt, finden wir ein uns vertrautes Motiv (Bild 189): aus zwei kosmischen Kreisen, welche zwei Flechtbandkreuze umfließen, strömen die Wellen in ein mittleres Kreuz ein. Selbst im Bilde noch ist zu erkennen, wie eindringlich diese feierlich-erhabenen Formen – obschon verkehrt und versteckt hinter grünlich-modernden Mauern, von Spinnweb überzogen, entwürdigt – von einer langobardischen Kirche künden, die zerstört worden ist.
Auf der jetzigen Chorschranke findet sich eine Spolie aus der früheren Kirche, wiederum außerordentlich bemerkenswert: Zwei Kreis-Viereck-Siegel, die in der Mitte ineinanderweben (Bild 190). Wenn man den Flechtbändern folgt und sie zeichnet oder mitbewegt (fig. 73), dann nimmt man mit innerlicher Freude wahr, welch spannungsvoll bewegte Motive und Melodien in ganz freier Weise musikalisch zum Tönen kommen. Ein herrlicher, klingender Stein!
An der Wand des Presbyteriums ist auf der linken Seite ein kleines Relief eingemauert, von dem man tief berührt wird (Bild 191). Das Fragment stammt zweifellos nicht aus langobardischer Zeit; es zeigt aber in schönster Weise seinen Ursprung im Formengestus der Flechtbandkunst. Ein Spiralenkreuz ist ganz umströmt, eingehüllt, geborgen in einer Taube: das Zeichen Christi, getragen vom Heiligen Geist! Daneben eine Inschrift: »Steph(anus) Abb(as) fieri fecit«; ein Abt Stephanus ließ dieses Bild schaffen.
Einige der Rätselfragen, die dieser geheimnisvolle Kirchenbau uns aufgibt, wollen wir zu lösen versuchen.

An der Stelle der jetzigen Kirche stand in uralter Zeit ein Tempel, der dem faliskischen Felsengott Falacra geweiht war.[1] Die Falisker waren ein mit den Etruskern verbündetes italisches Volk, Falerii war ihre Hauptstadt. Im Zuge der Knechtung der Etrusker durch Rom wurde Falerii vernichtet. An der Stelle des faliskischen Heiligtums bauten die Römer einen der Diana Nepesina (Diana von Nepi) geweihten Tempel. Die römischen Spolien in der Kirche und manche Fragmente in der näheren Umgebung stammen ohne Zweifel von diesem Bau.
In frühchristlicher Zeit wurden die etruskischen Grabhöhlen in den Tuffwänden von Einsiedlern, Anachoreten, bewohnt.
Aus den Trümmern des römischen Tempels wurde an derselben Stelle zu Beginn des 6. Jahrhunderts eine erste christliche Kirche gebaut. Im Jahre 520 gründete Benedikt von Nursia hier ein Kloster, dem Elias geweiht. Es war eines der fünf ersten Benediktinerklöster im Umkreis von Monte Cassino. Das Tal trägt heute noch davon seinen Namen: Valle Suppentonia, von pentoma (griech. pente: fünf).
Diese frühchristliche Basilika stand also schon zur Zeit des legendären Treffens der Königin Theudelinde mit Papst Gregor I. Wurde diese Kirche wohl durch Theudelinde weiter ausgestattet und vielleicht sogar Michael, dem langobardischen Volksheiligen, geweiht? Da die vorgefundenen Spolien verschiedene Stilstufen aufweisen, wäre nicht auszuschließen, daß einige Teile noch von einer hypothetischen Theudelinde-Kirche stammen könnten. Möglicherweise könnte die Südkrypta mit dem Grab und Altar des hl. Nonnosus vom Soracte aus dieser frühen Zeit stammen.
Wir hörten schon von den zahlreichen Dotationen des Königs Ratchis (743–749); er stiftete wahrscheinlich unter anderem die Kirchen von *Cellole*, Abbadia S. Salvatore und S. Silvestro auf dem Soracte. Vor allem aber wurden die fünf Benediktinerklöster durch ihn reich bedacht; nach seiner Absetzung durch seinen Bruder und Nachfolger Aistulf (749–756) trat Ratchis sogar als Mönch in das Hauptkloster Monte Cassino ein. Ein weiterer Ausbau der ersten Benediktinerkirche S. Elia oder des Theudelinde-Baus durch Ratchis kann mit großer Wahrscheinlichkeit angenommen werden.
Jedoch ist erst der nächste Bau historisch faßbar. Unter Papst Gregor IV. (827–844) wurde durch magistri comacini[2] eine Kirche gebaut, in die auch ältere Spolien (von der Theudelinde-Kirche, vom Ratchis-Bau?) mit aufgenommen wurden (ältere Stilstufe), sie wurden durch eine reiche Ausstattung im langobardischen Stil ergänzt (jüngere Stilstufe, z.B. das Kreis-Viereck-Siegel an der Kanzel).
Diese langobardische Kirche ist zerstört worden. Zu Beginn des 11. Jahrhunderts entstand der jetzige Bau, unter Verwendung der römischen und langobardischen Spolien.
Die Taube von S. Elia deutet auf ein weiteres Rätsel, das in tiefem Zusammenhang steht mit der Entfaltung des langobardischen Kunstimpulses, der auch in S. Elia seine Zeugnisse in so vielfältiger und großartiger Weise hinterlassen hat.
Der freiheitliche Kultureinschlag, der in der langobardischen Kunst einen unerhört sprechenden Ausdruck gefunden hat, wirkte nach dem Untergang des Königreiches nicht nur kräftig weiter, sondern er wurde durch eine urchristliche Bewegung aus dem Osten, durch die Bogumilen oder Gottesfreunde, im 10. und 11. Jahrhundert neu befruchtet. Auf diesem Boden entstanden die freien Städtekommunen und Hochschulen des lombardischen und tuskischen Italiens, im Kampfe gegen die Machtinstitution der römischen Kirche und des »römischen« Kaisertums.
Zur Zeit der Geburt des Franziskus (1182–1226) war *Assisi* eine solche freie patarenische Kom-

[1] M. Moretti, Castel S. Elia, Rom 1968.
[2] G. de Francovich a.a.O., siehe Kapitel 7.

mune. Man hat allen Grund, anzunehmen, daß die gewaltige evangelische Armutsbewegung, die von Franziskus ausging und in absolutem Gegensatz zu der damaligen reichen, äußerlich mächtigen, aber innerlich zerfallenden Kirche stand, in dieser häretischen Freiheitsbewegung eine ihrer Wurzeln hatte (die eingehende Begründung dieser Aussage müßte im Einklang mit der Schilderung des bogumilischen Impulses geschehen).

Der Papst hat jedenfalls mit starker Hand die franziskanische Bewegung in einen wohlorganisierten Orden instituiert und zusammen mit der rasch erfolgten Heiligsprechung des Franziskus stützend in die Kirche eingebaut. Die wahren Anhänger des Franziskus wollten mit diesem Orden nichts zu tun haben; sie hielten sich kompromißlos an das Testament Francescos und befolgten seine unverfälschte Lehre. Im Anklang an die Botschaft des calabresischen Abtes JOACHIM VON FIORE (1190–1202) hofften sie auf ein zukünftiges Reich des Heiligen Geistes, auf eine Ecclesia Spiritualis; sie nannten sich Spiritualen.[1] Von der Kirche wurden sie mit Feuer und Schwert verfolgt.

Aus der Geschichte von S. Elia hören wir[2], daß um 1245 – also 19 Jahre nach dem Tode des Poverello (FRANZISKUS) die Höhlen um S. Elia von »Poverelli«, von Flüchtlingen unter einem PIETRO VON ASSISI bewohnt waren. Mit hoher Wahrscheinlichkeit können wir annehmen, daß diese Poverelli franziskanische Spiritualen waren.

Um 1258 verlassen die Benediktiner das Kloster S. Elia; die Kirche wird restauriert und heißt nun S. Spirito. Aus dieser Zeit stammt die Taube des Abtes STEPHAN. Die Bewegung der Spiritualen erhält einen mächtigen, aber leider nur kurzen Aufschwung, als einer der ihren, PIER ANGELARI DA MURRONE, als Papst COELESTIN V. den Stuhl Petri besteigt. Die Spiritualen sehen das Kommen der verheißenen Ecclesia Spiritualis in naher Zukunft.

Coelestin muß nach wenigen Monaten seinem Amt entsagen; sein Nachfolger, BONIFAZ VIII., wird zum wütendsten Verfolger der Spiritualen. Coelestin selber wird von ihm eingekerkert und stirbt bald eines raschen Todes. Der Papst, einer der schrankenlosesten Exponenten einer verweltlichten Machtkirche, konfisziert 1295 S. Spirito und schenkt die Kirche samt dem Kastell seinen Freunden, der römischen Adelsfamilie der ORSINI.

Alles deutet darauf hin, daß S. Elia, die Kirche mit der bedeutenden langobardischen Vergangenheit, während einiger Jahre eine Stätte der Spiritualen war. Die Taube von S. Elia ist eine erschütternde Erinnerung an die vergangene, eine stille Verheißung einer kommenden Ecclesia Spiritualis, eines Christentums, das vom Heiligen Geist getragen wird.

11.2 S. Silvestro auf dem Monte Soratte

Wer über das Land zwischen S. Elia und *Cività Castellana* wandert, erlebt eine Gegend von seltsamem Zauber. Tiefe Tuffgräben durchziehen die Ebene; man blickt in die schmalen, blühenden Täler, die von ockerfarbenen Felsen begrenzt sind, wie in eine andere Welt hinunter. Oben auf den Weiden grasen Schafe zwischen Ölbäumen: eine biblische Landschaft.

In der Ferne lockt ein eigenartiger, auffallender Berg (Bild 192). Seine Kalkfelsen haben die Tuffschichten durchstoßen; er ragt wie eine Insel daraus hervor: es ist der sagenumwobene Berg Soracte, von dem schon Horaz in einer Ode kündet. Sein Name ist griechisch: »soros« heißt Anhöhe, Erhe-

[1] Ernst Benz, Ecclesia Spiritualis, Stuttgart 1964. Herbert Grundmann, Studien über Joachim von Fiore, Stuttgart 1966. Karl Löwith, Weltgeschichte und Heilsgeschehen, Stuttgart 1967.

[2] M. Moretti a.a.O.

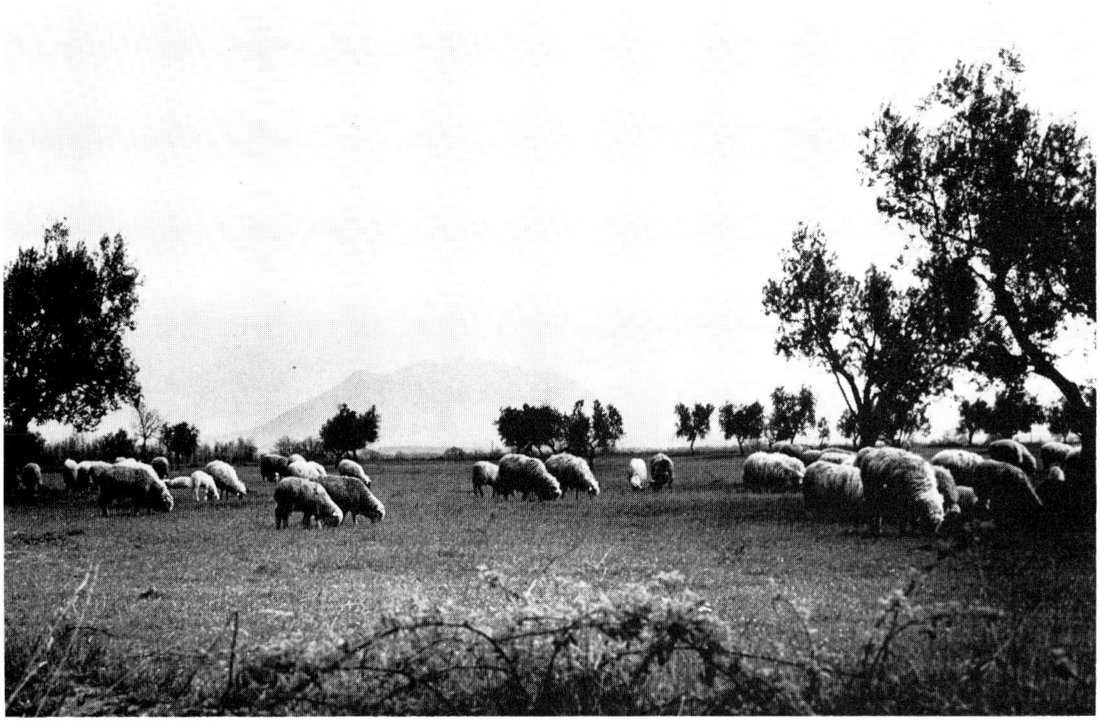

192 MONTE SORATTE

bung, und »actos« bedeutet herausgestoßen. Diese Kalkinsel, die sich bis 691 m ü.d.M. erhebt und von zahlreichen Höhlen durchzogen wird, ist nicht nur geologisch ein Sonderfall, auch die Botaniker wissen von einer ganz besonderen Flora zu erzählen. Vor allem aber hat der Hauch der Geschichte den Ort umwoben.

Die kleine Stadt *S. Oreste*, die hoch an der Flanke des Berges gebaut ist, war die Hauptstadt der Capenaten, eines mit den Etruskern verbündeten italischen Volkes; sie hütete deren zentrales Heiligtum, den Tempel der *Feronia.*[1] Auf der Spitze des Soracte stand ein capenatisches Sonnenheiligtum.

Wir besuchten den Monte Soratte (italienisch) zum erstenmal, weil wir vermuteten, in S. Silvestro, dem Gipfelkirchlein, langobardische Spolien zu finden, denn wir wußten[2], daß König RATCHIS (743–749) der Kirche eine bedeutende Stiftung zugewendet hatte.

Auf einem steinigen Bergpfad kann man den Soracte von S. Oreste aus ohne große Mühe besteigen. Umgeben von Macchia und dunklen Steineichen findet man bald ein kleines Klösterlein. Ein dienstbereiter Frater zeigt den Weg zur höchsten Erhebung des Berges, nicht ohne freundlich von seiner »Schwester Giuseppina«, der guten Eselin, zu erzählen, die nebenan grast.

Von der Spitze des Soracte aus genießt man eine überwältigende Fernsicht: im Nordwesten ragen die vulkanischen Spitzen des Cimino, im Osten liegen die Sabinerberge jenseits des Tibertals. Hinter dem Kratersee von Bracciano glitzert das Tyrrhenische Meer im Südwesten. Und im Süden erkennt man bei klarem Wetter das Häusermeer von Rom, mit der Peterskuppel.

Der Frater öffnet das Kirchlein, das auf den Grundmauern eines römischen Apollo-Tempels gebaut ist. Im Innern erkennt man Reste von alten Fresken auf den fleckigen Mauern, und eine Treppe führt

[1] F. Gregorovius, Wanderjahre in Italien, München 1967.
[2] Pietro Tomassi, La Basilica di S. Silvestro Papa al Soratte, Rom.

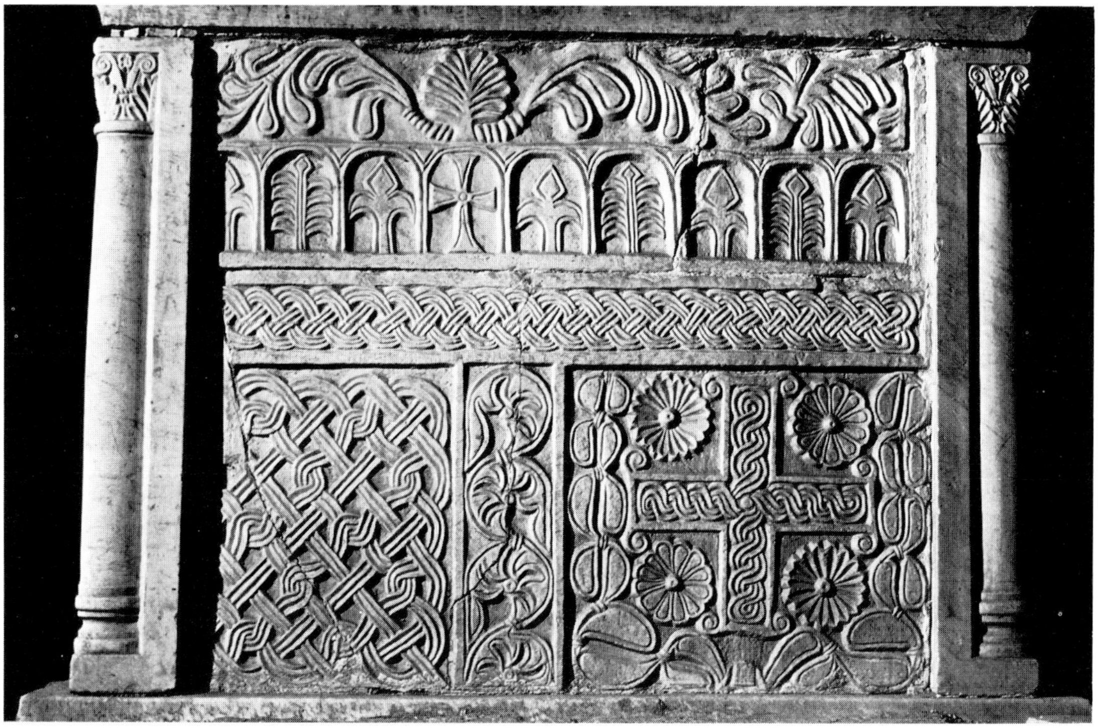

193 Monte Soratte, S. Silvestro

hinauf zum Altar, der eine Statue des Papstes Silvester I. trägt. Unser Blick aber wird sofort gefesselt von dem Altar-Antependium, das offensichtlich aus verschiedenen langobardischen Fragmenten zusammengesetzt ist (Bild 193).

Zuoberst breitet ein Lebensbaum seine Ranken und Blätter nach beiden Seiten, darunter reihen sich kleine Arkaden mit Lebensbäumen und einem Kreuz. Unter den Arkaden bewegt sich ein ungewöhnlich schönes dreifaltiges Viererflechtband quer über die Platte. In der untersten Zone sehen wir links ein Fragment mit den uns vertrauten runden und eckigen Formen, die sich zu einem Netz verschlingen; in der Mitte – unsymmetrisch – eine Wirbelranke und rechts, eingefaßt von quellenden, saftigen Blattformen, ein Spiralenkreuz, von einem Zweierflechtband durchströmt. In den vier Ecken strahlen große Sonnen-Rosetten.

In der sehr interessanten Krypta, die noch Bauteile des alten Apollo-Tempels mit einbezieht, findet man auch weitere Bruchstücke, die von einer langobardischen Baustufe stammen.

Sie sind, zusammen mit der hervorragend schönen Altarplatte, die wir hier zum ersten Mal publizieren, ein ergreifendes Zeugnis dafür, daß vor mehr als tausend Jahren hier oben in der Einsamkeit des alten Sonnen-Götterberges eine Kirche der Langobarden gebaut worden war, deren letzte Reste diese Spolien sind.

Wir wollen versuchen, ganz kurz den historischen Hintergrund zu skizzieren, innerhalb dessen dieses längst zerstörte Bauwerk entstanden war.

Die Legende erzählt, daß Papst Silvester, der von dunklen Geheimnissen umwobene Berater Konstantins d.Gr., nach einer Auseinandersetzung mit dem Kaiser sich auf den heiligen Berg flüchtete und sich dort im Tempel versteckte. Der hierauf an der Lepra erkrankte Kaiser träumte, daß Silvester ihn heilen könnte. Er pilgerte zum Berge, wurde geheilt und stiftete darauf die erste Kirche, die auf

den Grundmauern und aus den Trümmern des Apollo-Tempels gebaut wurde (zwischen 314 und 335).
Diese erste Kirche wurde zerstört durch Kaiser Julian Apostata, den Neffen Konstantins, der das alte Sonnenheiligtum wieder einsetzte.
Unter Papst Damaskus I. (366–384) wurde die zweite Kirche gebaut und dem nunmehr hl. Silvester geweiht.
Benedikt von Nursia gründete in der ersten Hälfte des 6. Jahrhunderts ein Kloster auf dem Berg. Es wird nach seiner Regel geführt und gehört mit S. Elia zu den ersten fünf Klöstern seines Ordens. Einer der ersten Äbte war Nonnosus, der in der Südkrypta von S. Elia begraben liegt. Papst Gregor d. Gr. weihte persönlich einen Altar dieser Kirche.
Karlmann, der Sohn Karl Martells, flieht vor Pippin, seinem Bruder, im Jahre 747 zu den Langobarden und wird Mönch auf dem Soracte.
Im Jahre 749 besucht der langobardische König Ratchis mit seiner römischen Gemahlin Tassia das Soracte-Kloster. Es ist der gleiche Ratchis, der auf dem Epigramm des Altars zu *Cividale*, den er seinem Vater Pemmo stiftet, »Ratchis hidebohohrit« heißt (das bedeutet wohl »Ratchis, der Ritter hoch zu Pferde«; hoh = hoch, rit = Ritter), der auf seinem Zug nach Rom zahlreiche Kirchenstiftungen vergab und der nun das Kloster auf dem Soracte reich beschenkte. Die Spolien stammen zweifellos von einem königlichen Bau aus der Zeit des Ratchis.
Der Franke Pippin (771) und sein Sohn Karl der Grosse (777) haben die Bergkirche besucht.
Im Jahre 1001 wurde der jugendliche Kaiser Otto III., der Enkel Ottos des Grossen, mit seinem Freund und Lehrer Gerbert von Aurillac durch einen Aufstand der Grafen von Tusculum aus Rom vertrieben. Otto hatte Gerbert, der zu den größten Gelehrten seiner Zeit zählte, zum Papst gemacht: er trug den Namen Silvester II. (!). Kaiser und Papst flohen auf den Soracte. Unweit des Berges ist Otto III., am 24. Januar 1002, früh verstorben.
Noch ein zweites, diesmal keineswegs befreundetes Paar sah den Berg. König Friedrich I. Barbarossa traf sich 1155 mit dem Papst Hadrian IV. in *Cività Castellana;* trotzdem die zwei Großen der Welt, als Rivalen in der Repräsentanz des ROMA-Prinzipes, sich auf das äußerste mißtrauten, kam es zu einem Handel und einer Einigung.
Der Papst war aus seiner Stadt vertrieben worden; in Rom war nach einem Aufstand der »Lombarden« die Republik ausgerufen; Rom wurde eine Kommune auf Grund des altrömisch-servianischen Rechts, nach dem Muster der freien langobardisch-patarenischen Städte-Eidgenossenschaften Oberitaliens. Arnold von Brescia, der gewaltige Redner und Kämpfer für die Freiheit, die autonome Individualkraft des Menschen, die Unabhängigkeit der Kirche vom kaiserlich-päpstlichen ROMA-Prinzip, der »Erzketzer«[1] aus altlangobardischem Geschlecht, war nach Rom gerufen worden und stand seit Jahren an der Spitze der Kommune.
Der Papst – die Geschichte wiederholt sich – rief den mächtigen Staufer zu Hilfe. Er bot ihm die Kaiserkrone an, dafür sollte ihm Barbarossa Rom zurückerobern, die freie Kommune ausmerzen und Arnold von Brescia ausliefern.
Der Handel kam zustande; die zwei für den Augenblick verbündeten Gegner zogen als Pilger auf den Soracte, zur Kirche Silvesters, von dem die berüchtigte Fälschung (durch die päpstliche Kanzlei um 757[2]) behauptet, ihm und seinen Nachfolgern sei durch Kaiser Konstantin d. Gr. die Herrschaft über die Welt übertragen worden.
Rom wurde nach blutigem Kampf erobert, die Kommune gestürzt und der Kaiser vom Papst gekrönt. Durch Geiselnahme und unter Bruch des Gastrechts wurde der Freiheitskämpfer Arnold von den

1 C. Englert, Vom Mythos zur Idee der Schweiz, Zürich 1940.
2 Erich Caspar, Pippin und die römische Kirche, Berlin 1914.

Schergen des Staufers gefangengenommen, an den Papst ausgeliefert und schmählich hingerichtet. ROMA hatte einmal mehr über AMOR gesiegt.
Dies alles bedenkend, weilt man erschüttert vor den zertrümmerten Zeugen, vor den herrlichen Formen langobardischer Kunst, auf der einsamen Bergeshöhe des alten Soracte.

11.3 Gussago

Nicht weit von der alten langobardischen Herzogsstadt *Brescia*, dort, wo aus der lombardischen Ebene sich die ersten Hügel und Vorberge erheben, die dem Iseo-See vorgelagert sind, liegt das unscheinbare Dorf *Gussago*. Im Ortsteil Piè del Dosso findet man etwas abseits die verlassene Kirche S. Maria Assunta; beim Volk heißt sie S. Maria Vecchia, die »Alte«.
Der große Schlüssel öffnet ein altes Tor zu einem wenig einladenden, dämmerigen Kirchenraum. Der Türe genau gegenüber entdeckt man an der Wand eine weiße Steinplatte. Tritt man nah hinzu, oder noch besser, hält man eine Kerze seitlich an die Platte, dann erlebt man etwas Wunderbares: das flackernde Licht zaubert ein geheimnisvolles Leben aus dem toten weißen Stein (Bild 194).
Große und kleine Sonnen fangen an zu leuchten; Vögel, Tiere, ein Reiter zu Pferd schimmern auf dem Marmor in erhabener Stille, aber in einem innerlichen Klingen; der Stein wird transparent für eine traumhafte Vision. Die Figuren sind kaum aus der Fläche gehoben. Wiederum sind sie nicht »formvollendet«, sondern »formenkeimend« und dadurch das Geistige einleitend, durchlassend. Der Meister hat, von seiner Schau tief ergriffen, den Meißel behutsam und »rite« über den Stein geführt,

194 GUSSAGO, S. Maria Assunta

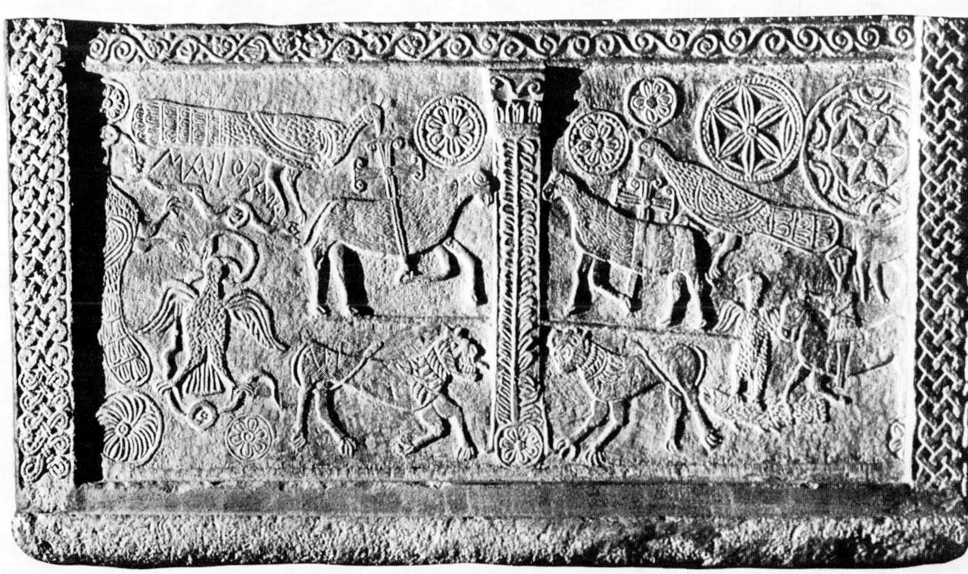

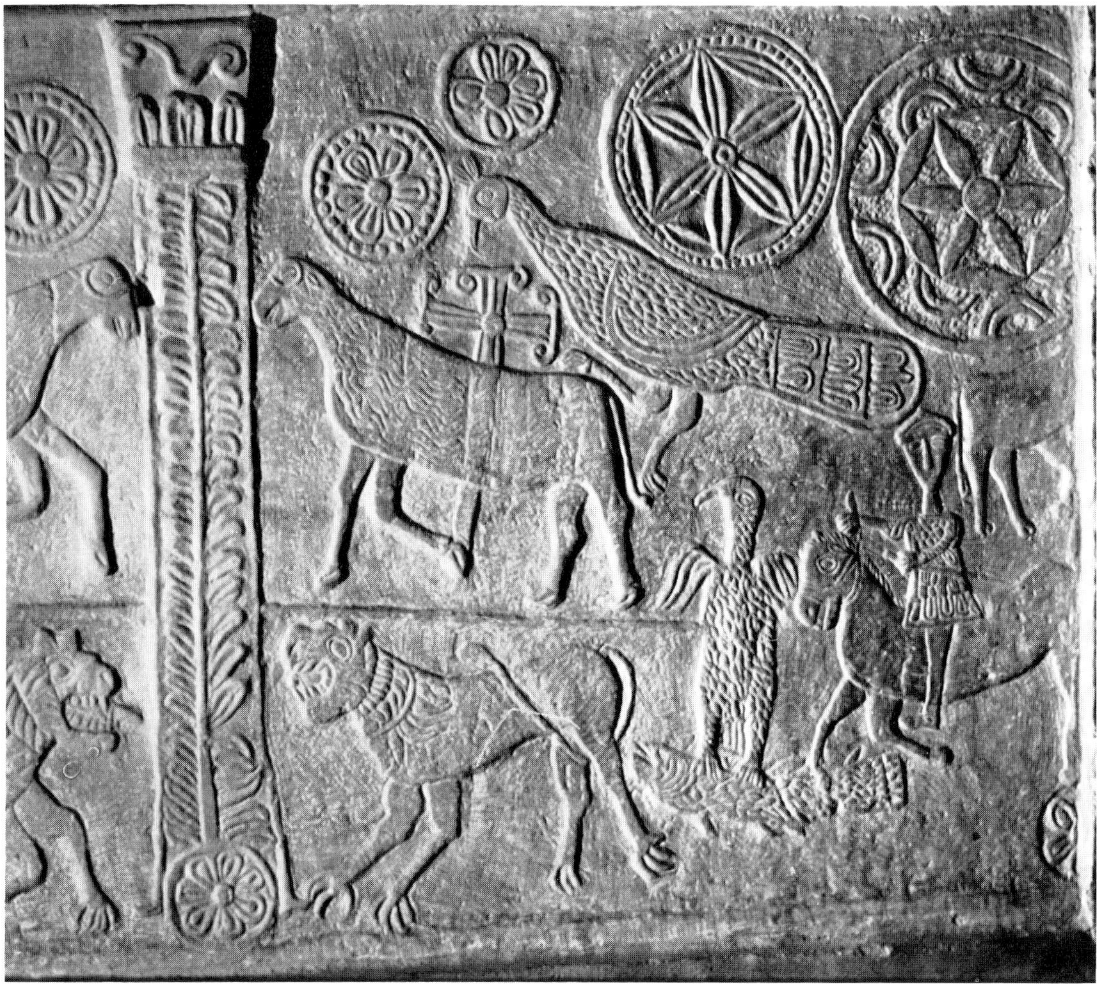

195 Gussago, S. Maria Assunta

ohne ihm als solchem Gewalt anzutun, so daß ein Traumlied höheren geistigen Lebens aus dem Stein klingt. Der Stein wird zum Instrument, in der dynamischen Spannung der Linienführung kommt Sphärenmusik zur Resonanz.

Tiefes Geheimnis des Steins! Es ist in jedem Stein zu spüren, den der Mensch aus dem Naturzusammenhang herausnimmt, dem er seine Spur aufprägt.

In urältesten Zeiten der Kulturgeschichte wird der Stein vom Menschen aufgegriffen. Als Bild des Ewigen, als Vermittler zwischen menschlichem Leben und zeitlosem, reinem Sein wird er zu den Kreisen und Reihen megalithischer Male gesetzt. Das Zentrum des Tempels von Jerusalem, der Kaaba von Mekka ist ein heiliger Stein.

Im 28. Kapitel der Genesis hören wir von Jakob, der an heiliger Stätte einen Stein unter sein Haupt legt und danach das Traumbild von der Engelsleiter, der Verbindung zwischen Himmel und Erde sieht. Er richtet den Stein, der ihm zur Pforte des Himmels geworden ist, als Malstein auf und nennt den Ort Beth-El, Haus Gottes.

Im Neuen Testament erscheint der Stein als Bild Christi, der »von den Bauleuten verworfen wurde« (Lk. 20, 17), oder als »Stein, aus dem das Wasser des Lebens strömt« (1. Kor. 10,4). Den Alchimisten

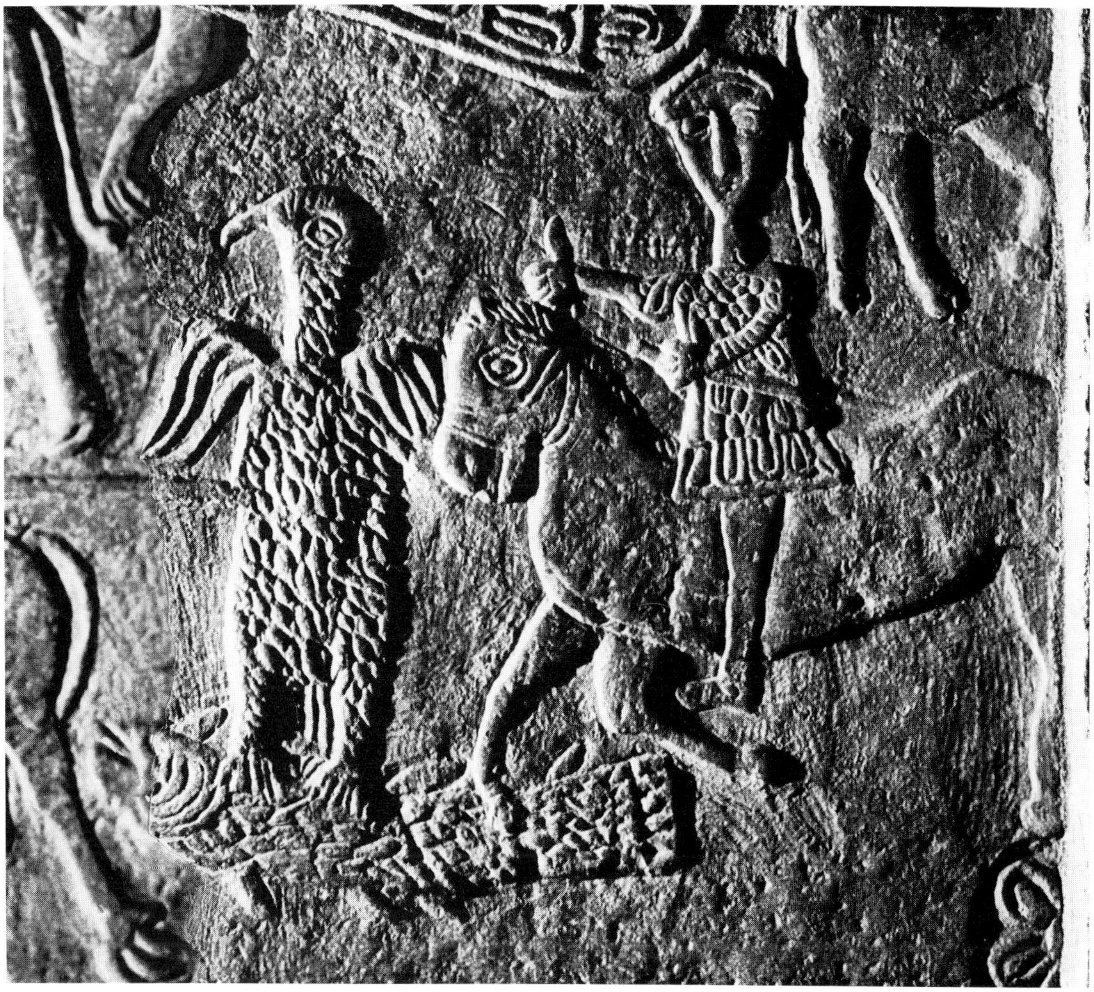

196 GUSSAGO, S. Maria Assunta

des Mittelalters wird der Stein zur Spur des Wirkens eines göttlichen Muttergrundes in der Materie, sie suchen nach dem »Stein der Weisen«.

Die Steinmale der Bogumilen in Bosnien und in der Herzegowina sind nicht Steine des Gedenkens an den Verstorbenen, sondern erwirken durch ihre Setzung und künstlerische Behandlung die reale Gegenwart des Geistwesens des Toten.

In den Steinplastiken von MAX ERNST zum Beispiel blieb die Naturform des Steins, die »Selbstaussage« fast unangetastet. In einem Brief an CAROLA GIEDION schrieb Max Ernst 1935 aus Maloja, wie er mit ALBERTO GIACOMETTI große Blöcke aus den Moränen eines Gletschers in einer Art »plastischen Fiebers« bearbeitete. Er bewunderte die Form der Steine, die durch Zeit und Wetter geformt worden waren. »Da kann die Menschenhand nicht mit. Warum also nicht die große Arbeit den Elementen überlassen und uns begnügen, *runenartig unsere Geheimnisse in sie einzuritzen?«*.[1]

Das durch diesen Exkurs nur angedeutete Geheimnis des Steins und seiner Bearbeitung berührt uns in allen Steinen der Langobarden – und mit besonderer visionärer Kraft in der Platte von *Gussago*.

[1] Zitiert nach Aniela Jaffé »Bildende Kunst als Symbol«, in: C. G. Jung, »Der Mensch und seine Symbole«, Olten 1968.

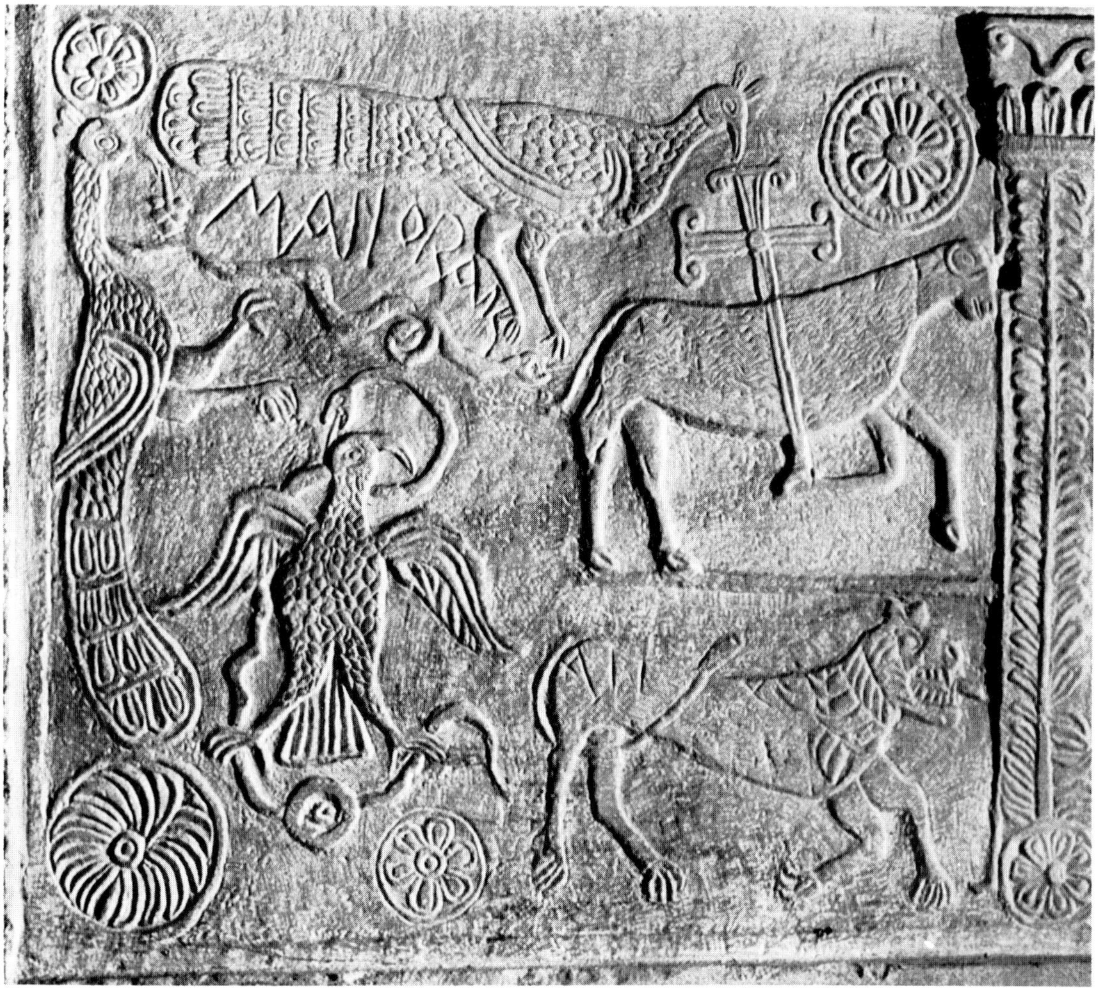

197 Gussago, S. Maria Assunta

Sie gehörte ursprünglich zu einem Sarkophag[1]. Eine Säule mit einer dynamisch geführten Doppelspirale auf dem Kapitell teilt sie in zwei Felder; ein Lebensbaum, einer Sonnenrosette entsprießend, wächst mit vitaler Kraft an ihm empor: Weltensäule und Weltenbaum in der Mitte.
Im rechtsseitigen Feld (Bild 195) zieht ein Reiter zu Pferde, von rechts kommend, in den Bildraum ein. Welch ein Unterschied zu dem bekannten Reiter von *Hornhausen*[2] – der mit Schild und gefälltem Speer bewaffnet zum Kampfe stürmt – und der feierlich in ein jenseitiges Reich einziehenden Gestalt von Gussago! Der Kopf des Reiters von Gussago ist, im Gegensatz zu demjenigen von Hornhausen, frontal dargestellt; unter einer dreieckigen Kopfbedeckung blicken große, ernste Augen. Der Kopf zeigt die typisch langobardische Form, wie wir sie vom Pemmo-Altar in *Cividale*, vom Engel auf dem Callixtus-Baptisterium (Bilder bei Kayser a.a.O.) und von den langobardischen Goldblattkreuzen kennen. Der Stil der ganzen Reiterdarstellung ist typisch langobardisch, im Gegensatz etwa zu den Reitern auf dem Goldblattkreuz von Cividale und dem Reiter auf der langobardischen Geld-

[1] Bilder bei Brozzi-Tagliaferri a.a.O.
[2] im Landesmuseum zu Halle; Bild bei Harald Busch und Bernd Lohse, Vorromanische Kunst und ihre Wurzeln, Frankfurt 1967.

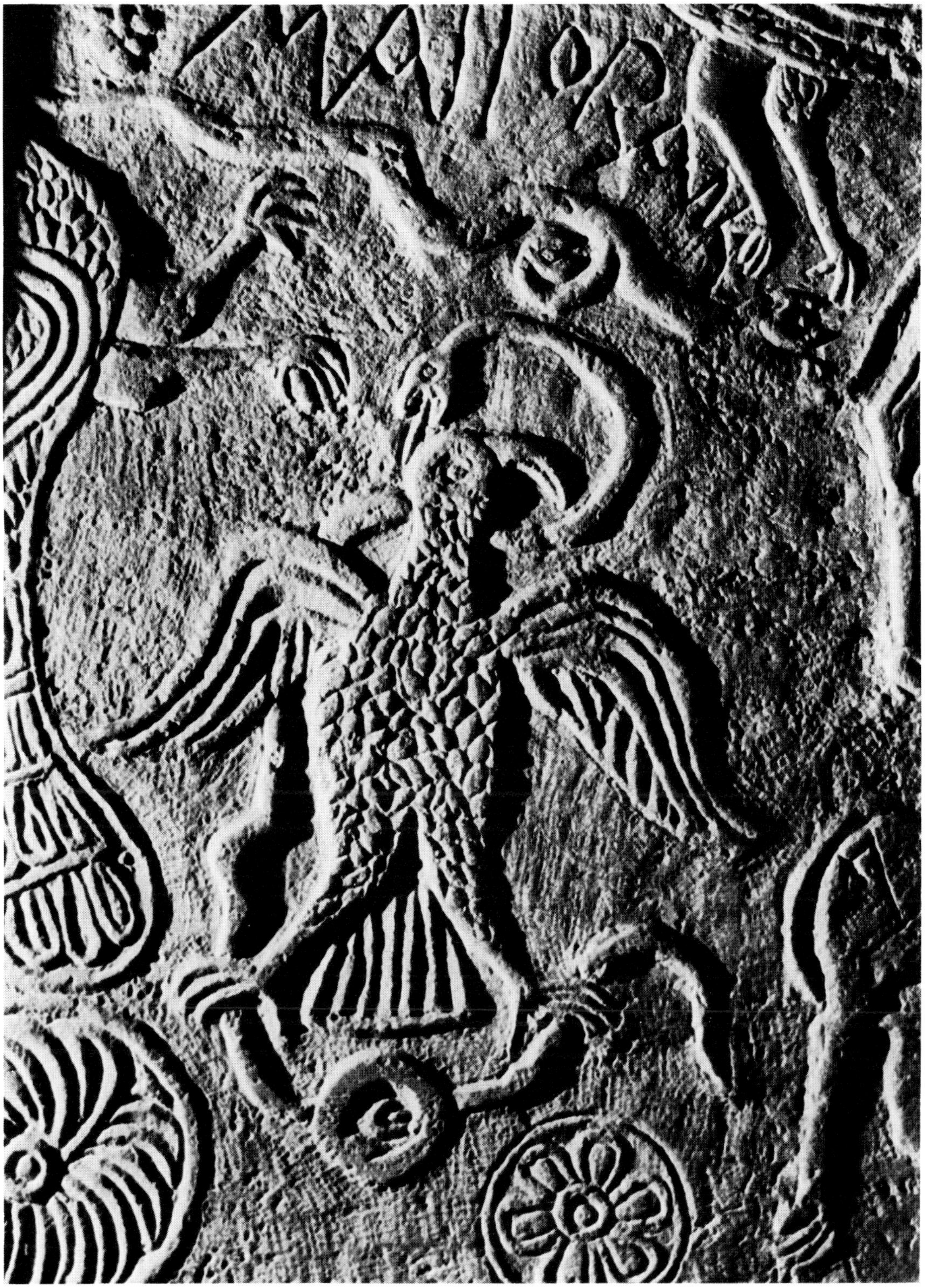

198 Gussago, S. Maria Assunta

scheibe von *Plietzhausen.*[1] Ähnliche langobardische Reiter kennen wir von den Reliefs von *Cisano*, von S. Saba in *Rom* und von *Cività Castellana.*

Der Reiter auf der Platte von Gussago ist zunächst wohl ein Bild des Toten, der, aus dem Bereich des vergangenen Lebens kommend, die Schwelle zum Jenseits überschreitet.

Unmittelbar vor dem Reiter aber schwebt ein Adler, der in seinen Fängen einen Fisch trägt. Die Beziehung zwischen Reiter und Adler ist deutlich ausgedrückt; das Pferd setzt einen Vorderfuß auf den Fisch.

Was spricht sich durch dieses Bild aus? Auf welches Rätsel deutet der Fischadler?

Im 4. Kapitel haben wir hingewiesen auf die Götterdämmerung, die als tragisches Götter- und Menschenschicksal vor allem auch dem Odinsvolk der Langobarden verkündet worden war. Die Edda sang aber nicht nur vom Untergang Odins, sondern auch von dessen Sohn Widar, dem Bezwinger des Fenriswolfes, der Tod und Verderben überwand, von dem Wegweiser und Vorbereiter eines neuen Aufganges, einer Auferstehung, eines jungen Weltenmorgens.

Wir konnten das innerste Wesen der langobardischen Geschichte und der langobardischen Kunst darin sehen, daß dieses Volk in seiner besonderen Begegnung mit dem Christentum die Erfüllung der alten Verheißung sah: der Weg der Langobarden, die Ausdruckskraft ihrer Kunst führt von Odin über Widar zu Michael. Ihre Formensprache ist das Zeugnis eines neuen Anfangs, sie vollzieht den Schritt über die Götterdämmerung hinaus in eine Zeit eines neuen Lebens-, eines neuen Sonnenkräftewirkens. Der gestürzte Weltenbaum wächst neu als Lebensbaum im Zeichen Christi. Das Flechtband, uraltes Bild schöpferischer Kraft des Wortes, wird zur Offenbarung des Weltenwortes.

Wala, die Seherin der Edda, konnte diese Zukunft vorausschauen:

»Auf sieht sie steigen
Zum anderen Male
Die grünende Erde
Aus Meeres Grund.
Wasserfälle
Da wiederum rauschen;
Fern über Bergen
der *Fischadler* fliegt . . .«[2]

In der Übertragung von Felix Genzmer[3] lautet der Vers:

»Seh aufsteigen zum anderen Male
Land aus Fluten, frisch ergrünend:
Fälle schäumen; *es schwebt der Aar*
der auf dem Felsen *Fische weidet.*«

Der Adler, der den Fisch ergreift, ist also nichts Geringeres als ein Bild der Erneuerung, der Steigerung, der Erfüllung uralter Verheißungen . . . durch das Christentum. Er eröffnet den Zugang zu einem Äon neuen Werdens, das nach dem Untergang einer ersterbenden Erde als neuer Sonnenkeim ins Dasein tritt. Der Adler, als Bild beschwingter, höherer Kraft des Geistes, als Symbol des Evangelisten Johannes, der vom göttlichen Urbeginn des Wortes kündet, ergreift den Fisch, als Bild der im

[1] Bei Brozzi-Tagliaferri a.a.O.
[2] In der Übertragung von Dan Lindholm. Dan Lindholm, Götterschicksal, Menschenwerden, Stuttgart 1965.
[3] F. Genzmer, Die Edda, Düsseldorf/Köln, 1960.

Lebendig-Flüssigen wirkenden ätherischen Bildekräfte, als Symbol Christi, des Herrn der Elemente (Bild 196). Das Pferd setzt seinen Vorderfuß auf den Fisch: der Reiter zieht damit ein in die Sphäre, die durch den fischetragenden Adler verkörpert wird, in den Bereich neuen Werdens, in dessen Mitte der Lebensbaum auf der Sonne sich erhebt, auf den alle Wesen hinblicken.

Die Platte von Gussago zeigt damit unendlich viel mehr als das Jenseits, das von einem Toten betreten wird. Sie erhebt sich über das bloß Individuelle zu einer grandiosen Vision, die nur von einem besonders begnadeten Künstler geschaut und in dieses einmalige Kunstwerk umgesetzt werden konnte. Ist mit dem Reiter vielleicht gar auf Widar hingewiesen?

Über dem Reiter zeigt sich ein nicht näher zu bestimmendes Tier, das nach rückwärts schaut, also dorthin, woher der Reiter kommt. Alle anderen Tiere auf dem Felde aber schauen zur Mitte, zum Lebensbaum. Sechsblättrige Rosetten, als siegelartige Zeichen kosmischen Wirkens, überstrahlen das ganze Feld. Die äußerste Rosette rechts deutet ein uns bekanntes Motiv an: das Gleichgewicht des Wirkens aus dem Zentrum und aus dem Umkreis.

Ein Löwe strebt dem Baume zu, mit eingezogenem Schwanz als Gebärde der Demut, der Adoration. Über dem Löwen steht ein Lamm, Symbol Christi, auf einer ansteigenden Standlinie; es trägt mit dem gebeugten Vorderbein ein langobardisches Spiralenkreuz. Über ihm neigt sich demutsvoll ein Pfau, als Sinnbild höherer Erkenntnis, vor dem Lebensbaum, dem »wahren Kreuze Christi« (UBERTINO VON CASALE).

Die linke Seite (Bild 197) öffnet dem staunenden Blick eine noch höhere Sphäre: die Sonnenzeichen sind jetzt auch *unten* zu sehen.

Ein Löwe, in Demutsgebärde, mit gebeugten Knien, verneigt sich vor dem Lebensbaum; mit ausgestreckter Zunge möchte er von dessen Nahrung kosten. Zuoberst wieder Lamm und Pfau.

Ein fliegender Adler (Bild 198) hebt eine Schlange in die Höhe; sie richtet ihr Haupt, ihre Zunge auf den Kopf des Adlers, der gleichsam dem lauscht, was sie ihm zu sagen hat. Darüber nähert sich eine andere Schlange, in Anbetung sich verneigend, dem Lebensbaume. Ganz links außen strebt ein Pfau von unten nach oben; die Füße streckt er wie beschwörend gegen die Schlange aus, im Schnabel hält er eine Weintraube; genau über seinem Kopfe strahlt eine Sonnenrosette.

Zwischen Pfau und Schlange sehen wir eine Inschrift. Sie ist von Prof. LUIGI MOR[1] von der Universität *Padua* eindeutig und unzweifelhaft als Schrift des 8. Jahrhunderts bestimmt worden; sie ist das Signum des Meisters (siehe Kap. 6) und damit von höchster Bedeutung. L. Mor hat sie als MAVI ORANS entziffert; A und V sind zu einem Zeichen vereinigt. Ein Meister MAVIUS oder MAVINUS bezeugt damit, daß die Schau dieses Bildes ihm durch Gebet, Meditation zugänglich wurde. (Die Tafel von *Gussago* wird daher zu einer wichtigen Stütze unserer Thesen des 6. Kapitels).

Die Schlange spielt in der langobardischen Kunst eine auffallende Rolle. Wir wissen, daß die Langobarden vor ihrer Begegnung mit dem Christentum, ja zum Teil noch später (in *Benevent* bis ins 9. Jahrhundert) Schlangenkulte ausübten.

Die Schlange ist in die Finsternis der Erdentiefe gefallen und erscheint dort als Bild einseitig irdischer Gedankenklugheit, die, abgetrennt vom Sonnenursprung, zum Gifte wird. Erneut in die Sonnensphäre emporgehoben, wird die Schlange erlöst, ihr Gift kann heilend wirken. Sie windet sich in Wellenform um den Stab des Heilergottes Merkur, und man vermag zu erkennen, daß eigentlich alle Flechtbänder nichts anderes sind – wir wiederholen und bekräftigen es in diesem neuen Zusammenhang – als von der Kraft der Mitte geordnete und bewegte, und damit erlöste Schlangen. In christlicher Bildersprache: Von einem raphaelisch-heilenden und einem michaelisch-bewegten, kämpfenden Wesensstrom sind die Flechtbänder erfüllt.

[1] M. Brozzi, A. Tagliaferri a.a.O.

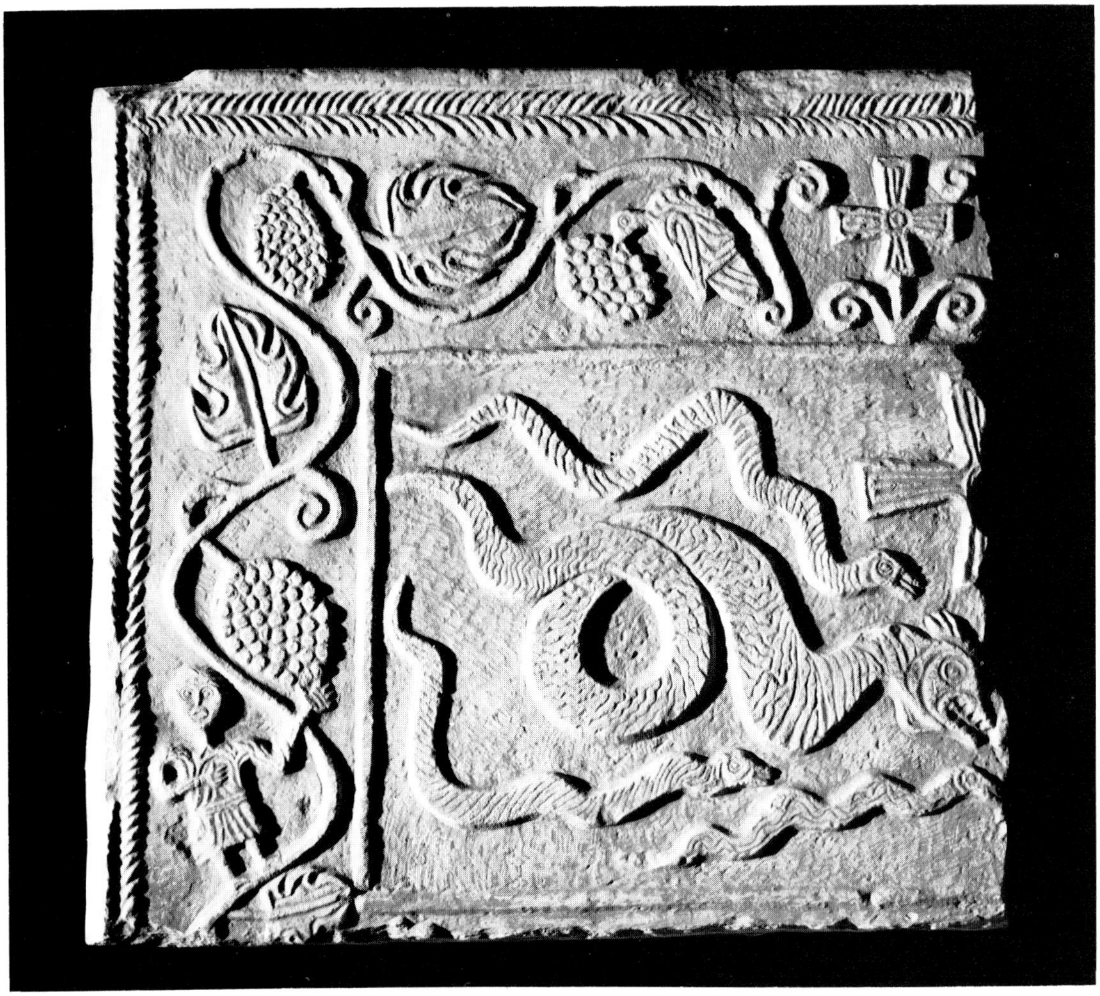

199 Cividale, Dommuseum

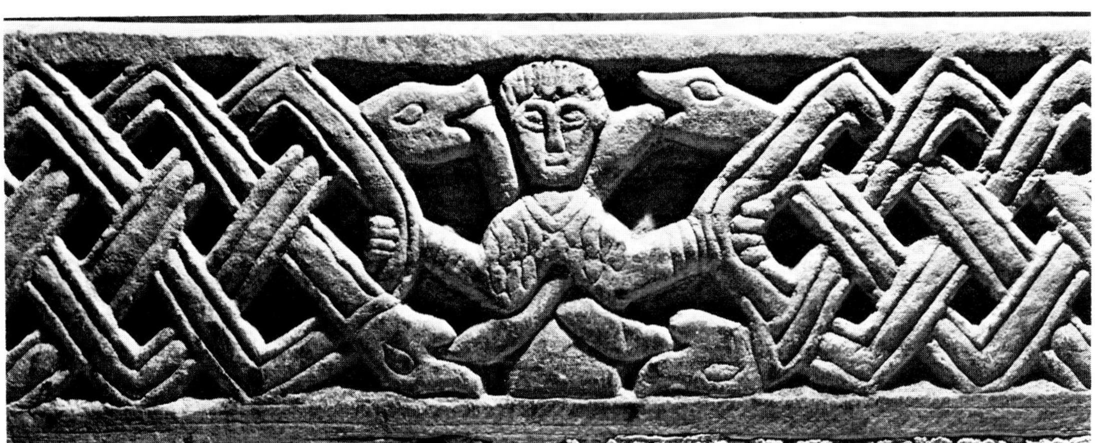

 200 Aquileia, Dom

Auf den Chorschrankenplatten von *Aquileia* zeigen sich Flechtbänder als Schlangen, die sich in den eigenen Schwanz beißen. Auf einer Chorschrankenplatte von S. Maria in Trastevere in *Rom* ist hoch oben eine Schlange, die von der Seite des Todesbaumes dem Kopf eines Pfauen zustrebt (Bild bei KAYSER a.a.O.). Im Museum von *Ferrara* findet sich ein langobardisches Antependium mit einer Schlange und anderen Tieren vor einem Lebensbaum (Zeichnung bei SCHAFFRAN a.a.O.). Auf einem Plattenfragment in *Cividale* (Dommuseum, Bild 199) sehen wir Schlangen, die zu einem Kreuze kriechen und sich anbetend verneigen, in einer Gebärde, die derjenigen der Schlange von Gussago gleicht. Und auf einer Treppenstufe der Kathedra im Dom zu *Aquileia* (Bild 200) wird ein ganz einzigartiges Motiv dargestellt. An genau der gleichen Stelle, wo jetzt der Patriarchenstuhl über der Krypta steht, befand sich zur Zeit der Römer ein dem Merkur geweihter Tempel. Und nun sehen wir in der Mitte der Stufe ein Wesen, durch dessen Leib so etwas wie ein Merkurstab dringt. Es hält mit kräftig ausgebildeten Armen, von der Mitte aus, links und rechts je ein Viererflechtband mit Schlangenköpfen; aus den geöffneten Mäulern der Tiere dringt der heilende, merkuriale Strom, oder aber, die Schlangen nähren sich selber davon!

Die rechte Seite der Platte von Gussago wird durch ein eckiges Flechtband, die linke durch eine runde Form, einen laufenden Doppelachter begrenzt.

Links von der Platte ist noch eine Schmalseite des ehemaligen Sarkophags zu sehen (Bild 201). Ein großer, in rhythmischen Strahlen strömender, sonnenhafter Umkreis beherrscht die Fläche. Kleine und große Sonnenrosetten deuten auf einen kosmischen Raum, Pfauen und andere Vögel (Bild 202) speisen von dem Lebensstrom. Sonnen sind auch ins Innere des Kreises eingedrungen; ein Tier mit Löwenmähne, gebannt, mit eingezogenem Schwanz, leckt ehrfürchtig an einer Weintraube, die aus dem Kreise wächst.

MARIO BROZZI und AMELIO TAGLIAFERRI[1] datieren das Kunstwerk ins 8. Jahrhundert; es ist zur Zeit König AISTULFS, also zwischen 749 und 756 entstanden.

Mit der Platte von *Gussago* zeigen wir ein wohl noch weitgehend unbekanntes Meisterwerk langobardischer Kunst zum ersten Mal einem weiteren Kreise. Sie gibt ein Beispiel dafür, wie sich aus dem Grundimpuls des Flechtbandes auch das figürliche Gestalten entwickelt hat. Wir wollen in diesem Zusammenhang wenigstens die bedeutendsten der figürlichen Werke langobardischer Kunst noch erwähnen; ein ausführliches Eingehen darauf würde den Rahmen der Aufgabe dieses Buches überschreiten. Wir weisen hin auf den Pemmo-Altar (734–737) in *Cividale*[2], die Sigvalt-Platte[2] in Cividale, auf die Evangelisten-Tiere von Cividale[2] und *Cimitile*[2], die Pfauenplatte von S. Maria in Trastevere, *Rom*[2], den Theodota-Sarkophag in *Pavia* (mit stark östlichem Einschlag) und auf das Jagdrelief von *Cività Castellana*.

Die primäre Gestalt, der Ursprung alles weiteren, ist aber das Flechtband, die reine Form, nicht die figürliche Darstellung. Interessieren mag in dem Zusammenhang noch, daß in älteren Zeiten die Bezeichnungen »Form« und »Figur« in vertauschter Weise gebraucht wurden. Noch GIRALDUS CAMBRENSIS (a.a.O.) braucht »forma« dort, wo wir »figürliche Darstellung« sagen würden, »figura« hingegen braucht er für die Gebilde der »ars lineandi«. Die reinen Formen sind für ihn »Figuren«; figürliche Darstellungen aber sind sekundäre, äußere »Formen«.

[1] M. Brozzi, A. Tagliaferri, Le sculture barbariche di S. Maria Assunta, Gussago.

[2] Bilder bei Kayser a.a.O.

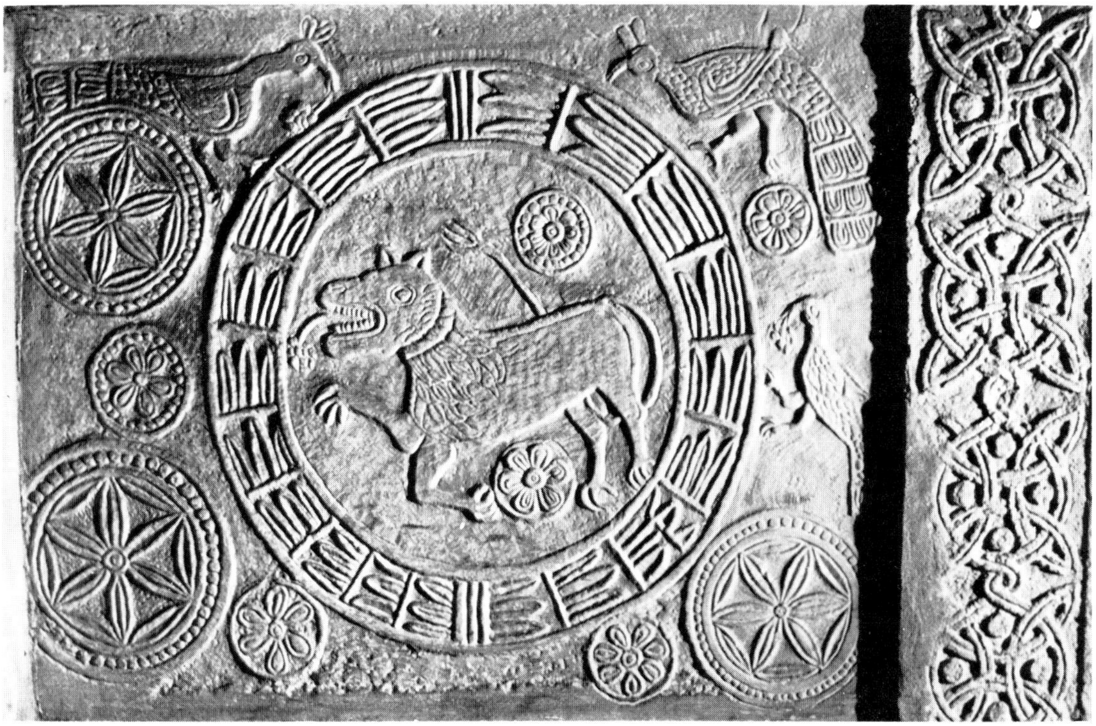

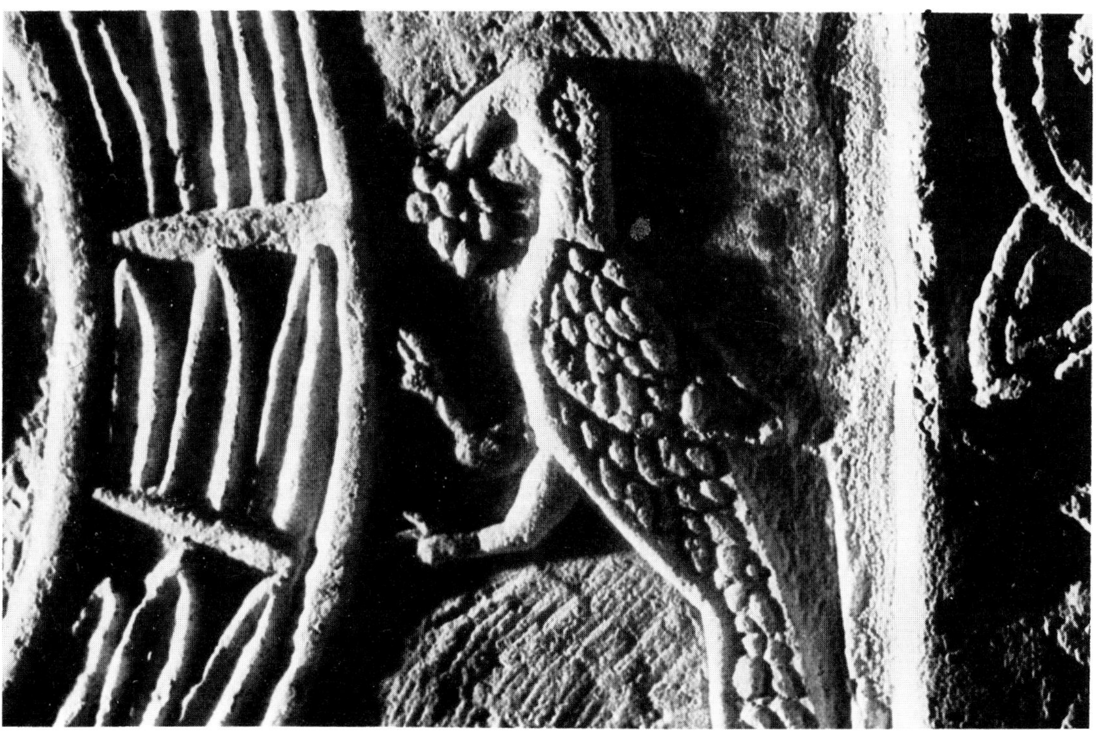

 201, 202 Gussago, S. Maria Assunta

11.4 Cellole

Eine der reichsten und eigentümlichsten Fundstätten langobardischer Flechtbandkunst ist die kleine Pfarrkirche von *Cellole*, die etwa dreieinhalb Kilometer von *S. Gimignano* entfernt auf einer wunderschönen Hügelterrasse liegt.

Im Westen der Kirche erhebt sich der Hügel bis zu einer kleinen Kuppe. Von dort oben sieht man die Kirche zwischen Ölbäumen in einem dunklen Zypressenhain und über sie hinweg in der Ferne das vieltürmige S. Gimignano. Der Rundblick zu den strengen Horizontlinien der Toscana ist eindrucksvoll; auf der verlassenen Hügelkuppe liegen zwischen Ginster und Macchia Haufen von alten Steinen, die noch zu einem kleinen Teil Spuren einer Bearbeitung zeigen.

Der Kirche ist ein Pfarrhof angegliedert; man sieht, wie der Pfarrer selbst seinen Garten bearbeitet, sein Geflügel füttert.

Ein Rundgang um die Kirche führt zu einem Olivengarten. Von dort sieht man die Apsis und bemerkt mit Staunen, daß in die alte, vielgeflickte Mauer offensichtlich Spolien herrlicher Flechtbandsteine eingemauert sind: ein Gesimse mit Sonnenrosetten, darüber einige Sockel und Kapitelle, in der Höhe verschiedene Tympana. Offenbar war die Apsis einst mit einer Säulengalerie und mit Blendarkaden geschmückt gewesen.

Ein Rest einer solchen Arkade ist links noch zu sehen (Bild 203), sie überwölbte ein Tympanon, in welchem wir Flechtbänder finden, die uns sofort in hohem Maße faszinieren: es sind Formen, die nicht mehr nur dem ostinaten Rhythmus der einfachen Flechtbänder folgen, sondern die sich frei zu melodisch verschlungenen Motiven entfalten. Beim Zeichnen kommt das Melos zum inneren Klingen.

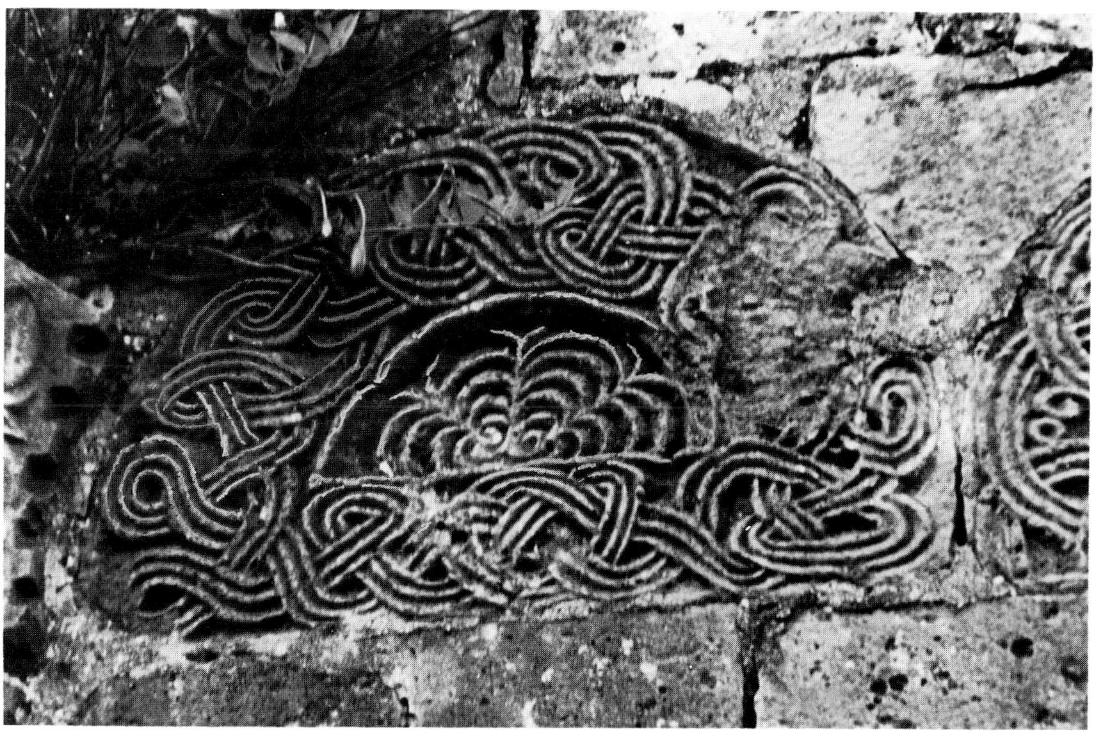

203 CELLOLE, Pfarrkirche

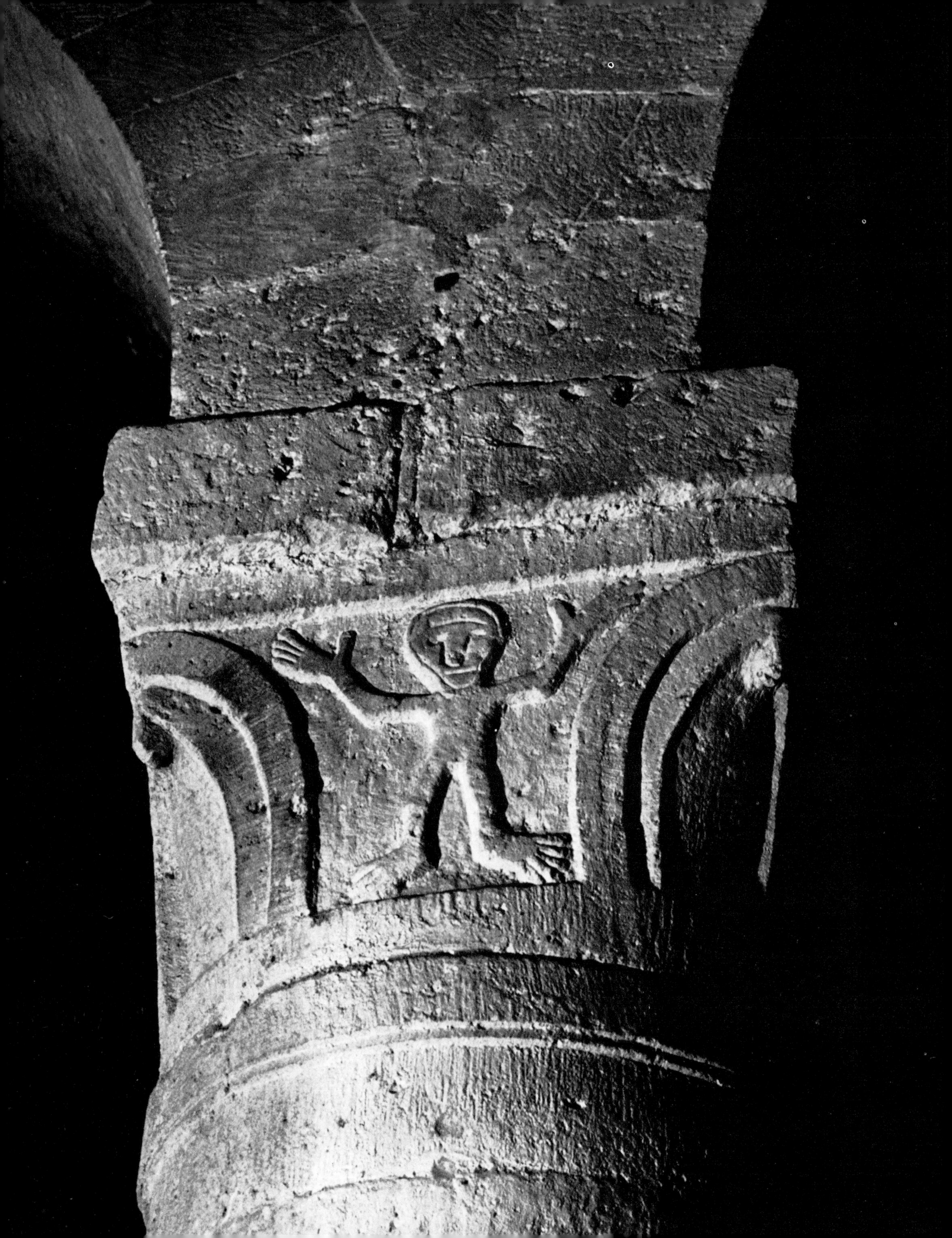

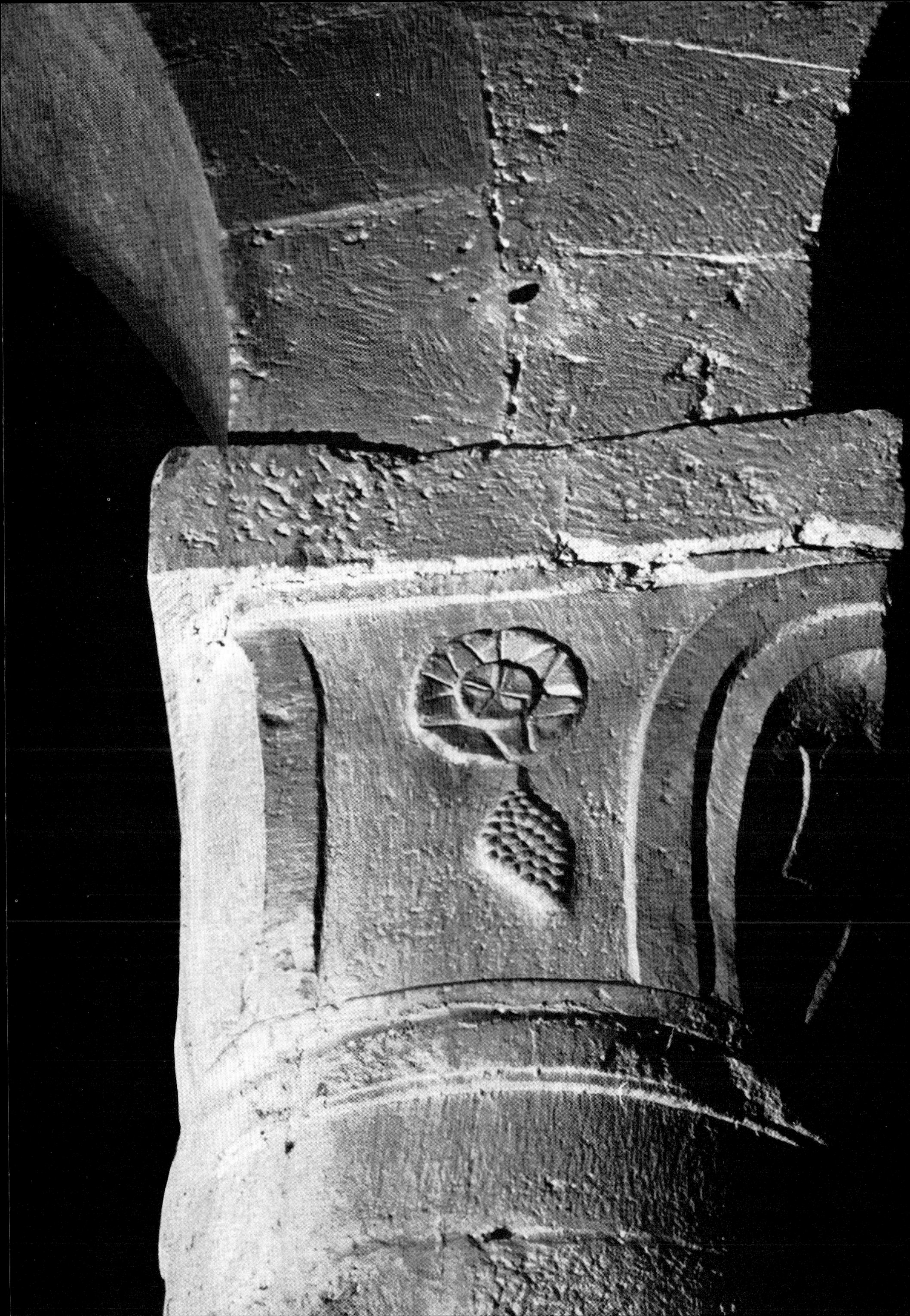

Über dem Eingang zur Kirche wölbt sich ein Biforium mit einem Flechtband. Rechts an der Fassade ist ein urtümlich wirkender Kopf eingemauert.[1]

Der einfache dreischiffige Innenraum mit offener Balkendecke nimmt einen sofort gefangen. Gedrungene, aus Travertin aufgemauerte Rundpfeiler sind durch harmonische Bögen verbunden; die Seitenschiffe sind wenig niedriger als das Mittelschiff.

Zwei Kapitelle tragen archaisch wirkende Reliefs langobardischen Stils: ein Orant (Bild 204), ein Betender, mit erhobenen Armen, den Kopf in der typisch langobardischen Art ausgeführt; die Gestalt expressiv, nicht äußerlich bildhaft: festes Stehen auf der Erde mit dementsprechend kräftig ausgebildeten Füßen; große Hände streben empfangend in die Höhe. Auf dem zweiten Kapitell (Bild 205): ein Motiv, wie es einfacher, lapidarer (»steinhafter«), ausdruckskräftiger nicht geschaffen werden könnte: Aus einer Sonnenrosette wächst eine Weintraube erdwärts, Sonnenkräfte senden das Christentum zur Erde.

Langsam kommt aus dem Dunkel der Apsis ein unfaßbarer Reichtum von Flechtbandkunst zur Erscheinung. Eine geschickt angebrachte indirekte Beleuchtung kann man sich vom Kustoden erbitten.

Das ganze Apsishalbrund ist durch eine Blendarkadenreihe gegliedert. Ähnlich wie an der Außenseite sind die Tympana reich geschmückt. Darunter bemerkt man die Reste einer Säulenreihe mit Kapitellen. Viele der Formen, z.B. die pflanzenrankenähnlichen Spiralbänder, sehen relativ jünger aus; die Flechtbänder aber tragen den Duktus und die Dynamik bester langobardischer Arbeit des 8. Jahrhunderts (Bild 206). Sie sind ganz offensichtlich Spolien aus einem früheren Bau, ergänzt durch Formen einer späteren Zeit.

Das Erstaunlichste, wahrhaft Einzigartige aber sind die Flechtbandsteine des Frieses über den Arkaden (Bild 207). Ähnlich wie auf dem einen Tympanon der Außenseite, sind hier die Flechtbänder ganz frei geführt; jeder Stein ist eine eigene musikalisch bewegte Komposition.

Wie nirgends sonst kann man hier, wenn das Licht leicht über die helldunkle Oberfläche des Steines fließt, in erhöhter Intensität und Steigerung all das empfinden, was wir über den Ursprung, den Quellgrund, das spirituelle Wesen und die Formensprache der Flechtbänder in den vergangenen Kapiteln angedeutet, aufgebaut und selber erübt haben. Der Stein enthüllt sein Geheimnis, unter der Führung des meisterlichen Meißels wurde er zum »klingenden Stein«, zur Offenbarung der »Schöpfergewalt der Engelchöre«, zur Opfergabe an die göttliche Welt. Die Formen von Cellole müssen nahe dem Mysterienursprung dieses Kunstimpulses entstanden sein; sie können nicht jünger sein als aus dem 8. Jahrhundert.

Das nachzeichnende Vertiefen in die einzelnen Motive kann zu einem fruchtbaren Übungswege werden.

Das erste (Bild 208, fig. 74) zeigt einen Doppelknoten, der in zwei laufenden Achtern weitergeführt wird, in einer spitzen Form sich weitet und in einem zweiten, spitzen Doppelknoten zur Ruhe kommt. Welch herrliche zur Mitte führende Harmonie zwischen bewegender, heilender, nährender, bannender Kraft!

Ein nächster Stein (Bild 209, fig. 75) zeigt einen deutlichen motivischen Aufbau von links nach rechts: das erste, noch ganz einfache Motiv erfährt eine Steigerung durch das zweite, im dritten wird ein Knoten angelegt und nach einer schwungvollen Kreisschlinge schürzt sich der Knoten im vierten Motiv und klingt aus in zwei kleinen Spiralen.

[1] keltischer Herkunft (nach einer mündlichen Mitteilung von Prof. Henry Schaefer-Simmern).

 ◁ 204, 205 CELLOLE, Pfarrkirche

206 CELLOLE, Pfarrkirche

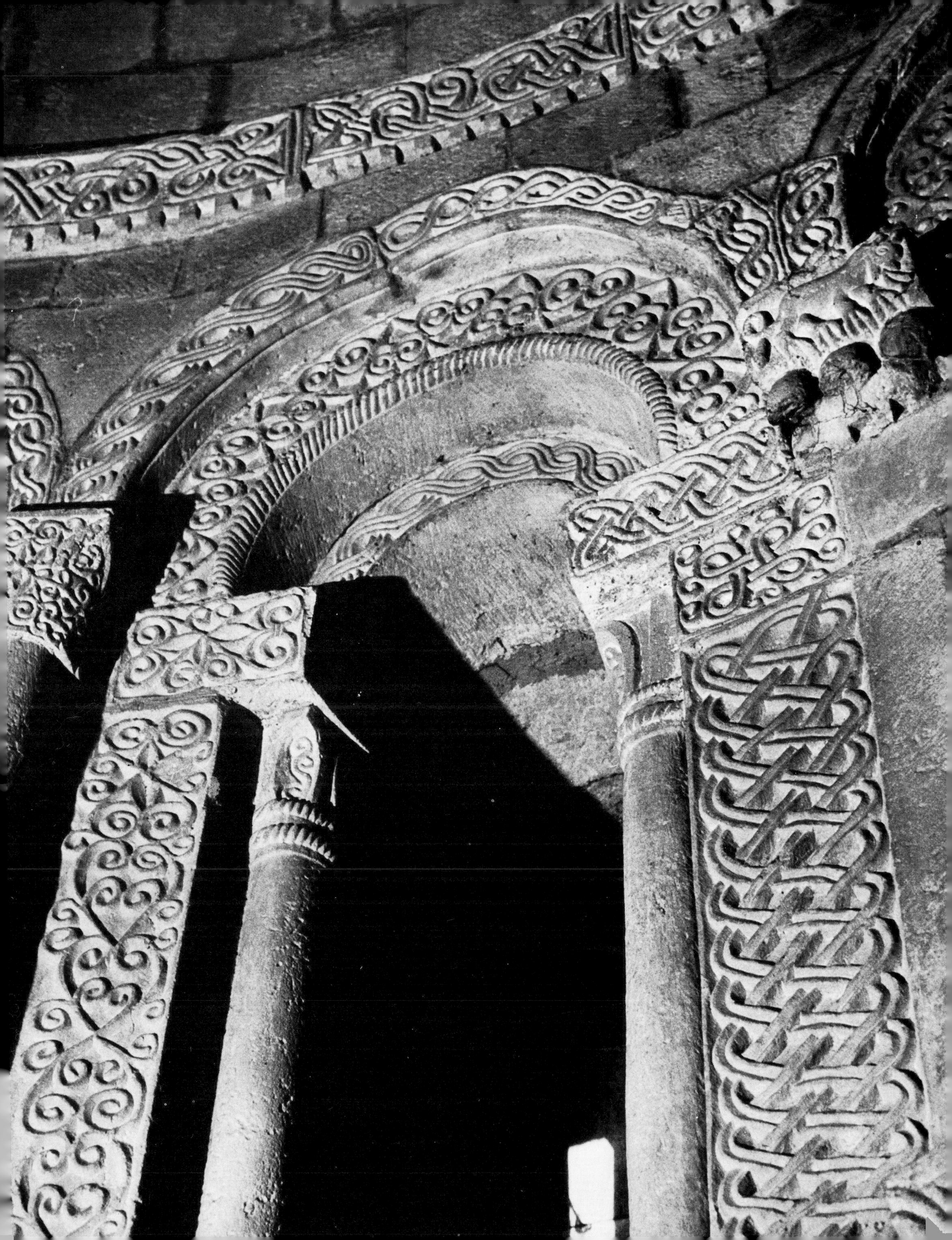

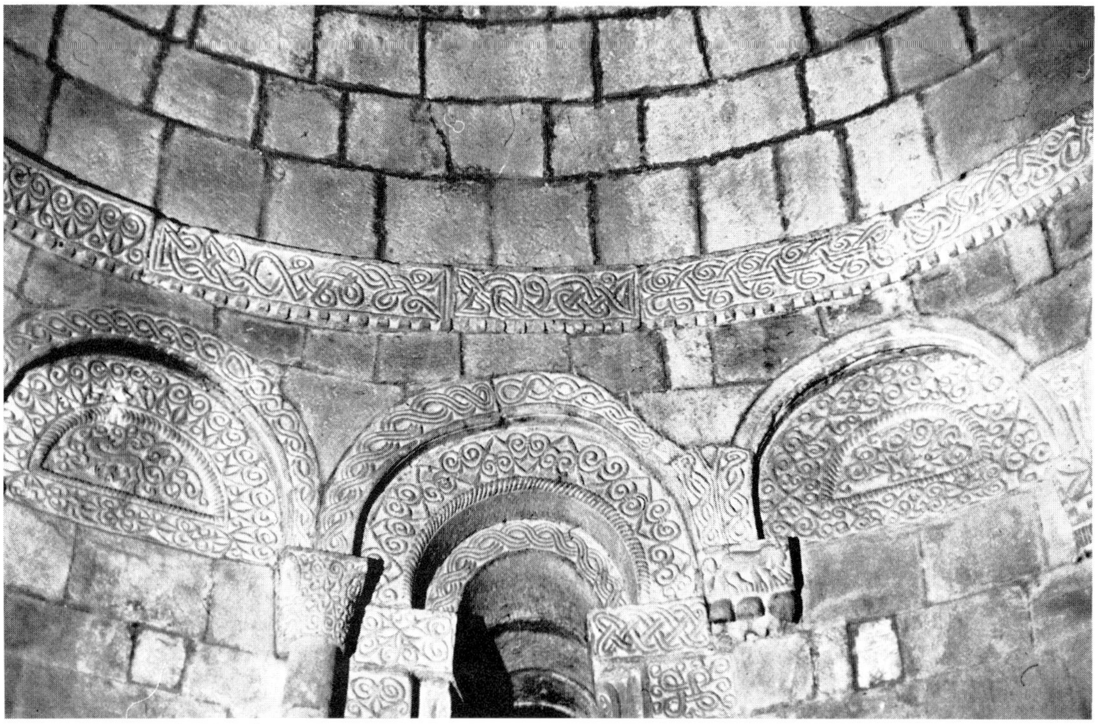

207 Cellole, Pfarrkirche

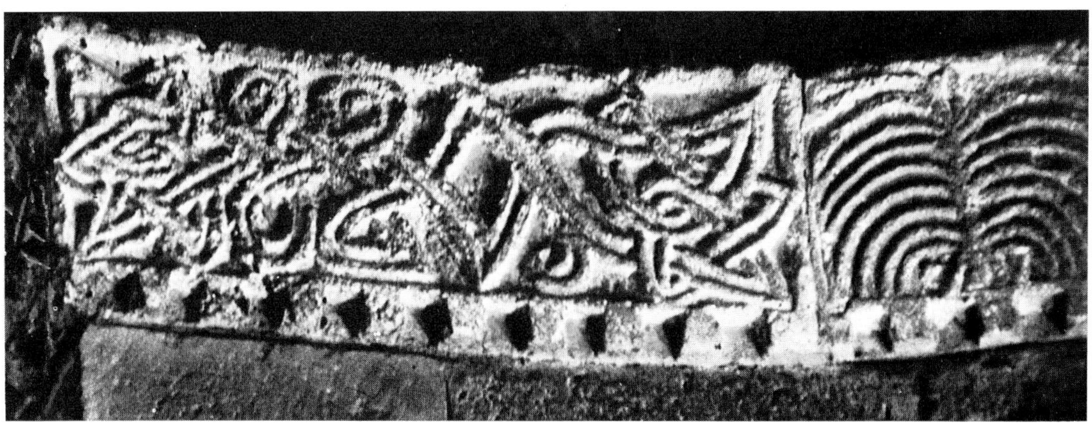

208 Cellole, Pfarrkirche

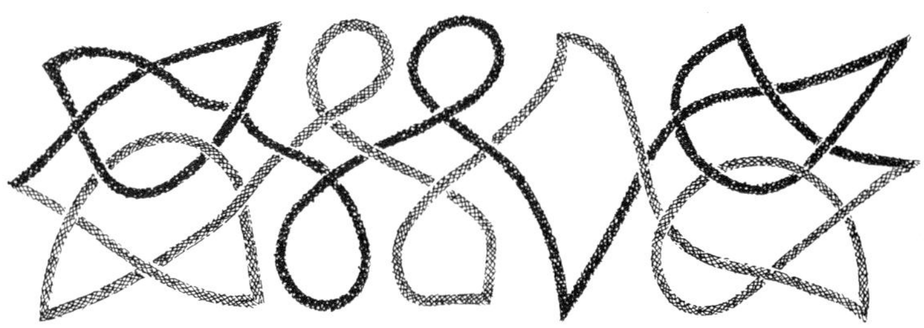

 fig. 74

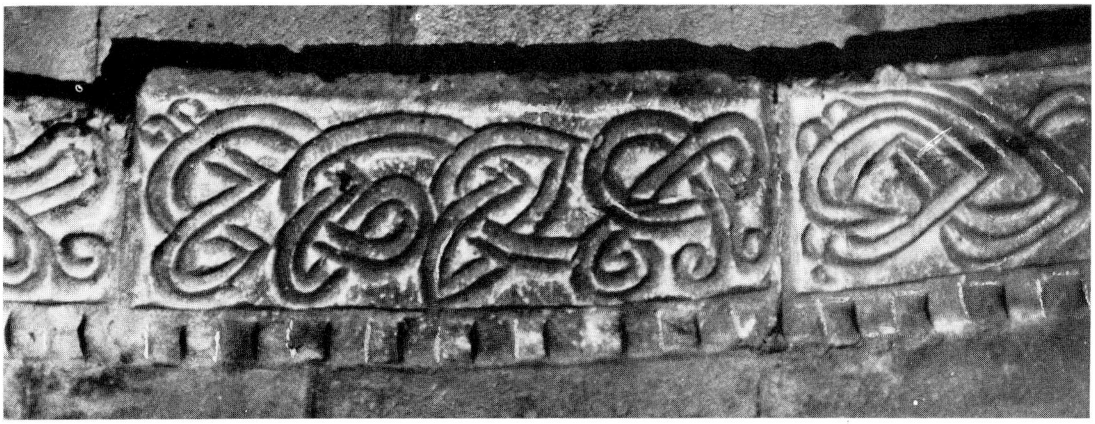

209 CELLOLE, Pfarrkirche

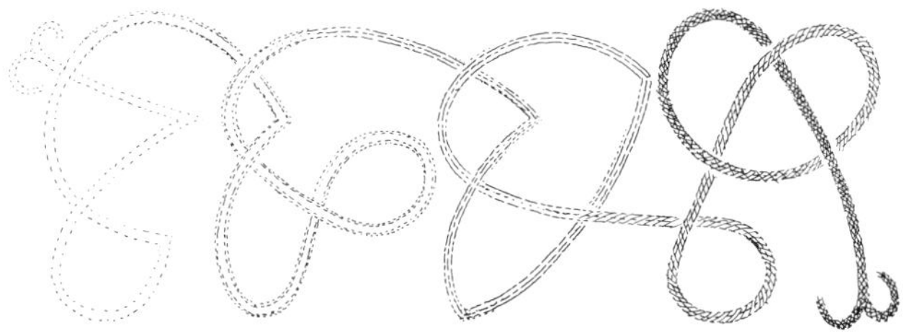

fig. 75

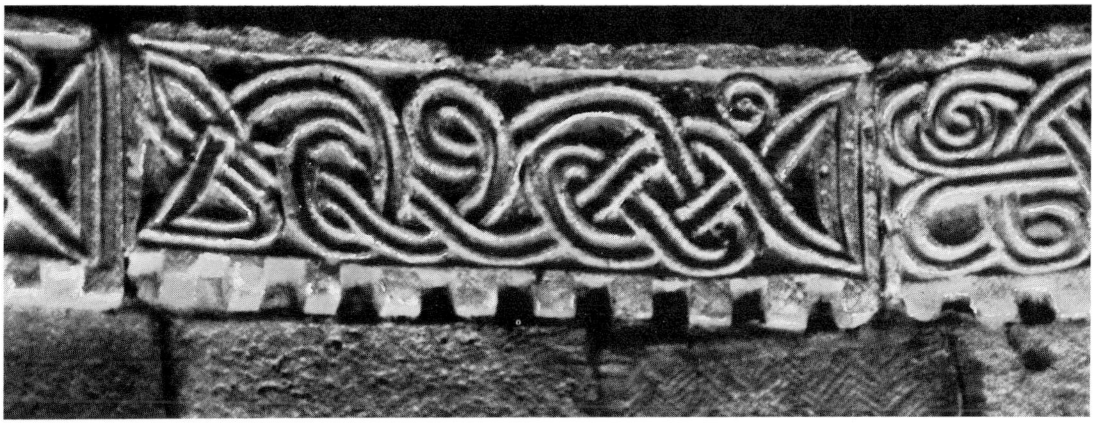

210 CELLOLE, Pfarrkirche

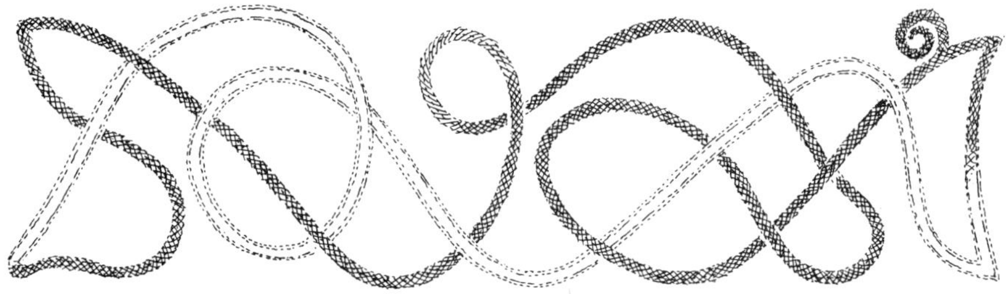

fig. 76

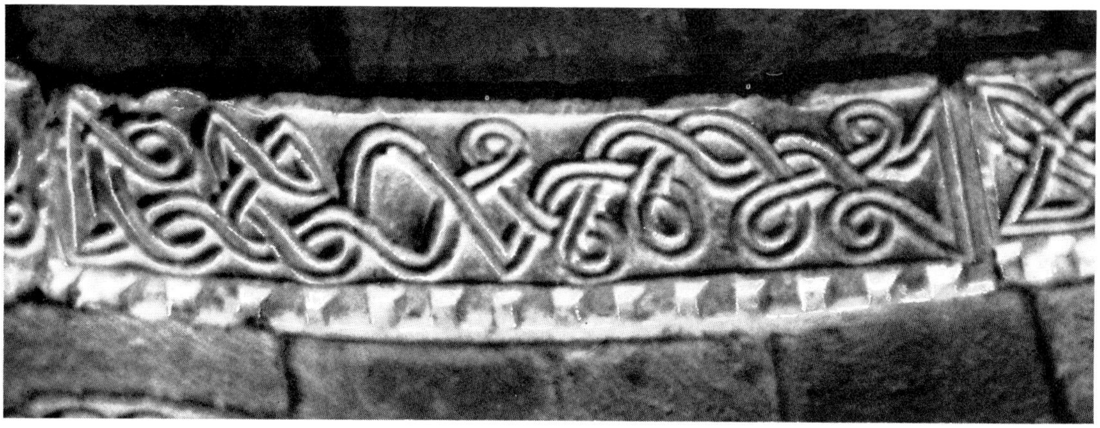

211 CELLOLE, Pfarrkirche

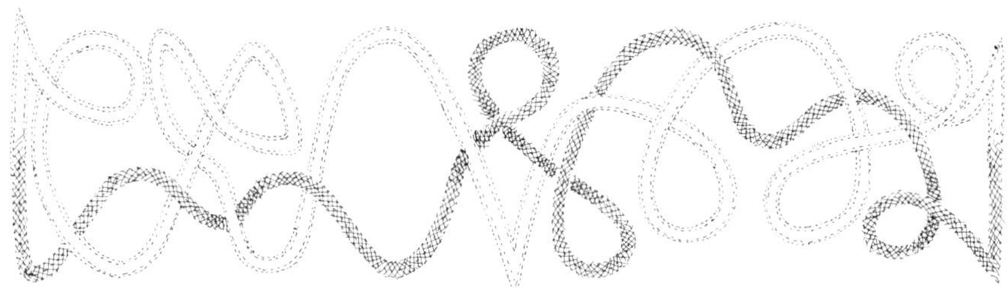

fig. 77

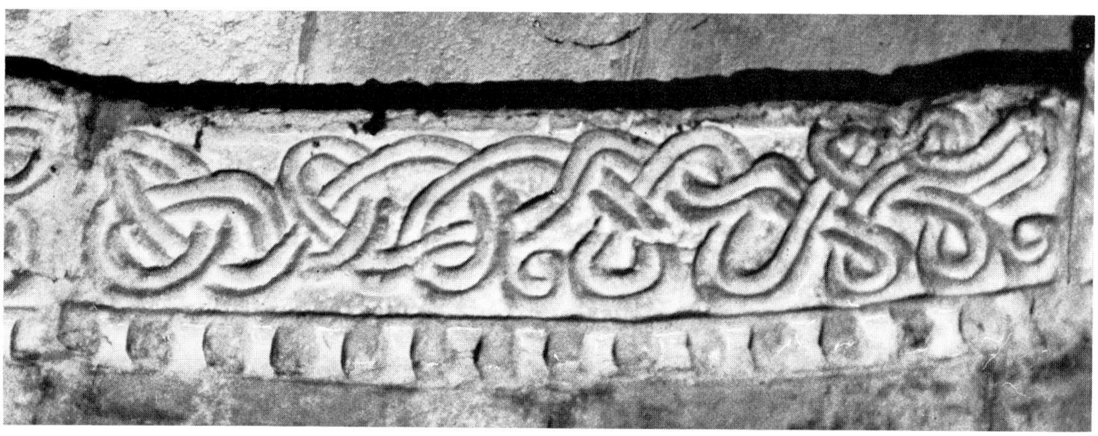

212 ORTA, Insel S. Giulio

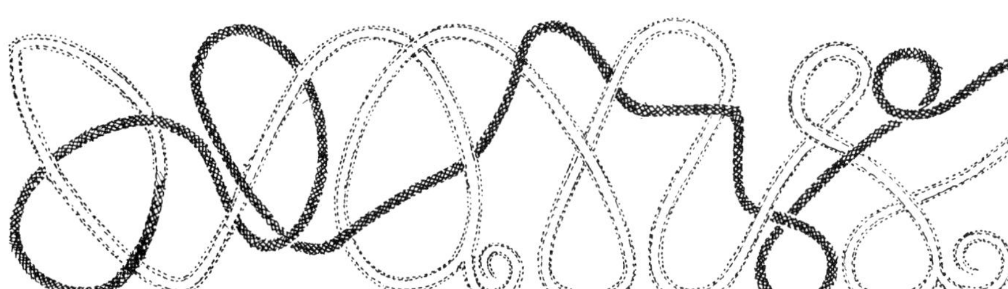

 fig. 78

Die drei nächsten Steine (Bild 210, fig. 76, 211, fig. 77, 212, fig. 78) sind in ihren Motiven, jedes in eigener Weise, deutlich zweistimmig, kontrapunktisch aufgebaut.
Wir meinen, hier in Cellole einen Höhepunkt der mittelalterlichen Flechtbandkunst gefunden zu haben. In diesen »klingenden Steinen« wird in unübertrefflicher Weise die Tendenz des langobardischen Stils wahrnehmbar, das »kosmische Modell« (das Flechtband) erst dynamisch zu bewegen und dann zur freien Form, zur Anlage der »Individualkraft« zu führen.
Im Vergleich dazu sind die irischen Flechtbänder gleichsam noch kosmischer, zum Teil auch ungleich komplizierter, aber nicht von Ich-Kraft durchströmt; den nordischen Formen spürt man an, daß sie mit ihren Tiergeflechten den entschiedenen Schritt ins Christliche noch nicht vollzogen haben; die byzantinischen und gar die arabischen Ornamente aber sind im toten Formenkanon, in ewiger Wiederholung des Gleichen erstorben.
Die Apsis von Cellole vermittelt einen unvergeßlichen Eindruck, eine vielfältige Einheit der musikalischen Wirkung und damit eine Ahnung dessen, was einst eine wirklich langobardische Kirche gewesen sein mag; sie ist in Italien von keinem anderen Beispiel übertroffen.
Nach mehreren Inschriften ist die Apsis wohl um 1190 (oder 1193) erbaut, die ganze Kirche um 1238 geweiht worden.
Wie sind diese einzigartigen Kunstwerke nach dem abgelegenen Cellole gekommen?
Der kleine Ort war nicht immer so abgelegen. Vor noch nicht langer Zeit entdeckte man ausgedehnte Nekropolen, die davon zeugen, daß die Gegend von den Etruskern besiedelt gewesen war.
Nach dem Einzug der Langobarden wurde von ihnen eine neue Straße gebaut, welche die Urbs Regia, die Königsstadt *Ticinum* (Pavia) mit der alten Kaiserstadt *Rom* verband, die Via Sancti Petri (später Via Francigena).[1] Diese war der Weg, welcher die langobardischen Könige, aber auch die Heere der späteren Könige und Kaiser nach Rom führte.
An dieser wichtigsten Straße des Mittelalters lag Cellole. Sie führte über *S. Gimignano* nach *Siena* und *Rom* im Süden und nach Norden über *S. Miniato al Tedesco, Lucca* und über den Cisa-Paß nach *Pavia.*
Die lokale Tradition berichtet von einer älteren Kirche, die von einem König als Michaelskirche gestiftet worden sei. Später hätte man aus den Bauteilen dieser Kirche, soweit sie noch vorhanden waren, ein Stück weiter unten im 12. Jahrhundert eine neue, die jetzige Kirche aufgebaut. Eine zweite Version: Auf dem Hügel oben hätte ein »tempio pagano«, ein heidnischer Tempel, gestanden (dabei heißt heute noch in Italien »heidnisch« alles, was nicht katholisch ist; es könnte also eine arianische Kirche gewesen sein). In der jetzigen Kirche seien viele Teile dieses Baues mitverwendet worden. In der heutigen Kirche von Cellole findet man eine schwer zu entziffernde Inschrift an einer Seitenwand.[2] Man liest: REMOTA FUIT H(aec) PLEBIS MCXCIII. Im Gegensatz zu SALVINI[2] und auch zur Theorie von SALMI[3] wagen wir folgende Deutung, die uns sehr nahezuliegen scheint: Die Pfarrkirche (Plebis, italienisch Pieve) wurde 1193 hierher verlegt (»remota«).
Das würde heißen – diesen Vorschlag geben wir, aus allem was wir in Cellole gesehen haben und was wir von der Kirche wissen, als Hypothese zu bedenken –, daß sie im 8. Jahrhundert von einem langobardischen König als Michaelskirche gestiftet und von besten Meistern von Comacina oben auf dem Hügel gebaut worden ist. Als Stifter kommt am ehesten RATCHIS in Frage, der auf seinem Romzug 749 bei Cellole vorbeizog, bevor er über Abbadia S. Salvatore nach S. Elia und zum Soracte kam (seine drei Stiftungen). Um 1193 (oder 1190, nach einer anderen Lesart) wären die wesentlichsten Teile dieser Kirche (die vielleicht in Trümmern lag oder weitgehend zerfallen war) aufgenommen

[1] Siehe 3. Kapitel, und Werner Goez, Von Pavia nach Rom, Köln 1973.
[2] Roberto Salvini, Toscana, München 1973.
[3] Mario Salmi, Romanische Kirchen in der Toscana, Nürnberg 1961.

worden; die Kirche wurde verlegt (remota) und ein wenig tiefer am Hang, unter Ergänzung fehlender Stücke, so aufgebaut, daß durch die vielen Spolien der nahezu einheitliche und mächtige Eindruck einer langobardischen Kirche in romanischem Gewand entstand.
Im beharrlichen Üben mit den Motiven von Cellole beginnt man einen Schulungsweg zu sehen, der von den mittelalterlichen Motiven bis zu einem freien Handhaben der Formenkunst führen kann, einer schöpferischen Freiheit, die in Verantwortung gegenüber den spirituellen Gesetzen schafft und bildet.

11.5 Orta S. Giulio

Auf die Insel *San Giulio* im Orta-See, auf das großartige Kunstwerk der Kanzel, die in der Kirche zu finden ist, haben wir schon mehrfach aufmerksam gemacht. Wir zeigten das aufschlußreiche Motiv, das uns den Ursprung der Flechtbänder entsiegelt (Bild 67).
Diese Kanzel wurde im ersten Viertel des 12. Jahrhunderts von einem Meister aus Comacina geschaffen, dem anonymen »Meister der Kanzel von Orta«. Sie gehört der Zeit der Romanik an, ist aber ein besonders eindrückliches Zeugnis dafür, daß die romanische Kunst wesentliche Impulse von den Langobarden empfangen hat. Nicht nur im Formalen weist sie auf den Mutterboden zurück, auf dem sie gewachsen ist; noch mehr aber zeigt sie auf, wie der langobardische Kunst- und Kulturimpuls, sich verwandelnd und erweiternd, fortwirkte und weit in die Zukunft weist. Wir wollen versuchen, das im folgenden verständlich zu machen.

213, 214 Orta, S. Giulio

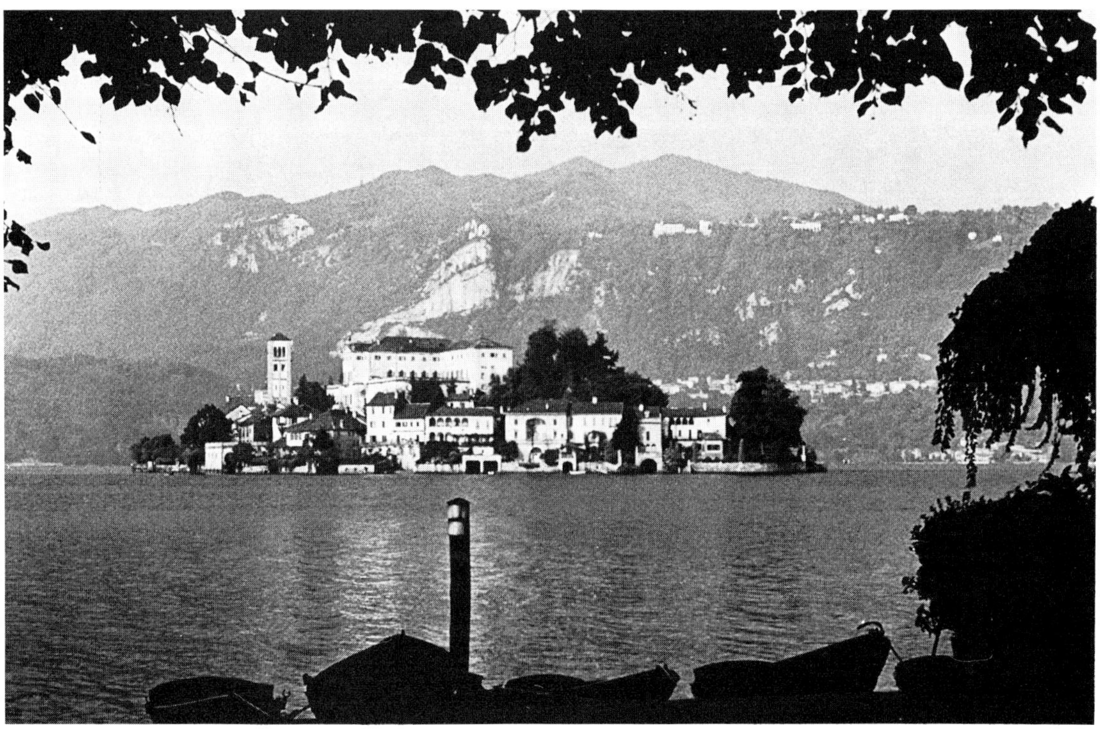

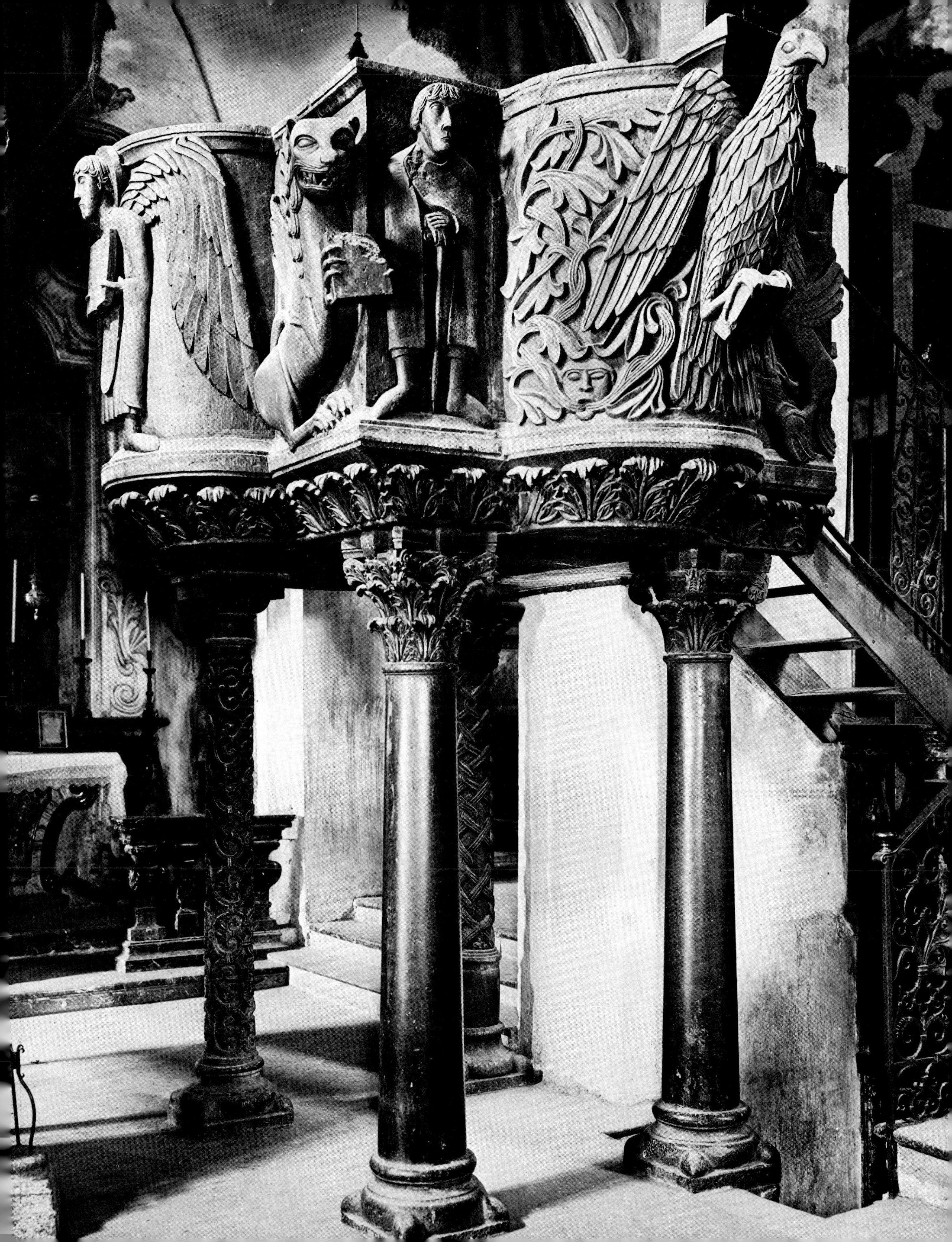

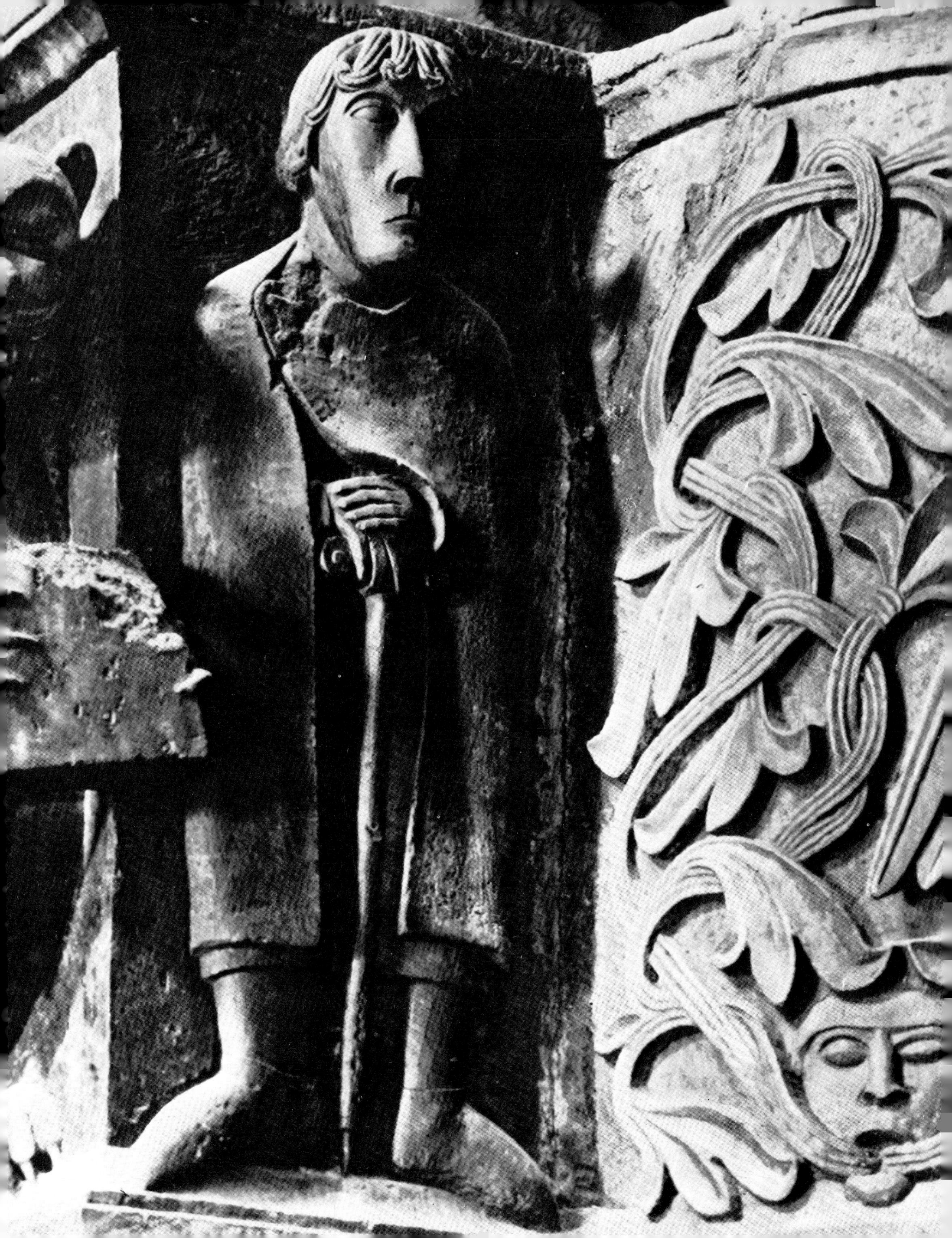

Der Orta-See, der römische Cusio, hat, wie jeder der oberitalienischen Seen, seinen ganz eigenen Charakter. Er ist nach Süden zu abgeschlossen, hohe Berge umgeben ihn. Die Tannen an seinen Ufern, die Nähe hoher Schneegipfel zusammen mit südlichem Pflanzenwuchs und südlichem Himmelsblau tauchen ihn in eine besondere Stimmung, die unvergeßlich und unverwechselbar ist. Marie Steiner nannte ihn den schönsten Alpensee Italiens, sie hat ihm ein Gedicht und einen Aufsatz gewidmet.[1]

Auf der Insel liegt der heilige Julius, San Giulio, begraben. Von der Insel Ägina in Griechenland kommend, hatte der christliche Glaubensbote 99 Kirchen gegründet; die hundertste baute er auf der kleinen Insel im Orta-See, von der er zuvor – wie die Legende eindrucksvoll erzählt – alle Ungeheuer, Drachen und wilden Tiere vertrieben hatte.

Von dem kleinen Uferstädtchen *Orta,* mit seinem schönen »Broletto«, dem typisch lombardischen Gemeindehaus, setzt man auf einer Barke zur Insel über (Bild 213). Sie ist heute völlig überbaut, aber die romanische Kirche S. Giulio mit ihrem schönen Campanile vermag ihr immer noch einen besonderen Akzent zu geben, obwohl das große, ehemals päpstliche Priesterseminar, das sich an der Stelle der alten Herzogsburg erhebt, die Insel beinahe erdrückt.

Im Innern der Kirche wird man sogleich gefesselt von der großen schwarzen Kanzel (Bild 214), die den barocken Umbau der romanischen Kirche fast vergessen läßt. Der dunkle Serpentin von *Oira* schimmert mit grünlichen Schatten. Sie erhebt sich auf vier Säulen, von denen zwei ornamentiert sind, eine davon mit Flechtbändern.

Die fast vollplastischen Figuren der Kanzel sind von elementarer, hinreißender Ausdruckskraft. Man sieht zunächst die gewaltigen, geflügelten Symbole der vier Evangelisten, den Adler des Johannes, den Löwen des Markus, den Engel des Matthäus und den Stier des Lukas. Auf der hinteren Seite wird ein gazellenartiges Tier von einem bösen Ungeheuer bedrängt, und ein kentaurischer Schütze spannt seinen Bogen. Auf der Vorderseite, neben dem Adler, besiegt ein Greif, Symbol Christi, ein Krokodil.

Und nun kommt das Überraschendste: Inmitten dieser Szenen aus übersinnlichen Bereichen, den Evangelisten beigesellt, ja sogar ganz vorne neben den Adler gestellt, dicht beim »Ursprung des Wortes«, im Zusammenklang der Kampfszene des Greifen gegen das Krokodil, steht eine menschliche Figur.

Streng und hoheitsvoll blickt sie, auf einen Stab gestützt, in die gleiche Richtung wie Adler und Löwe. Es muß ein ganz besonderer, hochbedeutender Mensch gewesen sein, dem der »Meister von der Kanzel« ein dermaßen erhabenes Denkmal gesetzt hat.

Der hl. Julius kann es nicht sein, wie einige Autoren annahmen[2]; er trägt keinen Nimbus um das Haupt, wie beispielsweise der Engel des Matthäus, und gleicht auch sonst nicht dem ikonographisch geläufigen Typus des Heiligen.

Beatrice Canestro Chiovenda[3] hat nach gründlichen Untersuchungen nachgewiesen, daß diese Figur unzweifelhaft Wilhelm von Volpiano darstellt (Bild 215).

Wer war dieser Wilhelm von Volpiano?

In der Tat ist Wilhelm von Volpiano mit der Geschichte dieser Insel, und damit auch mit dem ganzen langobardischen Kunst- und Kulturimpuls, auf das innigste verbunden.

[1] Marie Steiner, Erinnerungen, Dornach 1949.

[2] J. Croset-Mouchet, Histoire de St. Guillaume d'Ivrée, de la famille d'Ardoin, roi d'Italie, Turin 1859; R. Verdina, San Giulio, la Basilica insigne del Lago d'Orta, Novara 1951.

[3] Beatrice Canestro Chiovenda, L'ambone dell' isola di S. Giulio, Rom 1955; L'isola di San Giulio, Como 1963.

215 Orta, S. Giulio (Wilhelm von Volpiano)

Schon zur Zeit des langobardischen Einzugs muß die Insel eine besondere Bedeutung gehabt haben; sie wurde der Sitz eines Herzogs, in auffallendem Gegensatz zu allen anderen Herzogtümern, die ausnahmslos größere Städte – *Turin, Mailand, Brescia, Verona, Spoleto, Benevent* u.a. – als Zentren hatten.

Durch Paulus Diaconus[1] kennen wir das tragische Schicksal des Herzogs Minulf. Durch Verrat hatte Minulf die Simplonstraße nicht verteidigt, und so gelang es dem Angreifer Audoald, dem Heerführer des Frankenkönigs Childebert, in die Poebene vorzudringen. »In diesen Tagen ließ König Agilulf Minulf, den Herzog von der Insel des heiligen Julius, töten, weil er sich verräterischerweise den Herzogen der Franken ergeben hatte« (Paulus Diaconus). 1697 fand man einen kleinen Sarkophag mit der Inschrift »MEINUL«, der einen abgehauenen Kopf enthielt. Die denkwürdige Steintruhe steht heute in der Juliuskirche.

Durch die vereinte Anstrengung von Papst und künftigem Kaiser war es den Franken gelungen, das langobardische Reich 774 zu Fall zu bringen und an sich zu reißen. Gegenüber der ganz neuen, in die Zukunft weisenden Potenz einer werdenden Individualkraft, die durch Kunst und Kultur der Langobarden angelegt worden war, erwies sich die sogenannte »karolingische Renaissance« als retardierende Kraft. Im 10. Jahrhundert aber erlosch das karolingische Kaisertum, und die römische Kirche lag in dem allen Historikern bekannten grausigen Zerfall, in dem die verkommenen Geschlechter des römischen Stadtadels die Würde des Stuhles Petri in einen unbeschreiblichen Sumpf zogen.

Nun regte sich die nie besiegte geistige Kraft des nunmehr italianisierten Langobardentums aufs neue. »Der Geist erkämpft sich seinen Platz neben Schwert und Gebet, der Vorzug des Geistes neben dem der Geburt. Darin liegt der feine Unterschied zwischen Mittelalter und dem, was innerlich über dem Mittelalter steht.[2] An den langobardischen Hochschulen erheben bedeutende Geister wie Gunzo von Novara, Leo von Vercelli, Atto von Vercelli, Liutprand von Cremona ihre Stimme.[3]

Sie streben ein langobardisches Imperium an, das sich gemäß den Prinzipien der altrömisch-servianischen Republik aufbauen soll. Aber auch der langobardische Adel regt sich und träumt von einer Wiederaufrichtung eines von Papst und Kaiser unabhängigen Königtums.

Berengar von Friaul, ein später Nachkomme der dortigen langobardischen Herzöge, begründet 899 ein Königreich Italien; er erlangt 915 sogar die Kaiserwürde. Gegen ihn tritt 922 König Rudolf II. von Hochburgund auf; die Burgunder reißen die Eiserne Krone an sich.

Der Enkel Berengars I. von Friaul, Berengar II. von Ivrea (seine Mutter war eine Tochter Berengars I., sein Vater Markgraf Adalbert v. Ivrea, ein Nachfahre der langobardischen Herzöge von Ivrea), vertreibt die Burgunder und setzt Adelheid, die Tochter Rudolfs II., in Garda gefangen. In Wiederholung des historischen Motivs von 752, zur Zeit Pippins, ruft der Papst Johannes XII. den deutschen König gegen den Langobarden zu Hilfe (wir erinnern an Arnold von Brescia, Hadrian IV. und Barbarossa: das eigentliche Leitmotiv der mittelalterlichen Geschichte ist *nicht* der Kampf zwischen Kaiser und Papst; diese zwei Vertreter des ROMA-Prinzipes, dessen, was aus alter Vergangenheit in Ritter- und Priester-Weihe *noch* vorhanden ist, kämpfen lediglich um die Vorherrschaft auf *ihrer* Seite; wenn das polare Prinzip von AMOR, dessen, was an autonomer Individualkraft keimbildend *schon* sich zeigt und in die Zukunft weist, in die Geschichte eintritt, dann halten sie allemal zusammen, so lange, bis der Gegner vernichtet ist!).

[1] Paulus Diaconus, Historia Langobardorum, IV, Buch 3.

[2] Fedor Schneider, Rom und Romgedanke im Mittelalter, Darmstadt 1959.

[3] Hans Mühlestein, Die verhüllten Götter, München 1957; Über den Ursprung des bürgerlichen Humanismus in der abendländischen Geschichte, (unveröffentlichtes Manuskript).

Deutscher König ist OTTO I. DER GROSSE, der Sieger gegen die Ungarn auf dem Lechfeld. Er zieht mit Heeresmacht über den Brenner, befreit Adelheid und macht sie zu seiner Gemahlin.
961 zieht OTTO ein zweites Mal nach Italien; er besiegt König Berengar endgültig und setzt sich die Eiserne Krone aufs Haupt. Berengar stirbt als Gefangener 966 in Bamberg.
Die Gemahlin Berengars, die tapfere Königin VILLA, flieht mit ihrem Feldherrn und den letzten Getreuen auf die Insel *S. Giulio*. Diese wird in Verteidigungszustand gesetzt; Reste der »mure della regina«, der Mauern der Königin, sind heute noch zu sehen.
Die Insel wird durch Ottos Sohn LIUTOLF belagert; dann zieht Otto persönlich vor S. Giulio – er hatte sich in Rom zum Kaiser krönen lassen. Nach dreimonatiger Belagerung fällt die letzte Festung der »Lombarden«, im Juli 962. Die Inselkirche besitzt heute noch ein historisch bedeutsames Dokument, ein von Otto d. Gr. signiertes Dekret, durch das S. Giulio der Kirche geschenkt wird. Eine Hand wäscht die andere! Der Traum eines neuerstehenden langobardischen Königtums war damit durch kaiserliche Gewalt ausgelöscht.
Aber der wirklich zukunftsweisende geschichtliche Strom fließt schon längst in anderen Bahnen als denen von Regnum und Sacerdotium!
Während der Belagerung wurde auf der Insel Wilhelm von Volpiano geboren!
Sein Vater, ROBERT VON VOLPIANO, war der Verteidiger der Insel gewesen, seine Mutter stammte aus dem altlangobardischen Geschlecht der Herzöge von Ivrea; als Schwester des Markgrafen ARDUIN VON IVREA, des späteren Königs von Italien, war sie eine Verwandte Berengars.
Das Kind Wilhelm wurde nach der Eroberung der Insel getauft; die Taufpaten waren Otto und Adelheid!
Wilhelm wird zu einem der Exponenten des neu und verwandelt auferstehenden Langobardentums, das nun nicht vom Adel getragen wird, sondern das, unabhängig von Weihe und Geburt, aus der Mitte des Volkes der freiwerdenden Städte als der Strom in die Geschichte eintritt, der weit in die Zukunft, auf noch ferne, kommende Zeiten weist.
Wir haben darzustellen versucht, wie auf dem Boden des altrömischen »AMOR«-Impulses, erhöht durch das michaelische Christentum der Langobarden, eine neue Kraft, die Kraft der Mitte, der Unabhängigkeit des autonomen Menschen herangebildet worden war. In der Kunst der Langobarden lernten wir ein eindringlich wirkendes Symbol dieses neuen Rufes kennen.
Vom 10. Jahrhundert an war nun aus dem Osten eine schon einmal erwähnte hochbedeutende Strömung nach Oberitalien gekommen, die urchristlich-manichäische Bewegung der Bogumilen[1], der Gottesfreunde. Die italienischen Anhänger nannten sich auch Patarener, Pauperi, Poverelli.
Die Patarener bildeten unter Berufung auf das Evangelium brüderliche Gemeinschaften, die nichts anderes als Autorität anerkannten als einzig das, was kraft des »Inneren Lichtes« sich durch das autonome Gewissen der Einzelmenschen selbst legitimierte. Der Mensch sollte nicht durch das Geltung haben, was ihm durch Herkunft, Geburt und Weihe zukam, sondern nur durch das, was ihn selber mündig machte von innen.
Diese Bewegung der urchristlichen Brüderlichkeit verband sich mit dem freiheitlichen Langobardentum, das schon die altrömisch-servianischen Ideale eines gleichen, menschlichen Rechts für alle aufgegriffen hatte: Brüderlichkeit, Freiheit, Gleichheit gliederten sich zu einer schöpferischen historischen Stoßkraft und schufen den Grund, auf dem die freien Städtekommunen entstanden. Sie wurden getragen von einer Gemeinschaft (»Communitas«) von Menschen, die kraft dessen, was sie durch sich selbst waren – sie wurden »boni homines«, gute Menschen genannt –, zusammentraten

[1] Dieses Thema kann hier nur angedeutet werden. Es soll, als sachgemäße Weiterführung der Thematik dieses Buches, später ausführlich dargestellt werden.

und sich unmittelbar, als »Gottesfreunde« unter die göttliche Dreifaltigkeit stellten, ohne Vermittlung durch Papst und Kaiser; zum Zeichen dessen hoben sie die drei Schwurfinger zum Himmel und bildeten so eine »conjuratio bonorum hominum«, eine Eid-Genossenschaft der Guten Menschen als frühes Urbild einer kommenden menschlichen Gemeinschaftsordnung.

»AMOR« statt »ROMA«!

In Wilhelm von Volpiano können wir einen der frühesten Repräsentanten dieses geschichtlichen Stromes fassen.[1]

Mit sieben Jahren tritt er ins Kloster Lucedio (bei *Vercelli*) ein. Mit elf Jahren verläßt er es unter feurigem Protest, weil er dem Bischof Gehorsam schwören sollte: nur Gott allein will er sich durch einen Eid unterstellen!

Mit 21 Jahren wird Wilhelm von Volpiano, der nun auch WILHELM VON ORTA genannt wird, Abt von St. Bénigne in *Dijon*. Dort wirkt er als Dichter, Musiker und Baumeister. Er ist der Lehrer seiner Mönche in Kunst und Handwerk.

Um 1020 zieht er mit einigen Schülern (darunter RODULFO GLABRO) nach der Lombardei zurück. Bei *Volpiano* gründet und baut er das Kloster Fruttuaria und wird dessen Abt.

Als zielbewußter Reformator des Klosterlebens schuf er neue liturgische Formen und Gebete. »Er war ein Rebell, kämpfte für die Armen und verdammte Kaiser und Päpste« (Glabro), auch muß er ein wortgewaltiger Redner und Prediger gewesen sein. Wilhelm gründete öffentliche Schulen, die unentgeltlich jedem offenstanden; den Armen wurden Unterstützungen gewährt (eine kaum zu fassende Tatsache in dieser frühen Zeit: 11. Jahrhundert!). In ihm wird im sogenannten »finsteren Mittelalter« »schon« sichtbar, was erst Hunderte von Jahren später zum Reifen kommen konnte: ein Wirken aus dem Innersten freier Individualkraft. Wilhelm trug in seiner Klostergemeinschaft den Titel »supra regulam«: über jede (alte, hergebrachte äußere) Regel erhaben, nur dem »inneren Lichte« folgend.

Aber Wilhelm von Orta wird auch berühmt als Baumeister; von ihm wurde nicht nur Fruttuaria, sondern auch San Giulio auf der Insel, der Dom von *Ivrea*, S. Stefano in Ivrea, S. Bartolomeo in *Villadossola*, S. Abbondio in *Masrea* gebaut. Die Chronik von S. Bénigne[2] sagt von ihm: ». . . er war nicht nur fähig, Bauten zu leiten, Meister in die Baukunst einzuweihen (magistros conducendo), sondern auch selber Werke zu entwerfen (ipsum opus dictando).« Die Formulierung spricht exakt und unzweifelhaft aus, daß er ein »magister comacinus«, ein Meister hohen Grades war!

Sein Schüler Glabro (a.a.O.) schreibt von ihm: ». . . tutti lo consideravano un padre, un maestro, un arcangelo, un amico di Dio ed un esempio da seguire per raggiungere la salvezza«, »alle hielten ihn für einen Vater, einen Meister, einen Erzengel (da die Priester auch als ›angeli‹, als von Engelsrang bezeichnet werden, heißt dies, daß er mehr als ein Priester war, ›supra regulam‹), einen *Gottesfreund* und ein nachzuahmendes Beispiel, um das Heil zu erlangen«!

Wir wissen nichts Genaues vom Ende dieser hochbedeutenden, eine neue Zeit inaugurierenden Persönlichkeit. Von der Insel erfahren wir[3], daß sie im 12. Jahrhundert das Zentrum eines ganzen Bundes, einer Konföderation von freien Kommunen am Orta-See wurde.

In Wilhelm von Orta erkennen wir

– einen *Langobarden* von seiner Abstammung her, einen »Meister von Comacina«, einen Dichter und Musiker,

[1] Raoul Glaber (Rodulfo Glabro, Schüler Wilhelms von Orta), Vita Sancti Giullelmi, in J. P. Migne, Patrologiae Lat., Paris 1880.

[2] nach J. Puig I Cadafalch, Le premier art roman, Paris 1928.

[3] Mario Bonfantini, Der Orta-See, Novara 1961.

– einen »Gottesfreund«, einen »bonus homo«, einen Schulgründer, einen Streiter gegen die Anmaßung der retardierenden Mächte von Sacerdotium und Regnum, gegen »ROMA«,
– einen Kämpfer für Recht und Gerechtigkeit, für *»AMOR«*.

Hundert Jahre später, zu Beginn des 12. Jahrhunderts, hat ein anderer magister comacinus, der »Meister von der Kanzel«, dem größeren Meister in der durch ihn erbauten Kirche ein unvergängliches Denkmal geschaffen: die Kanzel von San Giulio. Auf ihr sehen wir Wilhelm von Volpiano, mit unerschrockenem Blick, inmitten der Symbole der Evangelisten und des Kampfes gegen das Böse, nahe dem Quell des »Wortes«. Er stützt sich auf einen Stab in der Form eines griechischen »Tau«: dieser war das äußere Zeichen der bogumilischen »Synekdemoi«, der priesterlichen »Wegbegleiter« des Volkes.[1]
Ihm werden in der Geschichte seines Landes, in der Geschichte des Abendlandes weitere folgen, im Beschreiten und Weisen eines Weges zu einem Ziel, das auch für uns noch in der Zukunftsferne liegt. Die schöpferische Beschäftigung mit der langobardischen Kunst kann eine der Hilfen sein, diesen Weg heute selber zu begehen, den Weg, »der das Geistige im Menschenwesen zum Geistigen im Weltall führen möchte« (Rudolf Steiner).

[1] Im bosnischen Landesmuseum ist ein Stein mit dem Bilde des »Gost Milutin«, eines Synekdemos mit Buch und Tau-Stab zu sehen.

Fundstätten langobardischer Kunst

Die Abkürzung »F« bezeichnet Vorkommen von Flechtwerken; ein * weist auf lohnende Fundorte hin, zwei ** bezeichnen besonders gewichtige. Angegeben sind die entscheidenden Stätten; das Register erhebt keinen Anspruch auf Vollständigkeit.

Italien

1 *Abbadia S. Salvatore (am Mte. Amiata, Toscana): langobardische Krypta

2 Agliate (Lombardei), Pfarrkirche, Krypta: Kapitelle, am Choraufgang: F

3 Albugnano (bei Asti, Piemont), S. Maria di Vezzolano: F

4 Almenno S. Bartolomeo (bei Bergamo, Lombardei), Zentralbau S. Tomè: F-Kapitelle

5** Aquileia (Friaul),
Museo Paleocristiano: reiche Sammlung von F, »Fenster von Aquileia«
Dom: Chorschranken im r. Seitenschiff
Stufen zur Kathedra

6 Arezzo, Pieve di S. Maria Assunta: Portale

7 *Assisi (Umbrien),
S. Maria degli Angeli: F-Platten in einem Hof beim r. Seitenschiff
S. Maria Maggiore: Sarkophag, rechtes Seitenschiff hinten; F bei der Treppe zur Krypta

8 Asti (Piemont), S. Secondo: Krypta

9 Badia A Coneo (Toscana), Klosterkirche: Kapitelle

10 Bagnacavallo (bei Ravenna), S. Pietro in Silvis: Spolien an der nördlichen Innenwand

11 *Bardolino (Gardasee), S. Severo: Krypta mit F

12 Berceto (am Cisa-Paß), Pfarrkirche: F-Spolie an der Chorschranke

13 Bobbio (im Tale der Trebbia, bei Piacenza), S. Colombano: F-Platten in der Krypta

14 *Bologna,
S. Stefano: Pilatushof mit Liutprandbrunnen
S. Sepolcro: F-Kapitelle im Matroneum
Kathedrale S. Petronio: Langob. Kreuze,
Professorengrab bei S. Domenico: F-Spolien

15 Bolsena, S. Cristina: Ziborium in der Katakombe

16 Bozen, Museum: Kreis-Viereck-Siegel und Stuckfragmente von S. Benedikt in Mals

17** Brescia,
S. Salvatore: langob. Kirche mit Krypta
Krypta S. Filastro (unter dem alten Dom)
Museo cristiano: reiche Sammlung von F, »Kreuz von Brescia«, Desiderius-Kreuz

18 Brindisi, S. Benedetto: F am Portal

19 Calci (bei Pisa, Toscana), Pfarrkirche, F an der Außenwand

20 Caorle (bei Venedig), Garten des Pfarrhofes: F

21** Castel S. Elia (bei Nepi, Latium), S. Elia, in der Schlucht: F an den Portalen und in der Kirche, Kreis-Viereck-Siegel, Krypta

22 Cavagnolo Po (bei Turin, Piemont), S. Fede: Portal

23 Cedda (bei Poggibonsi, Toscana), Pfarrkirche: F

24** Cellole (bei S. Gimignano, Toscana), Pfarrkirche: F-Spolien an der Apsis-Aussenwand, F-Spolien im Innenraum, bes. im Chor

25 Cimitile (bei Nola, Campagnien), Pfarrkirche, alte Teile: F, Tier-Platte

26 Cisano (Gardasee),
Pfarrhaus: F-Platten über der Türe
Pfarrkirche: Westwand Reiterrelief

27** Cividale (Friaul),
Dommuseum: Pemmo-Altar, Callixtus-Baptisterium, u. a. F-Platten
Nationalmuseum: reiche langobardische Sammlungen, F, Gisulfgrab, Goldblattkreuze, Langobardengeschichte des Paulus Diaconus, Gisulf Kreuz u. a.
Tempietto Longobardo: Langobardische Kapelle

28 *Cività Castellana (Latium),
Kathedrale: In der Vorhalle: F
Kleines Museum unter dem Chor: Jagdplatte

29** Como (Lombardei),
Museo Civico: reiche F-Sammlung in einem Gewölbe links im Hof, Kreis-Viereck-Siegel u. a.
S. Abbondio: Westportal, Fensterumrahmungen außen
S. Fedele: an der Ostseite Portal der alten Kirche S. Eufemia

30 *Concordia Sagittaria (bei Portogruaro, Venetien),
Baptisterium: Ambo mit F
Kapelle beim Baptisterium: an der Wand F
Municipio, in der Vorhalle: F
Am Brunnen vor dem Municipio: F

31 *Controne (bei Bagni di Lucca, Toscana),
S. Cassiano: Portal, nördliche Seitenwand, Innenraum Kapitelle

32 Dìecimo (bei Lucca, Toscana), Pfarrkirche, F Außenwand

33 Farfa (Sabinerberge, Latium), Klosterkreuzgang: F

34 *Ferentillo (bei Terni, Umbrien), Kloster S. Pietro in Valle in der Nähe von Ferentillo: Hilderich-Altar u. a. F

35 Ferentino (bei Frosinone, Latium),
Pfarrkirche: Kreis-Viereck-Siegel in der Sakristei; F an der Außenwand
Lapidarium in einer etruskischen Höhle in der Nähe der Kirche: F

36 Florenz, Badia: F-Spolie im Kreuzgang

37 Gazzo Veronese (bei Verona): F an der Außenwand

38 *Grado (Insel bei Aquileia),
Kathedrale: F in der Kapelle am Ende des 1. Seitenschiffs; F im Garten
S. Maria delle Grazie: F im linken Seitenschiff und an der Chorschranke links
Einzelne F-Spolien in der Altstadt

39 Gratsch (beim Schloß Tirol, Meran), S. Peter: Langob. Kopf auf dem Taufstein

40 *Gròpina (bei Arezzo, Toscana), S. Pietro: Kanzel

41 *Gussago (bei Brescia, Lombardei), S. Maria Assunta im Dorfteil Pie del Dosso: »Platte von Gussago«.

42 Hafling (über Meran, Südtirol), Pfarrkirche: Langob. Platte an der Außenwand

43 Lengmoos (über Bozen, Südtirol), Pfarrkirche: F an der Außenwand

44 Lenno (Comersee), Pfarrkirche, Krypta: Kapitelle

45 *Lucca (Toscana),
Museo Guinigi: F-Platte
S. Michele: F an der Außenwand

46 *Maderno (Gardasee), S. Andrea: F am Portal, »Taube von Maderno«, F-Kapitelle im Innern

47 *Mailand,
S. Ambrogio: F im Atrium, F an der Kanzel
S. Eustorgio: F-Kapitelle
Museum Castello Sforzesco: F

48 Mals (im Vintschgau, Südtirol), S. Benedikt: F-Stuck; Kreis-Viereck-Siegel in Bozen

49 *Meran (Südtirol),
Schloß Tirol: Portale
Pfarrkirche Obermais: Langob. Platte an der Außenwand, Straßenseite

50 Modena (Emilia), Dom: F-Kapitelle in der Krypta

51 *Montefiascone (Bolsena-See, Latium), S. Flaviano: F-Kapitelle

52 Monte S. Angelo (Gargano, Apulien), Tomba di Rothari: F

53 Monte Soratte (bei Cività Castellana), Bergkirche S. Silvestro: ntependium

54 *Muggia Vecchia (bei Triest), SS. Ermacora e Fortunato: F-Spolien

55 Murano (bei Venedig), Dom: F an der Ostseite

56 *Naturns (im Vintschgau, Südtirol), S. Procolo: langobardische Fresken

57** Orta Insel S. Giulio im Ortasee, Kirche S. Giulio: Kanzel, Kapitelle

58 *Orvieto (Latium),
S. Andrea: in den Ausgrabungen unter der Kirche F, Kreis-Viereck-Siegel; an der Innenseite der Kanzel: F
S. Giovenale: Antependium
Museo Civico: F
Badia außerhalb der Stadt: F

59 Palombara Sabina (Latium), S. Giovanni in Argentella: Ziborium mit Stuck-F

60** Pavia,
S. Michele: F an Portalgewänden
S. Pietro in Ciel d'oro: F
S. Eusebio: langobardische Krypta
S. Giovanni domnarum: langob. Krypta
Kastell-Museum: Theodota-Platten, u. a. F

61 Pisa, Kathedrale, F-Spolien an den Außenwänden

62 *Polenta (Romagna),
Pfarrkirche: Kapitelle mit F
Krypta: Antependium, Kapitelle mit F

63** Ravenna (Romagna),
S. Vitale: reiche Sammlung von F im Kreuzgang, »Kreuz von Ravenna«, Widar-Kapitell
S. Apollinare in Classe: Eleuchadius-Ziborium; Sarkophag mit Wirbeln

64 Riva (Gardasee), Municipio: Säule in der Vorhalle, u. a. F

65** Rom,
Museo Altomedioevale, in der E. U. R.: Langobardisches Museum. (Dieses großartige Museum ist leider geschlossen. Man kann versuchen, zu läuten oder sich vorher anzumelden).
S. Giorgio in Velabro: F im Innenraum
S. Giovanni in Laterano: F im Kreuzgang, Zisterne
S. Lorenzo fuori le mura: F im Kreuzgang
S. Maria antiqua (im Forum): F im Vorhof
S. Maria in Cosmedin: F-Spolien innere Seite Chorschranken
S. Maria in Trastevere: F-Spolien in der Vorhalle, »Pfauenplatte«
S. Saba: F an der Außenwand, Reiter, Einhorn
S. Sabina: Chorschranken in situ

66 *S. Antimo (bei Montalcino, Toscana), Rest der langobardischen Kirche (Apsis) als Sakristei; F an Außenwänden der neuen Kirche und im Innenraum

67 S. Gimignano (Toscana), S. Francesco (Ruine): F-Spolien

68 S. Piero a Grado (bei Pisa), Pfarrkirche: F an der Außenwand

69 S. Romedio (im Non-Tal, Südtirol; Wallfahrtsort in einer Schlucht), oberste Kapelle: langob. Portal

70 San Leonino (bei Siena): F an der Außenwand

71** Sesto al Reghena (Friaul, bei Portogruaro), Klosterkirche S. Maria in Silvis: Vorraum F-Steine; Krypta: Anastasia-Sarkophag

72 *Sirmione (Gardasee), Kastell: F im Schloßhof, Kreis-Viereck-Siegel

73 *Sovana (Toscana),
Pfarrkirche im Ort: Ziborium
Kathedrale: F an Portal und Apsis-Außenwand

74 Sovicille (Toscana), S. Maria a ponte spina: Portal

75 *Spoleto (Umbrien),
Museo Civico bei der Kathedrale: F
S. Sabino: Krypta; langob. Kopf im Pfarrhof
S. Pietro: Fassade
S. Ponziano: langob. Krypta

76 Torcello (bei Venedig),
Dom: F an der Außenwand und über dem Eingang
S. Fosca: Spolie an der Außenwand

77 Torri (bei Siena), Abbazia de' Torri: Kreuzgang

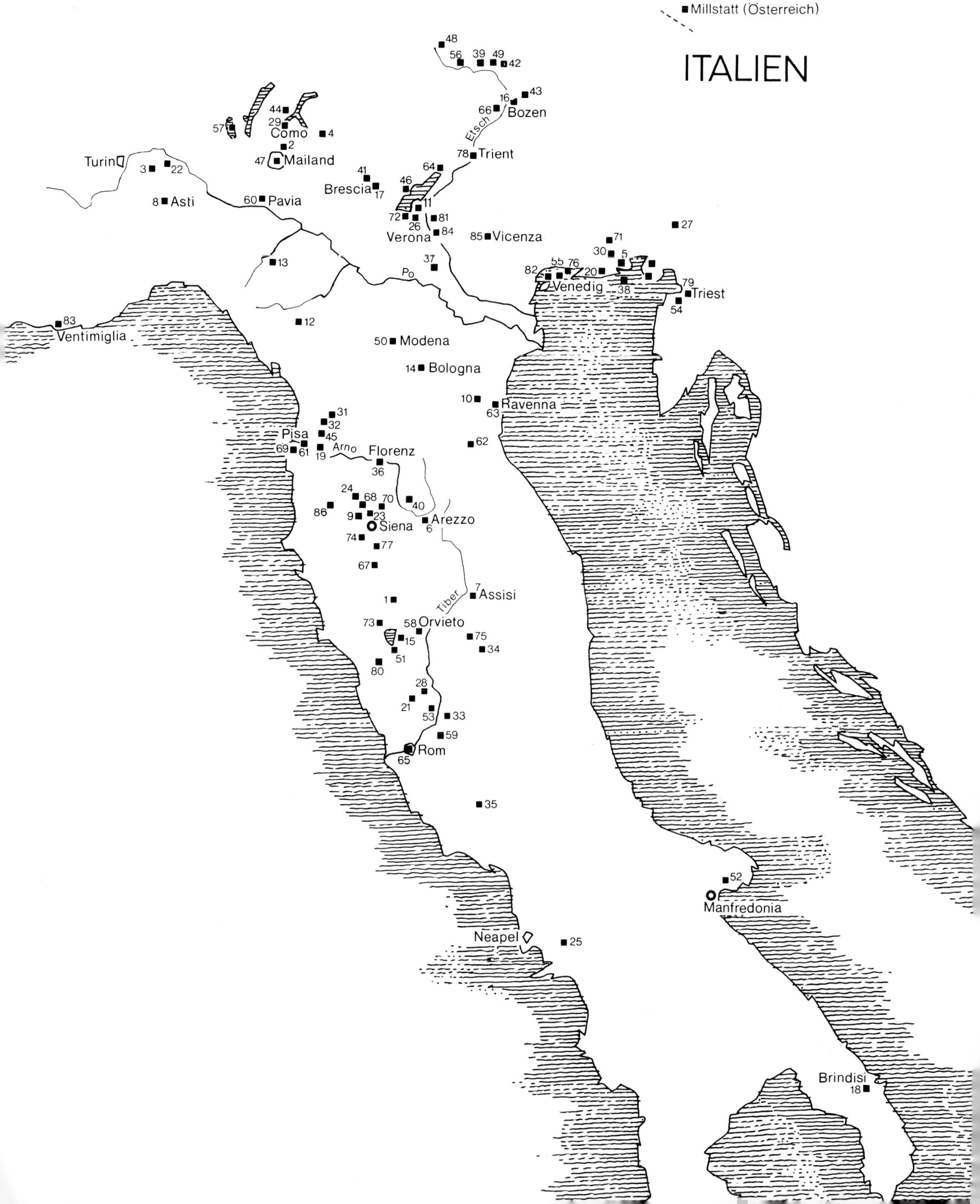

ITALIEN
Millstatt (Österreich)
48
56
39
49
42
16
43
66
Bozen
Etsch
78
Trient
44
29
Como
57
4
2
47
Mailand
Turin
3
22
8
Asti
60
Pavia
41
Brescia
17
46
64
11
72
26
81
84
Verona
85
Vicenza
27
71
30
5
82
55
76
20
Venedig
38
79
Triest
54
37
Po
13
12
83
Ventimiglia
50
Modena
14
Bologna
10
Ravenna
63
62
31
32
45
Pisa
69
61
19
Arno
Florenz
36
24
68
70
40
86
9
23
Siena
Arezzo
6
74
77
67
7
Assisi
1
Tiber
73
58
Orvieto
75
34
15
51
80
28
21
53
33
59
Rom
65
35
52
Manfredonia
Neapel
25
Brindisi
18

78 TRENTO, Museum im Castello del Buonconsiglio: F-Platten an der Innenseite der Gartenmauer, in Nische

79 TRIEST, Kathedrale S. Giusto, Kapelle am Ende des rechten Seitenschiffs: Antependium,
Links vom Turm v. San Giusto: Vorhalle mit F

80** TUSCANIA (Latium),
S. Pietro: F-Spolien in der Kirche und am Abstieg zur Krypta, »Doppelkreuz von Tuscania«
S. Maria maggiore: Ziborium

81 *VALPOLICELLA (bei Verona), S. Giorgia: Ziborium, F-Steine im Kreuzgang

82 *VENEDIG,
Hof des Museo Correr, zu betreten von der Südseite des Markusplatzes: Brunnen
In einem Hof eines Hauses am Canal Grande, bei der Vaporetto-Haltestelle Cà Rezzonico: Brunnen mit F
S. Zaccaria: F in der Krypta

83 VENTIMIGLIA (Ligurien), Baptisterium: F-Platten

84 VERONA,
S. Lorenzo: F über dem Eingang
S. Procolo: langob. Krypta mit F-Kapitell

85 VICENZA (Venetien), SS. Felice e Fortunato: Lapidarium mit F

86 VOLTERRA, Etruskisches Museum im Palazzo Guarnacci: F-Tympana, zuoberst im Treppenhaus

Schweiz

1 CHILLON, Schloß

2 *CHUR, Kathedrale: Kapelle rechtes Seitenschiff: F-Kreuz
Altar Krypta: F-Platten
Domschatz: Goldschrein mit F

3 GRANDSON, Pfarrkirche, F-Spolien

4 LAUSANNE, Kathedrale: F in den Ausgrabungen unter der Kirche; im Museum Place Riponne: Ambo von Baulmes

5* MÜSTAIR, Nebenraum des fürstäbtlichen Zimmers: Lapidarium mit F

6** PAYERNE, Abbatiale: Kapitelle (Abgüsse in der oberen Westkapelle): Widarkapitell, Michaelskapitell, Ymir-Gruppe u. a.

7 ROMAINMÔTIER, Pfarrkirche: Ambo; in der oberen Westkapelle: Kapitelle

8** SCHÄNIS, Pfarrkirche, Krypta: Antependium mit Kreis-Viereck-Siegel, u. a. F

9 SION, Kirche Valère auf dem Burghügel: Odins-Relief

10 ST. MAURICE, Klosterkirche: Ambo

11 ZÜRICH, Großmünster, Kreuzgang: F-Kapitelle

SCHWEIZ

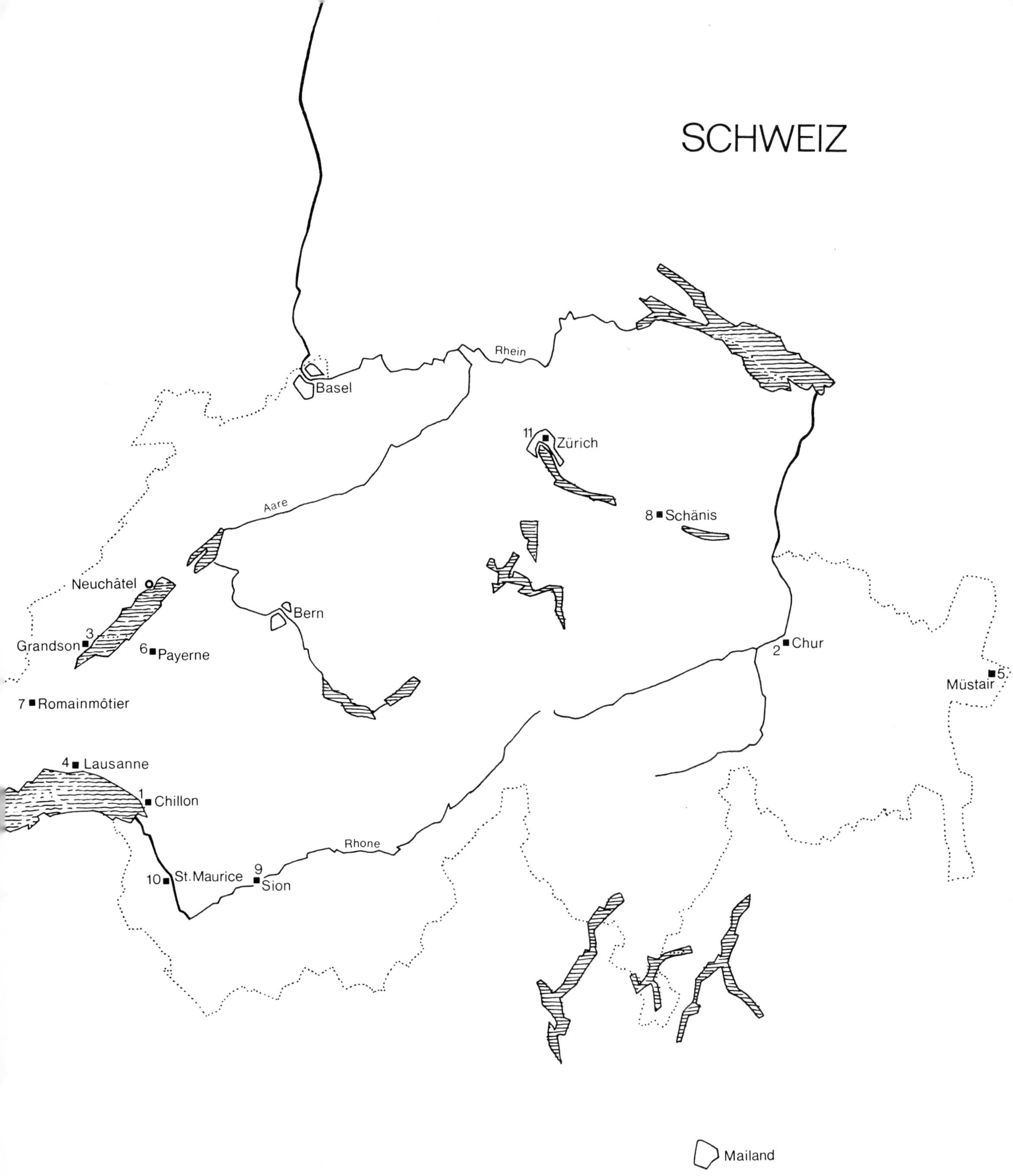
Basel
Rhein
11 Zürich
Aare
8 Schänis
Neuchâtel
Bern
3
Grandson
6 Payerne
2 Chur
5
Müstair
7 Romainmôtier
4 Lausanne
1 Chillon
Rhone
9
10 St. Maurice
Sion
Mailand

Jugoslawien

1 Bale (Istrien), Pfarrkirche, Krypta: F
2 Bol (Insel Brač), Sv. Ivan: F; Dominikanerkloster: F
3 Božava (Insel Dugi Otok), Sv. Nikola: Bruchstücke von Chorschranken
4 Casca (Insel Pag), Sv. Jurai: F-Spolien
5 Dubrovnik, Sv. Petar veliki: F; Sv. Nikola: Antependium
6 Dvograd (Istrien), Sv. Sofia in der Ruinenstadt: F-Spolien
7 Kampor (Insel Rab), Klosterkirche: Chorschranken mit F
8 Koločep (Insel), Sv. Trojstvo: F-Spolien, Donje Čelo: Pfarrkirche mit F
9 Lopud (Insel), Sv. Ivan: F
10 Lovran (Istrien), an der Küste ein romanisches Kirchlein: Portal mit F
11 Lovreč (Istrien), Pfarrkirche: angebaute Seitenhalle mit F; kleines Fenster in situ
12 Mljet (Insel), Babino Polje, Sv. Mihovil: F
13 *Nin (bei Zadar), altkroatische Kirche Sv. Križ; Ortsmuseum mit F; altkroat. Kirche Sv. Nikola
14 *Novigrad (Istrien), Lapidarium in der Stadt: zahlreiche F-Steine der verschwundenen Kirche des hl. Pelagius
15 Novigrad (bei Zadar), altkroatische Kirche beim Friedhof, am Eingang zum Ort rechts oben: F
16 Omišalj (Insel Krk), Pfarrkirche: im Innern F
17 Osor (Insel Cres), Pfarrhaus: im Hof Zisterne mit F
18 Poreč,
Basilika Euphrasiana: im Atrium: F, Kathedra mit F
im Ortsmuseum: F
19 Pula (Istrien), Kathedrale: F-Spolien an den Außenwänden
20 *Rab (Insel Rab), Kathedrale: Ziborium mit F
21 Sali (Insel Dugi Otok), Kirche Uzašašće Marijino: F
22 Skradin (bei Šibenik), Pfarrkirche, in der Nähe: F-Steine
23** Split,
Archäologisches Museum: reiche Sammlung von F
Nationalmuseum: F
Kapelle Sv. Martin, über dem Goldenen Tor (Eingang Seitengasse): Chorschrankengiebel
Äußerer Umgang Kathedrale: Sarkophag
Keller des Diokletianpalastes: F
Baptisterium im Jupitertempel: Taufbrunnen mit F
24** Ston,
ehemaliges Bischofspalais im Ort, Lapidarium mit F
bei der altkroatischen Michaelskirche auf dem Hügel Sv. Mihailo: F-Steine
25 Sučurac (bei Split), Sv. Jurai hoch über Sučurac: F
26** Sumpetar (bei Split), Friedhofkapelle: Chorschranken in situ, mit Kreis-Viereck-Siegel
27 Trogir, Sv. Barbara: F am Portal
28** Zadar,
altkroatischer Zentralbau Sv. Donat: Sarkophag mit F
Museum: reiche Sammlung von F
Kirche Sv. Stošija (Kathedrale): F; auf einer Stufe zur Krypta: F
29 Zagreb, Archäologisches Museum: F

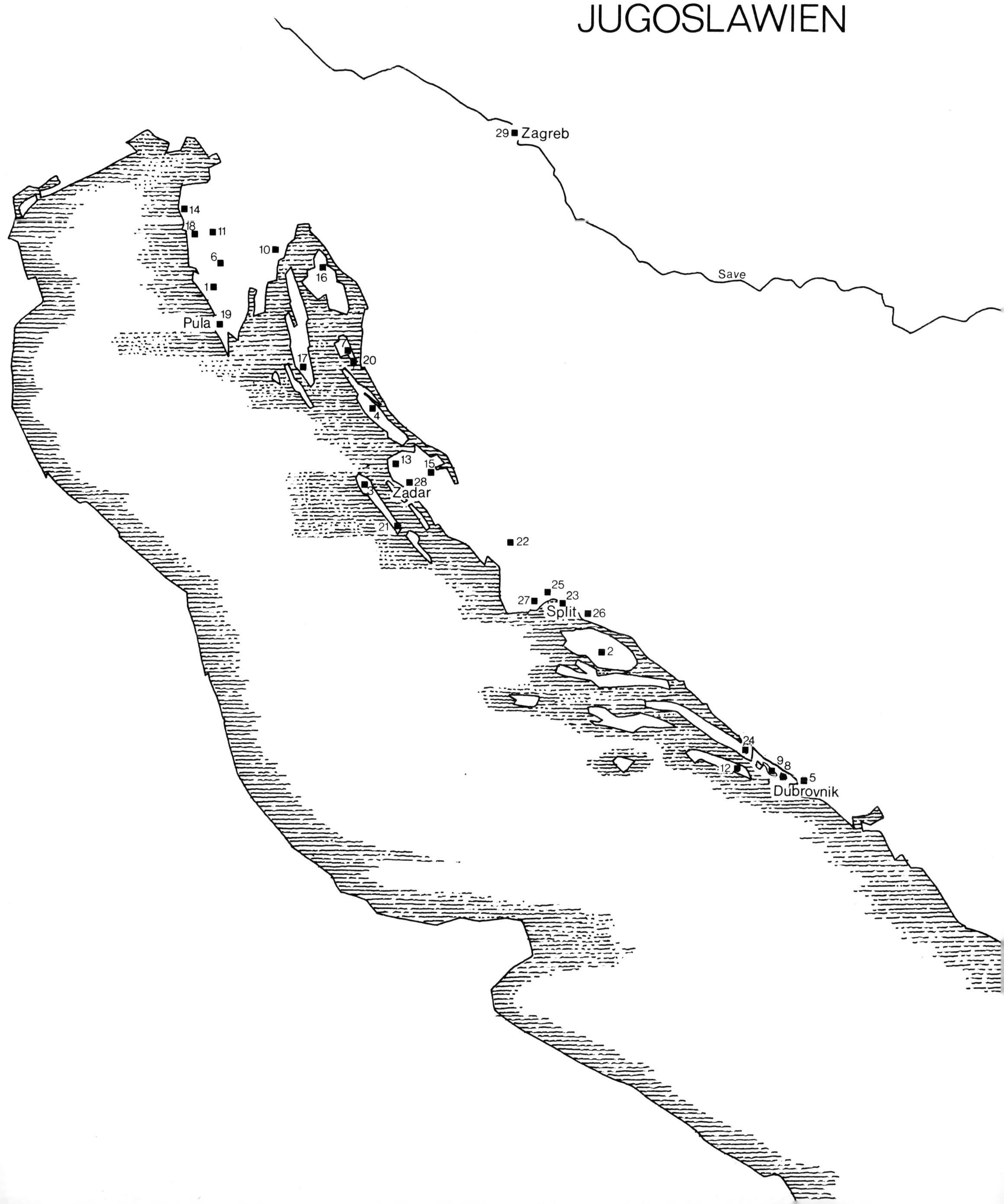
JUGOSLAWIEN
29 Zagreb
Save
14
18
11
10
6
16
1
19
Pula
17
20
4
13
15
28
3
Zadar
21
22
25
27
23
Split
26
2
24
9
8
12
5
Dubrovnik

Ortsverzeichnis

T

V

Z

Literaturverzeichnis

Abbazia benedettina di S. Maria in Sylvis, Sesto al Reghena, Udine 1973 (Autor nicht genannt)
Aberg Nils, Die Goten und die Langobarden in Italien, Uppsala 1923
– Nordische Ornamentik in vorgeschichtlicher Zeit, Leipzig 1931
Aeppli, Willi, Sinnesorganismus, Sinnesverlust, Sinnespflege, Stuttgart 1955

Bacci, Pitro, San Pietro a Gròpina, Firenze 1969
Bäumer, Gertrud, Der Berg des Königs, München 1940
Barrow, R. H., Die Römer, Stuttgart 1960
Behn, Friedrich, Römertum und Völkerwanderung, Stuttgart 1936
Benz, Ernst, Ecclesia Spiritualis, Stuttgart 1964
Bernareggi, E., Il sistema economico dei Longobardi nell'Italia superiore, Milano 1960
Beyerle, Franz, Leges Langobardorum, Weimar 1947
Bock, Emil, Das Zeitalter der romanischen Kunst, Stuttgart 1958
– Schwäbische Romanik, Stuttgart 1973
Bognetti, Gian Piero, L'età Longobarda, Milano
– Sul tipo e il grado di civiltà dei Longobardi in Italia, 1954
Bohm, Werner, Von der Wesenheit der Laute und dem Sinn der Alphabete, Freiburg/Brsg.
Bona, I., Die Langobarden in Ungarn, Budapest 1956
Bonfantini, Mario, Der Orta-See, Novara 1961
Brozzi, Mario, Tagliaferri, Amelio, Arte Longobarda, Cividale 1961
– Capitelli barbarici. Arte altomedioevale nel territorio bresciano, Cividale 1959/60
Bruckner, Wilhelm, Die Sprache der Langobarden, Straßburg 1895
Brühl, Carl-Richard, Studien zu den langobardischen Königsurkunden, Tübingen 1970
Busch, Harald, Vorromanische Kunst und ihre Wurzeln, Frankfurt a. M. 1965

Canestro Chiovenda, Beatrice, L'ambone del l'isola di San Giulio, Roma 1955
– L'Isola di San Giulio, Como 1963
Caspar, Erich, Pippin und die Römische Kirche, Berlin 1914
Cattaneo, R., L'architettura in Italia dal secolo VI al mille circa, Venezia 1888
Cecchelli, C., Monumenti del Friuli, Milano/Roma 1943
Cecconi, D., La basilica di San Elia, Foligno 1896
Chiappelli, L., Il senso d'arte in Paolo Diacono, Cividale 1929
Clasen, Karl-Heinz, Die Überwindung des Bösen, Hamburg 1959
Conrad, Hermann, Deutsche Rechtsgeschichte, Köln 1954
Cordero, Giulio, Dell'italiana architettura durante la dominazione longobarda, Brescia 1829
Cosmi de Fanti, Aleandra, Il battistero di Callisto a Cividale, Bologna 1972
Croset-Mouchet, J., Histoire de St. Guillaume d'Ivrée de la famille d'Ardoin, roi d'Italie, Turin 1859

Dalle Barba-Brusin, Dina, L'arte del Patriarcato di Aquileia, Padova 1968
Decker, Heinrich, Italia Romanica, Wien/München 1958
Degani, E., L'Abbazia benedittina di S. Maria di Sesto in Silvis, Venezia 1908
Durach, Felix, Mittelalterliche Bauhütten und Geometrie, Stuttgart 1929

Egg, Erich, Die Vintschgauer Steinmetzen, in: Jahrbuch des Südtiroler Kulturinstituts, Band V
– Aus der Geschichte des Bauhandwerks in Tirol, Innsbruck 1957
Englert-Faye, Conrad, Vom Mythos zur Idee der Schweiz, Zürich 1940

Francovich, G. de, Il problema delle origini della scultura cosidetta Longobarda, in: Atti del I. Congresso Internazionale di Studi Longobardi, 1951
– La corrente comasca nella scultura romanica europea, in: Rivista del Istituto d'archeologia, Roma
Frankel, Paul, Die frühmittelalterliche und romanische Baukunst, Potsdam 1926
Frühmittelalterliche Kunst in den Alpenländern, Akten zum 3. Internationalen Kongreß für Frühmittelalter-Forschung, Olten/Lausanne 1954
Fuchs, S., Die Langobardischen Goldblattkreuze, Berlin 1938

Gantner, Joseph, Romanische Plastik, Wien 1948
Genzmer, F., Die Edda, Düsseldorf/Köln 1960
Gleich, Sigismund von, Marksteine der Kulturgeschichte, Stuttgart 1963
Goez, Werner, Von Pavia nach Rom, Köln 1972
Gregorovius, Ferdinand, Wanderjahre in Italien, München 1967
Grimal, Pierre, Römische Kulturgeschichte, München/Zürich 1961
Grimm, Jakob, Deutsche Mythologie, Wien/Leipzig 1940
Grundmann, Herbert, Studien über Joachim von Fiore, Stuttgart 1966

Hartmann, L.M., Zur Wirtschaftgeschichte Italiens im frühen Mittelalter, Gotha 1904
Haseloff, A., Die vorromanische Plastik in Italien, Florenz/Berlin 1930
Haupt, Albrecht, Die älteste Kunst, Berlin 1935
Häusler, Friedrich, Weltenwille und Menschenziele in der Geschichte, Dornach 1961
– Das Antlitz von Venedig, Dornach 1962
Hauser, Arnold, Sozialgeschichte der mittelalterlichen Kunst, München 1935
Hauttmann, Max, Die Kunst des frühen Mittelalters, Berlin 1929
Hessen, Otto von, Die langobardische Keramik aus Italien, Wiesbaden 1968

Jenny, Wilhelm Albert von, Die Kunst der Germanen im frühen Mittelalter, Berlin 1940
Jung, E., Germanische Götter und Helden in christlicher Zeit, München 1939

Karutz, Richard, Sinn und Bild der Paradiesesbäume, Stuttgart 1930
– Die Ursprache der Kunst, Stuttgart 1934
Kautzsch, Rudolf, Die römische Schmuckkunst in Stein vom 6.–10. Jahrhundert, Rom 1939
– Die langobardische Schmuckkunst in Oberitalien, Rom 1941
Kayser, Felix, Kreuz und Rune, 2 Bände, Stuttgart 1964/65
– Von der Sinneswahrnehmung zur Kunst, Dornach 1970
Kemper, Carl, Der Bau, Stuttgart 1966
Kiechle, Franz, Römische Geschichte, Mainz 1967
Koegel, Rudolf, Geschichte der Deutschen Litteratur, Straßburg 1894
König, Karl, Sinnesentwicklung und Leibeserfahrung, Stuttgart 1971
Kottmann, A., Das Geheimnis romanischer Bauten, Stuttgart 1971
Kühn, Johannes, Widar, Schaffhausen
Kunstdenkmäler der Schweiz, die, Basel 1970, Gesellschaft für Schweizerische Kunstgeschichte

Lauer, Hans-Erhard, Die zwölf Sinne des Menschen, Basel 1953

Lehrs, Ernst, Vom Geist der Sinne, Frankfurt a.M. 1973
Leicht, P.S., Operai, artigiani, agricoltori in Italia, dal' secolo VI al XVI, Milano 1959
Lindholm, Dan, Götterschicksal, Menschenwerden, Stuttgart 1965
Livius, Titus, Römische Frühgeschichte, München (Goldmann)
Löwith, Karl, Weltgeschichte und Heilsgeschehen, Stuttgart 1967

Mändl, Hans, Vom Geist des Nordens, Stuttgart 1966
Magni, Mariaclotilda, Architettura romanica Comasca, Milano 1960
Mayer, E., Italienische Verfassungsgeschichte, Darmstadt 1909
Meyer, Peter, Europäische Kunstgeschichte, Zürich 1947
Meyer, Rudolf, Nordische Apokalypse, Stuttgart 1967
Mor, Carlo Guido, La marcia di Rè Alboino, in: Problemi della civiltà e dell'economia Longobarda, Milano 1964
Moretti, M., Castel San Elia, Rom 1968
Mühlestein, Hans, Die verhüllten Götter, München 1957
Mutinelli, Carlo, Cividale, Udine 1965

Nack, Emil, Germanien, Wien/Heidelberg 1958
Nauer, Heinrich, 1300 Jahre Rom, Zürich 1967
Niederhäuser, Hans-Rudolf, Römische Sagen und Geschichten, Stuttgart 1974

Owen, Jones, Grammatik der Ornamente, London 1868

Pallotino, M., Etruscologia, Milano 1955
Panazza, Gaetano, Lapidi e sculture preromaniche di Pavia, Torino 1953
Paulus Diaconus, und die übrigen Geschichtsschreiber der Langobarden, in: Die Geschichtsschreiber der Deutschen Vorzeit, Leipzig 1888
Paulus, H., Kleiner Katalog karolingischer Flechtwerksteine, Erlangen 1956
Picton, Harold, Germanische und lateinische Kunst, Augsburg 1931
– Die langobardische Kunst in Italien, ihre Eigenschaften und ihre Quellen, Augsburg 1931
Puig I Cadafalch, Le premier art roman, Paris 1928

Ricci, Corrado, Geschichte der Kunst in Norditalien, Stuttgart 1924
– Romanische Baukunst in Italien, Stuttgart 1925
Richter, Gottfried, Ideen zur Kunstgeschichte, Stuttgart 1967
Riegl, Alois, Historische Grammatik der bildenden Künste, Graz 1966
Rivoira, Le origini dell'architettura lombarda, Milano 1908
Romilly, A. J., Celtic art in pagan and christian times, London 1904
Ronocchini, G., Il Santuario di Maria SS. ad rupes, Rom 1959
Roth, H., Die Ornamentik der Langobarden in Italien, 1973

Salin, Bernhard, Die altgermanische Thierornamentik, Stockholm 1935 (Deutsche Übersetzung)
Salmi, Mario, Romanische Kirchen in der Toscana, Nürnberg 1961
Salvini, Roberto, Toscana, München 1973
Scarpa Bonazza, Iulia Concordia, Treviso 1962
Schaafhausen, F., Der Eingang des Christentums in das Deutsche Wesen, Jena 1929
Schaffran, Emmerich, Die Geschichte der Langobarden, Leipzig 1938
– Die Kunst der Langobarden in Italien, Jena 1941
Scheftelowitz, Das Schlingen- und Netzmotiv, in Glauben und Brauch der Völker, Gießen 1912
Scheltema, A. van, Die Kunst des Mittelalters, Stuttgart 1950

Schmitz, H. J., Die Bußbücher und die Bußdisziplin der Kirche, Mainz 1883
Schneider, Fedor, Die Reichsverwaltung in Toscana von der Gründung des Langobardenreiches bis zum Ausgang der Staufer, Rom 1914
– Rom und Romgedanke im Mittelalter, Darmstadt 1959
Schneider, Marius, Singende Steine, Kassel 1955
Schwenk, Theodor, Das Sensible Chaos, Stuttgart, 1962
– Bewegungsformen des Wassers, Stuttgart 1967
Spiesberger, Karl, Handbuch der Runenkunde, Berlin 1968
Steiner, Rudolf, Die Rätsel der Philosophie, Dornach 1968
– Geschichte des Mittelalters bis zu den großen Erfindungen und Entdeckungen, Dornach 1936
– Das Christentum als mystische Tatsache und die Mysterien des Altertums, Dornach 1959
– Die Philosophie der Freiheit, Dornach 1973
– Der Entstehungsmoment der Naturwissenschaft in der Weltgeschichte, Stuttgart 1948
– Kunstgeschichte als Abbild innerer geistiger Impulse, Dornach 1939
– Die Polarität von Dauer und Entwickelung im Menschenleben, Dornach 1968
– Die Stufen der höheren Erkenntnis, Dornach 1959
– Kunst und Kunsterkenntnis, Dornach 1961
– Das Künstlerische in seiner Weltmission, Dornach 1961
– Die Mission einzelner Volksseelen, Dornach 1962
– Geschichtliche Symptomatologie, Dornach 1962
– Kunst im Lichte der Mysterienweisheit, Dornach 1966
– Nordische und mitteleuropäische Geistimpulse, Dornach 1968
– Die Geschichte der Menschheit und die Weltanschauungen der Kulturvölker, Dornach 1968
– Der Streit Michaels mit dem Drachen, Dornach 1969
Strzygowski, Josef, Die bildende Kunst des Ostens, Leipzig 1916
– Die Baukunst der Armenier und Europa, Wien 1918
– Der Ursprung der christlichen Kirchenkunst, Leipzig 1920
– Die altslawische Kunst, Augsburg 1926
– Spuren indogermanischen Glaubens in der bildenden Kunst, Heidelberg 1936
Stückelberg, Ernst, Langobardische Plastik, Zürich 1896

Tagliaferri, Amelio, I Longobardi, Milano 1969
Thiel, E. J., Studien und Thesen zur Initialornamentik des frühen Mittelalters, in: »Die Barke«, Nov. 1963
Thümmler, Hans, Die Kirche S. Pietro in Tuscania, Leipzig 1938
Tomassi, Pietro, La basilica di S. Silvestro Papa al Soratte, Rom
Torre, R. della, Monumenti longobardi in Cividale, Cividale 1906

Uehli, Ernst, Die Geburt der Individualität aus dem Mythos, Stuttgart 1921
– Nordisch-Germanische Mythologie als Mysteriengeschichte, Basel 1926
Venturi, Adolfo, Storia dell'arte Italiana, 1902
Verdina, R., San Giulio, la basilica insigne del Lago d'Orta, Novara 1951
Verzone, Paolo, Werdendes Abendland, Baden-Baden 1967

Wadler, Anton, Germanische Urzeit, Basel 1934
Weickert, C., Die langobardischen Fibeln aus Italien, Berlin 1950
Weigert, H., Die Bedeutung des germanischen Ornaments, Leipzig 1938
Werner, Joachim, Die Langobarden in Pannonien (2 Bde.), München 1962
Wiegand, Friedrich, Der Erzengel Michael in der bildenden Kunst, Stuttgart 1886

Wiesner, Franz, Das langobardische Fürstengrab von Civezzano, Innsbruck 1887
Wölfflin, Heinrich, Kunstgeschichtliche Grundbegriffe, München 1917
Worringer, Wilhelm, Abstraktion und Einfühlung, München 1959
Wurstemberger, L., Die Geschichte Peters II., Graf von Savoyen, Bern 1856
Zangrando, G., Die Magistri Comacini, in: »Merian«, 16. Jahrgang, Heft 7.
Zimmermann, Max Georg, Die Spuren der Langobarden in der italienischen Plastik des 1. Jahrtausends, Leipzig 1894
– Die oberitalienische Plastik im frühen und hohen Mittelalter, Leipzig 1897

Bildquellen und Vermerke

BILDQUELLEN
Fratelli Alinari, Florenz 65, 214; Albert Burges, München 149; Elio Ciol, Casarsa 134, 199; Hede Kayser, Kirchzarten 56; Foto Marburg 57; J. Rinke 20; Heinz Schwarzwälder 135. Alle übrigen Aufnahmen stammen von Rudolf, Thomas und Markus Kutzli.

EINBAND
Walther Roggenkamp, Güldenholm

ÜBERSICHTSKARTEN UND ZEICHNUNGEN
Uli Winkler, Stuttgart

FOTOTECHNISCHE BEARBEITUNG
Kurt Siemann und Walter Krafft, Stuttgart

FILMHERSTELLUNG
Willy Berger
Graphische Kunstanstalt, Stuttgart

SATZ UND DRUCK
Offizin Chr. Scheufele, Stuttgart

SCHRIFT
Filmsatz aus der Palatino 10/12, 16 und 20 Punkt

PAPIER
Kunstdruck: Phöno-grand
Papierfabrik Scheufelen, Oberlenningen
Vorsatzpapier: Gebr. Schabert, Bamberg

BINDEARBEIT
Großbuchbinderei Sigloch, Künzelsau

ISBN 3 87838 177 8
Printed in Germany

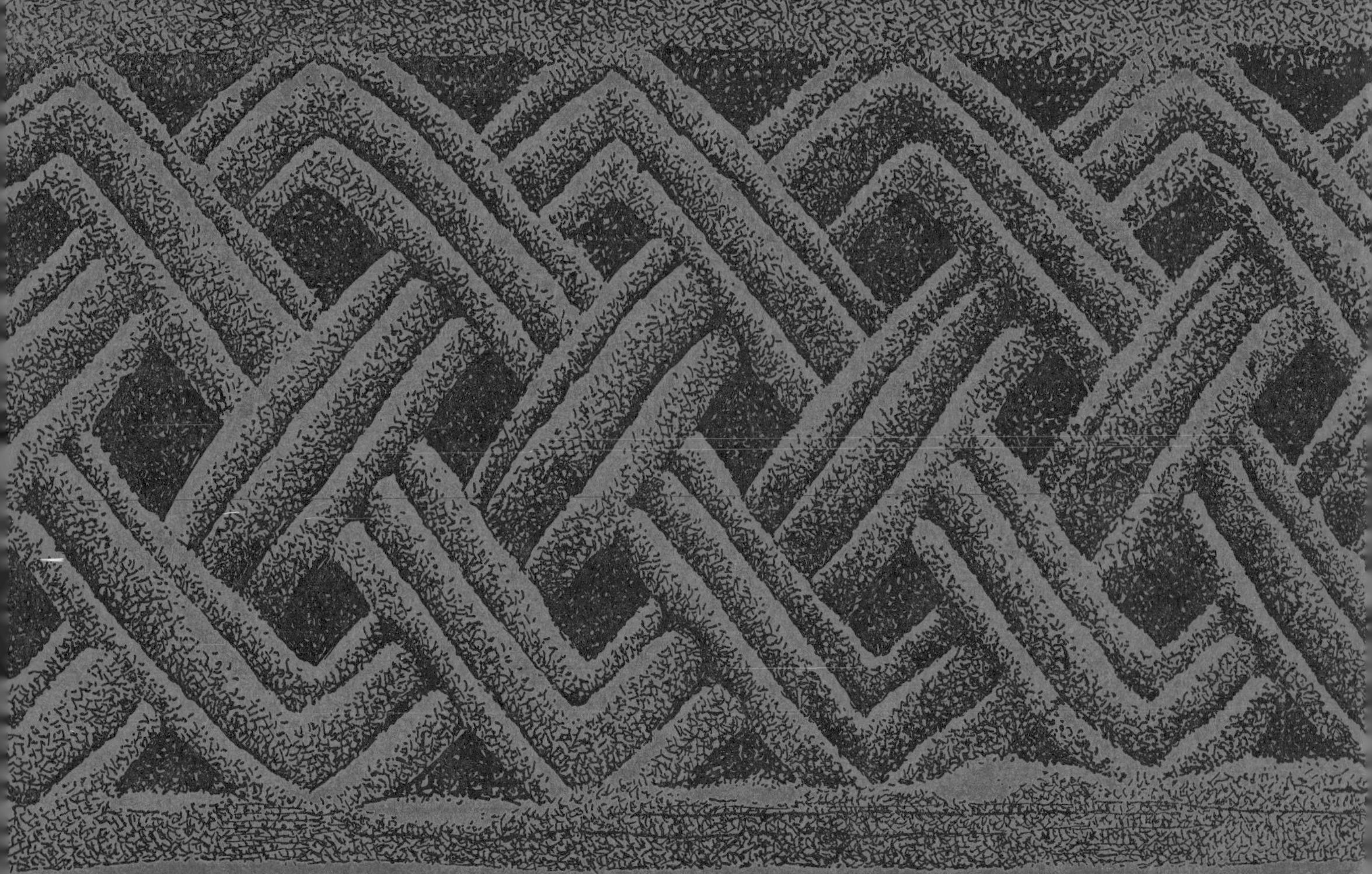